北京协和醫院
罕见病多学科合作诊疗病例集

（2021年版）

主　　编　张抒扬

审稿专家（按姓氏笔画排序）

朱　兰　朱文玲　刘耀文　孙　强　李林康　李雪梅　邱正庆

宋红梅　张文宝　张奉春　陈晓巍　苗　齐　晋红中　夏维波

黄尚志　崔丽英

编　　者（按姓氏笔画排序）

马明圣　王　亮　王　涛　王　强　王林杰　仉建国　卢　琳

叶文玲　田　庄　乐　偲　曲　璇　朱惠娟　全美盈　刘　洁

刘子文　刘明生　刘剑州　刘雅萍　孙之星　李　忱　李　剑

李景南　杨　红　杨　静　杨德彦　吴　东　吴　炜　吴　南

吴志宏　张　文　张　路　张丽华　陈丽萌　苟丽娟　林　雪

周　爽　周佳鑫　段　炼　姜　艳　钱　浩　徐凯峰　高　鹏

高儒真　郭　帆　黄　欣　赖晋智　戴　毅

秘书组（按姓氏笔画排序）

石静琳　李相言　陈敬丹　姜秀春

人民卫生出版社
·北京·

图书在版编目（CIP）数据

北京协和医院罕见病多学科合作诊疗病例集：2021年版 / 张抒扬主编 . —北京：人民卫生出版社，2021.3

ISBN 978-7-117-31330-8

Ⅰ.①北… Ⅱ.①张… Ⅲ.①疑难病 —病案 —汇编 Ⅳ.①R442.9

中国版本图书馆 CIP 数据核字（2021）第 037852 号

人卫智网	**www.ipmph.com**	医学教育、学术、考试、健康，购书智慧智能综合服务平台
人卫官网	**www.pmph.com**	人卫官方资讯发布平台

北京协和医院罕见病多学科合作诊疗病例集
（2021 年版）
Beijing Xiehe Yiyuan Hanjianbing Duoxueke Hezuo Zhenliao Bingliji
（2021 Nianban）

主　　编：张抒扬
出版发行：人民卫生出版社（中继线 010-59780011）
地　　址：北京市朝阳区潘家园南里 19 号
邮　　编：100021
E - mail：pmph @ pmph.com
购书热线：010-59787592　010-59787584　010-65264830
印　　刷：北京顶佳世纪印刷有限公司
经　　销：新华书店
开　　本：787 × 1092　1/16　印张：23.5
字　　数：572 千字
版　　次：2021 年 3 月第 1 版
印　　次：2021 年 6 月第 1 次印刷
标准书号：ISBN 978-7-117-31330-8
定　　价：228.00 元

打击盗版举报电话：**010-59787491　E-mail：WQ @ pmph.com**
质量问题联系电话：**010-59787234　E-mail：zhiliang @ pmph.com**

前　言

　　罕见病单病种发病率低，但病种繁多，世界范围已知病种近万种。我国有约 3 000 万罕见病患者。罕见病具有遗传为主、多系统受累、诊疗难度大、漏诊误诊率高的特点，其早期诊断、综合治疗与管理是全世界医生和患者共同的难题。

　　为百分之一的患者付出百分之百的努力，是协和医生的使命所系、职责所在。面对罕见病诊疗难题，多学科团队（multi disciplinary team，MDT）诊疗十分必要。北京协和医院作为全国疑难重症及罕见病诊治指导中心，MDT 诊疗模式的历史，可以追溯到 20 世纪建院之初。2018 年，协和罕见病 MDT 会诊中心正式成立。在学科建设和分工日益精细的今天，协和 MDT 诊疗已经形成了制度化模式和标准工作流程，更兼顾临床和教学，成为医学生学习和提升临床能力的重要平台。会诊团队每周利用休息时间举行临床讨论会，让每位罕见病患者获得十余个科室数十位专家的共同诊治，改变了患者既往在多家医院不同专科辗转奔波的局面。专家们结合病历资料，共同总结和研究病理生理机制、探讨诊疗现状和进展，通过严谨细致的病情分析和激烈碰撞的学术争论，最终总能峰回路转，形成切实可行的"一站式"诊疗方案。多学科团队丰富的临床经验和学术思想在这里交流碰撞，学科间的合作更加紧密，不断推动从床旁问题到机制探索、再回到临床应用的转化医学成果产出。近年来，罕见病 MDT 平台诊断了首例野生型转甲状腺素蛋白心肌淀粉样变，建立了转甲状腺素蛋白淀粉样变性心肌病无创影像检查方法，开展了首例脊髓性肌萎缩症（SMA）诺西那生鞘内注射治疗,完成了首批罕见病特购药物肾上腺皮质癌特效药米托坦应用和用药监测,以及对接了多个病种的免费遗传检测和同情用药项目,为罕见病患者带来希望。

罕见病诊疗不仅要"泛观博取",更要"熟读精思"。"罕见病医生比患者更罕见",是提升罕见病诊疗能力必须要解决的问题。本书收集整理了过去两年罕见病 MDT 会诊中具有代表性的 48 例罕见病,凝聚着百余名院内外专家的共同智慧。内容涵盖了病例介绍、病例特点分析、诊治方案、结局与转归等方面,形成多学科会诊意见,并辅以专家导读、专家点评、疾病相关文献回顾等,帮助临床医生从繁杂的临床信息中抽丝剥茧,提纲挈领,切中要害。病例集较好地体现了协和临床严谨细致的诊疗思路和"以患者为中心"的模式,为提升临床医生诊疗能力提供案例参考。

本书是继《中国第一批罕见病目录释义》《罕见病诊疗指南(2019 年版)》和《罕见病学》(研究生教材)后推出的又一本探索性著作,由于罕见病学科的独特性,书中疏漏之处在所难免。恳请各位同仁和广大读者朋友多提宝贵意见。

谨以此病例集献给 2021 年国际罕见病日。感谢国家卫生健康委员会医政医管局、国家卫生健康委员会罕见病诊疗与保障专家委员会、中国罕见病联盟的大力支持。向所有在罕见病领域不懈努力的医务工作者、研究者、患者及家属们致敬!希望本书的出版对于提升我国罕见病的规范化诊疗水平、推进健康中国战略作出积极贡献。

北京协和医院院长

2021 年 2 月

目　录

1 | "心痛"的少年 / 1

2 | 早发心肌梗死背后的家族疑云 / 8

3 | 突发心肌梗死的疑云 / 17

4 | "CREST 综合征"遭遇"冠脉病变" / 23

5 | 冠脉上的槲寄生 / 29

6 | 遗传性肌萎缩合并心、肺、泌尿道受累 / 35

7 | 高血脂未成年人的治疗建议 / 42

8 | 纯合子型家族性高胆固醇血症合并蛋白尿 / 50

9 | 当鼻出血遇上肺动脉高压 / 60

10 | 心力衰竭、肝脏巨大占位、代谢内分泌异常：结局如何？ / 67

11 | 扑朔迷离的巨大纵隔占位 / 80

12 | 结节性硬化症产妇及新生儿 / 87

13 | *SLCO2A1* 基因相关慢性肠病与原发性肥厚性骨关节病 / 94

14 | 四肢疼痛、蛋白尿和肾功能异常 / 102

15 | 淀粉样变背后的原因 / 110

16 | 头面部畸形、手足增大和心悸背后的真相 / 120

17 | "满月脸"背后的难治性肿瘤 / 128

18 | "骨痛、身高变矮"的真相 / 134

19 | 多年骨痛与皮疹的"神秘面纱" / 144

20 | 免疫缺陷病与关节炎 / 152

21 | "大手指"姑娘背后的故事 / 157

22 | "与生俱来"的下肢肿大 / 165

23 | 全身关节挛缩和面容异常的真相 / 173

24 | 巨趾合并凝血异常,巧合抑或另有隐情? / 178

25 | 全身关节活动障碍患儿的病因 / 187

26 | "吞咽困难"的烦恼 / 198

27 | 迷雾重重的多系统病变 / 202

28 | 奇怪的"咳嗽" / 216

29 | 乳腺癌术后基因检测异常 / 221

30 | 青春期女性梗阻性生殖道畸形 / 229

31 | 生后 8 天起病的"宝贝" / 235

32 | 反复肺部感染及多系统受累 / 241

33 | 发热、反复卒中、构音障碍 / 249

34 | 黏多糖贮积症 II 型合并脐疝 / 258

35 | 儿童遗传性肝脾大、血三系低 / 262

36 | 儿童步态不稳、构音障碍 / 270

37 | 多年骨痛伴脾大癫痫发作 / 276

38 | 反复"眼肿"的最佳解决方案 / 284

39 | 罕见的儿童大动脉炎合并可逆性脑血管收缩综合征 / 290

40 | 反复癫痫发作、发育明显落后的婴儿 / 301

41 | 贫血背后隐藏的遗传陷阱 / 308

42 | 肝损伤与皮肤硬化,一元论的困境? / 314

43 | 反复膝关节疼痛的背后"真凶" / 328

44 | 艰难的药物鞘注路径 / 337

45 | 渐渐无力的身体 / 344

46 | 光过敏和肝损害背后的"马耳他十字" / 350

47 | "湿疹"背后有险情:皮肤 T 细胞淋巴瘤的前世今生 / 355

48 | 不寻常的耳聋与畸形 / 364

1 "心痛"的少年

一、专家导读

15 岁青少年男性,反复胸痛,辅助检查提示肌酶、心肌酶升高,曾有布鲁氏菌病病史,是心肌梗死? 还是心肌炎? 背后到底潜藏着什么样的病因? 后续的治疗到底又该如何决策? 协和罕见病 MDT 团队从临床出发,不漏掉任何一个细节,抽丝剥茧,一步步弄清可能的真相。

二、病例介绍

[患者] 男性,15 岁。

[主诉] 阵发性静息时胸闷、胸痛 2 个月。

[现病史] 患者 2019 年 1 月 5 日夜间睡眠时无明显诱因出现胸骨后疼痛,闷痛为主,VAS 5~6 分,无放射至其他部位,与活动、深呼吸无关,伴胸闷、憋气,无发热、恶心、呕吐、头晕、心悸、黑矇、咳嗽、咯血、肌痛,持续约 1 小时后可自行缓解,自觉活动耐量无下降,未重视。2019 年 1 月 6 日静息时再次出现胸痛、胸闷,程度、性质大致同前。外院查:心肌酶:CKMB 48.39U/L,MYO 正常;心电图:窦性心律,下壁导联 ST 段抬高,T 波倒置;诊断考虑急性心肌梗死,予阿司匹林 0.3g、硫酸氢氯吡格雷 300mg、抗凝及输液(具体不详)治疗,症状无缓解。2019 年 1 月 8 日于北京协和医院急诊抢救室就诊,查血、尿、便常规,肝肾功能、PCT(−);动态监测心肌酶:cTnI 14.816 → 20.057(2019 年 1 月 8 日)→ 0.396μg/L,CK 1343 → 839U/L,CKMB 15.5 → 13.6μg/L,NT-proBNP 220pg/ml;心电图:窦性心律,Ⅱ、Ⅲ、aVF 导联 ST 段抬高、T 波倒置 → ST 段回落至基线水平、T 波倒置 → T 波恢复;超声心动图:节段性室壁运动异常(左室后壁);诊断考虑病毒性心肌炎可能,予门冬氨酸钾镁 1 片 t.i.d. 治疗,患者未再出现胸闷、胸痛等不适。

2019 年 1 月 11 日首次入院完善相关检查:心脏评估:心肌酶:CK 611 → 679U/L,CKMBmass 7.4 → 7.9μg/L，cTnI 0.182 → 0.766 → 0.462μg/L；超声心动图：LA 29mm，LV 45mm，IVS 7mm，LVPW 7mm，LVEF 68%，左室节段性室壁运动异常（下壁、后壁）；24 小时动态心电图（图 1-1）：窦性心律，10 阵窦性心动过速，8 次房性期前收缩，ST-T 改变（ST-T 弓背抬高，考虑心肌损伤）；冠状动脉 CTA（图 1-2）：未见明显异常；CMR（图 1-3）：左室射血分数正常低限，LVEF=56.8%；左室前侧壁、下壁条片状 T2 高信号，心肌炎性水肿可能。病因筛查：病毒筛查：布鲁氏菌虎红试验：阳性（+）；TORCH 10 项：RV-IgG、CMV-IgG、HSV-1-IgG（+），余（-）；感染 4 项、甲乙流、CMV DNA、EBV DNA、肺炎军团菌、肺炎支原体、衣原体、柯萨奇病毒 A16 型（-）；肥达外斐反应试验阴性（-）；免疫方面：ANA 抗体谱、ANCA、Coombs 试验、APC 抵抗 + 蛋白 C+ 蛋白 S+ 抗凝血酶均阴性，狼疮抗凝物 LA 1.02 秒；毒物筛查未检测到常见毒物（包括阿片类药物和毒品）；血管方面：颈动脉、椎动脉超声：双侧椎动脉阻力指数增高；上肢动脉、下肢动脉超声未见明显异常。治疗方面：考虑患者存在冠脉痉挛所致心肌缺血，于 2019 年 1 月 26 日予以盐酸地尔硫䓬缓释胶囊 90mg q.n.，患者耐受良好，遂于 2019 年 1 月 29 日加量至 90mg q.12h.，监测血压、心率稳定，无头晕等不适，复查 Holter 未见明显 ST 段抬高，遂出院随诊。出院后患者规律服药：盐酸地尔硫䓬缓释胶囊 90mg q.12h.，门冬氨酸钾镁 1 片 t.i.d.，未再出现胸闷、胸痛等不适症状。为评估药物治疗效果及调整用药方案入院。

[既往史]　两年前被诊断为"布鲁氏菌病"，SAT 滴度 1：50，予利福平治疗 6 个月后滴度 1：25，后因肝功能受损停止治疗，未规律复查。9 年前阑尾切除，之后体弱易上呼吸道感染。布鲁氏菌病疫区接触史。

[个人史]　母亲孕期规律孕检、无特殊，出生体重及生长发育与同龄人无明显异常。平素运动后双下肢酸痛感明显，反应迟缓。学习成绩稍差，听力稍差。

[家族史]　父母曾患布鲁氏菌病。

[入院查体]　T 36.6℃，P 62 次 /min，BP 101/35mmHg，SpO₂ 99%，心律齐，各瓣膜听诊区未闻及杂音，双肺及腹部查体无特殊，双下肢无水肿，双上肢肌力 V 级，双下肢近端肌力 V-级。

[入院诊断]　①冠状动脉痉挛可能性大，陈旧性心肌梗死（下壁、后壁）；②布鲁氏菌病；③阑尾切除术后；④鼻窦炎。

[诊治经过]　入院后完善相关检查：血常规：WBC 6.04×10⁹/L，HGB 152g/L，PLT 257×10⁹/L；肝肾功、凝血 2（-）；心肌酶：CKMB 9.7 → 9.4 → 10.2 → 6.0（μg/L），cTnI 18.90 → 16.3 → 35.7 → 36（pg/ml），Myo 210 → 81 → 72（μg/L），NT-proBNP（-）；超声心动图：心脏结构与功能未见明显异常，LVEF 66%；心肌断层显像（静态 + 门控）：左室腔稍大，横断、冠状及矢状面，左室下壁（近心尖、中部及基底部）心肌放射性摄取稍低。心肌灌注延迟成像动态 MRI 与本院以往结果对比：左室射血分数正常低限，LVEF=57.8%，较前变化不大；左室前侧壁、下壁小片状 T₂W 稍高水肿信号，较前显著减轻。布鲁氏菌病方面，感染内科会诊：①进一步完善头颅 MRI 及骨扫描，如有可能行腰穿除外疫性脑膜炎病。②布鲁氏菌病罕有心肌受累，但间断有偶发病例报道，目前临床布鲁氏菌病活动证据不足，可行进一步检查回报随访。筛查炎症指标：IL-8 80pg/ml、TNF-α 13.0pg/ml、hsCRP、ESR、IL-6、IL-10 均（-）；腰穿：CSF 压力 210mmH₂O，常规、生化、病原及细胞学均（-）；完善影像学：全身骨扫描均未见明显异常。线粒体肌病方面，神经内科会诊意见：结合患者病史及临床表现，考虑代谢性疾病可能，建议完善肌电图 + 神经传导速度、头 MRI、听力监测、乳酸运动试验。

肌电图+神经传导速度未见肌源性或神经源性损害,头 MRI(-),乳酸运动试验:运动前 1.9mmol/L,运动中 3.1mmol/L,运动后 2.3mmol/L;听力检测未见明显异常。入院后继续予以盐酸地尔硫䓬缓释胶囊 90mg q.12h.+ 门冬氨酸钾镁 1 片 t.i.d. 治疗,患者未再出现胸痛、胸闷。

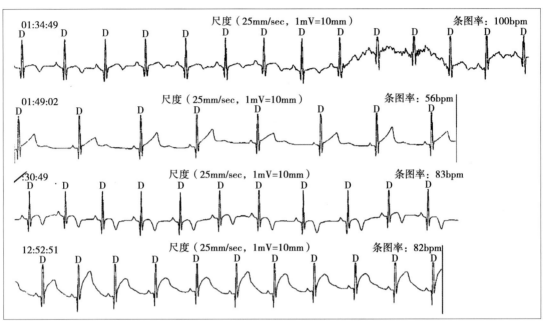

图 1-1 治疗前动态心电图

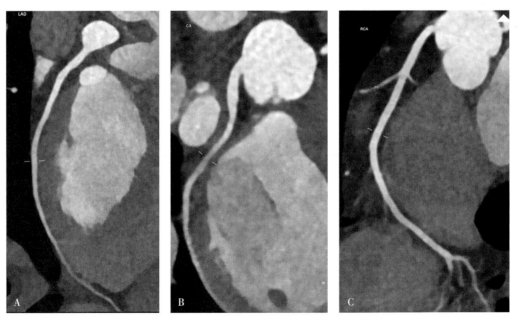

图 1-2 冠状动脉 CTA
从左往右依次为 LAD、LCX、RCA。

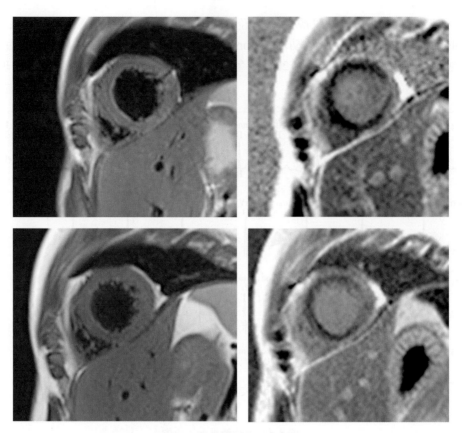

图 1-3　心脏磁共振成像

上两幅为 2019 年 1 月 20 日,显示左室前侧壁、下壁心外膜下及心肌中层延迟强化伴 T$_2$ 高信号,
心肌炎可能;下两幅为 2019 年 3 月 3 日,显示 T$_2$ 高信号较前减少、延迟强化大致同前。

三、主治医师总结病例特点和主要诊断,提出会诊目的

心内科钱浩:青少年男性,急性病程,临床表现为"发作性胸痛";发作时可见心电图动态演变(下壁导联 ST 段一过性抬高)、心肌酶升高(动态演变),伴肌酶持续升高;影像学提示:冠脉 CTA(-),Echo 提示新发左室下后壁运动异常,核素提示左室下壁心肌灌注稍低,CMR 提示左室前侧壁、下壁延迟强化伴明显水肿信号→水肿消退、延迟强化保留。结合患者临床表现及辅助检查结果,考虑患者冠状动脉痉挛引起心肌梗死诊断相对明确,但患者冠状动脉痉挛筛查常规原因并未有阳性发现,且患者病程中合并持续 CK 升高,并有乏力等不特异表现,并曾有布鲁氏菌感染病史,查阅相关文献,部分病例报道提示冠状动脉痉挛可能与线粒体疾病或布鲁氏菌感染相关。会诊目的:协助寻找患者冠状动脉痉挛的可能病因,从而指导长期治疗方案的调整。

四、多学科会诊意见

感染科葛瑛:布鲁氏菌病临床表现多样,但总体而言心血管受累少见,占 1%~3%,其

中绝大多数表现为瓣膜赘生物及心包炎,心肌受累罕见,文献仅有数例报道。此外,患者病程中无发热、关节肿痛、淋巴结肿大、炎症指标显著升高等布鲁氏菌病活动性感染证据,再结合患者来自布鲁氏菌病疫区,有明确牛羊接触史,虎红平板试验滴度轻度升高,考虑为携带者可能性大,难以解释本次急性病情。综合考虑,布鲁氏菌病难以解释患者病情。其他病毒感染方面,患者此次起病曾有上呼吸道感染症状,然而无发热、全身肌肉疼痛等毒血症表现,考虑感染较轻,且起病时查常见心肌炎病毒均(−),目前考虑病毒性心肌炎证据不足。

神经科魏妍平: 患者目前诊断肌酸激酶升高待查,CK 升高最常见原因为累及骨骼肌的疾病。然而患者肌力正常,肌肉磁共振及肌电图均未提示肌肉或肌源性损伤,目前无骨骼肌受累证据。若想进一步除外骨骼肌病变引起的 CK 升高,可考虑完善肌活检。

神经科陈琳: 同意魏妍平副教授意见,患者目前 CK 显著升高,首先仍需要考虑与骨骼肌受累相关,可完善肌活检进一步除外继发因素。

儿科王琳: 患者目前诊断考虑 CK 升高原因不明,背后原因考虑如下:①遗传代谢肌病:患者生长发育与同龄人相当,无听力、智力障碍,无阳性家族史,目前亦无肌肉病变证据,综合考虑遗传代谢相关肌病证据不足。结合患者家庭经济情况,亦不建议行基因筛查。②继发于感染:支持点为患者起病前曾有上呼吸道感染症状,然而筛查常见心肌炎相关病毒均阴性。需考虑继发于不典型感染,如立克次体感染,可表现为系统性血管炎,若条件许可,可完善外周血管筛查寻找血管炎证据。

儿科邱正庆: 患者 CK 及 CKMM 比例显著升高,提示肌肉病变可能性大,目前线粒体肌病证据不足,建议若条件许可,完善肌活检进一步明确诊断。

心内科朱文玲: 结合患者年龄、病程及心肌磁共振结果,首先需考虑心肌炎诊断。然而心肌炎无法解释患者 ST 段阵发性抬高及肌酶持续升高,故需考虑冠脉痉挛可能。再结合患者心肌核素提示支持存在心肌梗死,服用盐酸地尔硫䓬后未再出现胸痛、胸闷,考虑心肌损伤为冠脉痉挛所致可能性大。

多学科会诊意见总结

心内科林雪: 心脏病变方面,患者目前下壁陈旧性心肌梗死诊断明确,结合 ECG、cTnI 及治疗反应,考虑冠脉痉挛可能性大,继续予盐酸地尔硫䓬片治疗。结合患者 CK 升高及 CMR 结果,目前线粒体疾病或布鲁氏菌感染所致的可能性不大,考虑病毒感染引起急性心肌炎及肌肉损伤、急性心肌炎引起冠状动脉痉挛可能,进一步建议完善肌肉活检以明确肌肉受累情况。

五、结局及转归

患者及家属因经济原因暂不完善肌肉活检,携带口服抗痉挛药物出院随诊。出院后 3 个月电话随访,无明显胸痛症状再发,复查肌酶基本恢复正常水平。出院后 1 年电话随访,患者无明显不适。

六、专家点评

患者为青少年男性,急性起病,临床表现为间断发作性胸痛,心电图、心肌酶动态演变,影像学提示新发缺血性改变(超声心动图提示新发节段性室壁运动异常、心肌核素提示血流灌注减低),充分证实了急性心肌梗死的诊断。根据最新的急性心肌梗死分型指南,考虑患者为Ⅱ型心肌梗死,结合一过性心电图 ST 段抬高的表现和冠状动脉 CTA(-)证据,考虑冠状动脉痉挛综合征诊断可以确定。至此,冠状动脉痉挛综合征→急性心肌梗死的诊断基本可以确立。因此进一步重点落在筛查冠状动脉痉挛的病因方面,常规筛查并未有阳性发现。结合心脏磁共振高度提示心肌炎的可能,且同时存在肌酶升高(筛查未见其他引起肌酶升高的病因),结合检索相关文献,我们提出了病毒感染→急性心肌炎→冠状动脉痉挛综合征→急性心肌梗死的诊断可能。后续的随诊过程中发现患者肌酶升高为一过性事件,且临床一直稳定,从另一个侧面支持我们的推断。当然,该诊断推论尚缺乏强有力的客观证据支持(比如:心肌活检病理、冠状动脉激发试验等),因此对于该患者我们还需要更长时间的随访和监测。

七、疾病相关文献回顾

冠状动脉痉挛综合征(coronary artery spasm syndrome,CASS)[1]是一种以冠状动脉痉挛(CAS)引起静息性心绞痛发作且对速效硝酸酯类药物迅速反应为特征的临床疾病。Prinzmetal 等首先描述了一种临床综合征,表现为静息性心绞痛伴 ST 段抬高,舌下含服硝酸酯类药物可迅速缓解。CAS 是一种病理生理状态,因发生痉挛的部位、严重程度以及有无侧支循环等差异而表现为不同的临床类型:典型 CAS 性心绞痛(即变异型心绞痛)、非典型 CAS 性心绞痛、CAS 诱发 AMI、CAS 诱发心律失常、CAS 诱发心力衰竭和 CAS 诱发无症状性心肌缺血。其发病机制包括:血管内皮细胞结构和功能紊乱,氧化应激、炎症等因素通过不同机制影响内皮细胞的结构和功能而参与 CASS 发生;血管平滑肌细胞的收缩反应性增高;自主神经功能障碍;遗传易感性,已经明确与 CASS 相关的基因型变异包括内皮型一氧化氮合成酶的 Glu298Asp、786T/C、894G/T、eNOS 内含子 4b/a、内皮素 -1 及酯酶 C-δ1 蛋白相关基因等。其危险因素包括:吸烟(3.2 倍)、血脂代谢紊乱(1.3 倍)、含可卡因的毒品、药物(化疗药物、β 受体阻滞剂等)、酗酒;冠状动脉粥样硬化和心肌桥是 CASS 的易患因素,但冠状动脉粥样硬化相关的其他危险因素,如高血压、糖尿病等未发现与 CASS 存在相关性;其他继发因素包括:甲状腺功能亢进、过敏反应和慢性炎症性疾病(如弥漫性结缔组织病等)。

一系列病例报道提示急性病毒性心肌炎可导致 CAS[2,3];2008 年的一项病例对照研究也证实病毒性心肌炎与 CAS 之间存在相关性[4],研究者认为可能与病毒本身及免疫反应损伤血管内皮功能相关。

CASS 的治疗[5]包括:戒烟、严格控制血压、保持理想体重、纠正糖耐量异常、避免过度劳累和情绪应激、避免或少量饮酒、应用钙离子拮抗剂控制痉挛(Ⅰ类推荐);同时可考虑应用他汀、RAAS 阻滞剂治疗(Ⅱb 类推荐)。此外,《冠状动脉痉挛综合征诊断与治疗中国专家共识》推荐 CASS 患者均应接受抗血小板治疗,长期口服阿司匹林 100mg/d,以防发生急性冠状动脉事件。临床表现急性冠状动脉综合征时应使用双联抗血小板治疗。

（林 雪 钱 浩 王 亮 杨 娜 周 怡）

参 考 文 献

［1］ 向定成,曾定尹,霍勇,等.冠状动脉痉挛综合征诊断与治疗中国专家共识.中国介入心脏病学杂志,2015, 23 (4): 181-186.

［2］ IWASAKI K, KUSACHI S, TOMINAGA Y, et al. Coronary artery spasm demonstrated by coronary angiography in a patient with acute myocarditis resembling acute myocardial infarction; a case report [J]. Jpn J Med, 1991, 30 (6): 573-577.

［3］ MCCULLY RB, COOPER LT, SCHREITER S. Coronary artery spasm in lymphocytic myocarditis: a rare cause of acute myocardial infarction [J]. Heart, 2005, 91 (2): 202.

［4］ YILMAZ A, MAHRHOLDT H, ATHANASIADIS A, et al. Coronary vasospasm as the underlying cause for chest pain in patients with PVB19 myocarditis [J]. Heart, 2008, 94 (11): 1456-1463.

［5］ JCS JOINT WORKING GROUP. Guidelines for diagnosis and treatment of patients with vasospastic angina (Coronary Spastic Angina)(JCS 2013)[J]. Circ J, 2014, 78 (11): 2779-2801.

2 早发心肌梗死背后的家族疑云

一、专家导读

34 岁男性,发现高脂血症 3 年,继而突发急性心肌梗死和意识丧失。伴有高脂血症及冠心病家族史,协和罕见病多学科会诊,为该早发冠心病家族提供诊治和康复支持。

二、病例介绍

[患者] 男性,34 岁。

[主诉] 间断胸闷 5 月余,一过性意识丧失 2 月余。

[现病史] 2018 年 10 月 18 日患者如厕过程中突发胸闷、憋气,放射至下颌,伴头晕、黑矇、大汗,持续不缓解。1 小时后就诊于当地医院,查 cTnI 45.2μg/L,CK 1124U/L,CK-MB 78.9μg/L,ECG 示 $V_7 \sim V_9$ 导联 ST 段抬高(图 2-1),考虑为急性 ST 段抬高型心肌梗死。外院急诊行 CAG+PCI,术中示三支病变:LAD 中段和远段均狭窄 60%~80%,D1 开口 70%~80% 狭窄;LCX 远段次全闭塞,RCA 远段 40%~50% 狭窄(图 2-2~ 图 2-4)。于 LCX(IRA)植入支架 2 枚。术后患者症状缓解,规律冠心病二级预防治疗。2019 年 1 月后复查超声心动图,示左室侧壁基底段至中段运动略减低,LVEF 72%。

2019 年 1 月患者出现间断轻微胸痛,活动后较明显,休息数分钟自行缓解。日常活动不受限制,可以快步行走 5~6km/d。于北京协和医院进行基因检测确诊家族性高胆固醇血症(杂合子),调整原来阿托伐他汀 10mg q.n. 为瑞舒伐他汀(可定)10mg q.n.,复查 LDL-C 2.27mmol/L。

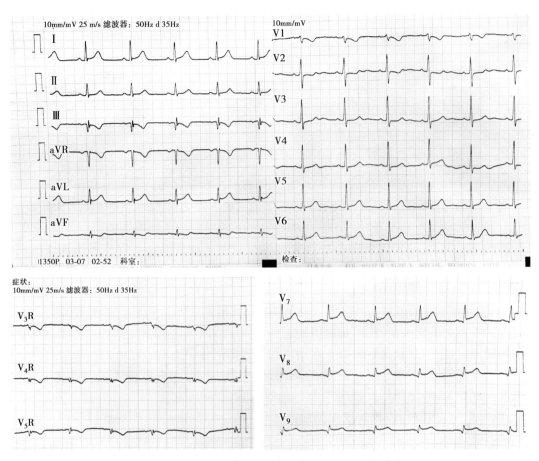

图 2-1　发作时心电图,后壁导联(V7~V9)ST 段抬高

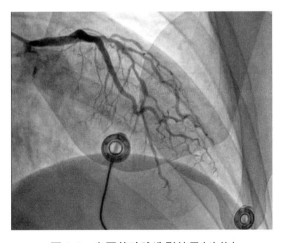

图 2-2　左冠状动脉造影结果(头位)

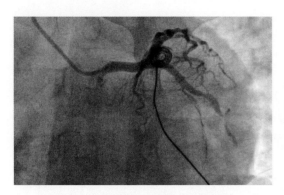

图 2-3 左冠状动脉造影结果（蜘蛛位）

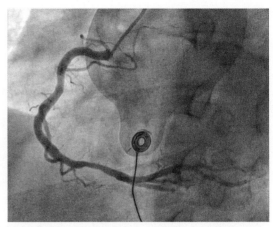

图 2-4 右冠状动脉造影结果（左前斜位）

2019 年 2 月，北京协和医院心脏康复训练过程中运动峰值过后静息时出现血压进行性下降至 71/50mmHg，随后心率 80 → 60 次 /min，并出现一过性意识丧失，含糖、平卧休息 30 秒后意识恢复，过程中记录心电图及心肌酶(−)，予以补液对症处理后血压逐步回升至 103/71mmHg。后续的康复训练降低运动负荷，2019 年 3 月初自述休息欠佳，于康复训练开始数分钟后再次出现头晕、胸闷及血压一过性下降。后未再进行康复训练。对于运动康复时心功能评价良好，并未观察到由于运动增加导致的冠脉缺血的表现。此后患者自觉反复活动时出现胸闷，表现为心前区紧缩、烧灼感，伴喘憋、乏力，无头晕，持续 1 小时左右缓解。多次发病时 ECG、心肌酶(−)。为进一步诊治收入院。

[既往史] 2016 年体检发现血脂偏高，LDL-C$_{max}$ 6.18mmol/L，不规律口服阿托伐他汀 10mg q.n.，LDL-C 波动于 2.6~3.8mmol/L，2019 年 1 月调整为瑞舒伐他汀(可定)10mg q.n.，复查 LDL-C 2.27mmol/L。否认高血压、糖尿病等慢性病史，否认肝炎、结核、伤寒等传染病史。

[家族史] 父亲 50 岁时诊断糖尿病，空腹血糖 8.8mmol/L；母亲 50 岁诊断冠心病，PCI 术后，高血压，糖尿病；妹妹 29 岁高血压，糖尿病，高脂血症(2015 年查 TC 6.87mmol/L，LDL-C 5.46mmol/L)(图 2-5)；姨妈、外婆均患冠心病。患者母亲、妹妹及母系家庭成员否认既往晕厥史。

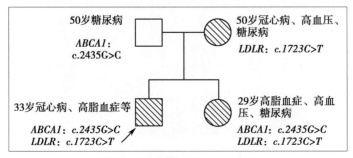

图 2-5 患者家系 Sanger 验证

[个人史] 吸烟 15 余年,每日平均 4 支,已戒烟 6 个月。已婚,未育。

[入院查体] HR 68 次 /min,BP 132/78mmHg;Wt 80kg,Ht 1.73m,BMI 26.7kg/m²;心肺腹查体无特殊。

[入院后相关检查] 心脏相关:入室心肌酶、心电图未见明显异常;超声心动图:LVEF 66%,轻度主动脉瓣增厚;24 小时动态心电图:未见明显异常;心肌断层显像(静态)示横断、冠状及矢状面示左室后侧壁基底段见放射性分布减低区。

北京协和医院复查冠脉造影:冠状动脉粥样硬化性心脏病;三支病变(累及 LAD、RCA、LCX),狭窄程度较前无明显变化;回旋支近段支架介入治疗术后,无再狭窄。

胸闷方面:胸闷发作时多次行 ECG 未见明显改变;心理医学科会诊考虑焦虑状态,建议劳拉西泮 0.5mg q.n.,盐酸舍曲林 50mg q.d.,后患者较排斥服用于 2 日后停用;自诉胸闷较前好转。晕厥查因方面:卧立位试验:立位血压 117/75mmHg、心率 68 次 /min;立位 4 分钟后头晕,血压 90/46mmHg、心率 71 次 /min;卧位后症状缓解,血压 118/68mmHg、HR 64 次 /min。颈动脉超声:左颈总动脉分叉处内中膜稍增厚。

基因检测(表 2-1):对患者基因组 DNA 进行全外显子组检测和分析,发现 LDLR 基因的 NM_000527.4 :c.1723C>T(p.Leu575Phe)变异所致的临床表征与患者临床表型吻合,遗传模式符合,变异评级为临床意义未明偏疑似致病变异。

表 2-1　全外显子组检测结果

基因	染色体位置	基因变异信息	合子类型	疾病名称	遗传模式	变异来源	变异分类
LDLR	chr19 :11227552	NM_000527.4 :c.1723C>T (p.Leu575phe)	杂合	家族性高胆固醇血症[MIM:143890]	SD	母亲	VUS-LP
ABCA1	chr9 :107588071	NM_005502.3 :c.2435G>C (p.Ser812Thr)	杂合	原发性低 α 脂蛋白血症[MIM:604091]{家族性高胆固醇血}[MIM:143890]	AD	父亲	临床意义未明

血脂水平检测:入院后 TC 3.26mmol/L、TG 1.16mmol/L、LDL-C 2.14mmol/L,予以瑞舒伐他汀(可定)20mg q.n. 降脂治疗。2019 年 4 月 3 日起,他汀基础上予以 PCSK9 抑制剂依洛尤单抗(evolocumab,瑞百安)140mg 皮下注射强化降脂治疗,皮下注射后第 3 天出现散在充血样皮疹,以右侧前臂及背部为甚,不突出皮肤表面,触之可褪色(图 2-6)。2019 年 4 月 8 日复测 LDL-C 1.17mmol/L。一过性意识丧失方面,不除外体位性低血压,逐渐减停单硝酸异山梨酯片、奥美沙坦酯片等药物。

[目前诊断] 家族性高胆固醇血症(杂合子),冠状动脉粥样硬化性心脏病,陈旧性后壁心肌梗死,三支病变(累及 LCX、LAD、RCA),LCX 支架植入术后,双侧股总动脉分叉处斑块形成,一过性意识丧失原因待查。

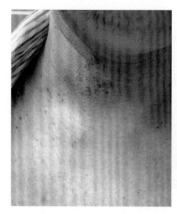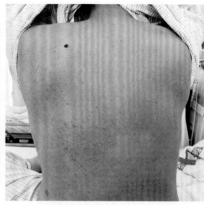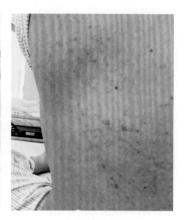

图 2-6 依洛尤单抗第一针之后出现局部皮疹

三、主治医师总结病例特点和主要诊断，提出会诊目的

心内科田庄：患者中青年男性，慢性病程。临床第一个阶段是以胸闷起病的急性 ST 段抬高型心肌梗死，介入治疗后好转；第二阶段为康复运动强度较大后出现一过性意识丧失，后间断头晕、胸口不适。既往发现高脂血症 3 年，他汀控制不理想；家族史中母亲存在早发冠心病、妹妹高脂血症。辅助检查：基因检测符合家族性高胆固醇血症；心肌核素提示心肌梗死部位灌注减低；冠脉造影示支架内无再狭窄；卧立位血压提示存在直立性低血压；康复运动中意识丧失、头晕时 ECG 无冠脉缺血提示；胸口不适时多次 ECG、心肌酶（-）。结合此患者血脂水平、早发冠心病、家族史、基因检测，根据荷兰 DLCN 标准诊断家族性高胆固醇血症（杂合子）明确。但是后续的一过性意识丧失、胸口不适时无心电图及心肌酶异常，难以FH 及冠心病完全解释，我们考虑意识丧失存在直立性低血压、降压药物加重低血压以及剧烈运动骤停血管扩张致使容量不足等多因素的诱因。此外，患者早发冠心病、血脂控制不达标，有加用 PCSK9 抑制剂的适应证，但出现过敏反应限制了进一步的使用。兼之患者存在情绪、心里的抵触，后续康复问题也需要解决。因此急需提出多学科讨论解决临床问题，下列是提出会诊的具体目的：①康复运动中的一过性意识丧失原因是什么？和冠脉病变有无关联？是否适合继续康复运动？②患者使用依洛尤单抗后出现皮疹，具体原因是什么？是否继续使用 PCSK9 抑制剂？③基因检测结果解读。

四、多学科会诊意见

心内科朱文玲：关于 PCSK9 抑制剂的应用方面考虑：患者明确患有家族性高胆固醇血症合并冠心病心肌梗死，且强化他汀治疗 LDL-C 水平仍未达标，具有应用 PCSK9 抑制剂指征。既往的研究表明，依洛尤单抗联合他汀类药物治疗能使主要不良心血管事件（MACE）降低 20%。考虑到患者年纪较轻，这对于患者的远期预后将带来好处。

遗传咨询方萍：关于基因检测结果的解读：*LDLR* 基因的致病变异可导致家族性高胆固醇血症。患者所携 *LDLR* 基因 c.1723C>T（p.Leu575Phe）变异为错义变异，曾在一例高胆固醇血症患者中检测到该变异(PMID:27830735),在 gnomAD 人群频率数据库中有 1 例杂合子报道。经 Sanger 验证,该变异遗传自同样患病的母亲,且在有相似临床表现的妹妹中也检测到该变异,而在无临床表现的父亲中未检测到,因此该变异与疾病在患者家系中符合常染色体显性遗传模式和共分离规律。根据现有证据,该变异定义为临床意义未明偏疑似致病变异(VUS-LP)。建议对母系家庭成员的临床表现及变异携带情况进行检查,以进一步解释该变异。

同时,在患者及其有相同临床表征的妹妹 DNA 检测到 *ABCA1* 基因上的 c.2435G>C (p.Ser812Thr)变异。此变异遗传自患者父亲。*ABCA1* 基因与 HDL 缺乏相关,虽报道为常染色体隐性遗传,但目前未知该变异是否对 HDL 降低有所影响。建议进一步检查家系成员 HDL 的水平。

物理康复医学科陈丽霞:患者在运动恢复过程中出现一过性意识丧失伴血压及心率下降,结合康复训练记录提示心脏功能可,心电监护未见明显 ST-T 段改变。患者一过性意识丧失发作时无明确胸闷、胸痛表现,此外 ECG、心肌酶(-),故暂不倾向于冠脉事件发作所致。根据专家讨论,一过性意识丧失考虑如下:

(1)直立性低血压:根据卧立位血压结果,考虑存在体位性低血压,嘱患者小心变换体位,若出现站位头晕、黑矇等,立即变为卧位并测量血压,警惕跌倒摔伤。

(2)药物相关:患者行心脏康复训练期间服用奥美沙坦、硝酸酯类药物,扩张血管导致血容量不足。尽管难以单纯用降压药物来解释症状,但药物因素可能对一过性意识丧失起到一定的作用。

(3)运动相关:患者运动强负荷后突然减小,导致外周血管扩张,血液难以完全充盈,结合同时使用降压药可能是导致意识丧失的原因。

(4)血管迷走性晕厥(vasovagal syndrome):患者发作无典型前驱症状,心率无明显下降,此外明确存在体位性低血压,目前暂时不考虑血管迷走性晕厥。必要时可行直立倾斜试验进行区别。

心内科方理刚:心脏康复训练方面的指导意见:心脏康复训练方面,考虑康复运动训练方面对患者远期预后有益,故可继续康复治疗,但治疗前应行风险评估,并建议由康复医学科协助评估心脏情况、相应适应证和禁忌证及运动处方合理性;另外警惕运动过程中负荷强度过大以及立即撤销可能会再次出现类似意识丧失并诱发急性心血管事件,可在调整用药后再根据冠脉病变情况重新制订运动方案。

皮肤科王涛:皮肤科会诊考虑紫癜原因待查:已完善血常规、尿常规、血清蛋白电泳、血清免疫电泳、血沉均(-),皮肤科随诊考虑血管炎可能性小,需警惕药物因素,可再次应用依洛尤单抗观察皮疹变化,若再次出现较前严重的皮疹需停药。

五、结局及转归

患者在严密观察下再次使用依洛尤单抗,皮疹未再反复。之后规律他汀和 PCSK9 抑制剂降脂治疗,每日坚持运动 1 小时无明显不适。使用降脂治疗 18 个月后,监测血压 120/80mmHg、心率 73 次/min,复查血脂 TC 2.24mmol/L、TG 0.83mmol/L、LDL-C 0.79mmol/L。

六、专家点评

患者首发及最突出的表现即为早发冠心病(33 岁出现急性 ST 段抬高心肌梗死),这也是家族性高胆固醇血症容易出现的严重并发症。治疗期间使用他汀降脂始终难以使 LDL-C 达标,加用 PCSK9 抑制剂虽然效果显著,但出现可疑过敏性皮疹,好在继续使用并未再反复。一过性意识丧失经分析也考虑和原发病无必然关系。杂合子家族性高胆固醇血症并不少见,尽管表现不如纯合子严重,但也可能出现致命的冠状动脉和主动脉瓣上病变,临床上需关注和筛查,早期发现、治疗能改善预后。治疗上使用他汀、依折麦布经常控制不满意,需考虑联合应用 PCSK9 抑制剂。此药物降脂效果和患者耐受性良好。

七、疾病相关文献回顾

1. 家族性高胆固醇血症 家族性高胆固醇血症(familial hypercholesterolemia,FH)是常染色体显性遗传的血脂紊乱,目前已经发现 FH 患者通常具有以下 4 种之一基因的功能性突变:LDL 受体、前蛋白转化酶枯草杆菌蛋白酶 9(PCSK9)、载脂蛋白 B(APOB)和 LDL 受体衔接蛋白 1(LDLRAP1),其中 90% 为 LDL 受体基因的突变[1]。FH 分为纯合子(homozygote FH,HoFH)和杂合子(heterozygote FH,HeFH)两种类型。HeFH 的发病率为 0.20%~0.48%,而 HoFH 较为罕见,患病率为 1/100 万 ~3/100 万,HoFH 患者通常于 20 岁左右发生动脉粥样硬化性心血管疾病,30 岁左右死亡。中国人 FH 的患病率为 0.28%。

2. FH 与早发冠心病 早发动脉粥样硬化性心血管疾病(arteriosclerotic cardiovascular disease,ASCVD)是 FH 的主要临床特征之一,其中早发冠心病是常见的临床表型。早发冠心病指男性在 55 岁前或女性 65 岁前患冠心病。如果不经治疗,约 50% 的 FH 男性和 30% 的 FH 女性在 50 岁以前会发生冠心病(coronary artery heart disease,CHD)。FH 患者与普通人群相比,ASCVD 的发生比例多 16 倍[2]。

3. 诊断标准 FH 的诊断包括临床诊断和基因诊断,其中基因诊断是金标准。目前国际常用的 FH 成人诊断标准包括:荷兰 DLCNC 评分标准(表 2-2)[3],英国西蒙标准(SimonBroome system)等[4]。

表 2-2　荷兰 DLCN 评分标准

项目	得分
家族史	
一级亲属有早发冠心病史(男性 <55 岁,女性 <60 岁)	1
一级亲属中血 LDL-C 水平超过人群 95% 可信限(经年龄和性别校正)	1
一级亲属中有腱黄色瘤和 / 或脂性角膜弓	2
<18 岁的孩子血 LDL-C 水平超过人群 95% 可信限(经年龄和性别校正)	2

续表

项目	得分
临床病史 早发冠心病(男性 <55 岁,女性 <60 岁) 早发脑血管病或外周血管病(男性 <55 岁,女性 <60 岁)	2 1
体格检查 腱黄色瘤 脂性角膜弓	6 4
血 LDL-C 水平 ≥ 8.5mmol/L(>330mg/dl) ≥ 6.5~<8.5mmol/L(250~330mg/dl) ≥ 5.5~<6.5mmol/L(191~250mg/dl) ≥ 4.0~<5.0mmol/L(155~190mg/dl)	8 5 3 1
分子遗传学实验(DNA 分析) 在 *LDLR*、*Apo B* 或 *PCSK9* 基因上发现致病突变 在 *LDLRAP1* 基因上发现致病突变	8

注:分值 >8 分为确诊家族性高胆固醇血症(FH);6~8 分为 FH 可能性大;3~5 分为可能的 FH。

4. FH 筛查流程   根据我国人群血清胆固醇水平的特点以及 FH 的临床表现,为确定 FH 可疑人群,促进 FH 患者早期诊断和早期治疗,建议符合下列任意 1 项者要进入 FH 的筛查流程:

(1)早发 ASCVD(男性 <55 岁或女性 <65 岁即发生 ASCVD)。

(2)成人血清 LDL-C ≥ 3.8mmol/L(146.7mg/dl),儿童血清 LDL-C ≥ 2.9mmol/L(112.7mg/dl),且能除外继发性高脂血症者。

(3)有皮肤 / 腱黄色瘤或脂性角膜弓(<45 岁)。

(4)一级亲属中有上述 3 种情况。

5. PCSK9 抑制剂   PCSK9 是由肝脏分泌的一种丝氨酸蛋白酶,与 LDLR 结合并促成其降解。PCSK9 的单克隆抗体阻止了 PCSK9 与 LDLR 的结合,因此释放了 LDLR 使其可以再循环,LDLR 与 LDL-C 结合从而降低了 LDL-C 的水平。2017 年 2 月 2 日,FOURIER 研究公布了 2.2 年的随访结果,与安慰剂组相比,依洛尤单抗显著减少 ASCVD 及高 LDL-C 患者的心血管事件风险达到 15%[5]。

(刘红宏　赖晋智)

参 考 文 献

[1] GOLDBERG AC, HOPKINS PN, TOTH PP, et al. Familial hypercholesterolemia: screening, diagnosis and management of pediatric and adult patients: clinical guidance from the National Lipid Association Expert Panel on Familial Hypercholesterolemia [J]. J Clin Lipidol, 2011, 5 (3 Suppl): S1-S8.

［2］ BENN M, WATTS GF, TYBJAERG-HANSEN A, et al. Familial hypercholesterolemia in the danish general population: prevalence, coronary artery disease, and cholesterol-lowering medication [J]. J Clin Endocrinol Metab, 2012, 97 (11): 3956-3964.

［3］ DEFESCHE JC, LANSBERG PJ, UMANS-ECKENHAUSEN MAW, et al. Advanced method for the identification of patients with inherited hypercholesterolemia [J]. Semin Vasc Med, 2004, 4 (1): 59-65.

［4］ SCIENTIFIC STEERING COMMITTEE ON BEHALF OF THE SIMON BROOME REGISTER GROUP. Risk of fatal coronary heart disease in familial hypercholesterolaemia [J]. BMJ, 1991, 303 (6807): 893-896.

［5］ SABATINE MS, GIUGLIANO RP, KEECH AC, et al. Evolocumab and Clinical Outcomes in Patients with Cardiovascular Disease [J]. N Engl J Med, 2017, 376 (18): 1713-1722.

3 突发心肌梗死的疑云

一、专家导读

37 岁男性，因"急性 ST 段抬高型心肌梗死"入院，冠脉造影却发现冠脉扩张。扩张的冠状动脉背后究竟是迁延的慢性炎症，还是隐藏的遗传背景？协和多学科专家汇聚一堂，抽丝剥茧发现小细节、头脑风暴产生新思路，共同解析罕见冠脉扩张背后的故事。

二、病例介绍

[患者] 男性，37 岁。

[主诉] 突发心前区疼痛 1 月余。

[现病史] 患者 2019 年 3 月 12 日于睡眠中突发心前区疼痛，向左上肢放射，伴胸闷、心悸、大汗，就诊于外院急诊。心电图：Ⅱ、Ⅲ、aVF 导联及 $V_7 \sim V_9$ 导联 ST 段弓背向上抬高 0.1~0.2mV；心肌酶：$cTnI_{max}$ 22.96ng/ml。并逐渐出现意识模糊、血压偏低（血压最低 92/60mmHg），考虑急性 ST 段抬高型心肌梗死。外院急诊行冠状动脉造影：LAD 中段弥漫性瘤样扩张；RCA 远段 100% 闭塞；LCX 瘤样扩张。未行介入治疗，予抗血小板、抗凝、调脂、控制心率、改善心肌重构等药物治疗。2019 年 4 月 9 日就诊北京协和医院，查生化：TG 1.91mmol/L，LDL-C 1.22mmol/L，UA 454μmol/L ↑；心肌酶：cTnI 8.20ng/ml，NT-proBNP 990pg/ml ↑；炎症指标：hsCRP 23.77mg/L ↑，ESR 35mm/h ↑，ASO 553U/ml ↑，TNF-α 16.5pg/ml ↑，IL-6、8、10 均（–）；感染与免疫方面：抗磷脂抗体谱、ANCA、抗核抗体谱 17 项（–）；HIV、TPHA（–）；心电图：Ⅱ、Ⅲ、aVF、$V_7 \sim V_9$ 可见 Q 波形成，T 波倒置。心脏超声：陈旧性心肌梗死（左室下后壁），左室收缩功能轻度减低，EF40%。冠脉 CTA：前降支近中段走行迂曲，管腔不规则增宽，局部瘤样扩张，较宽处约 10.4mm；回旋支近中段管腔扩张，远段管腔纤细；右冠状动脉走行迂曲，近全程管腔扩张，中段管腔周围少许模糊低密度。心脏 MR：左室

下壁基底段及中间段室壁变薄,节段性运动减低,T_2W 信号增高;左室收缩功能减低;LVEF 40.4%;室间隔基底段增厚。心肌核素显像:左室后侧壁、下壁灌注严重受损;代谢显像可见左室后侧壁、左室下壁中部血流灌注减低区可见示踪剂分布,考虑心肌存活;左室下壁基底部血流灌注减低部分示踪剂分布,考虑少量心肌存活。血管超声:双侧颈动脉分叉处内中膜增厚,双上肢动脉流速减低,余四肢动脉、腹腔动脉干、肠系膜上、髂动脉未见异常。肾动脉 CTA:左侧双支肾动脉,余未见明显异常狭窄或增粗。全外显子组基因测序:未检测到明确相关的变异基因。起病以来,患者精神、睡眠、饮食可,否认皮疹、光过敏、雷诺现象、口腔外阴溃疡,常有牙龈渗血,大、小便可,体重无明显变化。生长发育史:母亲怀孕 2 个月左右曾照射 X 线,曾患妊娠期高血压。足月顺产,出生体重正常。童年智力发育同正常人,自幼体育较差。幼年因为斜视,头部姿势不正,伴有头部不自主运动。自幼身体较弱,换季时易患上呼吸道感染、发热。最长曾发热 1 周,无伴发皮疹。秋季易感轮状病毒腹泻。曾因反复扁桃体化脓行扁桃体切除术。四肢曾多次出现斑丘疹,外院查因不明,不除外过敏。疫苗按计划免疫接种,无不良反应。既往史:高血压病 10 余年,血压最高 180/150mmHg,不规律服药,目前服用比索洛尔 + 氯沙坦 + 贝尼地平,血压控制于 140/90mmHg 以下;痛风 8 年,间断服用降尿酸药物,近 2 年发作频繁,入院前曾再次出现左踝部红肿热痛;高脂血症 10 余年,主要为甘油三酯水平升高;2015 年头 MRI 提示左颞极蛛网膜下囊肿。个人史:不吸烟,曾有过大量饮酒史,已戒酒。家族史:母亲 40 岁诊断高血压,父亲患糖尿病。查体:BP 120/81mmHg,HR 89 次 /min。腹型肥胖,各瓣膜听诊区未闻及心脏杂音,双肺未闻及干湿啰音,腹部查体无殊,双下肢无水肿。四肢肢端肌肉略萎缩,肢端循环稍冷。双眼斜视,偶伴头部不自主运动。抬足下垂,下蹲后无法直接站起,步态正常,平地无法快步行走。

[目前诊断] 冠状动脉扩张(LAD、RCA、LCX 受累,Markis Ⅰ型),急性 ST 段抬高型心肌梗死(下后壁),高血压(2 级,极高危),高脂血症,痛风,左颞极蛛网膜囊肿。

三、主治医师总结病例特点和主要诊断,提出会诊目的

心内科王亮:青年男性,急性起病,起病时表现为心前区持续的胸痛,心肌酶水平升高,ECG 示下后壁导联 ST 段抬高,符合典型的急性 ST 段抬高型心肌梗死(下后壁)的诊断。冠脉造影提示 RCA 远段闭塞,同时与复查的冠脉 CTA 均提示患者的冠脉存在多支狭窄并瘤样扩张。目前患者冠脉扩张的病因仍然不清楚,同时对于如此年轻的患者,需要制订一个合理的治疗方案,以改善其远期预后。会诊目的:①冠状动脉扩张病因探讨;②冠状动脉扩张的后续处理;③患者长期管理及随访方案。

四、多学科会诊意见

心内科吴炜:冠脉造影可见三支血管弥散性病变。左前降支弥散性扩张,根据造影管直径(1.8mm)对比,近段扩张管径至少超过 8mm,符合三支冠状动脉瘤。冠脉扩张可造成慢血流,患者 LAD 造影可见远端淡,外院曾提示 LAD 闭塞,其实是造影时采集图像时间不够,并未让 LAD 充分显影。左回旋支可见血管弥散性扩张。右冠状动脉 S 形迂曲走行,可见血流缓慢,管腔内壁不光滑,远端无血流通过。根据患者心电图及超声心动图结果,缺血梗死部

位为下后壁。综上,考虑犯罪血管为 RCA。

放射科林路: 患者心肌 MRI 显像提示右冠供血区梗死,梗死为透壁性,心内膜下似有少量高密度影,不排除为残存活性心肌。前侧壁显像未见异常,目前不存在心肌缺血坏死性病变。患者冠脉 CTA 提示冠脉三支血管弥漫瘤样扩张,LAD 最宽处达 10.6mm,右冠中段可见附壁低密度影,考虑血栓形成可能。

核医学陈黎波: 患者心肌核素显像提示左室下壁及后壁灌注缺损,相应部位核素代谢显像同样提示无活性心肌,与患者临床下后壁心肌梗死结果一致。核素显像提示前侧壁血流灌注无受阻,但代谢显像可见高摄取浓聚区,提示存在心肌缺血,需警惕未来缺血事件发生,同时,高浓度示踪剂浓聚存在容积效应,可造成下壁及后壁的心肌存活伪影,需结合临床情况进行鉴别。

超声科王红燕: 患者肾动脉、上肢动脉、颈动脉及椎动脉彩超均未见明显扩张样病变或血管炎性改变,双上肢动脉流速减低,为正常值 1/2,需结合临床情况。受肠气遮挡影响,腹部血管及中小血管评估不充分,必要时可行 CTA 或血管造影明确。

心内科朱文玲: 患者存在高血压、代谢综合征等高危因素,首先需考虑冠状动脉粥样硬化,对于冠状动脉粥样斑块的评估可采用 IVUS 等手段,根据目前冠脉造影结果暂无动脉粥样硬化斑块证据。

儿科王艳: 川崎病患儿冠脉病变以瘤样扩张为主,患者冠脉造影结果提示三支血管迂曲和弥漫性扩张,与典型川崎病病变不符,值得注意的是,患者 2010 年行冠脉 CTA,提示冠脉正常,这与川崎病儿童期发病不符,因此本患者病变与川崎病后遗症相关可能性小。

免疫科沈敏: 血管炎可导致冠脉扩张,可重点排查结节性多动脉炎(PAN),PAN 可以伴发单神经炎和多发单神经炎,结合患者神经肌肉系统症状,可考虑行肌电图以明确肌肉神经病变。另外,乙肝病毒感染与 PAN 发病关系密切,需筛查乙肝五项以明确。患者炎症指标升高,考虑原发病与炎症相关,很难用冠心病解释。另外,ADA2 基因突变引起的 DADA2 综合征也需要进行排查,该病临床表现与 PAN 高度相似,但发病年龄较早,多为儿童起病,确诊有赖于基因检测,患者发病年龄较晚,不排除为嵌合体可能,可进一步分析基因检测结果。

感染科周宝桐: 既往曾有病例报道可见梅毒、链球菌及真菌等可继发冠脉扩张。患者患病前长期低热病史,炎症指标显著升高,考虑存在慢性炎症,但无明确感染灶及病原学证据,患者临床上冠脉血管壁直接感染表现与三支弥漫性病变不符,直接感染证据不足,但不排除感染导致的长期炎症状态与冠脉扩张相关。患者既往扁桃体切除术和 ASO 持续升高,考虑可能与链球菌感染相关,同时神经肌肉症状或可用免疫解释,可考虑使用长效青霉素经验性抗感染治疗。

内分泌科王鸥: 患者自幼肥胖,有早发高血压及痛风病史,考虑存在代谢综合征。另外,患者四肢肌肉萎缩,似有向心性肥胖,需警惕是否存在库欣综合征等内分泌疾病,同时也可解释早发高血压病因,建议完善内分泌方面筛查。患者高血压发病年龄较早,且血压控制不佳,需联合用药控制,建议完善内分泌方面筛查排除继发性因素,患者无皮肤菲薄、满月脸、水牛背等典型库欣体征,可检测血 ACTH,以及血、尿皮质醇以排查,目前患者已加用 ACEI 或 ARB 类药物,原发性醛固酮增多检查发现阳性结果可能性较小,必要时可检测随机肾素、血管紧张素、醛固酮等以筛查。

神经内科顾卫红: 患者存在多系统受累,受累部位包括眼肌、血管壁平滑肌、肢端末梢肌肉等,需警惕线粒体肌病,建议进一步完善肌电图、肌活检及基因检测以明确。

心外科苗齐:冠状动脉扩张可导致巨大冠脉瘤形成,破裂出血和局部血栓风险较高,需积极手术干预。但患者目前冠脉扩张尚不满足巨大冠脉瘤定义,急性心肌梗死后无室壁瘤形成,目前无外科干预指征。

物理康复医学科刘淑芬:患者就诊时基础康复心肺评估 CPET 结果很差,运动峰值约为正常人 30%,肺脏功能经检测没有受限,但运动潮气量监测提示可能存在心肺协调问题或氧利用障碍,不排除神经肌肉系统问题。物理医学科为患者制订有氧运动及抗阻运动康复方案,目前已持续 3 个月,患者静息时心率及运动时血压改善明显,运动负荷从 30W 增长到 80W,明显改善。

心内科朱文玲:冠脉扩张患者冠脉慢血流及血栓形成风险升高,加强抗凝,根据 INR 调整华法林剂量,同时加强抗血小板治疗。合并症方面,加强降尿酸治疗,控制尿酸沉积引起的炎症反应。同时控制血压及血脂水平,改善代谢综合征。

多学科会诊意见总结

心内科张抒扬:患者为中年男性,临床表现为急性心肌梗死,冠脉造影提示冠脉血管三支弥漫性扩张,影像学提示心肌梗死后改变。

病因方面,目前考虑可能原因如下:①冠心病:患者存在高血压、高脂血症、高尿酸血症等高危因素,但冠脉造影未见明确狭窄,此前心肌梗死考虑与冠脉扩张导致的血流淤滞相关;②川崎病与其他血管炎:目前证据不足;③遗传性疾病方面:患者存在可疑神经肌肉病变,需进一步完善肌电图、肌活检以及基因检测结果再分析;④慢性炎症方面:患者自幼时常有咽痛,后切除扁桃体,TNF 等炎症指标升高,且存在长期 ASO 升高,原因不明,需警惕潜在长期感染,不排除冠脉病变与其相关。综上考虑,患者病因可能为特发性冠脉扩张。

治疗方面,冠脉扩张患者血管内皮功能受损,血栓形成及远端栓塞风险较高,需加强抗栓和抗凝,同时继续 ACEI 及他汀治疗以改善血管内皮功能。患者经物理医学康复科康复训练后心肺功能较前明显好转,继续随诊,坚持康复训练。合并症方面,控制血压、血脂及尿酸水平,改善代谢综合征,同时可完善继发性高血压相关的内分泌检测,以筛查可能病因。

五、结局及转归

多学科会诊后完善了肌电图:未见神经源性或肌源性损害。肌肉病理:(股四头肌)少许横纹肌及血管脂肪组织,横纹肌组织形态大致正常,未见明显炎细胞浸润及纤维组织增生。治疗方面继续应用氯吡格雷抗血小板,利伐沙班抗凝,沙库巴曲缬沙坦、螺内酯改善心力衰竭治疗,及他汀改善血管内皮功能,坚持康复训练。患者曾予以青霉素治疗,监测 ASO 较前无明显变化。后续嘱其于心内科规律随诊。

六、专家点评

本例患者起病为典型的急性 ST 段抬高型心肌梗死,冠脉造影发现为冠脉瘤样扩张。冠脉扩张有多种病因,包括冠状动脉粥样硬化、川崎病、血管炎、先天性血管畸形、感染等。临床上冠脉扩张最常见的病因是动脉粥样硬化,但是也需要警惕其他可能存在的某些系统性疾病或者罕见病。这就需要临床医生跳出思维定式,及时调整思路,再次梳理可能遗漏的蛛丝马迹。因此本患者还需要完善肌电图、肌肉活检、基因检测等检查。在治疗上,制订一个合理、完善的个体化治疗方案至关重要。同时还需要密切随诊,精细化管理,同时加强宣教,注重康复锻炼,在患者和医生的共同努力下,给患者带来最佳预后。

七、疾病相关文献回顾

冠状动脉扩张(coronary artery ectasia,CAE)是一类罕见的心血管疾病,其定义为冠脉管径扩张超过邻近节段或正常管径的 1.5 倍,其中扩张超过正常管径 2 倍的病变被称为冠状动脉瘤(coronary artery aneurysm,CAA)[1]。根据扩张部位的长度及数量,又可将冠脉扩张分为四种类型:Ⅰ 型:冠脉 2 支或 3 支血管弥散性扩张;Ⅱ 型:冠脉一支血管弥散性扩张合并另一只血管局限性扩张;Ⅲ 型:冠脉一支血管弥散性扩张;Ⅳ 型:局限性扩张病变[2]。

CAE 发病率很低,在所有行冠脉造影人群中占 1.2%~4.9%,患者以男性为主,主要受累血管为右冠状动脉,其次为左前降支[3]。目前研究发现,冠脉扩张的发病机制与炎症相关,各种原因诱发的炎症可导致冠状动脉血管壁内中性粒细胞浸润,基质中胶原酶及基质金属蛋白酶等活性增强,细胞外基质降解,管壁强度下降,进而在血流动力学作用下形成扩张[4]。

CAE 有多种病因,成年人最多见为冠状动脉粥样硬化相关,且多合并冠脉狭窄,儿童和青少年最多见的病因为川崎病,其他病因还包括血管炎、先天性血管畸形、PCI 相关以及少见感染等[5]。CAE 的临床表现与冠心病接近,包括心绞痛和心肌梗死,单从临床表现上难以区分。冠脉造影是诊断金标准,近年来,OCT、IVUS 等手段也可用于评估冠状动脉管腔内局部病变[6]。

CAE 的处理原则尚无统一标准,一般认为,需根据扩张节段是否合并狭窄及狭窄的严重程度决定是否需要进行介入治疗或冠脉搭桥手术,体积较大或产生压迫症状的冠脉瘤则需要手术切除或结扎,药物治疗方面,由于冠脉扩张节段血栓形成风险升高,在抗血小板治疗的基础上,可考虑存在严重瘤样扩张、弥漫多支病变及血流缓慢的情况下加用抗凝治疗[7];同时,ACEI 类及他汀类药物也可用于抗炎和改善血管内皮功能。

(张志宇　王　亮　吴　炜)

参 考 文 献

[1] SWAYE PS, FISHER LD, LITWIN P, et al. Aneurysmal coronary artery disease [J]. Circulation, 1983, 67 (1): 134-138.

［2］ BAMAN TS, COLE JH, DEVIREDDY CM, et al. Risk factors and outcomes in patients with coronary artery aneurysms [J]. Am J Cardiol, 2004, 93 (12): 1549-1551.

［3］ PAPADAKIS MC, MANGINAS A, COTILEAS P, et al. Documentation of slow coronary flow by the TIMI frame count in patients with coronary ectasia [J]. Am J Cardiol, 2001, 88 (9): 1030-1032.

［4］ YETKIN E, OZTURK S, YETKIN GI. Inflammation in coronary artery ectasia compared to atherosclerosis [J]. Int J Mol Sci, 2018, 19 (10): 2971.

［5］ BOLES U, JOHANSSON A, WIKLUND U, et al. Cytokine disturbances in coronary artery ectasia do not support atherosclerosis pathogenesis [J]. Int J Mol Sci, 2018, 19 (1): 260.

［6］ LIU RF, CHEN LF, WU W, et al. Extracellular matrix turnover in coronary artery ectasia patients [J]. Heart Vessels, 2016, 31 (3): 351-359.

［7］ WU W, LIU RF, CHEN LF, et al. Disequilibrium of blood coagulation and fibrinolytic system in patients with coronary artery ectasia [J]. Medicine (Baltimore), 2016, 95 (8): e2779.

4 "CREST 综合征"遭遇 "冠脉病变"

一、专家导读

55 岁女性,体检偶然发现冠状动脉显著扩张。仔细的问诊和查体并未发现导致冠心病的危险因素,却意外了解到患者存在部分系统性硬化症的表现,冠脉扩张究竟是单纯孤立的异常,抑或是另有隐情? 协和医院罕见病 MDT 团队一起探索该患者原发病诊治方案。

二、病例介绍

[**患者**] 女性,55 岁。

[**主诉**] 体检发现冠状动脉异常 2 周。

[**现病史**] 患者 2019 年 2 月 25 日体检,胸部 CT 平扫示"冠脉钙化、纵隔内及胰头钙化灶",于外院行冠脉造影(图 4-1):"左主干、前降支、回旋支瘤样扩张,回旋支中段 90% 狭窄"。胸主动脉 CTA 未见异常。血常规、肝肾功能、凝血、心肌酶谱、ESR、ECG 均在正常范围内,ANA 着丝点型 1:320,抗 CENPB 抗体(+)、AMA-M2(弱 +),心电图正常,余阴性。未予治疗,转诊北京协和医院。患者否认胸闷、胸痛,否认活动耐量下降,一般情况好。患者存在长期口眼干,指(趾)端遇冷发白变紫现象,以及双手多关节晨僵约 20 分钟。否认皮疹、脱发、光过敏,否认手指皮肤增厚、反酸、吞咽困难。

[**既往史**] 双侧腕管综合征术后 1 年,否认高血压、糖尿病、高脂血症及川崎病病史。

[**个人史**] 否认烟酒史,可疑阿司匹林、他汀类药物过敏。

[**月经婚育史**] G1P1,绝经 10 年。

[家族史] 母亲脑卒中(具体时间不详)。

[查体] BP 124/80mmHg,HR 68 次 /min,双腕部术后瘢痕,指端皮肤无明显肿胀,皮肤、黏膜未见皮疹、干燥、溃疡。心、肺、腹查体无殊。四肢关节无红肿或活动受限。

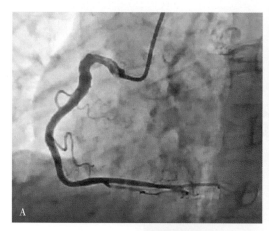
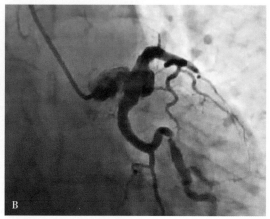
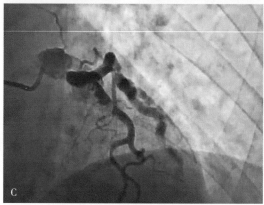

图 4-1 冠状动脉造影结果
A. 右侧冠脉;B. 左侧冠脉足位;C. 左侧冠脉头位。

[辅助检查]

北京协和医院门诊检查结果:

ANA18 项:ANA 散点型 1:320,抗着丝点 B 抗体(CENP B)(+++)100,余阴性。

抗磷脂抗体谱:β_2-GP1 30RU/Ml(>20),ACL、LA 均阴性。

Ig 三项、C3、C4、RF、ASO 均阴性。

血轻链 κ 1 170mg/dl(598~1329),λ 704mg/dl ↑ (298~665),κ/λ 1.66。

尿轻链 κ、λ 均正常。

心电图:窦性心律,心率 63 次 /min,未见明确异常。

超声心动图:左冠口内径 5.4mm,右冠口内径 4.8mm。LA 34mm,LVDd/s 49/31mm,EF 67%,E/A 0.9。室壁运动未见明显异常。

心肌核素显像示左室侧壁可逆性灌注减低。

全外显子组检测未检测到可以明确解释患者表型的致病或疑似致病变异。

三、主治医师总结病例特点和主要诊断，提出会诊目的

心内科王亮：患者为中年女性，因体检发现冠状动脉钙化而行冠脉造影，提示严重的冠脉瘤样扩张。冠状动脉瘤是一种较为罕见的冠脉疾病，常见原因包括川崎病、自身免疫性疾病、冠状动脉粥样硬化或孤立性冠状动脉扩张（isolated coronary artery ectasia）。通过进一步的检查初步掌握的情况是：患者缺少传统的动脉粥样硬化危险因素，但有长期明显的雷诺现象及关节疼痛症状，部分自身抗体阳性，临床提示系统性硬化的亚型 CREST 综合征。CREST 综合征本身也是一种较为罕见的疾病，那么两种罕见病之间是否存在因果关系？是各自独立的疾病还是一元论？该患者的冠状动脉瘤最佳的治疗方案是什么？需要请多学科团队做出指导性建议。

目前诊断：冠状动脉瘤伴狭窄，LM、LAD、LCX 瘤样扩张，LCX 中段狭窄；CREST 综合征（疑诊）；双侧腕管综合征术后。会诊目的：①冠状动脉瘤／扩张常见的病因是什么？该患者最可能的病因是什么？②患者存在哪些自身免疫特征的表现？还需完善哪些病史或检查？③确定患者心血管方面的治疗方案。

四、多学科会诊意见

首先多学科会诊团队对患者再次进行详细的病史询问及体格检查，补充病史及查体结果如下：①患者 2018 年因双手搬东西不便，诊断为"双侧腕管综合征"，于外院行手术治疗，描述"能看见腕关节内有积液和粘连"；②患者偶尔有反酸、胃灼热等症状，但程度较轻，无明显吞咽困难；③患者幼年无长期不明原因发热，无明确血沉或 C 反应蛋白等炎症指标升高，未诊断过"川崎病"；④查体可见患者口唇及背部毛细血管扩张，硬指表现不突出。

心内科王亮：对冠脉造影进行解读，患者冠脉造影提示明显的瘤样扩张，尤其是在左主干、LAD 以及 LCX 的近段，直径达到了 10mm 以上，而且这些扩张的冠脉壁可以看到明显的钙化。一般病变冠脉扩张的程度超过正常参考血管内径 2 倍以上，可以称为瘤样扩张，患者完全符合冠状动脉瘤的标准，LAD 以及 RCA 的远端血管则无明显扩张。在影像上的另一个特点是冠脉内血流缓慢并出现了涡流现象，尤其是在左冠脉内，与扩张程度相关。根据以往的经验，这些瘤样扩张合并涡流的部位发生急性血栓形成的风险极高。还有一个值得注意的地方是，钝缘支上所谓狭窄 90% 的部位，那是相对于扩张的血管内径进行比较，如果相对于正常人群的钝缘支内径而言，该患者"狭窄"部位的钝缘支内径接近，仅为轻度狭窄，不到 50%。

核医学科陈黎波：对患者的运动负荷心肌核素检查进行解读，首先患者顺利地进行了运动负荷的检查，过程中达到了目标心率但是没有出现明显的胸闷、胸痛等心脏相关症状。其次，患者在运动负荷达到目标心率时心电图并没有出现动态的 ST-T 改变，说明运动负荷试验阴性。从核素检查的角度看，患者在运动负荷时，左室侧壁出现了较为明显的放射性减低，而在静息时这种放射性减低明显好转，说明左室侧壁存在可逆性缺血。心脏整体的收缩功能还是正常的。

免疫科李梦涛：该患者腕管综合征及术中所见可见于类风湿关节炎，同时手术可能缓解了皮肤硬化的表现，需要再核实腕管综合征病史。从整体去评价患者的免疫病情况，尽管患者食管症状不明显，查体硬指不突出，但结合偶有反酸胃灼热、20~30 年雷诺现象的临床表现，抗着丝点 B 抗体（CENP B）等免疫指标异常，基本符合系统性硬化症的标准，其亚型——CREST 综合征可能性大。需进一步完善甲皱微循环、上消化道功能检查，而皮肤表现可以暂缓进一步检查。

心内科朱文玲：CREST 综合征是北京协和医院内科大查房多次出现的一种疾病，包括钙质沉着（calcinosis，C）、雷诺现象（Raynaud's syndrome，R）、食管运动功能障碍（esophageal dysmotility，E）、指端硬化（sclerodactyly，S）、毛细血管扩张（telangiectasis，T）。其中雷诺现象就是一种肢端小动脉在寒冷刺激下痉挛甚至是闭塞的表现。而毛细血管扩张则是 CREST 综合征另一种累及血管的表现。北京协和医院既往有 CREST 综合征发生脑卒中的病例，但是尚无冠脉受累的病例，但是国外文献报道有 5 例 CREST 综合征女性患者均有冠脉扩张表现。如除外冠状动脉瘤的其他病因，则 CREST 可以解释这种冠状动脉瘤。

心外科苗齐：患者冠状动脉瘤比较明确，虽然核医学检查提示侧壁缺血改变，但是患者没有心绞痛的临床症状，其风险主要在于动脉瘤的破裂或者是瘤内血栓的形成。治疗方式可以考虑冠状动脉瘤体的切除同时进行冠脉搭桥，但建议风湿免疫科先进行相应的治疗。

儿科宋红梅：患者尚不能除外幼年存在川崎病，该病是导致儿童或青少年期发生冠状动脉瘤样扩张的首要原因。一旦确诊川崎病，须长期服用阿司匹林。另一方面，还要考虑到 I 型干扰素病：患者有脑血管家族史支持该诊断。早期可有炎症指标升高，后期可正常。患者已完善基因检测（GWAS），是否可除外 I 型干扰素病须进一步分析基因检测结果。还有腺苷脱氨酶 II 缺陷病，建议完善总腺苷脱氨酶检测，如该酶水平低说明可能存在该问题。

心内科吴炜：总结一下北京协和医院在过去 15 年来针对冠状动脉瘤 / 扩张的病例队列研究，目前已经收集了近 150 例患者。从病因上看，儿童期主要是川崎病，成人期常见原因是自身免疫性疾病（主要是结节性多动脉炎、白塞病等血管炎）及孤立性冠状动脉扩张。从发病机制上看，冠状动脉扩张不同于动脉粥样硬化的最主要差异在于动脉壁中膜的结构破坏。由于冠状动脉中膜弹力蛋白的降解及胶原结构的异常，导致中膜无法承受冠脉内血流的压力造成扩张或形成瘤体，这一点可能与中性粒细胞激活有关。从病理生理角度看，虽然冠状动脉瘤 / 扩张往往不存在严重的狭窄，但是冠脉内血流是缓慢的，同样可以造成患者心肌缺血表现，有的患者出现血栓形成而发生心肌梗死。在我们的经验中，如果瘤体直径 >8mm，病变长度 >20mm，TIMI 血流不到 III 级，均是血栓事件的高危因素，该患者血栓风险极高。从治疗方面看，一方面需要控制系统性硬化症的进展，另一方面建议在阿司匹林抗血小板的基础上，增加抗凝治疗，预防血栓；如果有心血管事件，则建议外科积极再血管化。

多学科会诊意见总结

心内科张抒扬：患者冠状动脉造影结果显示病变类似川崎病，但患者雷诺现象、毛细血管扩张等免疫色彩明显，川崎病不能解释上述免疫表现。从一元论出发，总体考虑 CREST 综合征引起的冠状动脉瘤。建议：①向患者充分交代冠状动脉瘤的风险：可能有痉挛、夹层及血栓形成、栓塞，表现为心绞痛、心肌梗死、猝死等，最好行瘤体切除术＋搭桥手术。②该患者的个体化治疗上单纯抗血小板可能抗栓强度不足，建议加用抗凝治疗。抗血小板治疗选择阿司匹林或氯吡格雷，抗凝治疗可选择达比加群或利伐沙班。③需确认治疗前是否应先处理自身免疫病？原发病未控制时是否能行外科手术。

五、结局及转归

经认真沟通交流后患者表示理解，暂不进行冠脉搭桥手术，但表示一旦出现心血管疾病的变化，就接受搭桥。患者定期在风湿免疫科及心外科随诊，治疗方面加用了阿司匹林及新型口服抗凝药的口服，目前病情稳定，无心血管事件的发生。

六、专家点评

冠状动脉扩张是不同于冠状动脉狭窄的另一种特殊的冠脉病变，一旦发现，需要认真寻找背后的致病机制。从本例患者 MDT 讨论的结果来看，通过仔细的问诊和查体，发现患者存在较为明显的 CREST 综合征表现，并进一步得到免疫指标筛查的证实。通过查阅文献，发现 CREST 综合征有合并冠脉扩张的病例报道，治疗方面，结合国际研究文献及北京协和医院自身临床经验，制订了抗血小板＋抗凝治疗的联合抗栓方式，为患者提供优化的个体化治疗方案。

七、疾病相关文献回顾

冠状动脉扩张（coronary artery ectasia，CAE）被定义为冠状动脉的局限性或弥漫性非阻塞性病变，管腔扩张超过正常相邻动脉段直径的 1.5 倍，超过 2 倍以上称为冠状动脉瘤[1]。在接受冠状动脉造影的患者中占 1.2%~4.9%，病因方面，首先冠状动脉粥样硬化性心脏病（CAD）是部分原因，因为 CAD 与 CAE 常常共同存在，然而 CAE 与 CAD 在危险因素、受累（冠脉）血管、潜在病理机制上不尽相同，不足以证明 CAD 与 CAE 的因果关系。其次是川崎病和自身免疫性疾病。确切的发病机制尚未明确，但炎症过程是潜在的共同机制[2]。CAE 患者症状（如果存在）通常与心肌缺血有关。血管造影或冠脉 CTA 是诊断的主要依据。预后与扩张程度相关，关键在于是否发生冠脉血栓事件。自发性破裂通常很少见，但在川崎病中更为常见。管理从抗血栓治疗到手术结扎都有所不同。控制冠心病危险因素可能会改善 CAE 患者的预后[3]。

北京协和医院心内科团队通过研究 30 例 CAE 患者发现，中性粒细胞可能通过非经典方式释放 NSP 参与血管细胞外基质破坏和冠状动脉扩张的过程。同时,外周血单个核细胞可能通过增加基质金属蛋白酶(MMP)1、MMP9、白细胞介素(IL)1A、干扰素(IFN)γ 和生长分化因子 15(GDF15)的表达而参与 CAE 的病理过程[4-6]。

据国外文献报道,比较 5 名 CREST 综合征女性患者与 5 名无心脏受累的系统性硬化症女性患者(非 CREST),以 MRA 评估冠状动脉及心肌。所有 CREST 综合征患者均有冠脉扩张,其中 1 例发现了下壁透壁性心肌梗死。系统性硬化症组中,尽管冠脉正常,5 名患者均发现以室间隔、左室侧壁为主的心肌斑片状纤维化[7]。

(桑铭辰　吴　炜)

参 考 文 献

[1] PAHLAVAN PS, NIROOMAND F. Coronary artery aneurysm: a review [J]. Clin Cardiol, 2006, 29 (10): 439-443.

[2] YETKINE, WALTENBERGERJ. Novel insights into an old controversy: is coronary artery ectasia a variant of coronary atherosclerosis？ [J] Clin Res Cardiol, 2007, 96 (6): 331-339.

[3] LIU R, WU W, CHEN L, et al. Transcriptional expression profiles of the main proteinases and their regulators in coronary artery ectasia patients'mononuclear cells [J]. Acta Cardiol, 2016, 71 (2): 157-163.

[4] WU W, LIU R, CHEN L, et al. Disequilibrium of blood coagulation and fibrinolytic system in patients with coronary artery ectasia [J]. Medicine (Baltimore), 2016, 95 (8): e2779.

[5] LIU R, CHEN L, WU W, et al. Neutrophil serine proteases and their endogenous inhibitors in coronary artery ectasia patients [J]. Anatol J Cardiol, 2016, 16 (1): 23-28.

[6] LIU R, CHEN L, WU W, et al. Extracellular matrix turnover in coronary artery ectasia patients [J]. Heart Vessels, 2016, 31 (3): 351-359.

[7] MAVROGENI S, BRATIS C, MANOUSSAKIS M. Coronary artery abnormalities in CREST syndrome revealed by cardiovascular magnetic resonance imaging [J]. Can J Cardiol, 2011, 27 (3): 390. e5-e7.

5 冠脉上的槲寄生

一、专家导读

　　64 岁女性,平素身体健康,1 年前常规体检冠脉 CTA 提示前降支近端轻中度狭窄,无症状未行进一步治疗。1 年后常规复查冠脉造影却意外发现前降支血管出现了 99% 的狭窄,之后接受了冠状动脉支架植入术以疏通狭窄的血管。且看协和医院多学科会诊如何剖析这例不明原因的冠脉狭窄患者病因。

二、病例介绍

　　[患者]　女性,64 岁。

　　[主诉]　活动后胸闷 1 月余,PCI 术后 2 周余。

　　[现病史]　患者 1 月余前多于快步走、爬坡时出现胸骨后不适感,伴恶心,休息 0.5~1 分钟即可缓解,无夜间阵发性呼吸困难,无双下肢水肿。患者于 2019 年 5 月 15 日于外院住院期间行冠脉 CTA 显示(图 5-1):冠状动脉呈右优势型,前降支近端软组织密度影包绕,边缘欠光滑,CT 值 94~114Hu(平扫 CT 值 48Hu),管腔节段性闭塞,以远各段及第一对角支、回旋支、钝缘支、右冠均未见狭窄。进一步行冠脉造影显示:LAD 近段狭窄 99%,术中于 LAD 置入 Resolute integrity 3mm × 18mm 及 4mm × 15mm 支架共 2 枚。患者于 2012 年曾因间断心悸行 CTA 未见明显异常。未进一步治疗。2018 年常规体检冠脉 CTA 提示前降支近端轻中度狭窄。

　　[既往史]　否认高血压、糖尿病、高脂血症、肾功能不全病史。

　　[个人史]　否认吸烟饮酒史。

　　[婚育史]　G1P1。

　　[月经史]　绝经 14 年。

　　[**家族史**]　父亲有高血压、冠心病,曾行 PCI 术,已故,死因不详;姐姐有高血压,母亲、妹妹、女儿均体健。

　　[**查体**]　BP113/60mmHg,HR 72 次 /min,身高 162cm,体重 66kg,BMI 25.1kg/m²,心、肺、腹(−)。外周大血管未闻及血管杂音。无双下肢水肿。

　　[**化验结果**]　肿瘤标志物:AFP、CEA、CA19-9、CA12-5 和 CA15-3 均阴性;IgG 检测:IgG1、IgG2、IgG3 和 IgG4 均阴性;血脂:LDL-c 2.4mmol/L、TG 0.51mmol/L、CHOL 4.44mmol/L、Lp(a)618mg/L;抗磷脂抗体谱:β_2-GP1、ACL、SCT 和 DRVVT 均阴性;ANA 抗核抗体谱 16项:PCAN、ANA 和 ds-DNA 均阴性;血沉正常;NT-proBNP 48.6pg/ml 正常;甲状腺功能及肝肾功能、凝血功能均正常。

　　[**检查结果**]

　　2018 年冠脉 CTA(图 5-2):前降支近端轻中度狭窄,12 导联同步动态心电图报告提示:偶发房性期前收缩,短阵房性心动过速,Ⅱ、Ⅲ、aVF、V_4~V_6 导联 ST 段压低,V_3~V_5 T 波倒置。

　　心脏磁共振(2019 年 5 月):左室侧壁心尖过度小梁化。

　　心肌核素(2019 年 5 月)结果提示:运动负荷试验阳性,运动负荷心肌灌注显像:左室前间隔近心尖段、前壁近心尖段心肌缺血。

　　[**诊疗经过**]

　　1. 完善血 IgG4 相关检查及抗核抗体谱检查　IgG 亚类测定均正常。

　　2. 完善全身骨显像报告　下段颈椎、胸 4、5 椎体处可见轻度异常放射性浓聚灶,余骨未见明显异常放射性浓聚或稀疏区,不除外退行性变。不符合 ECD 疾病诊断。

　　初步诊断:冠状动脉粥样硬化性心脏病,PCI 术后,劳力性心绞痛;心律失常,偶发房性期前收缩,偶发室性期前收缩,短阵房性心动过速。

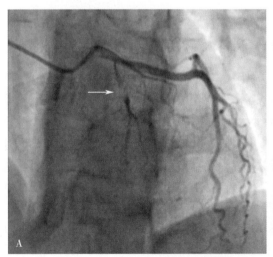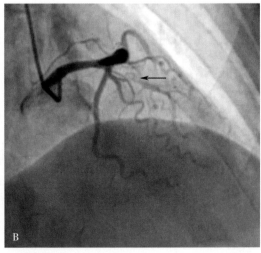

图 5-1　左冠状动脉造影结果

2019 年 5 月行冠脉造影提示左冠状动脉前降支重度狭窄,
箭头所示为狭窄部位。

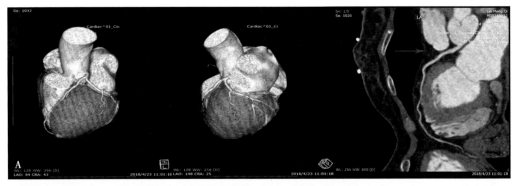

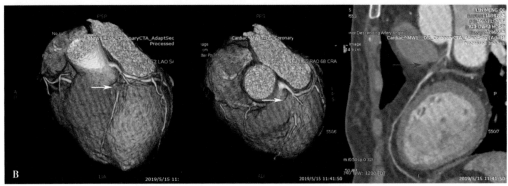

图 5-2　患者 2018 年和 2019 年冠脉 CTA 检查结果对比

A 和 B 分别为 2018 年 6 月和 2019 年 5 月冠脉 CTA 检查结果,箭头所示为狭窄部位。

三、主治医师总结病例特点和主要诊断,提出会诊目的

心内科田庄:64 岁女性,平素身体健康,活动后胸闷 1 月余,PCI 术后 2 周余。无高血压、糖尿病、高血脂等常见动脉粥样硬化性疾病的危险因素,偶发房性期前收缩、室性期前收缩,甲状腺功能及肝肾功能、凝血功能均正常。初步诊断为冠状动脉粥样硬化性心脏病,PCI术后,劳力性心绞痛,心律失常。1 年前行冠脉 CTA 提示前降支近端轻中度狭窄,无症状未行进一步治疗。1 年后常规复查冠脉造影却发现前降支血管出现了 99% 的狭窄。到底是什么原因导致冠脉在短短 1 年内由轻中度狭窄迅速进展为 99% 接近闭塞? 会诊目的:是什么原因导致了该患者的冠脉狭窄? 是冠状动脉粥样硬化还是大动脉炎? 还是血液系统相关疾病或者 IgG4 相关疾病引起的?

四、多学科会诊意见

多学科会诊对患者再次进行详细的病史询问及体格检查,通过补充病史,并经与会专家激烈的讨论争锋、集思广益、群策群力。

放射科王怡宁:患者于 2018 年行冠脉 CTA 提示:前降支近端轻中度狭窄;于 2019 年复查冠脉 CTA 结果提示:冠状动脉呈右优势型,前降支近端软组织密度影包绕,边缘欠光

滑,CT值94~114Hu(平扫CT值48Hu),管腔节段性闭塞,以远各段及第一对角支、回旋支、钝缘支、右冠均未见狭窄,病原性质待定,不排除IgG4相关疾病。进一步行冠脉造影显示:LAD近段狭窄99%。北京协和医院行血液检查结果提示:IgG亚类测定均正常。尚不支持IgG4的临床诊断。

心内科朱文玲、田庄: 患者心肌核素结果提示:运动负荷试验阳性,运动负荷心肌灌注显像:左室间隔近心尖段、前壁近心尖段心肌缺血。与冠脉狭窄部位相符合。患者12导联同步动态心电图报告提示:偶发房性期前收缩,短阵房性心动过速,Ⅱ、Ⅲ、aVF、V_4~V_6导联ST段压低,V_3~V_5T波倒置。心脏磁共振:左室侧壁心尖过度小梁化。PCI植入可缓解患者心脏缺血状况。

血液科李剑、曹欣欣: 全身骨显像报告提示:下段颈椎、胸4、5椎体处可见轻度异常放射性浓聚灶,余骨未见明显异常放射性浓聚或稀疏区,不除外退行性变,疾病不符合ECD疾病诊断。

内科学系张奉春: 患者血液IgG4亚类(-),可初步排除IgG4相关疾病相关血管狭窄。然而目前尚不能排除疾病是否处于早期阶段,部分典型临床症状尚未出现的可能。待患者状况稳定后,可尝试性小剂量干扰素或糖皮质激素经验性治疗,并密切观察用药前后血管周围肿块有无缩小。

心内科刘震宇: 在临床无法取到活体组织病理检查结果前,肿块的性质有4种可能,仍需逐步排除:肿瘤、主动脉根部脓肿、肺动脉主干扩张、主动脉根部扩张。

心外科苗齐: 患者近1年来无胸部外伤、胸部挤压伤病史,详细询问患者无骨痛、皮疹、发热、体重减轻以及其他临床症状,且全身骨扫描未见明显异常,尚不支持ECD诊断。患者目前PCI术后,最关键的治疗策略在于保持支架通畅性,规律服用抗栓药物治疗,每1~3个月规律门诊随访。综合考虑不宜采取外科干预,继续观察随访。

多学科会诊意见总结

心内科张抒扬: 多学科会诊对患者再次进行详细的病史询问及体格检查,补充病史及查体结果。通过详细查看患者历年体检报告及血脂情况后,初步排除动脉粥样硬化相关及大动脉炎相关血管狭窄(大动脉炎相关血管受累主要累及开口和近端)。患者家族中有冠心病病史,建议下一步完善基因检测,探索其发病机制,进一步鉴别与ECD及IgG4相关的临床疾病。

1. 患者目前PCI术后2周余,一般状态较好,需要定期门诊随访,规律服用抗栓药物治疗,每1~3个月规律门诊随访。

2. 关注患者精神及心理状态,加强医患沟通交流,消除患者紧张焦虑情绪。

3. 详细告知泼尼松及小剂量干扰素尝试性治疗的相关注意事项,由患者参与选择是否采用。

4. 完善全外显子基因测序结果,等待结果回示。

五、结局及转归

患者未使用皮质激素和干扰素。继续服用抗血小板药物。术后 3 个月随访一般情况良好,无胸闷心悸,无心绞痛发作。全外显子测序未发现可能的致病突变。

六、专家点评

冠状动脉的狭窄多见于动脉粥样硬化性疾病,此外血管炎、血栓栓塞、外压性疾病也可以是致病原因。对于缺乏动脉粥样硬化性疾病危险因素的患者,对冠脉病变的处理要特别谨慎,需要经过多方面(包括血液和影像学)的检查,明确病变性质后再制订优化的个体化治疗方案。

七、疾病相关文献回顾

文献报道导致冠状动脉受压的疾病:

(一) IgG4 相关疾病

1. 定义　IgG4 相关性疾病是一类原因不明的慢性、进行性炎症伴纤维化和硬化的疾病[1,2]。一种自身免疫介导的炎性纤维化疾病,以 IgG4 阳性浆细胞组织浸润和血清 IgG4 浓度升高为特征,可引起器官肿大、功能衰竭。IgG4 有两种临床类型:经典型,淋巴增殖型:泪腺下颌下腺受累,血液 IgG4 升高;非经典型,纤维化型:IgG4 不高,但纤维增生明显,淋巴浸润不明显,最常累及腹主动脉和髂动脉周围(腹膜纤维化)。

2. 诊断标准

(1) 1 个或多个器官出现弥散性肿块。

(2) 血清 IgG4 ≥ 1 350mg/L。

(3) 病理学检查:显著淋巴细胞浸润伴纤维化,IgG4(+)/IgG(+)浆细胞 >40%,IgG4(+)浆细胞 >50 个 /HPF。然而需要注意的是:3%~30% 的 IgG4-RD 患者血清 IgG4 正常。

3. 主要病理特点

(1) 高密度淋巴细胞浸润。

(2) 席纹状纤维化(storiform-type fibrosis)。

(3) 闭塞性静脉炎。

4. 冠脉受累表现　主动脉周炎则较为常见,确诊困难,可导致炎性假瘤和动脉周围纤维硬化增厚、管腔狭窄和动脉瘤扩张[3];管腔狭窄可引起缺血性心脏病或心源性猝死。

(二) ECD 疾病(Erdheim-Chester disease)

1. 定义　非朗格汉斯细胞组织细胞增生症之一,属于炎性髓系肿瘤[4,5]。其诊断需结合典型影像学特征以及病理学特征。病理组织中存在片状泡沫状组织细胞,伴有炎性细胞和多核巨细胞(Touton 细胞)浸润以及纤维组织混合或包绕在外。超过 90% 的 ECD 患者会累及骨骼,有典型的骨扫描表现[6]。

2. 临床表现　骨痛、多饮、多尿、突眼、皮疹、发热、胸闷、憋气等,以下肢骨受累最常见。

多数患者还会有骨外器官受累。

3. ECD 疾病的影像学表现　骨扫描可见特征性股骨远端胫骨近端的 ^{99m}Tc 的异常放射性浓聚。

（肖滢　田庄）

——————— 参 考 文 献 ———————

［1］KHOSROSHAHI A, WALLACE ZS, CROWE JL, et al. International Consensus Guidance Statement on the Management and Treatment of IgG4-Related Disease [J]. Arthritis Rheumatol, 2015, 67: 1688-1699.

［2］KASASHIMA S, ZEN Y. IgG4-related Inflammatory abdominal aortic aneurysm, spectrum of IgG4-related chronic periaortitis [J]. Ann Vasc Dis, 2010, 3 (3): 182-189.

［3］KANDORIA A, KANDORIA M, GANJU N, et al. Takayasu arteritis presenting with total occlusion of the left main coronary artery ostium: an extremely rare occurrence [J]. BMJ Case Rep, 2016, 10. 1136/bcr-2016-214531.

［4］GOYAL G, YOUNG JR, KOSTER MJ, et al. The Mayo Clinic histiocytosis working group consensus statement for the diagnosis and evaluation of adult patients with histiocytic neoplasms: Erdheim-Chester disease, Langerhans cell histiocytosis, and Rosai-Dorfman disease [J]. Mayo Clin Proc, 2019, 94: 2054-2071.

［5］ZHAO AL, WANG YN, WANG FD, et al. Successful treatment of Erdheim-Chester disease with coronary artery involvement [J]. Can J Cardiol, 2018, 34: 1688. e1689-1688. e1611.

［6］YONG YR, LATH N, CHEAH FK, et al. Pictorial essay: Uncommon causes of coronary artery encasement [J]. J Cardiovasc Comput Tomogr, 2016, 10 (5): 424-429.

6 遗传性肌萎缩合并心、肺、泌尿道受累

一、专家导读

69岁女性,无明显诱因情况下突发心脏高度房室传导阻滞,心力衰竭,继而出现一侧膈肌麻痹、Ⅱ型呼吸衰竭、肺栓塞,伴随眼睑下垂、肌酸激酶升高,在遗传性肌萎缩和复杂泌尿系畸形的背景下,到底哪种疾病导致了患者出现系列表现? 治疗的效果如何? 患者最终转归如何?

二、病例介绍

[**患者**] 女性,69岁。

[**主诉**] 一过性意识丧失、反复胸闷、憋气4月余。

[**现病史**] 患者于2019年5月24日活动后突发头晕、黑矇、一过性意识丧失、伴小便失禁,5月30日查BNP 1 425pg/ml,cTnI 12.7μg/L,CK 1 528U/L,CK-MB 66.9μg/L。心电图示三度房室传导阻滞,心室率最低26次/min。同日冠脉造影未见明显异常。6月5日行起搏器置入术。后出现夜间不能平卧、胸闷症状,当地考虑心力衰竭、心肌炎,予利尿治疗,6月15日出现左眼睑肿胀,左眼睑抬起困难、视物重影,当地医院神经内科会诊示左眼动眼神经不全麻痹,予营养神经治疗。CTPA(7月8日):右上肺动脉及双侧下肺动脉分支血管内栓塞征象。加用利伐沙班15mg q.d.抗凝。因心肌损伤原因不明,乏力进行性加重、胸闷、憋气、呼吸困难,2019年7月23日第一次收入北京协和医院。

[**既往史**] 1968年及1975年2次CO中毒。近10余年曾反复有眩晕、黑矇、恶心,曾

诊断眩晕症。2014 年发现高血压,血压最高达 160/100mmHg,曾口服硝苯地平控制血压可。

[家族史] 1 个弟弟患心肌梗死,孙女(2 岁)患脊髓型肌萎缩症,爱人和儿子(42 岁)为 SMA 隐性基因携带者。

[入院查体] BP 133/83mmHg,SpO_2 96%,NC 3L/min,双睑下垂,双肺呼吸音低,未闻及干湿啰音,心音低,心率 90 次 /min,各瓣膜听诊区未闻及病理性杂音。肠鸣音弱,腹软,无压痛、反跳痛,双下肢无水肿。四肢肌力 V 级。

[诊疗经过] 转院过程中患者呼吸困难症状逐渐加重,夜间无法平卧入睡,意识模糊,吞咽困难,颈肌、四肢近端肌无力,血气分析提示 II 型呼吸衰竭,pCO_2 分压为 82mmHg,cTnI 10.5μg/L,CK 7 113U/L,CK-MB 388μg/L,NT-proBNP 4 751pg/ml,肝肾功能大致正常,入院后进行影像学检查,心脏超声提示左室射血分数 LVEF 45%,室壁均匀增厚,考虑为高血压性心脏病可能。胸片提示患者呼气末和吸气末膈肌都无运动(图 6-1),考虑为膈肌麻痹。胸腹盆增强 CT:双侧胸腔积液,右肺中叶、双肺下叶膨胀不全,两肺门及纵隔多发淋巴结,食管扩张,双肾结石;右肾双肾盂重复畸形;右上肾盂及近段输尿管略增宽;右侧输尿管下段结石并近段输尿管扩张积水;右侧输尿管下端囊肿可能。

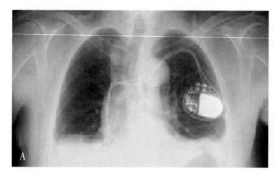 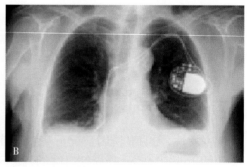

图 6-1 胸部 X 线摄片观察呼气末(A)和吸气末(B)膈肌

考虑患者为老年女性,急性起病,多系统受累,包括心肌、骨骼肌、膈肌和胃肠道平滑肌,兼之显著的先天性疾病背景,对患者肌酶升高的原因进行了多方面筛查。筛查的主要方向为:系统性疾病伴肌损害、代谢性肌病及遗传性肌病。

病毒感染:CMV、EBV、细小病毒 B19、TORCH-IgM 均(-)。

免疫筛查:hsCRP 6.65mg/L,ESR 7mm/h,T-IgE 1 560.0kU/L,肌炎抗体谱(-)。

肿瘤性疾病筛查:肿瘤标志物、血清蛋白电泳、血清免疫固定电泳 + 血轻链 2 项(-)。

神经及代谢相关疾病筛查:溶酶体酸性 α 葡萄糖苷酶(-),血氨基酸、肉碱(-),脊髓性肌萎缩症相关基因(-),血 Hu Yo Ri 抗体(-);肌电图:NCN 双正中神经指 1- 腕感觉传导速度减慢,EMG 未见肌源性或神经源性损害,RNS 未见异常。

继续利尿、抗重构、改善心肌供血、营养神经、呼吸机辅助通气治疗,患者病情趋于平稳。为进一步明确病因,我们进行了肌肉活检,并且提请了罕见病多学科查房。

三、主治医师总结病例特点和主要诊断,提出会诊目的

心内科林雪:患者为老年女性,2019 年 5 月患者以三度房室传导阻滞及肌酶、心肌酶明

显升高起病,行永久起搏器置入,逐渐出现乏力、食欲缺乏、CO_2 潴留等心肌、膈肌、胃肠道平滑肌受累的表现,并有波动性眼睑下垂。超声心动图提示左室壁节段性运动障碍、左室射血分数低限,冠脉造影未见明显异常。曾予甲泼尼龙 40mg q.d. 治疗 4 天,CK、cTnI 仍持续升高,因 CO_2 潴留目前需要无创呼吸机辅助通气,病程中发现肺栓塞,予以抗凝治疗。完善 SMA 相关基因(−),血氨基酸、肉碱(−),溶酶体酸性 α 葡萄糖苷酶(−),肌电图基本正常,ANA 胞质型 1∶80(+),外院 IgE 2 000ng/ml,余病毒感染、肿瘤、免疫、代谢等检查无特殊发现,CT 提示双肺膨胀不全,肝内多发囊肿,双肾结石,右肾双肾盂重复畸形,右侧输尿管下段结石并近段输尿管扩张积水。会诊目的:①进一步明确患者多系统受累的病因;②病房倾向于免疫相关肌炎可能,可否按照肌炎思路进行治疗?

四、多学科会诊意见

现场专家对患者和儿子进行了补充病史和查体。

追问患者病史,患者无肌痛,存在双睑波动性下垂、视物重影,既往无疲劳表现。患者孙女 2.5 岁,为脊髓性肌萎缩症患者,患者儿子(42 岁)及爱人为 SMA 隐性基因携带者,患者本人此前未测相关基因,本次患者本人完善 SMN 基因监测未见异常。神经系统查体:左侧上睑下垂,左眼球外展不及边,颈肌无力,四肢近端肌力 Ⅲ 级、远端肌力 Ⅴ 级,四肢腱反射减低。患者儿子无明显疲劳症状,查体颈肌无力,上肢近端肌力 Ⅳ 级。

放射科王怡宁:CT 纵隔窗可见心影增大、心胸比增大,增强可见心肌内条状低密度影,CT 值 76Hu,因永久起搏器置入不宜行磁共振检查,可行心肌能谱 CT+ 延迟强化,以协助判断心肌病变为缺血性或纤维化改变。冠状位可见右侧膈肌抬高,肝脏多发囊肿,胆囊底部增厚伴强化,右侧双肾盂重复畸形,右侧输尿管结石伴扩张,双肾多发囊肿及结石。

神经内科刘智:肌肉活检病例提示肌纤维大小不等、个别变性,无明显吞噬,存在轻度肌源性改变。代谢性肌病方面,完善糖原、脂肪、线粒体等染色为阴性。肌炎方面,HE 及 CD 染色未见炎细胞浸润。肌纤维间见较多毛细血管增生,提示可能存在微血管病变。免疫组化方面,MCH1 表达偏高,补体膜攻击复合物在异常的毛细血管中存在表达,提示可能存在免疫介导的因素参与。

神经内科刘明生:患者肌病明确,以四肢近端无力、颈肌无力等肢带肌无力表现为主,尽管肌电图未提示肌源性或神经源性损害,但慢性肌病的肌电图可以为阴性,患者腱反射减低,考虑存在肌电图未监测到的亚临床周围神经损害,目前结合肌活检结果以及阳性家族史,考虑肢带型肌营养不良 2b 型可能,线粒体病不除外,糖原贮积病等代谢性疾病均为隐性遗传,结合活检及家族史均可排除。患者不宜行磁共振检查,建议其儿子行大腿磁共振检查,如有对称性大腿后部肌群脂肪化,提示为肌营养不良。患者特殊之处在于合并交替性、波动性眼睑下垂的眼肌疲劳现象,需要进一步明确是否合并存在重症肌无力等神经肌肉接头疾病,线粒体病的眼肌受累也可出现眼睑下垂,但交替波动现象很少见,必要时可完善新斯的明试验,患者重频电刺激为阴性,但重症肌无力的重频阳性率仅为 29%,单纤维肌电图可进一步明确。治疗方面,如无禁忌证可尝试丙种球蛋白治疗。

心内科方理刚:患者有高血压,左室肥厚,多发后壁、侧壁节段性室壁运动减弱,三度房室传导阻滞,考虑到冠脉造影为阴性及多系统受累表现,考虑心肌、传导系统损害与肌病同源。

心内科陈太波：患者 CK、cTnI 均明显升高，存在心肌持续损害，传导阻滞亦为心脏受累的表现之一，已放置永久起搏器 3 个月，可完善心脏起搏器检查。

心内科朱文玲：以一元论解释，考虑患者心肌受累与呼吸肌、眼肌受累为同一疾病，但文献报道重症肌无力合并心肌受累少见，可考虑行心肌活检明确有无炎症细胞浸润并协助诊断。

呼吸内科高金明：患者既往无哮喘病史，双肺实质无明显病变，考虑 CO_2 潴留因膈肌肋间肌受累、通气不足引起，双侧胸腔积液亦为继发表现。CO_2 需靠原发病治疗才可解除，如原发病无特殊治疗措施，则需依靠无创通气支持治疗。患者有肺栓塞病史，可能为长期卧床后所致的孤立事件，可继续抗凝治疗，但考虑到患者外院 IgE 明显升高，IgE 升高为浆细胞被激活所致，结合患者无过敏、嗜酸性粒细胞升高，并有肺栓塞病史，需警惕浆细胞病。此外 IgE 升高也可能提示存在一定的免疫介导色彩。

肾内科陈丽萌：患者存在肾盂重复畸形、肾囊肿、泌尿系结石，提示存在先天性泌尿系统结构异常。输尿管积水的原因考虑与重复肾盂、泌尿系结石有关，此外患者有胃肠道平滑肌受累，不除外合并泌尿系平滑肌受累。患者伴有呼酸、代碱，肾小管间质、神经肌肉受累，需警惕线粒体相关疾病，可完善全外显子检测。肾结石常见于遗传性或获得性转运子异常，影响酸碱平衡，导致钙、磷、草酸盐、枸橼酸盐代谢异常，可完善结石成分相关检查，包括钙、磷、钾、钠、氯、钙、磷、镁、柠檬酸、草酸盐、CT 结石成分分析，有利于指导其后续治疗。

遗传咨询黄尚志：患者有 SMA 家族史，SMA 为常染色体隐性遗传病，儿子为致病基因携带者，患者及儿子均存在近端肌无力，提示有遗传性疾病背景存在，但患者为多系统受累，以 SMA 或 SMA 杂合子无法解释患者 CK 明显升高，下一步尽可能完善全外显子基因检测以获取更多信息。

普内科曾学军：患者年龄较大，外院检查存在 ANA（+）、波动性眼肌疲劳可疑重症肌无力表现、肌活检见较多毛细血管增生，IgE 升高较明显，提示可能在遗传疾病背景的基础之上存在一定的免疫色彩。患者病初曾应用激素，现尽管已放置起搏器，但已不再是起搏心律而为自主心律，可能提示激素治疗有一定效果。考虑到遗传性疾病无特殊治疗手段，为尝试改善患者病情，可考虑免疫抑制治疗。患者存在膈肌、心肌重要器官受累，CK 升高明显，激素剂量可选择足量。

心内科张抒扬：患者肌肉损害持续，IgE 升高，并存在一定的免疫色彩，遗传疾病可能无法解释其全貌。下一步可完善转甲状腺素转运蛋白、心肌活检、心肌 PYP 扫描。考虑到遗传病无特殊治疗，在全外显子检测的同时，可考虑加用激素治疗。

多学科会诊意见总结

心内科林雪：考虑患者存在遗传代谢病的基础，在此基础上出现免疫介导的病情变化，目前遗传病无特殊治疗手段，为尝试改善患者病情，治疗上可尝试应用足量激素治疗。但考虑患者目前存在双肺膨隆不全，泌尿系结石、输尿管扩张等感染高危因素，建议患者在医疗机构监测下加用激素治疗，可加用泼尼松 50mg q.d. 足量足疗程治疗，条件允许可应用丙种球蛋白治疗。

五、结局及转归

经过 MDT 讨论之后,临床上考虑患者为免疫相关的肌炎可能性大,但患者经济困难,不愿继续住院,因此在门诊医生指导下,在家中治疗。8 月 22 日开始甲泼尼龙 80mg q.d. × 5 日→44mg q.d. × 1 个月,后每周减 4mg,8 月 28 日加用环磷酰胺 0.1g q.d. 口服(累积 4.8g),加用激素 5 日后乏力减轻、食欲好转,呼吸困难较前改善,左眼可完全睁开,日常活动无不适,复查肌酶正常。为进一步完善患者后续免疫抑制剂治疗的长期治疗方案,患者于 2019 年 10 月 30 日再次住院。

此次住院期间,患者血气基本正常,pCO$_2$ 40mmHg。胸部 X 线提示膈肌恢复运动。CTPA:未见血栓。cTnI 24.30pg/ml,CK 18U/L,CKMB 2.7μg/L,NT-proBNP 4 110pg/ml。超声心动图:室间隔中下段、下壁近心尖部运动明显减低,余室壁运动轻度减弱,LVEF(M 型)51%,(双平面法)40%。但住院期间患者出现一过性意识丧失,数秒后自行恢复,Holter:29 318 次室性期前收缩,2 226 次成对,277 次阵二、三联律,783 次阵室性心动过速(最长持续 12 分钟,最快心率 204 次 /min),室内传导阻滞。随机复查心电图发现室速发作,心率 150$^+$ 次 /min,持续 8 分钟,患者无不适主诉,生命体征平稳。因患者有猝死风险,与患者及家属交流植入心律转复除颤器 ICD 事宜,患方拒绝,后加用胺碘酮,未再发晕厥,监测心电图偶见室性期前收缩,心室率 60~70 次 /min(大部分为起搏心率)。

除心脏情况之外,患者在激素治疗之下并发了肺部感染,第二次入院后,坚持甲泼尼龙 36mg q.d. 治疗,hsCRP 40.92mg/L,ESR 7mm/h,因淋巴细胞计数低,右肺新发小结节停口服环磷酰胺,加用甲氧苄氨嘧啶预防,哌拉西林抗感染 1 周后结节消失(图 6-2)。

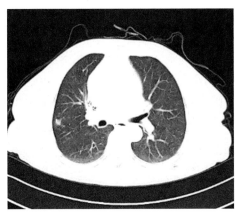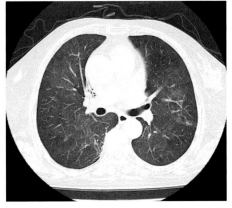

图 6-2　治疗过程中肺部 CT 显示的新发结节影(左)和抗感染治疗后(右)的变化

为加强原发病治疗,需加强免疫抑制剂的使用,但淋巴细胞水平偏低:WBC 6.35 × 10^9/L,NEUT% 93.9%,LY# 0.21 × 10^9/L。免疫内科会诊:诊断首先考虑肌炎多系统受累,包括心肌、膈肌、可疑胃肠道平滑肌,治疗过程中新发恶性心律失常,原发病控制不满意,虽目前淋巴细胞偏低,但免疫抑制剂加强无法避免。目前最佳方案是激素冲击和丙种球蛋白治疗,后续激素、甲氨蝶呤(15mg/ 周,周一使用,周二用叶酸 10mg)和环孢素(150mg/d)治疗,对症支持治疗。考虑患者既往肺栓塞主要原因为膈肌受累、肺容积减小所致血液高凝，目前 CTPA 未见肺血管内血栓，停用利伐沙班。患者及家属要求返回当地行后续治疗，患者出院后在当地免疫科医生指导下规律服药，但受限于家庭状况，不能再次入院或到协和复诊，逐渐出现乏力，2020 年 1 月在家中猝死。

六、专家点评

该患者的最终诊断为：免疫相关性肌病（IMM），推测死亡原因为恶性心律失常导致的心源性猝死。免疫介导的肌病是一组多种病因导致的获得性肌肉疾病，其特征在于肌肉无力、肌酸激酶水平升高和异常肌电图表现的疾病，大多数该类疾病在肌肉组织中可以看到炎性细胞，但没有炎症表现并不能除外肌病的可能性。根据临床表现，免疫相关的肌炎可以分为皮肌炎、多发性肌炎、包含体肌炎、坏死性自身免疫性肌病及非特异性肌炎等，但分类和诊断标准一直在变迁，学者们也一直致力于寻找特异性的血清抗体[1]。该患者的表现不符合常见的肌炎表现，临床上有多系统肌肉受累表现，但是血清肌酶抗体检测阴性，肌肉活检都没有显著的炎症细胞浸润，仅 MCH1 表达偏高，提示免疫介导的病理生理学机制。但是后续基于免疫相关的肌病诊断给予的激素和免疫抑制剂治疗，让患者获得了症状的缓解，从临床层面证实了诊断的正确性。肌炎在临床中有很大可能找不到特异性的标志物，此时临床判断更为重要。

对于这个患者的治疗，我们留下不少遗憾。在患者肌炎受累诊断的过程中，因为患者有家族性先天性疾病和多发性肾脏疾病畸形背景，我们花了不少时间去筛查先天性疾病，这提示对于识别基因变异因素在临床中的作用和地位，临床医生需要更为清晰的认知；而最为重要的是患者诊断之后的治疗，限于现实条件，我们没达到期望的效果。首先对于该患者最初受累脏器是心脏，离世最可能的原因也是在心脏，获得心肌病理是非常关键的步骤，诊疗团队为此做出过努力，但是最终因为多种外界因素，未能获得，因此错失了有可能获得患者系统性疾病的病因的机会；第二个因素是因为患者伴随的临床情况，如肺部感染、呼吸功能衰竭、淋巴细胞低减，导致对于疾病的病因控制不能到位，只能采取备选方案，所以病理生理学的异常不能获得良好控制；第三个因素是患者心脏受累是最为明显的临床表现，医生观察到恶性心律失常室速的出现，也给予了相关处理，但是患者的骤然离世，仍旧提示该恶性心律失常并没有被良好预防，对于这类患者 ICD 的植入是很必要的。

总之，临床团队对于该患者的治疗，已经尽心尽力，但仍未能留住患者，该患者留下的问题值得我们好好思考。

七、疾病相关文献回顾

免疫相关的肌炎累及心脏在临床上并不多见，这个研究是基于北京协和医院多年对于该类疾病累及心脏的总结[2]。

经过多年积累，团队成员有 62 名肌炎患者入组，其中 31 名为免疫相关的肌炎累及心脏的患者，我们观察到以下数据：这些患者临床上会出现心力衰竭和心律不齐的症状，cTnI 和 NT-proBNP 水平升高，AMA-M2 抗体阳性在免疫相关心肌炎的鉴别中起着重要作用。心脏磁共振延迟强化多数出现在除心尖部的其他心脏部位，弥漫性延迟强化较为常见，尤其在AMA-M2 抗体阳性的患者。

总而言之，此类疾病在临床中仍旧是"在途中"的一类疾病，无论是对疾病的确切诊治，还是重要脏器衰竭的防治，临床医生都需要更为深入的认知。

（林 雪　张博为　赵天奕　滕 菲）

参 考 文 献

［1］ MILONE M. Diagnosis and management of immune-mediated myopathies [J]. Mayo Clin Proc, 2017, 92 (5): 826-837.

［2］ LIU Y, FANG L, CHEN W, et al. Identification of characteristics of overt myocarditis in adult patients with idiopathic inflammatory myopathies [J]. Cardiovasc Diagn Ther, 2020, 10 (3): 405-420.

7 高血脂未成年人的治疗建议

一、专家导读

7岁儿童,发现血脂异常升高5年,身上不同的皮肤部位逐渐长出黄色瘤,多种降脂药联合使用仍不能有效降低血脂,哥哥也因为类似病情于13岁去世。针对该患儿高居不下的血脂,北京协和医院罕见病MDT会诊专家如何给予诊疗建议?

二、病例介绍

[患者] 男性,7岁。

[主诉] 发现血脂升高5年余,皮肤黄色瘤4年。

[现病史] 患儿于2014年(1岁11个月)查血脂升高,甘油三酯TG 1.79mmol/L ↑、总胆固醇TC 17.5mmol/L ↑、低密度脂蛋白胆固醇LDL-C 13.5mmol/L ↑,未予治疗;2岁3个月臀部开始出现黄色瘤,查血脂TC 15.8mmol/L ↑、LDL-C 12.27mmol/L ↑,给予依折麦布2.5mg q.d. 联合普罗布考62.5mg q.d. 治疗。2017年1月患者4岁1个月时于北京安贞医院查血脂:TC 18.01mmol/L ↑、LDL-C 15.34mmol/L ↑、LP(a)440mg/L ↑;基因检测确诊家族性高胆固醇血症[LDLR c.665G>T(父源)/c.2054C>T(母源),复合杂合子型];给予瑞舒伐他汀10mg q.d.、依折麦布 5mg q.d.、普罗布考 0.25g q.d. 治疗。同年7月因运动后胸闷不适于中国医学科学院阜外医院就诊,查血脂:TC 13.54mmol/L ↑、LDL-C 11.19mmol/L ↑;超声心动图:左房内径20mm,左室舒张末内径32mm,左室射血分数60%,无明显异常。诊断家族性高胆固醇血症、冠心病(待除外)、劳力型心绞痛。后给予瑞舒伐他汀10mg q.d.、依折麦布10mg q.d.、普罗布考0.25g 治疗。2019年4月加用血脂康0.3g q.d. 降脂。2019年5月当地复查血脂:TC 11.99mmol/L ↑、LDL-C 8.65mmol/L ↑。胆固醇下降不理想,现寻求治疗来诊。

2019年7月27日就诊北京协和医院门诊查尿常规、肝肾功能无明显异常,TC 13.32mmol/L ↑,

DL-C 11.62mmol/L ↑;心电图:大致正常,ST-T 改变。颈动脉超声:双侧椎动脉阻力增高;心脏彩超:LVEF 67%,轻度主动脉瓣、二尖瓣关闭不全(主动脉瓣无明显增厚)。

[既往史] 否认高血压、糖尿病等慢性病史,否认肝炎、结核、伤寒等传染病史。

[个人史] 否认吸烟饮酒史。用药史见图 7-1。

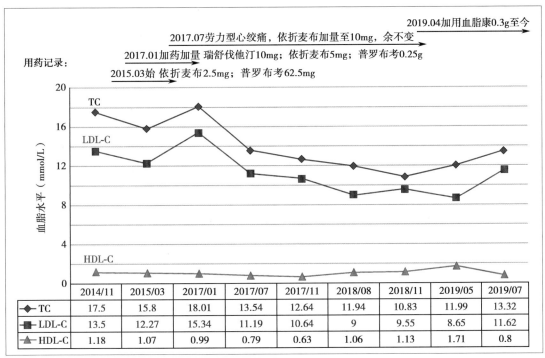

图 7-1 患者既往用药史

[家族史] 父母健在,其兄 9 岁开始服用阿托伐他汀,13 岁(2010 年)因家族性高胆固醇血症、缺血性心肌病、心功能Ⅲ级去世(图 7-2)。去世前 LDL-C 10.23mmol/L ↑,心脏彩超:主动脉瓣上管壁增厚,管腔狭窄,主动脉瓣呈三叶,瓣叶增厚,开放受限,全心增大,各瓣膜均见

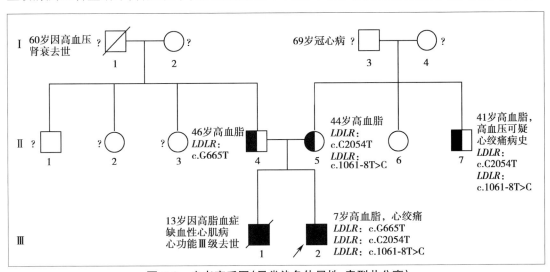

图 7-2 患者家系图(呈常染色体显性,表型共分离)

少量反流,LVEF 25%。其父母诊断高脂血症,小舅诊断为高脂血症及高血压病,LDL-C 约在 3.43~4.27mmol/L。外公 65 岁诊断冠心病,否认其余家属有早发冠心病、高血压、其他心血管疾病史。

[查体] 身高 127cm,体重 22.7kg,BMI 14.1kg/m²,BP 94/58mmHg,HR 84 次 /min。手部、膝盖、臀部、跟腱处可见小颗粒黄色瘤、肌腱黄色瘤(图 7-3),考虑与高胆固醇相关。无角膜弓。双肺呼吸音清;心尖部及三尖瓣听诊区,及各瓣膜听诊区未闻及病理性杂音。其余系统未见明显异常。心功能 I 级。

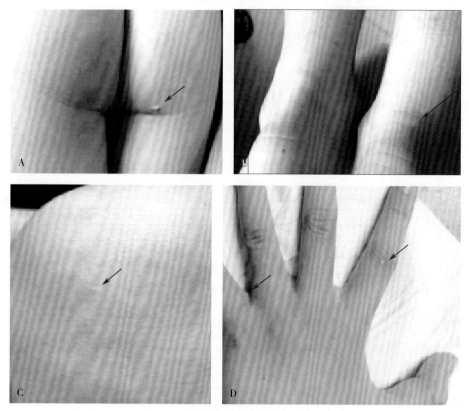

图 7-3 患者全身黄色瘤分布情况
A. 臀部;B. 跟腱部;C. 膝关节;D. 手部。

[初步诊断] 家族性高胆固醇血症(复合杂合子型)、冠状动脉粥样硬化性心脏病? 劳力型心绞痛?

三、主治医师总结病例特点和主要诊断,提出会诊目的

心内科田庄:7 岁儿童,发现总胆固醇和 LDL-C 显著升高,皮肤黄色瘤,多种降脂药联合使用仍不能有效降低血脂。有家族史(哥哥也因为类似症状于 13 岁去世)。基因确诊家族性高胆固醇血症(复合杂合子型)。会诊目的:①患儿服用多种降脂药后胆固醇降低不理想,进一步治疗该如何选择? 多种药物对儿童生长发育是否有影响? ②非药物治疗方法肝移植

或血液净化的利弊？③饮食方面有何建议？

四、多学科会诊意见

放射科刘炜：家族性高胆固醇血症(FH)常早期累及心血管系统，通常会表现为主动脉根部和冠状动脉受累，产生动脉粥样斑块并导致狭窄。本患者没有运动后心肌缺血的典型症状，偶尔运动后胸前不适，虽然超声心动图无明显异常，但仍然建议行冠脉CTA进行冠状动脉血管的评估，可联合儿科医生一起谨慎计算儿童的造影剂剂量。建议同时进行心脏MRI、脑血管MRI、颈动脉超声、跟腱超声或MRI检查。北京协和医院可以同时行主动脉＋冠状动脉＋颈动脉＋颅底动脉的一站式扫描，能够判断全身血管受累情况。避免多次造影剂的注射。

遗传咨询黄尚志：患者确诊FH［LDLR c.665G>T(父源)/c.2054C>T(母源)，复合杂合子型］。该病为常染色体显性遗传，杂合子即有临床表现，纯合子表现严重。患者父母均为杂合突变，患儿为纯合子(复合杂合)，故父母的高血脂水平比患儿轻。其中LDLR：C.1061-8 T>C为基因多态性，查询资料后提示为良性变异，与c.2054C>T变异在同一个等位基因，可以不在图中列出，以免误导。父母的高血脂也需要进行积极的降脂治疗。

儿科张朕杰：FH儿童患者依据年龄来推荐降脂药物和方法。建议他汀类：阿托伐他汀(4岁以上)10mg q.d.起始，可以逐渐加量至40mg，严格注意肝功、肌酸激酶；瑞舒伐他汀(8岁以上)10mg q.d.联合依折麦布(相对安全)、普罗布考(谨慎)；脂蛋白分离术：每周或每2周进行一次；肝移植：移植肝上有LDL-C受体，增加血中LDL-C的清除，多项关于儿童(最小年龄为5岁)的病例报告显示，成功肝移植可使患者的LDL-C水平恢复正常，最早在术后5天时即可开始出现这种改善。本患儿为7岁FH(复合杂合子型)，上述药物均已尝试，未出现过皮疹、关节痛、头晕、睡眠不佳、肝功能异常等副作用及不适症状，生长发育与同龄人无明显差异，但血脂仍然极高，建议考虑其他降脂药物、肝移植或血液净化治疗。

心内科朱文玲：最新的降脂药物PCSK9抑制剂，推荐用于FH患者，该药能在原降脂药基础上，进一步降低血脂水平。PCSK9抑制剂不仅能降低LDL-C，也能降低Lp(a)，减少患者的心血管事件发生率，推荐尽早使用。PCSK9抑制剂的适应证为12岁，该药物作用靶点为LDL受体(LDLR)，因为患者为LDLR基因突变，既往文献报道对于这类纯合子或复合杂合子的家族性高胆固醇血症患者，PCSK9抑制剂能使LDL-C进一步降低18%~30%，但缺乏12岁以下儿童的药物临床研究，所以还暂未有相关的安全性和药效数据。针对这个7岁的患儿，能否超适应证使用该药，有待进一步商讨。

药剂科刘鑫：除了PCSK9抑制剂，FDA还批准了2个降低LDL-C的新药：洛美他派和米泊美生，目前还没有进入中国。洛美他派作用机制是抑制微粒体甘油三酯转运蛋白，2012年FDA批准其与低脂饮食和其他降脂药物用于治疗18岁以上纯合子型家族性高胆固醇血症，但因为肝脏毒性风险，尚未确定对儿童患者的安全性和有效性。米泊美生是载脂蛋白B的反义寡核苷酸，2013年1月，美国FDA批准该药用于18岁以上纯合子型FH患者。EMA在2012年作出拒绝其上市的决定后，2013年复审再次拒绝[1]。

北京友谊医院肝移植中心朱志军：LDL-C颗粒主要与肝脏表面LDLR结合后进入肝细胞分解代谢，因此肝移植是纠正纯合子型FH(HoFH)患者胆固醇代谢异常的根本方法。肝移植术后胆固醇水平可显著下降,然而其远期效果仍需临床证实。儿童因为没有太多的合并疾病,进行肝移植治疗的效果优于成人,移植术后5年的生存率可>90%,尤其在冠心病发生前行单独的肝移植获益最大。国内北京友谊医院有该病患者成功进行肝移植的案例,术后第3天总胆固醇水平从术前的18mmol/L降到了6mmol/L。儿童需要的肝脏体积小,肝移植的供体可以通过成人移植时劈离式方法切割部分肝脏或者亲属捐赠部分肝脏得到供体。但因为HoFH患者的父母为家族性高胆固醇血症杂合子患者,如果作为肝脏移植供体,可能不能让胆固醇水平完全正常,所以不推荐患者父母作为首选供体。

肾内科秦岩:有两种针对脂代谢紊乱的血液净化方式:①血浆置换:分子筛原理,根据被滤过物质的大小(如LDL-C 19~22nm)选择合适孔径的膜,避免其他大分子蛋白如IgG、白蛋白的丢失。②血脂吸附:吸附柱包被物质,如硫酸葡聚糖,可以静电吸附低密度脂蛋白。一次血液净化可以清除50%~70%胆固醇,推荐1~2周进行1次,一般21天会恢复到原有的血脂水平。血液净化能有效快速降低LDL-C,但也需要考虑相关的副作用包括出血、感染等,本患儿的年纪较小,作为长期治疗需慎重。

营养科陈伟:结合患儿年龄(7岁)、身高(127cm)、体重(22kg),建议能量摄入1 400~1 600kcal/d,蛋白质摄入1.5~2g/(kg·d)。患儿平日的饮食种类主要以青菜、五谷杂粮为主,肉蛋类很少,且严格避食加工食品等,但即使如此LDL-C仍处于>10mmol/L的水平,饮食进一步调整降低血脂的获益空间已不大,期待后续更积极的干预(新药物、血液净化、肝移植等治疗)。在患儿目前饮食状况下蛋白质摄入较同龄儿平均水平存在显著不足,但在目前饮食基础之上增加富蛋白质食物(奶、肉、禽、鱼、豆制品)可能增加脂质摄入的风险,建议监测PA、Alb等蛋白质代谢指标,如后续血液净化、肝移植围术期管理存在较高的蛋白质支持需求,可考虑口服低脂低胆固醇纯乳清蛋白粉补充蛋白质摄入。

五、结局及转归

患儿于2020年8月20日在北京友谊医院进行肝移植手术,术后7天复查胆固醇下降到正常水平,目前服用免疫抑制药物,未服用降脂药。2020年10月26日复查化验肝酶正常,总胆固醇4.39mmol/L,LDL-C 2.44mmol/L,黄色瘤明显消退。

六、专家点评

HoFH患者由于LDL-C水平显著升高,发生早发动脉粥样硬化事件风险增加,需要积极干预降低LDL-C和心血管事件。现有药物包括他汀、胆固醇吸收抑制剂和PCSK9抑制剂等。对于药物治疗难以控制LDL-C的患者,需要考虑血液净化或者肝脏移植。

七、疾病相关文献回顾

家族性高胆固醇血症(familial hypercholesterolemia,FH)是最常见的遗传性血脂异常疾病,呈常染色体显性遗传,由基因突变导致LDL-C代谢受损[1]。临床表现为血浆低密度脂蛋白胆固醇(LDL-C)极高值、早发冠心病、皮肤或跟腱黄色瘤,有30%的患者会出现角膜弓,<45 岁患者出现角膜弓的表现应高度怀疑该疾病。全球 80% 的国家均有 FH 的病例报道,但诊断率低于 10%,大多数依靠临床诊断,基因诊断低于 1%,导致知晓率低、诊断率低、治疗率低[2-3]。其中杂合子型(HeFH)患病率约 1/(200~500)[4],中国预计有 68 万 HeFH患者,早发心血管风险为健康人的 3~13 倍。纯合子型(HoFH)极为罕见,患病率约(1~3)/百万人口[5];中国预计 2 000~4 000 人,早发心血管事件风险上升 10~15 倍。基因检测可将FH 分型细分为杂合子型、纯合子型、复合杂合子型、双重杂合子型[6]。HeFH 与 HoFH 的主要临床特征对比见表 7-1[7-8]。

表 7-1　家族性高胆固醇血症杂合子型(HeFH)与纯合子型(HoFH)的主要临床特征

临床特征	HeFH	HoFH
血脂特点 (干预前)	① TC 和 LDL-C 高值 ② LDL-C ≥ 4.65mmol/L ③ TG 一般正常	① TC 和 LDL-C 极高值 ② LDL-C>13mmol/L ③ TG 一般正常
成人	①肌腱及结节性黄色瘤 ②角膜弓 ③早发冠心病	①广泛散在的黄色瘤,角膜弓 ②严重进展的冠心病 ③婴儿期常出现跟腱及皮肤黄色瘤
儿童	亚临床动脉粥样硬化症,20~29 岁间早发冠心病死亡风险增大约 80 倍	10 岁前出现,心瓣膜和内膜可形成黄色瘤,未经治疗的患者 20 岁之前即可出现心血管事件
其他	①颈动脉内 - 中膜厚度增加、瓣膜病变 ②非特异性关节炎和肌腱炎(抗炎药物不能改善)	

　　临床上对 FH 的筛查与诊断流程可参照 2018 年《家族性高胆固醇血症筛查与诊治中国专家共识》[9](图 7-4)。

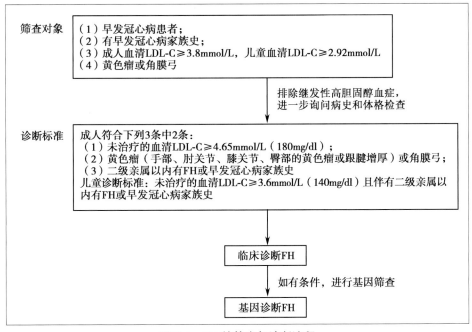

图 7-4　FH 的筛查与诊断流程

对罕见 HoFH 的诊断流程可参照《罕见病诊疗指南（2019 年版）》[10]（图 7-5）。

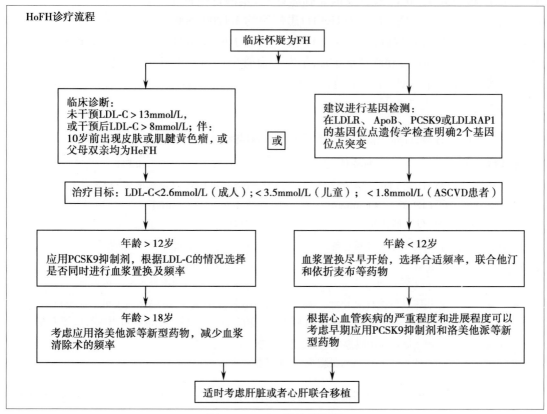

HoFH诊疗流程

临床怀疑为FH

临床诊断：
未干预LDL-C > 13mmol/L，
或干预后LDL-C > 8mmol/L；伴：
10岁前出现皮肤或肌腱黄色瘤，或
父母双亲均为HeFH

或

建议进行基因检测：
在LDLR、ApoB、PCSK9或LDLRAP1
的基因位点遗传学检查明确2个基因
位点突变

治疗目标：LDL-C<2.6mmol/L（成人）；<3.5mmol/L（儿童）；<1.8mmol/L（ASCVD患者）

年龄 > 12岁
应用PCSK9抑制剂，根据LDL-C的情况选择
是否同时进行血浆置换及频率

年龄 < 12岁
血浆置换尽早开始，选择合适频率，联合他汀
和依折麦布等药物

年龄 > 18岁
考虑应用洛美他派等新型药物，减少血浆
清除术的频率

根据心血管疾病的严重程度和进展程度可以
考虑早期应用PCSK9抑制剂和洛美他派等新
型药物

适时考虑肝脏或者心肝联合移植

图 7-5　HoFH 的诊断流程

鉴别诊断方面：①谷固醇血症：常染色体隐性遗传病，临床表现与 FH 极为相似。LDL-C 显著升高，皮肤或肌腱黄色瘤、早发冠心病、主动脉瓣狭窄，溶血性贫血、巨大血小板、血小板减少。鉴别点是该疾病患者血植物固醇水平升高。严格控制植物固醇摄入，辅以降脂药（对依折麦布敏感），LDL-C 水平可降至正常。②肾病综合征。③甲状腺功能减退症。④化疗药、激素等药物继发高胆固醇血症。

治疗：①规律的饮食控制及运动：戒烟；30min/d，5d/ 周的运动量。②调脂药物：首选高强度的他汀类，和 / 或联合依折麦布或普罗布考；和 / 或 PCSK9 抑制剂；若药物治疗均不理想，可考虑血液净化。③血液净化：血浆置换或血浆滤过。④肝脏移植：血脂可恢复正常，但须长期服用免疫抑制剂。目前的治疗手段仍然为多种传统降脂药物联合应用配合生活方式干预治疗，但 HoFH 血脂下降效果有限，且高强度联合用药的不良反应进一步限制了降脂疗效。

（陈沛沛　田　庄）

参 考 文 献

［1］ SHARIFI M, FUTEMA M, NAIR D, et al. Genetic architecture of familial hypercholesterolaemia [J]. Curr Cardiol Rep, 2017, 19 (5): 44.

［2］ CHEN P, CHEN X, ZHANG S. Current status of familial hypercholesterolemia in China: a need for patient FH registry systems [J]. Front Physiol, 2019, 10: 280.

［3］ NORDESTGAARD BG, CHAPMAN MJ, HUMPHRIES SE, et al. Familial hypercholesterolaemia is underdiagnosed and undertreated in the general population: guidance for clinicians to prevent coronary heart disease: consensus statement of the European Atherosclerosis Society [J]. Eur Heart J, 2013, 34 (45): 3478-3490.

［4］ DE FERRANTI SD, RODDAY AM, MENDELSON MM, et al. Prevalence of familial hypercholesterolemia in the 1999 to 2012 United States National Health and Nutrition Examination Surveys (NHANES)[J]. Circulation, 2016, 133 (11): 1067-1072.

［5］ SJOUKE B, KUSTERS DM, KINDT I, et al. Homozygous autosomal dominant hypercholesterolaemia in the Netherlands: prevalence, genotype-phenotype relationship, and clinical outcome [J]. Eur Heart J, 2015, 36 (9): 560-565.

［6］ HARADA-SHIBA M, ARAI H, ISHIGAKI Y, et al. Guidelines for Diagnosis and Treatment of Familial Hypercholesterolemia 2017 [J]. J Theroscler Thromb, 2018, 25 (8): 751-770.

［7］ GIDDING SS, CHAMPAGNE MA, DE FERRANTI SD, et al. Hypercholesterolemia: a scientific statement from the american heart association [J]. Circulation, 2015, 132 (22): 2167-2192.

［8］ NAOUMOVA RP, THOMPSON GR, SOUTAR AK, et al. Current management of severe homozygous hypercholesterolaemias [J]. Curr Opin Lipidol, 2004, 15 (4): 413-422.

［9］ 中华医学会心血管病学分会动脉粥样硬化及冠心病学组, 中华心血管病杂志编辑委员会.《家族性高胆固醇血症筛查与诊治中国专家共识》[J]. 中华心血管病杂志, 2018, 46 (2): 99-103.

［10］ 田庄. 纯合子家族性高胆固醇血症 [M]// 张抒扬. 罕见病诊疗指南 (2019 版). 北京: 人民卫生出版社, 2019: 228-233.

8 纯合子型家族性高胆固醇血症合并蛋白尿

一、专家导读

14 岁少女,3 岁起身上多发黄色瘤,近期不明原因出现蛋白尿,高脂血症与肾病的先后出现是巧合？ 还是原发病所致？ 协和医院罕见病多学科会诊为患者答疑解惑。

二、病例介绍

[**患者**] 女性,14 岁。

[**主诉**] 发现黄色瘤 10 年,眼睑水肿 4 个月。

[**现病史**] 2008 年(3 岁):发现右手拇指黄色结节,直径约 0.5cm,无瘙痒、疼痛和红肿,未予处理。2011 年(6 岁):双肘部逐渐出现多发黄色瘤样结节并融合成片,当地医院行冷冻切除,术后病理提示为幼年黄色肉芽肿,未进一步诊治。2019 年 6 月(14 岁):双膝关节出现黄色小结节,当地医院诊断为多发黄色瘤(双肘、双膝及臀部),双肘处黄色瘤冷冻治疗后。未查血脂,未进一步诊治。2019 年 8 月:无明显诱因晨起出现双眼睑水肿,约 30 分钟后自行消退,否认发热、盗汗、呼吸困难、少尿、泡沫尿、肉眼血尿、下肢水肿等不适。2019 年 8 月 28 日:于新疆医科大学第一附属医院查:BP 正常,化验示血钠 136.30mmol/L,尿潜血(2+),尿蛋白(3+),下肢无水肿,腹部超声提示左肾结石、左肾静脉受压,诊断为"急性肾小球肾炎,高脂血症,黄色瘤、左肾结石,少量盆腔积液,胡桃夹综合征,低钠血症",予辛伐他汀 20mg q.d.、百令胶囊 3 粒 t.i.d.、贝那普利 10mg q.d.,眼睑水肿较前缓解后出院。监测尿蛋白波动于 2+~3+,尿潜血波动于 2+~3+。2019 年 10 月 4 日:复查尿潜血(3+),尿蛋白(3+),24 小时尿蛋白定量 7.25g/24h,ESR 72mm/h,

Na⁺ 136.23mmol/L,TC 16.99mmol/L,LDL-C 12.59mmol/L,Alb 29.1g/L,Scr27μmol/L,ANCA、ANA、GBM 抗体、甲肝、乙肝、丙肝阴性。2019 年 12 月 16 日：就诊北京协和医院,门诊用药调整：阿托伐他汀 20mg q.d.,依折麦布 10mg q.d. 降脂治疗,为进一步诊治收入院。

［既往史］ 体健,幼年无反复发热及上呼吸道感染史,既往无殊。

［个人史］ 母妊娠情况状况：G1P1,足月产剖宫产,出生体重 2 600g,出生时无窒息抢救、产伤史,Apgar 评分不详。出生后奶粉喂养,3 个月添加辅食。2 个月抬头,4 个月坐,6 个月出牙,11 个月会说简单话,12 个月走,无异食癖,不挑食,无不良习惯。

目前散居家中,学习成绩好,行为表现正常。

［月经史］ 12 4~6/30~32 2019 年 11 月 12 日,月经规律,中等量,无痛经,白带量不多,无异味。

［家族史］ 父亲 37 岁体健,母亲 33 岁体健;独生女,父母非近亲结婚(同村);无家族遗传病史及传染病史,姑姑患"慢性肾炎"(图 8-1)。否认家族中有类似疾病史;自述家中除先证者外,无黄色瘤和角膜弓等体征;血脂均不详。

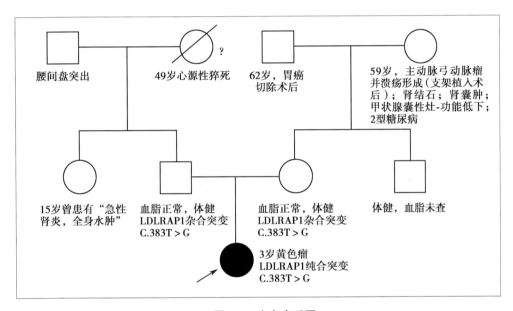

图 8-1　患者家系图

［一般情况］ 精神、睡眠尚可,食纳可,大小便未见异常,近期体重无明显变化。

［入院查体］ T:36.5℃;P:92 次/min;BP:104/67mmHg;Ht:162cm;W:40kg;BMI:15.24kg/m²;eGFR 229.72ml/(min·1.73m²);面色蜡黄,结膜稍苍白,双侧角膜弓。双侧肘关节见黄色瘤术后陈旧瘢痕。膝关节、臀部见黄色瘤,未见肌腱黄色瘤沉积(图 8-2)。

［化验检查］

2019 年 12 月 12 日,北京协和医院

血常规:WBC 6.34×10⁹/L,NEUT# 3.46×10⁹/L,HGB 97g/L,PLT 341×10⁹/L;尿常规 + 沉渣:WBC 15Cells/μl ↑,RBC 66.5/μl ↑,Ab.RBC% 40%;24 小时尿蛋白:0.58g/24h ↑;肝肾全 + 血脂:Alb 31g/L ↓,Cr 39μmol/L ↓,TC 14.16mmol/L ↑,TG 1.47mmol/L,LDL-C 12.36mmol/L ↑;铁 4 项:Fe 37μg/dl ↓,Fer 23ng/ml ↓,TIBC 225μg/dl ↓,TS 14.3% ↓;炎症指标:hsCRP 2.45mg/L,

ESR 99mm/h ↑；免疫球蛋白 3 项：IgG 6.85g/L ↓，IgM 0.27g/L ↓；甲状腺功能：TSH 4.930μU/ml ↑，余（−）；ANA 3 项、ANCA、补体 2 项、血清蛋白电泳、抗 PLA2R 抗体（−）；凝血：Fbg 5.28g/L，APTT（1∶1）纠正试验、血栓弹力图试验大致正常。

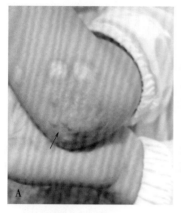
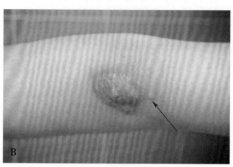

2019 年 8 月冷冻治疗前

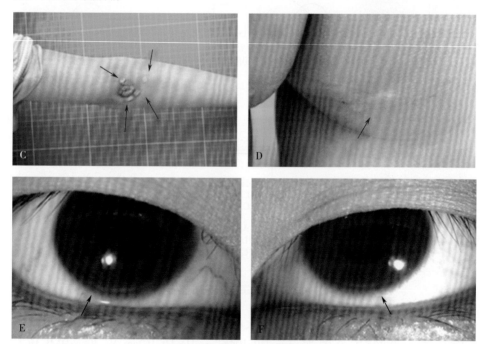

图 8-2　患者高脂血症相关体征

A、B、C 为肘部黄色瘤；D 为臀部黄色瘤；E、F 可见双眼下方轻度角膜弓。

[**影像学检查**]

超声心动图：LVEF 65%，心脏结构及功能未见异常。

颈总动脉超声（图 8-3）：左侧颈总动脉斑块表面不规则，内可见新生血管，提示斑块不稳定，应警惕脑卒中风险。

双肾、输尿管、膀胱超声：右肾 11.5cm×5.7cm×5.2cm，下极皮质厚约 0.7cm，左肾 11.2cm×4.6cm×4.9cm，下极皮质厚约 0.9cm，双肾多发小结晶。

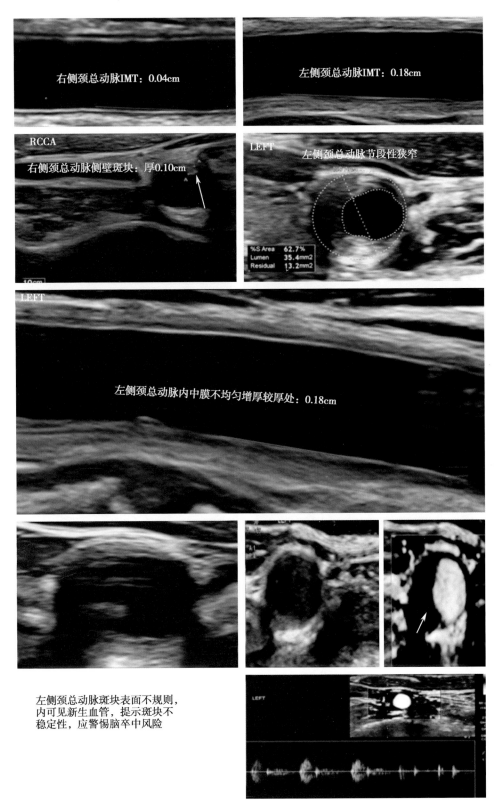

图 8-3　颈动脉超声

肾静脉超声(图 8-4):腹主动脉前方左肾静脉受压变窄,胡桃夹现象可能性大。

腹主动脉超声:腹主动脉斑块形成。椎动脉、肾动脉、腹腔干、肝动脉、脾动脉、肠系膜上下动脉未见斑块形成。

经颅多普勒超声:双侧大脑中动脉血流速度增快。

眼科 OCT 检查:屈光不正,下方轻度角膜脂质沉积。

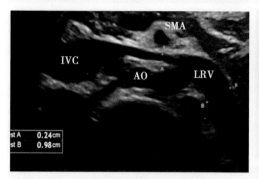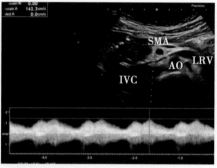

图 8-4　肾静脉超声

[病理学检查]　肾脏病理学结果见图 8-5 和图 8-6。

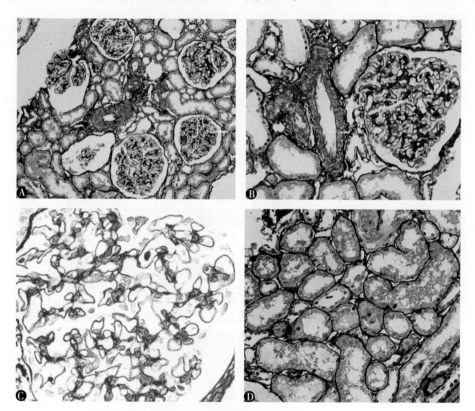

图 8-5　肾脏病理 PASM 染色

A. ×100,B. ×200,C. ×400,D. ×200;基底膜弥漫增厚、钉突形成,
肾小管轻度变性,未见明显小血管病变,考虑诊断膜性肾病 Ⅱ 期。

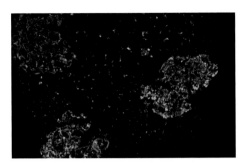

图 8-6　肾脏免疫荧光
IgG++,血管袢为主弥漫颗粒样沉积

[**全外显子基因检测**]　发现 *LDLRAP1* 基因有 1 个纯合突变,c.383T>G(编码区第 383 号核苷酸由胸腺嘧啶变异为鸟嘌呤),导致氨基酸改变 p.V128G(第 128 号氨基酸由缬氨酸变异为甘氨酸),为错义突变,遗传方式为常染色体隐性遗传,疾病表型为常染色体隐性家族性高胆固醇血症,变异来源于父母。

[**目前诊断**]　蛋白尿原因待查;纯合子型家族性高胆固醇血症;动脉粥样硬化症(腹主动脉、颈动脉、锁骨下动脉);胡桃夹综合征;双肾多发小结石;轻度贫血;亚临床甲减。

三、主治医师总结病例特点和主要诊断,提出会诊目的

心内科田庄:患者为青少年女性,总胆固醇和低密度脂蛋白胆固醇明显升高,多发黄色瘤,多发动脉粥样硬化形成。基因检查见 *LDLRAP1* 纯合子基因突变,考虑家族性高胆固醇血症 4 型诊断明确。肾脏方面表现为蛋白尿、血尿和低白蛋白血症。会诊主要目的为:①明确肾脏病变性质,与家族性高胆固醇血症是否存在关联(二元/一元论)?②针对严重的高脂血症,下一步的治疗? PCSK-9 抑制剂(依洛尤单抗)的获益与风险,肝移植的可行性?③综合贫血,低蛋白血症及低脂饮食需求的营养指导?④基因检测结果解读,二胎生育的遗传咨询?

四、多学科会诊意见

肾内科陈罡:青少年女性,血脂谱异常,表现为总胆固醇和低密度脂蛋白胆固醇明显升高,多发黄色瘤,多发动脉粥样硬化形成。基因检查见 *LDLRAP1* 纯合子基因突变,考虑家族性高胆固醇血症 4 型诊断明确。肾脏方面表现为蛋白尿、血尿和低白蛋白血症,但未达到肾病综合征诊断标准,未经免疫抑制治疗尿蛋白似乎呈现下降趋势。患者肾穿病理提示为膜性肾病,间质中可见泡沫细胞形成趋向,但未见泡沫细胞,无明确脂质沉积损害依据。肾脏电镜结果:符合不典型膜性肾病。电镜结果显示肾脏系膜细胞轻度增生,系膜基质轻度增多,系膜区可见电子致密物沉积。肾小球基底弥漫不规则性增厚伴钉突增生,上皮下、基底膜内可见电子致密物沉积及虫蚀样空泡形成。上皮细胞足突广泛融合、轻度微绒毛化,偶见足突内陷。肾小管及间质未见特殊病变。若用一元论解释,高脂血症对肾脏的中小血管可能存在影响,但患者已筛查肾动脉超声未见动脉硬化,患者肾穿病理未见小血管病变和脂蛋

白肾病、脂质沉积表现，考虑可能性较小。另外检索文献既往无 FH 导致膜性肾病的相关病例报道，故考虑 FH 与 MN 为二元论可能。患者血中抗 PLA2R 抗体阴性，80% 血浆 PLA2R 抗体阴性的 MN 在 2 年内可自发缓解。综上，考虑患者有 FCHL4，合并 MN，高脂血症目前对肾脏病变没有影响。

超声科李建初：患者左颈总动脉内中膜明显增厚，可见小斑块，内见新生血管，其余血管如右锁骨下动脉、腹主动脉病变均同前，提示斑块不稳定，需警惕心脏、脑卒中等风险。左侧肾静脉可见胡桃夹现象，但胡桃夹现象引起直立血尿多见，蛋白尿少见。肠系膜上动脉、双侧肾动脉、髂动脉未见粥样硬化及斑块形成表现。查阅文献提示 FH 患者动脉粥样硬化以颈动脉、锁骨下动脉、腹主动脉受累多见，与患者相符。

眼科王旭倩：FH 患者可以出现的眼部表现有：眼睑脂黄瘤、角膜环形脂质沉积、散瞳后见视网膜黄色或胆固醇沉积物，并可见动脉狭窄，若狭窄重可造成眼部缺血性病变。另有文献报告 FH 患者可见眼底视盘减少，神经纤维层厚度变薄等表现。患者眼科检查见屈光不正，下方轻度角膜弓，眼底未见动脉硬化表现，双眼视盘均稀疏，左眼为著，可能与患者左侧颈动脉狭窄相关。

心内科田庄：患者为纯合子型家族性高胆固醇血症，全身动脉血管均可出现动脉粥样硬化，包括主动脉和主动脉瓣也可受累，特别是纯合子型 FH 患者，若未经治疗，通常在 20~30 岁时也会出现主动脉瓣及瓣上（主动脉窦部）狭窄。既往曾接诊 1 例 FH 患者，LDL-C 13mmol/L，24 岁就诊时出现主动脉瓣和瓣上严重狭窄合并冠状动脉粥样硬化性心脏病，行主动脉瓣置换 + 冠状动脉搭桥手术后不幸离世，主动脉瓣的病理提示可见脂质沉积，油红染色阳性。因此，FH 患者出现主动脉瓣和瓣上狭窄会增加死亡率，影响预后。对于 FH 患者的评估在关注动脉同时，也要注意主动脉瓣情况。目前常用降低胆固醇的药物主要包括他汀类和依折麦布，但对于 FH 患者，特别是纯合子，两药联合的降脂力度仍然不足，对于 FCHL4 患者，由于缺陷的蛋白不是 LDLR 而是 LDLRAP1，使用 PCSK9 是否有效，需要尝试使用后才能知道。在一般人群中应用时，可以在他汀 + 依折麦布基础上进一步将 LDL-C 降低 60%~70%。但 *LDLR* 纯合子突变者肝脏表达 LDLR 较正常人明显下降，此时应用 PCSK9 抑制剂仅能在他汀类药物基础上再将 LDL-C 降低 20% 左右。此患者为 LDLRAP1 蛋白缺陷，推测可能对 PCSK9 抑制剂反应好。PCSK9 抑制剂依洛尤单抗被批准用于 12 岁以上的纯合子型 FH 患者治疗，且 PCSK9 抑制剂不经肝肾代谢，在透析患者中的研究显示安全有效，故可考虑给该患者使用。肝移植可以用于药物治疗及血浆置换效果不佳的纯合子型 FH 患者，推荐在未出现严重的动脉粥样硬化前进行。根据文献报道，移植后纯合子型 FH 患者的 LDL-C 可以显著降低至接近正常人水平。国内青少年肝移植的经验显示对生长发育无明显影响。

血液科李剑：患者为青少年女性，体型偏瘦，轻度贫血，因血清铁、铁蛋白均处于偏低水平，考虑缺铁性贫血可能性大，暂予对症补铁，密切监测。

营养科于康：患者为青少年女性，需考虑生长发育及高脂血症两方面制订饮食计划。患者体型偏瘦，但身高体重仍处于正常范围。患者总体能量需求约 1 600kcal/d，蛋白质 60~80g/d，推荐少摄入饱和脂肪酸，外源性胆固醇摄入推荐 20%，减少糖摄入，并减少高反式脂肪酸摄入。贫血方面目前考虑缺铁性贫血可能，除食物补充外可增加铁剂摄入，总体满足主食摄入，控制瘦肉（红肉）摄入，控制草酸、限制钠盐摄入，同时增加蛋白质摄入。每日遵守严格低脂富纤维饮食：谷类 250g（>1/2 粗 / 杂粮）；去皮禽类 / 鱼肉 50g~100g［血脂状况允许亦可部分摄入瘦肉 50g］；豆腐 50~100g；蛋清 2~4 个（血脂状况允许亦可摄入蛋黄 1/3 个）；脱脂奶 500ml；蔬菜 500g；橄榄油 / 山茶油 15~20ml；钠盐 3~4g。

遗传咨询黄尚志：患者基因诊断明确，为纯合子型家族性高胆固醇血症 4 型，为常染色体隐性遗传模式。父母胆固醇正常。故可以考虑生育，因为有 75% 的概率分娩未来不发生高胆固醇血症的婴儿，可通过基因检测实现优生优育。建议其家人进一步行基因筛查，提供更精准的遗传咨询。

> **多学科会诊意见总结**
>
> **心内科田庄：**综合病史及会诊意见，患者纯合子型 FH 诊断明确，多发动脉粥样硬化已经出现，肾脏病变为膜性肾病，与 FH 为二元论可能，但仍需密切观察及随访。治疗方面，患者目前 LDL-C 仍处于高水平，可考虑在他汀类及依折麦布基础上加用 PCSK9 抑制剂，并联合饮食治疗，尽量减少患者动脉粥样硬化的进展及主动脉瓣狭窄风险。此外，杂合子型 FH 发病率可达 1/250，可能与早发冠心病相关，但由于基因筛查不够存在漏诊，今后需提高对 FH 的筛查与认识。

五、结局及转归

患者在他汀和依折麦布基础上接受 PCSK9 抑制剂依洛尤单抗皮下注射每月 420mg，服用贝那普利 10mg qd 治疗膜性肾病。2020 年 6 月 4 日做他汀药物基因检测，当地医院认为他汀无效且存在副作用（具体不详），停用他汀，继续依折麦布 10 毫克 /qd，依洛尤单抗 420mg/ 月治疗。复查 LDL-C 6.14mmol/L，TG 1.11mmol/L，HDL 1.85mmol/L，Alb 41g/L，肝肾功能正常。

六、专家点评

患者主要表现是婴幼儿时期即出现黄色瘤以及早发动脉粥样硬化，合并大量蛋白尿。在北京协和医院经过进一步检查和 MDT 会诊后明确诊断为纯合子型家族性高胆固醇血症合并膜性肾病。建议在饮食控制、他汀和依折麦布基础上加用 PCSK9 抑制剂依洛尤单抗优化胆固醇的治疗，降低动脉粥样硬化的进展及主动脉瓣狭窄发生的风险。膜性肾病给予血管紧张素转换酶抑制剂降低蛋白尿，经过治疗 LDL-C 较前有明显降低，但仍未达标（<3.5mmol/L）。HoFH 的治疗任重道远。

七、疾病相关文献回顾

家族性高胆固醇血症（familial hypercholesterolemia，FH）是由低密度脂蛋白胆固醇（low-density lipoprotein cholesterol，LDL-C）分解代谢的关键基因之一发生突变所引起的一种遗传性疾病。纯合子型家族性高胆固醇血症（homozygous familial hypercholesterolemia，HoFH）

是由于这些关键基因发生纯合突变或者复合性杂合突变所致,临床表现为 LDL-C 水平明显升高,胆固醇在皮肤、眼睛和肌腱等多处沉积和早发动脉粥样硬化性心血管疾病(ASCVD)的倾向[1]。

HoFH 患者的主要表现有:出生后即发现 LDL-C 水平明显升高,胆固醇沉积在皮肤、眼睛及肌腱形成黄色瘤和脂性角膜弓。需要详细询问患者的家族史,尤其是对 HoFH 患者。对于常染色体显性突变(LDLR、PCSK9、APOB 基因)的患者,父母必然均为杂合子并因此出现 LDL-C 水平升高(通常大于本国特定年龄和性别标准的 95 百分位数)以及早发动脉粥样硬化性心血管疾病强阳性家族史(第一代亲属男性 <55 岁和女性 <60 岁发病)。而对于常染色体隐性遗传性高胆固醇血症(LDLRAP1 基因突变)患者,父母的 LDL-C 可能在正常范围,一个家系的延伸检查可能提示常染色体隐性遗传模式[2]。

依据基因标准和 / 或临床标准可以确诊 HoFH。虽然基因检查可以进一步明确 HoFH 的诊断,但是应认识到,即使进行详尽的基因检查,某些患者的检查结果仍然可能模棱两可,此时并不能排除其他家族性高胆固醇血症基因的存在。

1. 基因诊断标准通过基因检测发现两个等位基因存在 LDLR、APOB、PCSK9 或者 LDLRAP1 基因位点的突变。

2. 临床诊断标准在未治疗的情况下,患者血 LDL-C>500mg/dl(>13mmol/L)或者治疗后 LDL-C >300mg/dl(>8mmol/L)以及以下情况之一:10 岁之前出现皮肤或者肌腱黄色瘤;父母 LDL-C 水平升高,符合杂合子 FH 的标准。

诊断需要注意以下几个方面:

1. 在年龄较小的儿童中,未治疗时血 LDL-C<500mg/dl 并不能除外 HoFH。不要将 LDL-C 作为诊断 HoFH 的唯一指标。

2. 注意鉴别 HoFH 与脑腱黄瘤病,后者也会出现肌腱黄色瘤和早发的动脉硬化及冠状动脉疾病,但是血 LDL-C 正常甚至偏低。

3. 注意鉴别 HoFH 与谷甾醇血症:①谷甾醇血症患者血浆植物甾醇浓度多显著升高 30 倍以上;②饮食控制及胆汁酸螯合剂或依折麦布可以很好地控制谷甾醇血症患者的胆固醇水平;③有条件者可行基因诊断,谷甾醇血症患者多为 ABCG5 或 ABCG8 基因突变。

HoFH 患者的心血管并发症有:早发和快速进展的动脉粥样硬化,通常会影响主动脉根部。对于年龄较小的儿童患者,因胆固醇沉积于动脉瓣,主动脉瓣狭窄及反流多为首发的心血管并发症。主动脉及其瓣膜的并发症在患者的血脂得到控制后依然会进展恶化,必须做好监测。

HoFH 的现代治疗应该包括强化生活方式干预,同时使用最大剂量的他汀类药物,常联合使用依折麦布和其他调脂治疗以及辅助性脂蛋白血浆置换治疗。尽管采用多重联合治疗策略,多数 HoFH 患者的血 LDL-C 水平仍不能达到推荐的治疗目标,仍处于发生心血管疾病的高危状态。对于 HoFH 患者,可以考虑使用洛美他派、米泊美生钠以及 PCSK9 单克隆抗体,在现代标准治疗的基础上进一步降低血 LDL-C 水平[3]。

(封思琴 田 庄)

参 考 文 献

［1］SANTOS RD, GIDDINGSS, HEGELERA. Defining severe familial hypercholesterolaemia and the implications for clinical management: a consensus statement from the International Atherosclerosis Society Severe Familial Hypercholesterolemia Panel [J]. Lancet Diabetes Endocrinol, 2016, 4 (10): 850-861.

［2］CUCHEL M, BRUCKERT E, GINSBERG HN, et al. Homozygous familial hypercholesterolaemia: new insights and guidance for clinicians to improve detection and clinical management. A position paper from the Consensus Panel on Familial Hypercholesterolaemia of the European Atherosclerosis Society [J]. Eur Heart J, 2014, 35 (32): 2146-2157.

［3］RAAL FJ, PILCHER GJ, PANZ VR, et al. Reduction in mortality in subjects with homozygous familial hypercholesterolemia associated with advances in lipid-lowering therapy [J]. Circulation, 2011, 124 (20): 2202-2207.

9 当鼻出血遇上肺动脉高压

一、专家导读

13 岁少女,行右心导管确诊肺动脉高压,同时合并反复大量鼻出血。加用肺动脉高压靶向治疗药物后,肺动脉高压明显缓解,但鼻出血加重;加用贝伐珠单抗后鼻出血减轻,但肺动脉高压加重。鼻出血和肺动脉高压之间有什么关联? 其背后是否存在共同的病因? 如何选择最佳治疗方案? 在药物治疗基础上是否进行介入治疗?

二、病例介绍

[**患者**] 女性,13 岁。

[**主诉**] 反复鼻出血 10 年,胸闷气短伴间断咯血 9 年。

[**现病史**] 患者从 2010 年(3 岁)起无诱因间断出现鼻出血,每次约数毫升,后因"支气管炎"就诊于北京儿童医院,胸片示肺动脉段凸出,心脏超声提示轻度肺动脉高压,三尖瓣少量反流,未予特殊治疗。2011 年 4 月(4 岁)出现活动耐量下降,爬 3 层楼即可出现胸闷、气短,伴口唇、甲床发绀,无双下肢水肿,否认头晕、黑矇,2011 年 7 月就诊于上海市肺科医院,NT-proBNP 628pg/nl,心脏超声示 SPAP 117mmHg,右心增大,右室收缩功能轻度减退,中重度三尖瓣关闭不全,右上肺静脉流速加快,不除外肺静脉轻度狭窄,LA 25mm,LVDd 33mm,RV 28mm,TAPSE 13mm。2011 年 7 月 22 日右心导管:HR 102 次/min,BP 121/70/100mmHg,PAP 150/78/103mmHg,PAWP 13mmHg,CO 3.18L/min,PVR 28.33WoodU,SVO$_2$ 78.1%,急性肺血管扩张试验阴性,考虑特发性肺动脉高压,予他达那非片 2.5mg q.d.+ 安立生坦 1.25mg q.d. 靶向治疗,2 周后他达那非片加量至 5mg q.d.。后患者自觉胸闷、气短明显好转,此后患者每 6 个月至北京世纪坛医院复诊,复查右心较前缩小。2013 年 7 月(6 月龄)就诊于中国医学科学院阜外医院,查心脏超声示右心扩大,右心

60

功能减低,三尖瓣少量反流,SPAP 102mmHg,LA 32mmHg,LVDd 30mm,RV 27mm,LVEF 78%,TAPSE 15.4mm。调整药物为安立生坦 2.5mg q.d.、他达拉非 10mg q.d. 治疗。2017 年 3 月(10 岁)活动耐量再次出现下降,爬 2 层楼即可出现胸闷、气短。2017 年 4 月 17 日行右心导管 + 急性肺血管扩张试验 + 肺动脉造影:基线 HR 91 次 /min,BP 103/54/77mmHg,RAP 5/2/2mmHg,PAP 79/54/66mmHg,PAWP 13/12/12mmHg,CO 5.05L/min,PVR 10.69WoodU,PVRi 15.93WoodU/m^2,术中呕吐后 PAP 升至 125/84/101mmHg,吸入依洛前列素后 PAP 降至 85/59/71mmHg,急性肺血管扩张试验阴性,肺动脉造影示双肺静脉异常交通,多发动静脉畸形。肺部 HRCT+CTPA:各段及段以上肺动脉内未见明确充盈缺损征象,肝内多发小片状强化灶。结合患者反复鼻出血及鼻出血家族史,阜外医院考虑诊断遗传性出血性毛细血管扩张症、肺动脉高压,给予安立生坦加量至 5mg q.d.、他达拉非加量至 20mg q.d.,加用瑞莫杜林[10ng/(kg·min)]治疗,患者活动耐量明显改善,平地走路不受限。2017 年 6 月 17 日起开始出现咯血,约 50ml,予瑞莫杜林逐渐减量至 5ng/(kg·min),2017 年 7 月 17 日再次咯血 100ml,Hb min 99g/L,2017 年 7 月 20 日予停用瑞莫杜林。监测 ePASP 107(2017 年 6 月 21 日)→ 91mmHg(2017 年 7 月 6 日)。2017 年 10 月基因检测示 ACVRL1 突变,确诊为遗传性出血性毛细血管扩张症、遗传性肺动脉高压。2018 年 8 月(11 岁)患者咳嗽后再次出现咯血,量约 500ml,监测 Hb 65g/L。2018 年 8 月 10 日阜外医院予加用贝伐珠单抗 250mg 治疗,监测 ePASP 193mmHg(2018 年 8 月 27 日),予停用贝伐珠单抗,调整安立生坦 10mg q.d.、他达拉非 20mg q.d.。2019 年 11 月 8 日(12 岁)起患者约每 3 个月出现 1 次鼻出血,血量最多约 300~400ml,自行压迫、冰敷鼻腔后可止住。2020 年 3 月(13 岁)于阜外医院复查心脏超声,肺动脉收缩压约 100mmHg,予安立生坦加量至 10mg q.d.、他达拉非加量至 20mg q.d. 治疗。因考虑近 6 个月鼻出血频率、程度较前加重。2020 年 6 月予他达拉非减量至 10mg q.d.,继续安立生坦 10mg q.d. 治疗。患者近 2 个月未再咯血,活动耐量较前无明显变化,可爬 2 层楼,双下肢不肿,夜间可平卧入睡。2020 年 8 月 4 日 23:00 患者无诱因再次出现鼻出血,持续约 4 小时自行终止,出血量约 600~800ml,就诊北京协和医院急诊,急查全血细胞分析:WBC 10.83 × 10^9/L,PLT 189 × 10^9/L,HGB 57g/L,予 O 型 Rh 阳性红细胞 2U 静脉输入,现患者为行进一步诊治收入我科。患者近 2 月精神、睡眠、食欲欠佳,大、小便正常,非鼻出血时否认黑便、鲜血便,体重无明显变化。

[既往史] 黏膜皮肤淋巴结综合征 9 年余。

[家族史] 父亲、姑姑、爷爷均有鼻出血史,有基因 ACVRL1 突变。但仅爷爷有肺动脉高压。

[查体] 体温 36.8℃,脉搏 113 次 /min,呼吸 19 次 /min,血压 119/53mmHg,SpO$_2$100% 鼻部存在血痂,贫血貌。双肺呼吸音清,未闻及干湿啰音,心率 113 次 /min,心律齐,P2 亢进,各瓣膜听诊区未闻及杂音。腹软,无压痛、反跳痛。双下肢不肿。

[诊断] 遗传性出血性毛细血管扩张症;鼻出血;咯血;肺动静脉瘘;失血性贫血;遗传性肺动脉高压;心脏扩大;心功能 Ⅱ 级(WHO 分级);黏膜皮肤淋巴结综合征。

[诊治经过]

入院后未再出现鼻出血。完善血常规:WBC 5.47 × 10^9/L,HGB 60g/L,PLT 106 × 10^9/L;肝肾功正常;K 4mmol/L,Alb 44g/L,ALT<6U/L,Cr 41mmol/L;心肌标志物:cTnI、CK、CK-MB 正常,NT-proBNP 141 → 51pg/ml,BNP 7ng/L,Digoxin<0.300ng/ml。予输注 O+2U RBC

输血及补铁治疗后复查血红蛋白 60 → 81g/L。螺内酯 20mg b.i.d.、托拉塞米 20mg q.d.、地高辛 0.125mg q.d. 抗心力衰竭治疗。安立生坦 10mg q.d.、他达拉非 10mg q.n. 治疗肺动脉高压。复查心脏超声提示肺动脉压为 90mmHg；右室肥厚（右室壁厚度 8mm）、二尖瓣前叶冗长、轻度二尖瓣关闭不全，LVEF 80%（M 型）。胸部 CT 平扫提示双肺远端血管迂曲增粗，多发瘤样扩张（图 9-1）。头颈部 CTA 重建提示左颈内动脉 C5~6 段动脉瘤，直径约 6mm（图 9-2），左上颌支内侧、颞骨下方迂曲增粗血管团，似由左颈外动脉、颈外静脉分支组成（图 9-3），支气管动脉迂曲增粗，局部瘤样增宽（图 9-4），双侧颞极蛛网膜囊肿；余头部 MRI 平扫 + 增强未见明显异常（图 9-5）。

肝脏 MRI 提示动脉早期肝实质内多发片状高强化影，动脉晚期和其他各期显示不清，血管畸形？血管瘤？

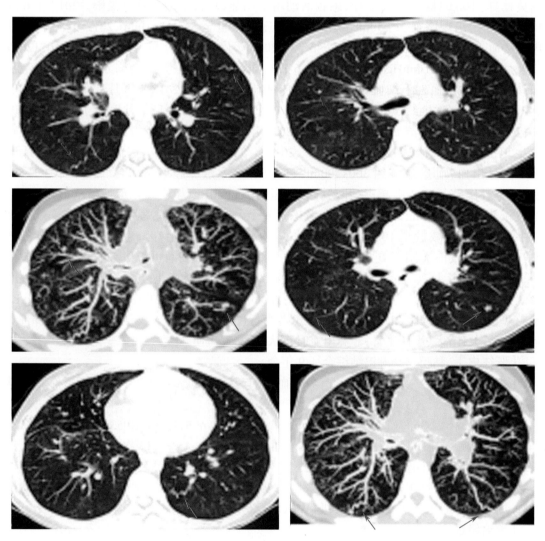

图 9-1 胸部 CT 平扫

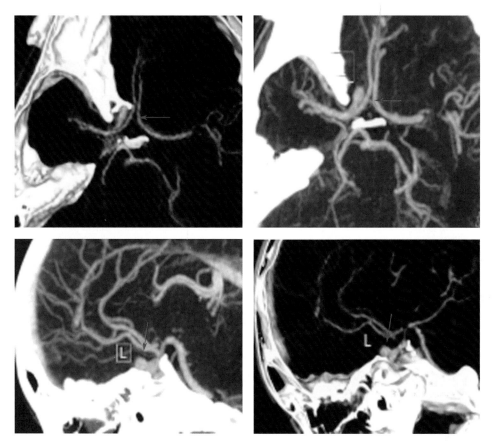

图 9-2　头颈部 CTA：左颈内动脉

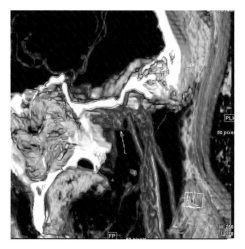

图 9-3　头颈部 CTA：左上颌内侧、颞骨下方

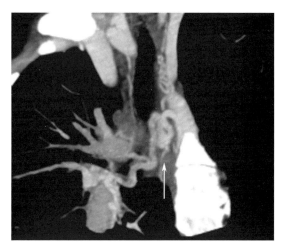

图 9-4　头颈部 CTA：支气管动脉

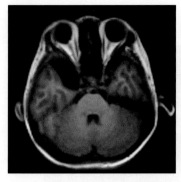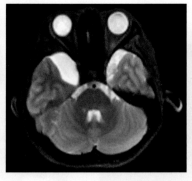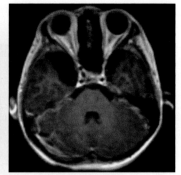

图 9-5　头部 MRI

三、主治医师总结病例特点和主要诊断，提出会诊目的

心内科杨德彦：患者是青少年女性，有两个主要临床表现：第一是反复出血，表现为大量咯血和大量鼻出血，导致了严重的失血性贫血，需要输血支持；第二是以活动耐量下降为突出表现的肺高血压，已经通过右心导管确诊。结合患者基因检测示 *ACVRL1* 突变，诊断遗传性出血性毛细血管扩张症及遗传性肺动脉高压明确。本次多科会诊的目的主要是治疗方案的选择。患者加用安立生坦、他达那非及瑞莫杜林后，肺动脉高压症状明显缓解，但出血表现加重；相反，加用贝伐珠单抗后，出血表现好转但肺动脉高压显著升高。药物治疗方面似乎存在矛盾。患者本次以大量鼻出血为主要矛盾住院，提请会诊评估能否进行介入止血治疗。

四、多学科会诊意见

儿科马明圣：遗传性出血性毛细血管扩张症主要表现为皮肤黏膜毛细血管扩张，该患者诊断明确。近年文献提示应用贝伐珠单抗效果良好，但该患者无法耐受。鼻出血方面可用复方薄荷脑滴鼻液保持湿润，请介入科或耳鼻喉科局部干预。此外，考虑患者贫血严重，建议积极输血支持，加用蔗糖铁 100mg 静脉输铁一周后改口服多糖铁复合物 1 粒 q.d.，疗程4~6 周，4 周后复查铁四项。

遗传学刘亚萍：遗传性出血性毛细血管扩张症发病率低，为常染色体显性遗传病，随着年龄增大，外显率增高。目前已经发现的突变有 5 型，其中Ⅰ型、Ⅱ型突变最常见，该患者*ACVRL1* 突变属于Ⅱ型。

遗传学黄尚志：在家族性肺动脉高压中 *ACVRL1* 基因突变常见，目前已经证实该基因有明确的致病性，在 TGF-B 信号通路中，ACVRL1 参与构成受体 ALK1 的组成，该基因的突变会导致血管脆性的增加。

放射科王怡宁：患者双肺 CT 提示双肺远端血管迂曲增粗，多发瘤样扩张。头颈部CTA 可见左颈内动脉 C5~6 段动脉瘤，直径约 6mm；左上颌支内侧、颞骨下方迂曲增粗血管团，似由左颈外动脉、颈外静脉分支组成；主肺动脉增宽；支气管动脉迂曲增粗，局部瘤样增宽。头部增强磁共振 +DWI 提示双侧颞极蛛网膜囊肿。肝区动态磁共振提示动脉早期肝实质内多发片状高强化影,动脉晚期和其他各期显示不清,考虑血管畸形或血管瘤可能。

神经外科魏俊吉:患者左颈内动脉 C5~6 段动脉瘤可考虑行血管栓塞治疗。

血管外科陈跃鑫:患者 ACVRL1-HHT2 诊断明确,目前受累部位包括鼻腔黏膜、颈部血管扩张、支气管动脉畸形、肺动静脉畸形、颅内外动脉瘤、肝血管畸形,建议完善肺部、消化道的血管评估。肺动静脉畸形方面,建议复查造影,必要时栓塞处理。鼻出血方面建议耳鼻喉科、介入科处理。

介入科杨宁:鼻部血管造影可见颌上动脉分支可见一血管聚合肿块,考虑为毛细血管扩张,为中度血管畸形,可请耳鼻喉科进行局部切除,若无法切除,则可以考虑介入下局部栓塞,但是即使进行局部栓塞,仍有鼻出血复发的风险。肝脏动脉造影可见多发毛细血管聚合,无法进行单一血管栓塞处理。

耳鼻喉科王轶:需要鼻部血管造影以定位异常毛细血管的部位,若位于鼻中隔侧,则局部切除会造成鼻中隔穿孔,进一步加重鼻出血。若位于鼻外侧壁,则局部切除风险较小。

五、结局及转归

介入科行选择性上下鼻甲供血动脉栓(图 9-6)。

术后患者出院。继续安立生坦 10mgq.d.、他达那非 10mgq.n.、螺内酯 20mg b.i.d.、托拉塞米 20mg q.d.、地高辛 0.125mg q.d. 及补铁治疗。随访至 2020 年 11 月 15 日,患者未再发鼻出血。

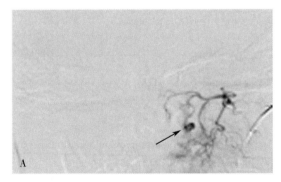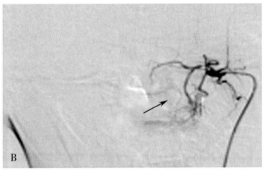

图 9-6　介入行上下鼻甲供血动脉栓
A. 栓塞前;B. 栓塞后。

六、专家点评

该患者临床表现为反复鼻出血、胸闷憋气,辅助检查提示存在肺动静脉瘘、肺动脉高压,结合基因检测存在 *ACVRL1* 基因突变,因此诊断遗传性出血性毛细血管扩张症及遗传性肺动脉高压明确。这两个疾病都是由于 *ACVRL1* 基因突变造成的常染色显性遗传疾病。针对遗传性出血性毛细血管扩张症的药物贝伐珠单抗可以和血管内皮生长因子(VEGF)结合,阻止 VEGF 与内皮细胞表面 VEGF 受体结合,减少微血管生长,可降低出血风险,但其可能导致肺毛细血管床对肺动脉高压的代偿能力下降,加剧肺动脉高压。相反,肺动脉高压的药物主要机制为扩张血管,则会增加出血风险。本例患者的治疗经过体现了上述的治疗矛盾。对于此类患者,治疗是棘手的,适时的局部介入干预,或有助于减少出血。但远期预后和效果,还需要长期随访观察。

七、疾病相关文献回顾

遗传性出血性毛细血管扩张症(hereditary hemorrhagic telangiectasia,HHT)是一种常染色体显性遗传疾病,可导致动静脉畸形,其累及的血管包括颅内、肝脏、消化道和肺部,其中 HHT1 型与 *ENG* 基因突变相关,而 HHT2 则与 *ACVRL1* 基因突变相关。在 HHT 患者中有 8%~23% 合并肺高血压。*ACVRL1* 基因突变导致 HHT 以及遗传性肺动脉高压既往亦有文献报道。Yokokawa 等[1]报道一例 30 岁女性,临床表现为鼻出血、咯血和肺动脉高压,腹部增强 CT 提示肝内动静脉分流,胃镜及结肠镜提示胃肠毛细血管扩张,MRA 未发现颅内血管畸形,经胸超声心动图声学造影未发现肺内动静脉分流。基因检测发现 *ACVRL1* 突变。该患者接受肺血管扩张治疗(贝前列素及内皮素受体拮抗剂)后,肺动脉高压明显下降(肺动脉平均压 43mmHg → 37mmHg)。此类患者肺高血压的机制和特发性肺动脉高压类似,而并非主要因为肝内分流引起心输出量升高相关。HHT 合并肺高压的患者预后较差。Vorselaars 等[2]对 578 例怀疑 HHT 的患者进行经胸心脏超声造影筛查及基因检测,其中 383 例超声数据可靠。在这 383 例患者中,HHT1 型有 127 例,HHT2 型有 150 例,其余 106 例并非 HHT。与非 HHT 者相比,三尖瓣反流速度在 HHT1 型及 HHT2 型患者中显著较快,提示肺动脉收缩压显著较高。*ACVRL1* 突变及肝内动静脉畸形是肺高血压的预测因素。

(杨德彦)

参 考 文 献

[1] YOKOKAWA T, SUGIMOTO K, KIMISHIMA Y, et al. Pulmonaryhypertensionandhereditaryhemorrhagictelangiectasiarelated to an ACVRL1 mutation [J]. Intern Med, 2020, 59 (2): 221-227.

[2] VORSELAARS V, VELTHUIS S, VAN GENT M, et al. Pulmonary hypertension in a large cohort with hereditary hemorrhagic telangiectasia [J]. Respiration, 2017, 94 (3): 242-250.

10 心力衰竭、肝脏巨大占位、代谢内分泌异常：结局如何？

一、专家导读

　　19岁青年女性，活动耐量下降3个月，下肢对称性水肿1月余，利尿治疗后水肿有所缓解，但活动耐量无明显变化，心肌动态MRI符合扩张型心肌病表现，经治疗后心脏扩张有所改善。同时发现肝右叶巨大占位，最大截面约19cm×12cm，中央瘢痕影。合并月经稀少1年至停经3个月、体重下降、毛发脱落、血小板增多、高尿酸血症、高钙血症、高磷血症、亚临床甲减等多种异常。心脏、肝脏和多种内分泌代谢异常究竟该用一元论还是多元论解释？肝脏巨大占位性质是什么？如何处理？

二、病例介绍

　　[患者]　女性，19岁学生。

　　[主诉]　活动耐量减低3个月，下肢对称性水肿1月余。

　　[现病史]　患者于2020年6月起无明显诱因出现活动耐量减低，上2层楼后出现气短。否认发热、咳嗽、咯血、胸痛、腹泻等不适。2020年7月20日发现双下肢对称性水肿。于7月21日就诊于当地医院，查血常规PLT $678×10^9$/L，RBC、Hb、WBC正常，血生化GGT 158U/L，TBil 27.5μmol/L，DBil 18.8μmol/L，Alb 44g/L，UA 797μmol/L，Cr 46μmol/L，TG 3.9mol/L，余肝肾功能指标正常。甲状腺功能TSH 9.09μU/ml，T_3、T_4正常，BNP 2 094pg/ml，肿瘤标志物CA125 45.65U/ml，余无异常，抗核抗体谱（−），IgG 5.67g/L，CRP、ESR、RF（−），病毒学指标TORCH：EBV IgG（＋）、CMV IgG（＋）、EBV-DNA（−），ECG室性期前收缩，心脏彩超

全心增大（左室内径 57mm），左室收缩功能减低，LVEF 29%，二尖瓣、三尖瓣中量以上反流，主动脉瓣少量反流。肺动脉收缩压 63mmHg，心包少量积液。胸部 CT：右肺上叶小结节，左肺上叶舌段纤维灶，双侧胸腔积液。腹部 MR 肝内 19cm×12cm 占位，增强呈渐进性强化，考虑良性病变。当地医院予呋塞米、螺内酯利尿治疗后水肿有所缓解。活动耐量无明显变化，为进一步治疗收入院。

起病以来患者一般情况可，食欲、睡眠可，大、小便正常，体重近 6 个月减轻 5kg。6 个月前开始出现头发及眉毛脱落伴毛色细软发黄，无发热、口腔溃疡、光过敏、雷诺现象。

[既往史、个人史、家族史] 既往无殊，未婚。父母体健，有一弟健康，否认各种家族异常病史。

[月经史] 初潮 15 岁，行经天数 6 天，月经周期 30 天，从 2019 年 6 月开始月经稀少，50~60 天 1 次，每次 2~4 天，量少，末次月经 2020 年 5 月 12 日。

[入院查体] BP 118/76mmHg，HR 80 次 /min，SpO$_2$ 97%，体重 49kg，身高 165cm，BMI 18.00kg/m^2。患者体形消瘦，肌肉容量减少，全身毛发稀疏，毛色细软发黄，无腋毛及阴毛。全身浅表淋巴结未及肿大，颈静脉无怒张，双肺部查体未见明显异常，心尖部可见抬举样搏动，心界向左下扩大，心浊音界左侧腋前线内 1cm，肺动脉瓣听诊区可闻及第二心音分裂，P2>A2，心尖部 Ⅱ/6 级收缩期吹风样杂音。腹软，肝下界距右锁骨中线 20cm，剑突下 15cm，脐下 3cm，质硬，无压痛。双下肢轻度水肿。患者具体表现见图 10-1。

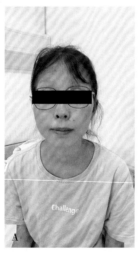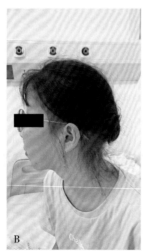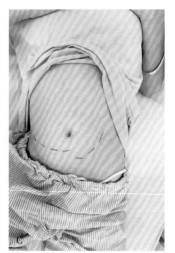

图 10-1 患者临床表现
A. 眉毛及毛发稀疏，毛色细软发黄；B. 颈静脉无怒张；
C. 肝脏巨大占位，肝下界距右锁骨中线 20cm，剑突下 15cm，脐下 3cm。

[化验检查]
炎症指标：CRP 和 ESR 均正常；TORCH 10 项：CMV-IgG（+）；感染 4 项：乙肝、丙肝、梅毒和艾滋病均阴性。
免疫指标：抗核抗体谱 19 项、ANCA 3 项、血清蛋白电泳、血清免疫固定电泳和尿免疫固定电泳等均阴性，未见 M 蛋白。

其他：血清叶酸：2.6ng/ml↓；血维生素 B_{12}：73pg/ml↓。

心脏指标：cTnI（−）；NT-proBNP：13 129pg/ml↑。

肝肾功能血脂指标：谷丙转氨酶（ALT）14U/L，总胆红素（TBil）6.3μmol/L，直接胆红素（DBil）10.9μmol/L↑，谷氨酰转移酶（GGT）153U/L↑，白蛋白（Alb）44g/L，血钾（K）4.5mmol/L，血肌酐（Cr）42μmol/L，余均正常。

肿瘤标志物：CA19-9 43.5U/ml↑，Cyfra211 4.7ng/ml↑，AFP、CEA 等均阴性。

内分泌及代谢指标：甲状腺功能：促甲状腺激素（TSH）38.824μU/ml↑，余（−）；甲状旁腺激素（PTH）：15.8pg/ml；总血钙 2.91mmol/L↑；游离 Ca：1.29mmol/L↑；血磷 max：1.80mmol/L↑；羟基维生素 D（T-25 OHD）：18.4pg/ml↓；血尿酸：691μmol/L↑；性激素 6 项：促卵泡激素（FSH）9.17U/L，孕酮（PRGE）0.49ng/ml，睾酮（TSTO）<0.1pg/ml，黄体生成素（LH）2.23U/L，催乳素（PRL）8.6ng/ml，雌二醇（E2-6）18pg/ml；ACTH：31.9pg/ml；血总皮质醇：47.9μg/dl；24 小时尿皮质醇：36.7μg/24h；24 小时儿茶酚胺（−）；间羟去甲肾上腺素和间羟肾上腺素（MNM+MN）均阴性；生长激素（hGH）：6.3ng/ml↑；胰岛素样生长因子（IGF1）：<25.0ng/ml↓。

（一）肝脏方面

1. 肝脏影像学特点　①肝脏巨大占位；②中央瘢痕（ T_2W 高信号），延迟强化，肝胆期可见对比剂（普美显）摄取；③散在无明显强化区；④无周围器官侵犯及远处转移。

2. 肝脏 MR（2020 年 8 月 12 日）　肝脏右叶可见巨大浅分叶状占位，较大截面约 20cm×12.5cm，上下径约 27cm，病变信号欠均。主要呈等 T_2 信号和稍低 T_1 信号，中央见放射状长 T_2 长 T_1 瘢痕影，增强扫描病变见中度强化（图 10-2）。

3. 肝脏 CT（2020 年 8 月 21 日）　肝右叶巨大混杂稍低密度灶，最大截面约 19cm×12cm，增强扫描呈不均匀轻度强化，病灶中央可见星状放射瘢痕影，增强扫描呈延迟强化，病灶内另见多发小斑片状无强化低密度灶，与 MR 对应。

（二）垂体方面

垂体平扫（2020 年 8 月 28 日）及动态增强 MR（2020 年 9 月 8 日）：垂体平扫见可疑结节，增强后未见明确异常强化（图 10-3）。

（三）心脏方面

1. 心脏 MRI（2020 年 8 月 8 日）　①扩张型心肌病表现；②左室增大；③室间隔、左室壁运动减弱；④室间隔、左室下壁心肌中层延迟强化，心肌病变；⑤二尖瓣关闭不全；⑥心包中量积液。

电影序列（亮血序列）（图 10-4）：心脏亮血序列中可见心腔变大，室壁变薄，运动减弱。左室增大，左室短径 6.1cm；室间隔，左、右心室室壁运动减弱：LVEF=23.7%；RVEF=49.7%。

黑血序列（图 10-5）：平扫未见心肌明显异常。

灌注序列（图 10-6）：心脏静息状态下未见明显异常，首过灌注减低。

延迟强化序列（首过灌注后 8~15 分钟）（图 10-7）：室间隔有线状延迟强化，下壁有可疑的延迟强化（延迟强化代表纤维化成分）。

2. 心脏冠脉 CTA（2020 年 8 月 7 日）（图 10-8）　①冠状动脉未见明确钙化；②左主干、前降支、回旋支、右冠状动脉未见明确狭窄。

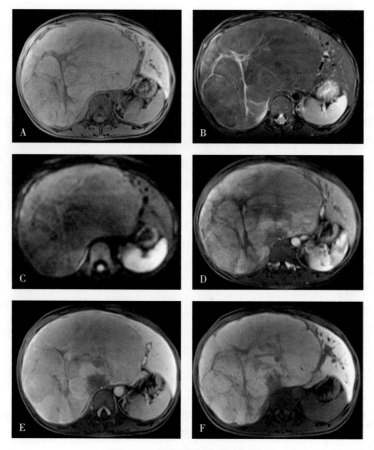

图 10-2　肝脏磁共振检查结果

A 为 T_1 序列，可见中央低信号瘢痕区；B 为 T_2 序列，可见中央高信号
瘢痕区；C 为 DWI 序列，没有高信号，可与肿瘤鉴别（肿瘤有高信号）；
D、E 和 F 分别为使用显像剂（普美显，可被正常肝细胞摄取）进行增强
后的结果，D 为刚刚注入普美显后的成像，E 为注入普美显后肝脏逐渐
开始显像的图像，F 为肝胆特异期，可看到正常肝脏对普美显有摄取，
肝脏占位部分也有少量摄取，中心瘢痕呈延迟强化。

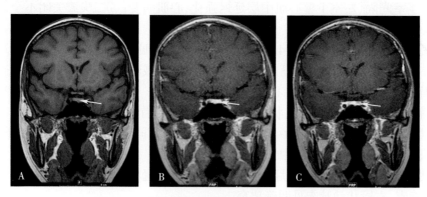

图 10-3　患者垂体平扫及动态增强磁共振结果

A. 动态增强 MRI 未见明确异常强化，B 和 C. 原平扫可疑结节（箭头处）；
箭头所指为垂体左翼微小结节，腺瘤可能。

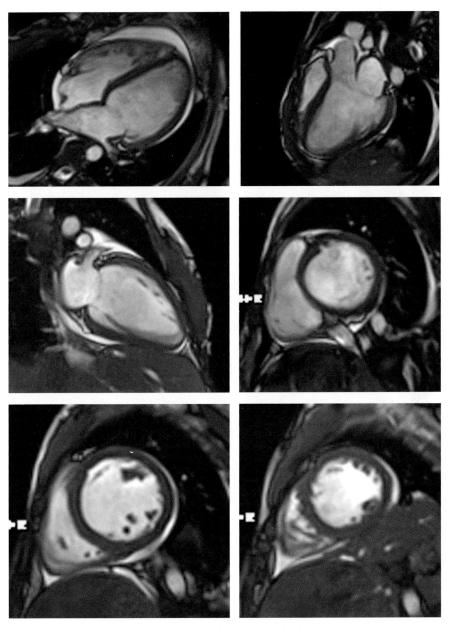

图 10-4 心脏 MRI：亮血序列

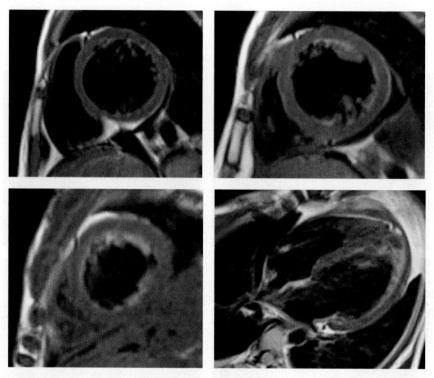

图 10-5　心脏 MRI：黑血序列

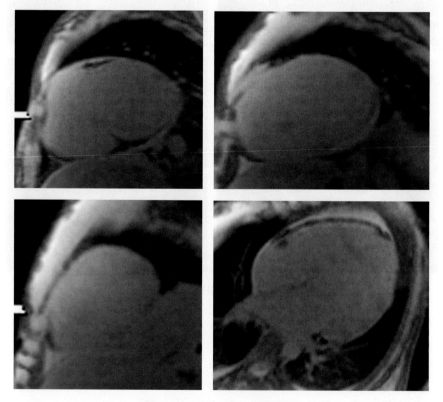

图 10-6　心脏 MRI：灌注序列

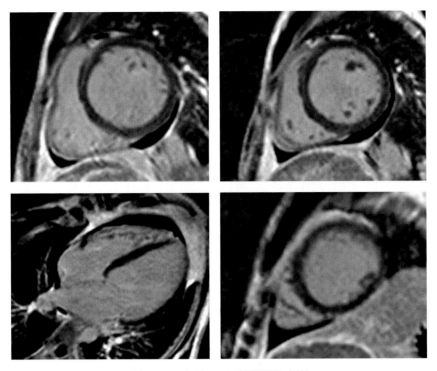

图 10-7　心脏 MRI：延迟强化序列

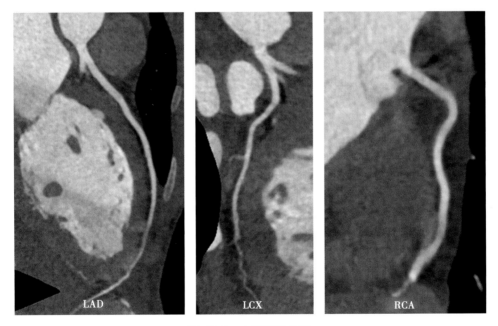

图 10-8　心脏冠脉 CTA

[诊治经过]

患者入院后给予心力衰竭治疗，初期给予沙库巴曲缬沙坦、卡维地洛、呋塞米、螺内酯、非布司他，在肌酐尿素氮正常情况下患者出现高血钾，停用沙库巴曲缬沙坦和螺内酯，改用氯沙坦 100mg、卡维地洛 6.25mg q.12h. 治疗，血钾正常。患者心功能逐渐改善，活动耐量增加，复查心脏彩超左室内径逐渐缩小，射血分数逐渐升高：LVEF 32% → 44% → 53%，LVDd 60mm → 52mm → 49mm，肺动脉压降至正常。复查 NT-proBNP 降至 1 161pg/ml。

在活动量增加后患者出现肝区疼痛，查体闻及肝区摩擦音。复查腹部超声未发现新出现的腹腔积液等异常，考虑巨大肝脏与腹壁摩擦引起。曾经多科会诊：①血液科会诊，考虑肝脏巨大占位，体重明显下降，伴盗汗、高钙、高磷、高尿酸，提示肿瘤性病变可能性大，血小板增高首先考虑继发型。②肝外科会诊：因肝占位巨大，几乎占据整个右三叶，存在手术指征，但手术风险大，结合患者病情，建议行 TAE。性质目前怀疑 FNH 可能大，但占位巨大，局部不除外恶变／未来恶变风险。③介入科会诊：首选手术，次选介入。动脉栓塞存在风险，有效果不理想的可能。预计操作 2~3 次，可待占位缩小后再行外科手术。

患者心功能改善后巨大的肝脏占位成为突出且急迫需要解决的问题，否则威胁患者生命。为此提请全院多科病例讨论。

三、主治医师总结病例特点和主要诊断，提出会诊目的

心内科杨静：19 岁青年女性，活动耐量减低 3 个月，下肢对称性水肿 1 个月余。肝右叶巨大占位，最大截面约 19cm×12cm，中央瘢痕影。同时伴多种内分泌代谢异常。

会诊目的：①患者存在心脏、肝脏和多种内分泌代谢异常，究竟该用一元论还是多元论来解释？②肝脏巨大占位的性质是什么？肝脏局灶性结节增生（FNH）？肝细胞腺瘤？纤维板层肝癌（FLC）？③肝脏巨大占位能否解释消耗症状及多种内分泌代谢异常？与心脏异常有何关系？④垂体微腺瘤能否解释多种内分泌代谢异常，与肝脏占位有无关联？⑤肝脏巨大占位如何处理？最佳治疗方案是什么？手术切除？还是放射介入治疗？

四、多学科会诊意见

放射科薛华丹：肝右叶巨大占位 19cm，周围脏器受压移位、中央瘢痕（T_2 高信号），延迟强化，肝胆期可见对比剂摄取、散在无明显强化、无周围器官侵犯及远处转移；影像学特点首先考虑局灶性结节性硬化（FNH），主要和纤维板层肝癌（FLC）、肝脏腺瘤鉴别，单纯从影像学上有时很难鉴别。

放射科王怡宁：心脏磁共振检查（2020 年 8 月 8 日）：提示符合扩张型心肌病表现，LVEF：23.7%，冠状动脉 CTA 除外冠状动脉病变。

放射科潘杰：肝脏巨大占位，主要是 FNH 和 FLC 的鉴别。首先手术治疗。如患者及家属不考虑手术，可选择介入治疗。因为占位巨大，可分多次进行。目前肝脏外科介入治疗主要使用经导管动脉化疗栓塞术（TACE），其本质是让肿瘤缺血坏死，一般栓塞后 2 个月肿瘤活性明显减低。这个患者没有基础肝病病史，所以可以耐受 TACE 手术。

核医学科霍力：患者入院后未行核医学检查，PET-CT 对 FNH 诊断意义不大，可表现为高灌注，也可表现为低灌注；^{99m}Tc-GSA 显像可于术前评估肝脏巨大占位术后残余肝功能（正常肝细胞摄取）。

超声科吕珂：肝右叶巨大占位近 20cm，病灶与正常肝脏及周围组织分界清楚，病灶中等血供（腺瘤为多血供），超声造影可以完全增强，提示为一实性结构，中央黑色区域可缓慢增

强，考虑为纤维瘢痕区域，可见于 FNH（纤维瘢痕细薄）及 FLC（纤维瘢痕粗厚），鉴别诊断同意放射科老师意见，有文献 FNH 可以合并肝脏血管瘤和动静脉畸形、有合并肝血管结构及血液循环异常的可能，术前应完善检查明确。

肝脏外科桑新亭：根据影像学，该患者在肝脏 FNH 和 FLC 方面都有表现，所以需要在 FNH 和 FLC 这两个疾病上进行鉴别。在临床上，FNH 是一种很常见的疾病，而 FLC 却很罕见。FNH 和 FLC 这两个病，在病史上有鉴别点。一般来说，FLC 起病年龄比 FNH 早，另一方面 FLC 发展比 FNH 迅速。病史里提及该患者的肝脏是在今年突然长大的，如果是肝脏局灶性结节增生需要 3~5 年才能长这么大的，所以在这一点上更靠近 FLC。虽然该患者影像学上没有看到周围器官的侵犯和转移，但是也不能仅凭这一点就排除 FLC，因为患者病史短，病灶很有可能还没来得及转移。

FNH 和 FLC 这两个病，在表现上也有鉴别点。FLC 是肿瘤，肿瘤则会有副肿瘤综合征的表现。副肿瘤综合征在男性身上可以表现为睾丸不发育、外生殖器不发育、没有喉结等内分泌症状，在女性身上可以表现为月经紊乱等异常。该患者的高钙血症、高磷血症、月经方面、高钾血症、血小板增多等都是常见的副肿瘤综合征导致的症状。但是患者应该是生长发育结束之后罹患 FLC，所以生长发育没有受到太大影响。FLC 在早期没有任何症状，直到长大了才会有症状。

该患者的扩张型心肌病是继发性改变，由于大量的血液潴留造成的。因此用 FLC 不仅可以解释该患者短期内突然增大的肝脏，还可以解释患者合并的心脏异常、多项内分泌代谢异常。患者的这些内分泌代谢异常在肝脏切除后可以得到改善，如果患者残余的肝脏其功能可以维持患者未来生活并耐受手术的话，建议进行手术切除。

关于术前活检：对于肝脏巨大占位一般不做穿刺活检，巨大病灶，只有在不做手术需要取得病理的情况下才考虑穿刺活检；如果没有周围组织保护穿刺发生大出血的风险很高。患者的肝脏受到肿瘤挤压，解剖位置改变，穿刺可能会伤到门脉造成大出血，因此不建议穿刺。

如果要做手术，需要提供肿瘤的具体大小，肿瘤的体积，GSA 残余肝功能，肝脏三维重建，麻醉科评估患者是否能耐受手术，心内科评估患者心脏方面是否能耐受手术。手术技术上需要做右三叶的切除，创面大，患者存在心脏病，术后不一定能存活，是否需要启用 ECMO 也不能确定。

如果残余肝脏体积过小不能维持患者未来肝功能，也许需要肝移植，需要患者家属作为供体提供部分肝脏，这涉及患者及家属能否接受以及经济上能否承受的问题。目前情况是患者体重较轻，只需要残余左肝达到 450g 就可以维持正常功能，但是术前需要有所准备以备万一。

内分泌科朱惠娟：患者是一位青年女性，梳理整个病史有 3 个症状与内分泌相关：第一是严重的体重下降；第二是脱发、脱毛；第三个就是闭经。但是患者内分泌检测的异常有很多，累计有 3 个腺体和 1 个代谢的异常，具体如下：

第一个异常的腺体是甲状腺：该患者首诊发现有亚临床甲减，但亚临床甲减不能解释其脱毛和脱发，建议完善甲状腺抗体和甲状腺超声的检查明确有无原发甲状腺疾病；第二个是钙磷代谢异常：轻度高钙伴高磷，PTH 正常，T25-OH 维生素 D 轻度降低，不考虑甲状旁腺功能亢进，原发性甲状旁腺功能亢进通常表现为高血钙低血磷高碱性磷酸酶，而该患者表现为高血钙高血磷，PTH 正常。而 PTH 正常的高钙最常见的病因为肿瘤（分泌 PTH 相关肽及异位分泌 PTH，骨转移肿瘤的溶骨破坏)，该患者考虑和肝脏疾病相关，询问病史无骨痛的临床表现，建议查 24 小时尿钙、磷和双羟维生素 D 水平除外一些肉芽肿疾病和结节病。目前血钙水平轻度升高，严密监测，不需特殊治疗；第三个相关的腺体是垂体。多个垂体轴系水平异常：①性腺：患者有闭经，短期内显著的体重下降，从 62kg 降到 45kg，短期内的严重体重下降可以导致继发闭经，是低促性腺激素性性腺功能低减；②下丘脑 - 垂体 - 肾上腺轴：患者 ACTH 正常，24 小时尿游离皮质醇正常，血皮质醇高，临床上无 Cushing 的表现，考虑为应激反应，可能与心力衰竭有关，可待或者病情好转后复查；③垂体轴：患者空腹时生长激素高，IGF-1 很低，提示肝脏问题，因为 IGF-1 是生长因素刺激肝脏生成的。垂体微腺瘤在正常人群的发生率为 10%~15%，无对应的定性异常，无临床意义；最后一个代谢异常为高尿酸血症。高尿酸血症内分泌相关的有两种情况：一种是和肥胖相关，该患者显然不是；另一种是和溶瘤相关的高尿酸血症。总之，患者所有的内分泌代谢异常都可以用肿瘤伴癌综合征解释。

妇产科田秦洁：患者在一年前就开始月经紊乱。患者的睾酮 <1nmol/L，但对女性来说除非是特殊的内分泌疾病，睾酮降低没有太大意义。但是患者的雌二醇水平降低明显，这种水平的雌二醇不能支持子宫内膜增生，超声显示患者子宫内膜厚度只有 0.5cm，一般子宫内膜需要达到 0.6cm 以上才能形成月经，因此患者月经停止。患者 LH2.23，提示是功能性的异常造成的月经紊乱。

消化科李景南：患者的各种表现如果要用一元论解释的话就是纤维板层肝癌可能性更大。最终需要靠病理来确诊。

儿科邱正庆：肝脏占位在儿童青少年患者主要有肝脏腺瘤，与肝糖原贮积症有关，建议筛查。

ICU 隆云：患者之前心力衰竭、肺动脉高压，但是现在心功能改善，肺动脉压已经正常，目前看来患者术后主要是肝脏大出血和残余肝功能问题。

麻醉科申乐：该患者有手术指征，虽然有扩张型心肌病，但是临床表现不重、经心内科治疗后患者目前心功能好转，可以手术；肝脏手术出血和输血比较多。手术前建议组织全院会诊(包括手术室和输血科)。

多学科会诊意见总结

　　心内科张丽华：疾病特点：肝脏巨大占位合并多种内分泌代谢疾病；考虑用一元论解释。最终诊断：肝脏巨大占位，肝脏纤维板层肝癌合并副肿瘤综合征可能。解决办法：肝脏巨大占位，存在肿瘤破裂风险，手术指征明确。

五、结局及转归

　　MDT 讨论结束后患者从心内科转入肝脏外科，再次经过麻醉科、手术室、输血科、ICU、心内科和消化科等多科会诊讨论周密制订手术方案，于 2020 年 9 月 21 日行全麻下肝脏巨大占位切除手术。手术过程顺利，完整切除肿瘤(图 10-9)，手术时间为 4 小时，出血约 400ml，共输红细胞 4U，血浆 400ml，由于创面较大，术后渗血较多，术后共输血红细胞 6U，血浆 2 600ml。

术后患者曾有一过性低心排/低血压,给予米力农及输血及血浆治疗很快改善,24小时后脱离呼吸机,拔除气管插管4天后患者可下床,患者恢复顺利,术后15天出院。

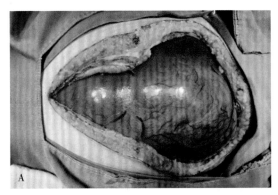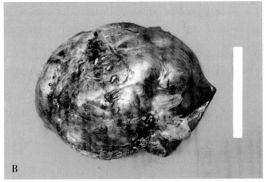

图 10-9　患者术中术后肿瘤形态

A. 切开患者腹部后可见的巨大肝脏;B. 切下来的肝被膜下巨大肿块,体积28cm×22cm×12cm。

病理报告:肝细胞腺瘤,部分癌变(高分化肝细胞肝癌)局灶出血;免疫组化 CAM5.2(+),CD34(+),CK7(部分+),Hepatocyte(+),CK19(散在+),MUC1(−),Ki-67(index3%),CD10(−),Arg-1(+),b β-Catenin(浆+);特染:网织纤维(+)。

外周血细胞与肿瘤组织配对样本测序结果:胚系突变:NM_000051.3(*ATM*):c.1898+1G>C;变异分级:胚系突变:NM_000051.3(*ATM*):c.1898+1G>T;患者 *G6PC* 基因为阴性,排除Ⅰa型糖原贮积症。

2020年11月1日电话随访:患者体重增加3kg,毛发增多,活动耐量正常,临床心脏功能Ⅰ~Ⅱ级。10月19日当地化验血小板400×10⁹/L,UA 369μmol/L,血总钙/磷仍高。10月28日当地化验:血小板359×10⁹/L,肝功能:GGT 70U/L(7U/L~45U/L),ALB 39.7g/L,肾功能正常,UA 328μmol/L(1 558~3 578μmol/L),K⁺4.7mmol/L,总钙2.59mmol/L轻微升高(2.15mmol/L~2.57mmol/L),血磷1.32mmol/L(0.85mmol/L~1.51mmol/L)恢复正常。2020年12月中旬复诊,体重增加11kg,12月3日月经来潮,复查血常规、血小板、肝肾功能、血钙、血磷、尿酸、甲状腺功能、性激素六项全部恢复正常。心脏彩超:心脏大小结构功能正常,左室射血分数62%。

六、专家点评

本病例患者19岁青年女性,活动耐量减低3个月,下肢对称性水肿1月余,心肌动态MRI符合扩张型心肌病表现,经治疗后心脏扩张有所改善。肝右叶巨大占位,最大截面约19cm×12cm,中央瘢痕影。同时伴月经稀少1年至停经3个月、体重下降、毛发脱落、血小板增多、高尿酸血症、高钙血症、高磷血症、亚临床甲减等多种异常。经MDT会诊,根据其临床特点、影像学检查,诊断考虑纤维板层肝癌,随后行手术切除,术后病理明确诊断肝细胞腺瘤合并部分癌变。该疾病也较为少见,目前病因尚不明确,需行手术治疗,术后定期随访。患者经过手术后心脏、内分泌代谢症状得到了改善,因此明确疾病背后的病因十分重要。

七、疾病相关文献回顾

肝细胞腺瘤（hepatocellular adenoma，HCA）又称肝腺瘤，是一种不常见的肝实性良性病变，此病好发于青中年女性，以往认为发病机制与长期口服避孕药有关，随着口服避孕药增加，则发病率逐渐上升。此外，糖原贮积病（glycogen storage disease，GSD）患者发生 HCA 的风险增高。男性患者则与服用合成类固醇相关；肥胖、血管异常、口服雄激素、大量抽烟及饮酒也是高危因素。2010 年一项荟萃研究[1]收集 1998—2008 年间发表的国际国内的病例报道共 356 例患者，其中中国 191 例，与国外病例不同，中国病例男性多于女性，191 例患者中女性 72 例，男 / 女为 1.65∶1，女性 72 例，只有 8 例存在口服避孕药史，提示肝脏腺瘤发病机制的复杂性。

目前认为肝细胞腺瘤是由于特殊的基因突变所致，包括转录因子 -1 基因（*TCF-1* 基因）、白介素 -6 信号传感器基因（*IL-6ST* 基因）和 β -Catenin 基因（*CTNNBl* 基因）等。根据遗传学的异常、病理检查结果和临床特征，肝细胞腺瘤分为 5 个亚型。而每一种亚型都有其特定基因的突变、组织形态学特征、危险因素、生物行为和自然史，包括并发症方式。炎症性肝细胞腺瘤具有炎症浸润和明显的血管扩张的特征，其出血趋向明显，恶变风险较低。*TCF-1* 基因突变的肝细胞腺瘤除了出血的风险稍微明显外，主要表现为弥漫性脂肪变性以及糖尿病或腺瘤病和无痛的临床过程。*CTNNBl* 基因突变的肝细胞腺瘤和糖原贮积病肝细胞腺瘤向肝细胞肝癌转化的风险明显增加[2]。

病理特征：肝细胞腺瘤一般为单发，偶尔为多发病灶。病变多呈球形，大小不等，75% 位于肝右叶，多数位于包膜下，有不完全的包膜或无包膜，切面与周围肝脏分界清楚。约 1/3 的瘤体内有坏死、出血。有时可见不规则的纤维瘢痕组织。显微镜下瘤细胞与肝细胞相似，排列为条索或团块状，部分可见脂肪空泡，几乎均有纤维包膜，可见血管但无胆管，部分见肝细胞不典型增生。

临床表现：其临床表现可分为 3 型：隐匿型：多在查体时偶然发现。腹块型：以上腹部包块为主要表现。急腹症型：因瘤内出血或肿瘤破裂腹腔出血而急诊入院，患者因出血导致失血性休克，甚至死亡。也有肿瘤压迫肝外胆道而呈现梗阻性黄疸。多数患者无肝炎病史，乙肝、丙肝等指标阴性。患者出现瘤内和腹腔出血率 25%，癌变率 2.5%，男性恶变率为女性的 10 倍，近期研究发现 β-catenin 基因突变是癌变的主要原因[3,4]。

诊断：组织病理是诊断本病的金标准，术前是否行穿刺活检目前存在争议，因为穿刺可致肿瘤破裂出血、感染、种植转移等并发症，另外穿刺对本病的治疗方案影响不大，因此有许多学者不主张根据穿刺结果作为是否手术的依据。

鉴别诊断：①肝细胞癌：患者多有肝炎病史，AFP 多为阳性，T_1WI 为低或稍高信号，T_2WI 为稍高信号。CT 增强扫描检查典型病灶示快进快出表现。②肝局灶性结节增生：该病极少发生肿物出血坏死，中央瘢痕 T_2WI 示典型高信号影，增强检查明显均匀强化，延迟期也有强化是主要鉴别点。③肝血管瘤：此类患者一般无明显症状体征，若肿物较大，患者多伴有间断腹胀及腹痛等病史。CT 平扫为低密度，增强扫描时动脉期结节样强化，强化程度与血管密度一致，门脉期强化范围向中心填充，特征性表现为"早出晚归"，延迟期病灶完全充填呈高或稍高密度。④纤维板层肝癌（fibrolamellar carcinoma of liver，FLC）是一种罕见的肝癌，常见于 40 岁以下的青少年和成年人。这种类型的肝癌与其他类型的肝癌不同，FLC 发生在拥有健康肝脏的人中，而其他肝癌往往会发生在酒精性肝炎或病毒性肝炎的患者中。发病可能是基因异常导致的。分子遗传学的最新进展已证明 19 号染色体上的独特缺失导致功能性 DNA-KB1-PRKACA 嵌合转录物的转录，可能在 FLC 的形成中起着至关重要的作用[5,6]，但是具体机制仍有待研究。

FLC 初发时，许多患者没有症状。当肿瘤变大时，主要表现为一些非特异症状：腹部、肩膀或背部疼痛，恶心和呕吐，食欲缺乏和体重减轻，黄疸（皮肤发黄）等。通常根据患者的临床表现和影像学检查来诊断 FLC。肿瘤标志物在 FLC 多数为阴性。病理学是确诊的金标准。在 CT 扫描中，FLC 通常表现为非肝硬化性肝脏增大，肝内有清晰、异质性增大的肿块。可能存在中央瘢痕和 / 或钙化。在肝脏 MRI 上存在可变性，在 62% 的病例中，FLC 表现为 T_1 低信号；在 54% 的病例中，FLC 表现为 T_2 高信号。中央瘢痕在 T_1 和 T_2 图像上都是低信号。

组织病理是建立诊断的金标准。总的来说，FLC 形成了单个的、大的、牢固的、边界清楚的肿瘤，可以将其包封。切开的表面显示出灰白色的纤维带，将肿瘤细分成较小的结节，类似于局灶性结节增生。显微镜检查通常可发现分化良好的大的多角形肿瘤细胞，具有嗜酸性的透明细胞质体和丰富的纤维基质，排列在肿瘤细胞周围的薄平行薄片中。

治疗及预后：肝腺瘤有破裂出血的风险及恶变的倾向，如果无明显手术禁忌证应尽早手术治疗，除了手术治疗外还有射频或微波消融、肝动脉栓塞等[7]。及早手术切除可减少复发、防止恶变、消除破裂出血风险，同时术后行定期随访也十分重要。

（杨 静 周瑞林 张丽华）

参 考 文 献

［1］ LIN H, VAN DEN ESSCHERT J, LIU C, et al. Systematic review of hepatocellular adenoma in China and other regions [J]. J Gastroenterol Hepatol, 2011, 26 (1): 28-35.

［2］ SHANBHOGUE AK, PRASAD SR, TAKAHASHI N, et al. Recent advances in cytogenetics and molecular biology of adult hepatocellular tumors: implications for imaging and management [J]. Radiology, 2011, 258 (3): 673-693.

［3］ STOOT JH, COELEN RJ, DE JONQ MC, et al. Malignant transformation of hepatocellular adenomas into hepatocellular carcinomas: a systematic review including more than 1600 adenoma cases [J]. HPB (Oxford), 2010, 12 (8): 509-522.

［4］ SHAH SM, KAMBOJ AK, CLEARY SP. Large Hepatic Mass in an Adolescent Male [J]. Gastroenterology, 2018, 155 (4): e9-e10.

［5］ GRAHAM RP, LACKNER C, TERRACCIANO L, et al. Fibrolamellar carcinoma in the Carney complex: PRKAR1A loss instead of the classic DNAJB1-PRKACA fusion [J]. Hepatology, 2018, 68 (4): 1441-1447.

［6］ ANDERSEN JB. Fibrolamellar hepatocellular carcinoma: a rare but distinct type of liver cancer [J]. Gastroenterology, 2015, 148 (4): 707-710.

［7］ LAURENT A, DOKMAK S, NAULT JC, et al. European experience of 573 liver resections for hepatocellular adenoma: a cross-sectional study by the AFC-HCA-2013 study group [J]. HPB (Oxford), 2016, 18 (9): 748-755.

11 扑朔迷离的巨大纵隔占位

一、专家导读

57岁女性,因"胃痛"行胸部CT检查,意外发现巨大前纵隔占位,伴肺部多发结节。两次病灶穿刺活检,辗转多家医院,仍难以确诊。最终来北京协和医院,经多学科协作后顺利完成纵隔巨大占位完整切除。然而,纵隔病灶完整切除后就能确诊吗?病理作为"金标准"能否带给我们答案?当仅凭病理仍难以确诊时,后续诊疗又该何去何从?术后包括临床、影像、病理等多维度的多学科会诊,又能带来怎样的提示?

二、病例介绍

[患者] 女性,57岁。

[主诉] 发现纵隔占位5月余。

[现病史] 患者2020年3月3日因"胃痛"(予质子泵抑制剂后症状缓解,其后针对纵隔肿物就诊过程中未再发)于外院行胸部增强CT提示前纵隔占位,伴肺部多发结节,怀疑为"恶性肿瘤,肺部转移"。进一步行PET-CT:前纵隔占位:10.9cm×5.1cm,SUVmax 4.8,伴多发肺部结节(大者1.2cm×1.0cm,SUVmax 1.2~2.4),"倾向Castleman病"。同时发现全血细胞减少(WBC $1.45×10^9$/L,Neut $0.92×10^9$/L,Hb 95g/L,Plt $24×10^9$/L)。骨髓涂片:有核细胞少。于当地医院进行两次纵隔占位穿刺活检,2020年3月24日首次穿刺提示胶原纤维组织,其内见较多成熟浆细胞浸润;2020年4月10日第二次穿刺病理诊断胶原纤维组织伴坏死,查见较多淋巴细胞、浆细胞浸润,免疫组化提示浆细胞增生性病变,伴胶原变性及淀粉样变。外送北京某医院行病理会诊:疑似浆细胞肿瘤。因难以明确诊断,2020年8月来北京协和医院血液科门诊就诊,血常规:WBC $1.66×10^9$/L,Neut $1.07×10^9$/L,Hb 102g/L,MCV 92.7fl,Plt $91×10^9$/L,Ret% 0.66%;生化:Alb 42g/L,Cr 93μmol/L,ALP 75U/L;IgG 24.49g/L

（7-17），CRP 0.22mg/L，ESR 113mm/h；ANA（+）S1：160，IL-6 2.7pg/ml；CMV/EBV-DNA（-）；血 IFE 阴性，尿 IFE kappa+；血 FLC kappa 390，lam 70.3，ratio 5.54。胸部增强 CT 提示前纵隔占位、肺部结节及囊泡影（图 11-1）。根据临床表现和检查结果怀疑浆细胞型 Castleman 病。2020 年 8 月 10 日于北京协和医院胸外科经剑突入路 VATS 纵隔巨大肿物切除术，完整切除胸腺及肿物，术后大体病理：灰黄不整形组织一块，15cm×12cm×7cm，表面被包膜，光滑。病理结果符合"硬化性纵隔炎"。起病以来，患者有乏力、食欲下降，体重尚稳定。既往体健，个人史、月经婚育史、家族史无特殊。查体：T 36.3℃，P 80 次 /min，R 18 次 /min，BP 127/83mmHg，SpO₂ 98%（自然状态），轻度贫血貌，心肺腹无阳性体征。

[影像学资料]（2020 年 8 月北京协和医院）双肺弥漫多发大小不等结节，大者长径约 1.5cm。双肺散在类圆形透亮影。气管支气管通畅，前纵隔多发团块影，部分融合，大者约 6cm×3.5cm，其内多发斑点状钙化，增强扫描轻度强化（图 11-1E、F），周围可见迂曲、浅淡显影血管。前纵隔占位，间叶组织来源可能；双肺多发结节，可符合原发病受累；双肺散在肺大疱（图 11-1）。

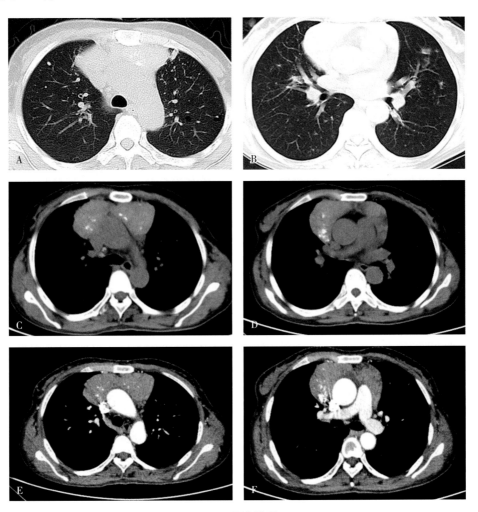

图 11-1　颈胸增强 CT
A、B. 平扫肺窗；C、D. 平扫纵隔窗；E、F. 增强纵隔窗。

[**目前诊断**] 前纵隔占位、肺部结节待查；硬化性纵隔炎？浆细胞型 Castleman 病？浆细胞瘤？

三、主治医师总结病例特点和主要诊断，提出会诊目的

血液科张路：中年女性，病程隐匿，最突出的表现是纵隔巨大占位，此外尚存在全血细胞减少、炎症指标升高、免疫球蛋白升高、肺部结节和囊泡等表现。从临床、影像学、外院初步穿刺病理（浆细胞浸润）来看，非常像多中心型 Castleman 病（CD）（浆细胞型）。但该病的诊断完全依赖病理，临床表现用于诊断的特异性不强，故创造条件，多学科协作后完整切除前纵隔占位。始料未及的是，完整纵隔占位的病理检查结果，既不支持 CD，也不支持外院穿刺病理提示的"浆细胞肿瘤"，而是考虑"硬化性纵隔炎"，但该诊断又与临床表现不符。原本以为巨大肿物切除后便可确诊，而手术病理回报后，反倒更加扑朔迷离，故提请多学科会诊，会诊目的：①切除后病理提示"硬化性纵隔炎"，但似与患者临床表现不符，难以解释病情全貌。希望通过多学科会诊，进一步明确患者的诊断，尤其是在硬化性纵隔炎、CD、浆细胞瘤这几个潜在疾病进行进一步鉴别。②讨论患者后续的诊疗计划，包括还需进一步完善的辅助检查以及后续的治疗策略。

四、多学科会诊意见

放射科张伟宏：胸部 CT 最突出的异常表现为纵隔占位和肺内结节。对 CT 影像进行 3D 重建，可见肺内多发结节，有融合，沿支气管血管束分布，胸膜下也可见结节分布。除肺内结节外，还可见散在囊泡影。前纵隔占位，其内多发斑点状钙化，增强扫描轻度强化。对比患者在 2020 年 6 月和 8 月分别拍摄的胸部 CT，可见病变区域变化并不明显，推测病灶呈惰性进展。单从肺部影像角度，存在肺内多发结节、囊泡影，需要与淀粉样变、淋巴管肌瘤病、朗格汉斯细胞组织细胞增生症、黏膜相关淋巴组织淋巴瘤、CD 等鉴别。

核医学科霍力：首先结合患者外院 PET 表现，针对三种潜在鉴别诊断（硬化性纵隔炎、CD、浆细胞瘤）的 PET 表现进行分析：多数硬化性纵隔炎继发于组织胞浆菌感染，而患者本身无感染征象，为不支持点；浆细胞瘤 PET 罕有肺部受累，本例肺内高信号占位不支持；Castleman 病方面，患者 PET-CT 表现与北京协和医院既往 CD（浆细胞型）病例类似，可符合多中心 CD（浆细胞型）的 PET-CT 表现。同时既往文献中的该病 ^{18}F-FDG-PET 表现 SUV 最大值在 2.5~17.1 范围内，该患者符合这一征象，故考虑多中心 Castleman 病不能除外。最后强调 ^{18}F-FDG-PET 主要功能还是给病理科医生提示高代谢部位作为活检摘取部位选择的依据，具体诊断还需根据病理提示准确信息。

胸外科李力：患者于 2020 年 8 月 10 日于胸外科行剑突入路 VATS 纵隔巨大肿物切除术，并完整切除胸腺及肿物，手术过程顺利。术中见肿物有包膜，与正常组织的间隙存在。切除肿物 15cm × 12cm × 7cm，质地较硬。

病理科卢朝辉：切除肿块的大体境界清晰，包膜完整，结合镜下所见，符合硬化性纵隔炎的前期病理诊断。硬化性纵隔炎有广义和狭义之分，其中狭义是特发性的硬化性纵隔炎，其临床表现和部分病理表现（境界不清、广泛粘连）与本患者不符，基本可排除；广义是由某些

基础疾病(如 CD、Rosai-Dorfman 病、IgG4 相关疾病、浆细胞病等)晚期所引起的纤维化 / 硬化而表现出的继发性硬化性纵隔炎。本患者病理标本镜下表现大量胶原纤维增生,玻璃样变,存在淀粉样变 / 钙化,仅有少量淋巴组织,并未看到既往穿刺提示的大量浆细胞浸润(图11-2),与浆细胞型 CD 病理标本中大量浆细胞浸润不一致,因此认为病理诊断不支持该病。但不能完全除外 CD 进展到终末阶段表现出的继发性硬化性纵隔炎的可能。Rosai-Dorfman病末阶段虽也会出现纤维化与大量浆细胞浸润,但该患者病理切片中,无组织细胞、大细胞增生等病理表现,故排除。IgG4 相关疾病方面,患者 IgG4 染色阴性,基本不考虑。最后,浆细胞病,尤其是浆细胞病所致淀粉样变,可以有本患者的病理表现。患者病理切片(图 11-2)镜下可见大量胶原纤维增生、玻璃样变,存在大量淀粉样物质 / 钙化,需要高度警惕浆细胞病所致淀粉样变的可能。推测患者肺部结节可能也是淀粉样变表现,如有条件,可以进行肺部结节活检。

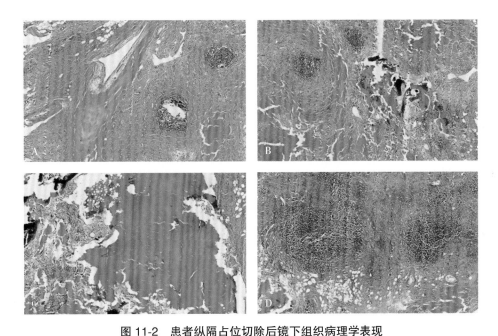

图 11-2 患者纵隔占位切除后镜下组织病理学表现
可见大量胶原纤维增生,玻璃样变(A. HE,×20);存在淀粉样变 / 钙化(B. HE,×20;C. HE,×40);
仅有少量淋巴组织,并未看到既往穿刺提示的大量浆细胞浸润(D. HE,×40)。

呼吸科施举红: 根据患者临床表现、病情进展、影像征象、血沉快提示炎症等情况,从临床上首先考虑浆细胞型 CD。鉴别诊断方面需要重点排除感染性疾病。如有条件,可完善肺活检;现有纵隔占位病理标本可以考虑增加切片层面,进一步寻找浆细胞、淋巴细胞浸润的证据。

风湿免疫科张文: 从临床表现上不支持 IgG4 相关疾病,更符合多中心型 CD。另外,追问病史,患者存在口干、眼干症状,辅助检查有血细胞减少、ANA(+)S1∶160 阳性,建议进一步完善抗核抗体谱等检查除外包括干燥综合征在内的结缔组织病。

消化内科李景南: 支持拟诊 CD,但考虑患者起病症状为"胃疼",追问病史,知其曾使用质子泵抑制剂后症状好转,从未进行内镜检查。如有条件,可行胃镜探查是否存在其他病变。

多学科会诊意见总结

血液科李剑：门诊接诊该患者时，发现其临床表现(纵隔占位、肺部结节、囊泡、高炎症状态)非常符合CD。多中心型CD是一种罕见的淋巴增殖性疾病，推测发病率仅有2/百万左右。该病表现不特异，可有包括肺部受累、肾脏受累、水肿、浆膜腔积液等多种临床表现。实验室检测可发现CRP、IgG、血沉、多克隆免疫球蛋白增高。北京协和医院诊疗该病患者的经验较为丰富，经过多年的临床研究，目前采用非脉冲式的持续、缓慢的治疗策略针对此类患者进行治疗，使用包括沙利度胺、环磷酰胺、地塞米松等在内的免疫调节治疗为主。此种治疗理念也跟国际上主流的治疗该病的理念一致，即司妥昔单抗(Siltuximab)，每3周1次持续用药，不过该药在国内尚未上市。Castleman病的诊断依赖病理，从今天讨论的结果来看，虽然临床上非常支持多中心型CD，但完整切除的纵隔占位病理并不支持这一诊断。说明在诊断思路上需要进行调整。

就本患者而言，尿免疫固定电泳kappa阳性，血游离轻链比值升高，存在单克隆丙种球蛋白证据，结合病理标本中发现的淀粉样物质，考虑患者诊断更加倾向于轻链型淀粉样变，该病可有心脏、肾脏、肝脏、骨髓、肺部等受累，也可在局部形成"淀粉样变瘤"的表现，CT上可表现为占位，PET上也可有SUV值升高。后续可进一步对包括心脏在内的其他潜在受累脏器进行评估。若评估后提示仅有纵隔和肺部受累，且目前临床整体呈惰性，可先不予针对浆细胞的治疗，暂随访观察。当然，如果病理科能进一步对标本进行检查，再补充诸如肺部穿刺活检等病理材料，若病理诊断符合CD，结合临床仍需考虑多中心型该病。

心内科张抒扬：根据患者情况与上述讨论，仍需病理科就目前已摘除纵隔占位再行观察，以进一步排查CD。若有条件，可针对肺部病变予以活检，进一步明确病因。此外，还可针对心脏等其他脏器受累情况进行排查，暂随访观察。

五、结局及转归

患者2020年10月22日进行多学科会诊后，根据会诊意见完善了抗核抗体谱检测，除ANA 1∶160阳性外，尚存在抗SSA强阳性、抗Ro52强阳性，高度怀疑背后存在系统性结缔组织病，也许可解释患者全血细胞减少。患者目前已返回当地医院，风湿免疫科、血液科规律随诊中。

六、专家点评

本例患者从临床表现(纵隔占位、贫血、高炎症状态、IgG升高等[1])、影像学发现(CD可有纵隔占位、肺部结节及囊泡[2]，PET上亦可有类似本患的表现)和外院初步穿刺病理提示(较多浆细胞浸润)来看，非常支持多中心型CD的诊断，这是一种罕见的淋巴增殖性疾病，推测发病率仅有2/百万。该病的诊断完全依赖病理，而完整切除病灶所获得的病理标本，对诊断更加有意义。本患者虽经完整切除病灶组织，经病理科详细阅片后仍难诊断

Castleman 病,这时就需要跳出思维定式,及时调整思路,再次梳理可能遗漏的蛛丝马迹。本例患者可见 ANA 低滴度阳性,虽然多中心型 CD 患者也可能存在低滴度的 ANA 抗体,但本患者一方面暂无确凿证据可诊断该病,另一方面尚存在口眼干、全血细胞减少等情况,需要警惕是否存在结缔组织病可能。不过即使结缔组织病也很难解释患者全貌,尤其是单克隆丙种球蛋白证据及淀粉样变。本患者的最终确诊还有赖于进一步的随诊和观察。

七、疾病相关文献回顾

浆细胞型 Castleman 病(Castleman disease,CD)又称巨大淋巴结病或血管滤泡性淋巴结增生症,是一种纳入 2018 年国家卫健委《第一批罕见病目录》的淋巴组织增生性疾病,1956 年由 Benjamin Castleman 首次报道。临床上根据肿大淋巴结数目和器官受累情况将 CD 分为单中心型(unicentric CD,UCD)和多中心型(multicentric CD,MCD)[3-5]。前者累及单个淋巴结区域,可手术治愈;后者可累及多个淋巴结区域,多有全身症状。根据是否感染人类疱疹病毒 -8(HHV-8),MCD 又可进一步分为 HHV-8 阳性的 MCD 和 HHV-8 阴性的 MCD。后者又称特发性 MCD(idiopathic MCD,iMCD)[1]。

病因和发病率:CD 较为公认的发病机制包括白细胞介素 -6(IL-6)和前文提到的 HHV-8。其他可能(但尚未获得公认)的机制还包括系统性炎症性疾病、除白细胞介素 -6 之外的其他细胞因子、除 HHV-8 外的其他病毒感染(如 Epstein-Bar 病毒等)[3]。CD 是一种罕见病,发病率仅约 2/百万,美国每年新增病例约 5 600 例。中国暂无明确的发病率数据,若以美国发病率数据推测,估计每年新增病例 2 万~3 万例。UCD 的发病率相对较高,常发生于 20~30 岁人群,男女发病率近似;MCD 的发病率相对较低,常发生于 40~60 岁人群,男性略多。艾滋病人群的 CD 发病率明显高于正常人群。

临床表现:UCD 往往仅表现为淋巴结肿大,多无全身症状。肿大淋巴结的中位直径约 5.5cm,常见于胸部(24%)、颈部(20%)、腹部(18%)、腹膜后(14%)。部分 UCD 患者可能会合并副肿瘤性天疱疮、闭塞性细支气管炎以及生长发育迟缓。MCD 除多发淋巴结肿大外,往往还会有发热、盗汗、乏力、体重下降、贫血、肝功能异常、肾功能不全、肺部受累和容量负荷过多(全身水肿、胸腔积液、腹水等)等全身表现。

诊断:CD 的诊断完全依赖病理,对于临床上怀疑的病例(例如存在淋巴结肿大及前述症状),应进行淋巴结活检。CD 在病理上可以分为透明血管型、浆细胞型和混合型三种类型:①透明血管型:镜下可见异常的淋巴滤泡和萎缩或退化的生发中心,周围可见小淋巴细胞组成的宽阔覆盖区域。可见数根小血管穿入,血管内皮明显肿胀,管壁增厚,后期呈玻璃样改变。血管周围有数量不一的嗜酸性或透明状物质分布。还可见到 2 个或更多紧密相邻的萎缩生发中心被一个小淋巴细胞组成的覆盖区域包围。退化的生发中心通常呈透明样化,其内的淋巴细胞减少,主要由大量残余的滤泡树突状细胞组成,会产生按同心形排列呈典型的"洋葱皮样"外观。②浆细胞型:镜下可见增生性 B 细胞滤泡(生发中心),通常也有一些退化的滤泡。滤泡间区富含血供且可见成片的浆细胞。生发中心可见较为典型的反应性特征(核分裂象易见、包含细胞凋亡碎片的巨噬细胞等)。该型一般缺乏前述的"洋葱皮样"典型外观。③混合型:兼具透明血管型和浆细胞型特征的组织学特征。

需要指出的是,即使病理明确提示为 CD,根据 2017 年发表的该病诊疗共识[1],对于存在其他明确可引起淋巴结肿大及机体高炎症临床表现的基础疾病(如淋巴瘤、IgG4 相关疾病、系统性红斑狼疮等)的患者,不再诊断为 CD,而考虑为相关基础疾病伴发的淋巴结"Castleman 样"(Castleman-like)病理改变。

对于本患者而言,目前病理经充分取材和仔细阅片,仍无法确诊为 CD,故虽然临床表现有所提示,但考虑到临床表现的特异性不强而病理诊断对该病的重要作用,经多科讨论后暂不考虑 CD 的诊断。

治疗:UCD 的治疗主要依靠手术,完整切除受累淋巴结是目前相对公认的治疗 UCD 的金标准,许多患者可经手术治愈。与 UCD 不同,MCD 的治疗尚无标准治疗方案,治疗选择包括观察等待、糖皮质激素、传统联合化疗、免疫调节治疗、靶向药物(如针对 IL-6 的司妥昔单抗)治疗等。对于合并 HHV-8 感染的病例,利妥昔单抗有较好的疗效。

预后:UCD 预后较好,5 年生存率可达 90% 以上;MCD 预后较差,既往报道 5 年死亡率高达 23%~49%[6-7],不过近年来诊疗水平进步,5 年生存率有所提高。例如,根据 2016 年北京协和医院报道,MCD 患者的 5 年生存率约 85.5%[8]。

(张 路 李 剑)

参 考 文 献

[1] FAJGENBAUM DC, ULDRICK TS, BAGG A, et al. International, evidence-based consensus diagnostic criteria for HHV-8-negative/idiopathic multicentric Castleman disease [J]. Blood, 2017, 129 (12): 1646-1657.

[2] MA W, LI J, ZHANG L. A case of idiopathic multicentric Castleman disease presenting with diffuse lung cysts: how to evaluate treatment response？ [J]. Ann Hematol, 2020, 99 (6): 1401-1402.

[3] 张路, 李剑. Castleman 发病机制研究进展 [J]. 中国医学科学院学报, 2016, 38 (1): 118-121.

[4] 张路, 李剑. 多中心型 Castleman 病的治疗进展 [J]. 国际药学研究杂志, 2017, 44 (2): 162-166.

[5] 贾鸣男, 张路, 李剑. 特发性多中心型 Castleman 病的诊疗进展 [J]. 中国肿瘤临床, 2019, 46 (11): 541-545.

[6] ZHANG X, RAO H, XU X, et al. Clinical characteristics and outcomes of Castleman disease: a multicenter study of 185 Chinese patients [J]. Cancer Sci, 2018, 109 (1): 199-206.

[7] SEO S, YOO C, YOON DH, et al. Clinical features and outcomes in patients with human immunodeficiency virus-negative, multicentric Castleman's disease: a single medical center experience [J]. Blood Res, 2014, 49 (4): 253-258.

[8] ZHANG L, LI Z, CAO X, et al. Clinical spectrum and survival analysis of 145 cases of HIV-negative Castlemans disease: renal function is an Important prognostic factor [J]. Sci Rep, 2016, 6: 23831.

12 结节性硬化症产妇及新生儿

一、专家导读

30岁结节性硬化症女患者已确诊5年,无意间发现自己怀孕,医生建议患者进行产前遗传学咨询,但患者妊娠中未按医嘱行产前遗传学咨询及胎儿评估。2020年9月23日分娩一名男婴,表现为心脏多发横纹肌瘤及颅内室管膜下巨细胞星形细胞瘤,考虑罹患结节性硬化症,新生命的喜悦骤变成新的烦恼,妈妈和宝宝如何救治? 北京协和医院组织了罕见病紧急多学科会诊。

二、病例介绍

[患者] 女性,30岁。

[主诉] 诊断结节性硬化症5年,分娩男婴1个月。

[现病史] 2015年1月患者因"腹痛、高热、血尿"就诊当地医院,腹部CT检查发现双肾多发结节影,伴有局部脓肿可能,予抗感染治疗后症状缓解。2015年2月就诊北京协和医院,查血常规、肝肾功能大致正常;肺功能:FEV_1 2.25L(74.7%pred),FVC 2.55L(73.6%pred),TLC 4.64L(82.1%pred),DLCO 7.83L(87.3%pred)。查胸腹盆部CT:双肺多发囊性改变,伴双肺多发结节,肝脏多发错构瘤,双肾多发血管肌脂瘤(angiomyolipoma,AML),胸腰椎多发高密度影。头颅MRI:脑部室管膜下多发结节影。眼科会诊:视网膜多发结节。口腔会诊:口腔黏膜内多发纤维增生。伴有面部及甲周多发纤维瘤。基因检测:*TSC2*基因杂合突变(c.4313_4314insGGGCCAGCCC;p.E1442Gfs*85)。考虑诊断结节性硬化症(tuberous sclerosis complex,TSC),受累脏器主要有肺、肾脏、肝脏、脑、骨骼、眼、口腔和皮肤等。患者面部及甲周多发纤维瘤,后背皮肤色素脱色斑。病程中无癫痫史,无气胸、乳糜胸史,无明显呼吸困难,无视物不清。2015年2月开始服用西罗莫司2mg/d治疗,血药浓度维

持在 4.4~6.2ng/ml,治疗后患者肺部结节、肝脏及肾错构瘤、眼底结节均较前缩小。肺功能大致稳定。2020 年 1 月患者发现怀孕,妊娠过程顺利。2020 年 9 月 23 日剖宫产分娩一男婴,出生时体重 3.28kg。2020 年 9 月 26 日男婴心脏超声:室壁及室间隔可见多个高回声团,最大者位于心尖,大小 34mm×26mm;其中右室流出道邻近肺动脉瓣有 10mm×9mm 结节,肺动脉瓣流速较快。男婴头部 MRI:可见室管膜下巨细胞星形细胞瘤(subependymal giant cell astrocytoma,SEGA),约 1.5cm×1.0cm 大小。男婴暂无癫痫发作,无发绀及双下肢水肿。

[既往史] 无其他特殊。

[查体] 患者及患儿均未能到场。

[诊断] 结节性硬化症(肾脏、肺、脑、皮肤、眼、肝脏、骨骼受累)。

三、主治医师总结病例特点和主要诊断,提出会诊目的

呼吸与危重症医学科徐凯峰: 患者诊断 TSC 明确,存在多系统受累,近期分娩一名存在心脏横纹肌瘤和脑部 SEGA 的 TSC 患儿,本次会诊目的:①新生儿 TSC 诊断与评估。②新生儿 TSC 症状的观察,以及干预性治疗的时机及方法。③关于产前和妊娠中的遗传咨询,如何避免一个 TSC 患者的出生?④患者因为妊娠已经从 2019 年 7 月停用西罗莫司,目前是否需要开始治疗?如果使用西罗莫司,对哺乳有无影响?

四、多学科会诊意见

放射科张伟宏: 该患者 2015 年进行全面的影像学检查,2015—2019 年在北京协和医院进行了系列随访影像检查。头颅 MRI 显示多发室管膜下结节及局灶性皮层发育不良,符合典型的 TSC 颅内改变;胸部 CT 显示双肺多发囊性改变符合淋巴管肌瘤病(lymphangioleiomyomatosis,LAM)改变,同时伴有多发小结节,是 TSC 患者的两个主要肺部影像学改变。骨窗提示多处椎体出现斑状高密度灶,这在 TSC 患者中很常见,如果不熟悉 TSC 的影像征象,可能会误诊为成骨性转移肿瘤,TSC 患者常合并骨骼的改变,需引起大家重视。该患者的腹部 CT 提示肝脏及肾脏都存在病变:肝左叶出现含有脂肪密度的结节,肾脏多发占位性病变,部分病灶含有脂肪密度,部分病灶强化伴有坏死,CTA 重建提示合并肾动脉瘤,需要警惕出血的危险。TSC 患者伴有肾脏 AML 是其特征性表现,常常双侧、多发,严重时病变弥漫分布,突破肾脏包膜,向上累及到膈肌下、向下到达盆腔。AML 可分为典型 AML、乏脂 AML 以及上皮样 AML,后者具有潜在恶性风险,需要警惕。该患者服用雷帕霉素靶蛋白(mammalian target of rapamycin,mTOR)抑制剂药物西罗莫司(又称雷帕霉素)治疗后定期随访肾脏占位明显缩小,前 6 个月病灶缩小显著,部分病灶体积缩小了约 60%,随后随访的 5 年中病灶体积缩小似乎进入平台期。此外肺部结节亦较前缩小。男婴外院头颅平扫 MRI 显示侧脑室内多发室管膜下结节及 SEGA,后者位于室间孔附近,约 1.5cm×1.0cm 大小,同时伴有右侧脑室扩张,另外多处可疑皮层结节,以上表现符合典型的 TSC 神经系统改变,需要警惕 SEGA 逐渐长大,加重脑积水。

核医学科霍力: 该患者存在骨骼的多发受累,对于骨骼病变的患者,可以采用全身骨扫描评估骨骼受累范围。此外 LAM 可采用新的诊断方法 ^{68}Ga-NEB PET/CT 显像明确肺部淋

巴管受累情况。对于怀疑淋巴管相关疾病的患者亦可采用 ^{68}Ga-NEB PET/CT 显像进一步明确，该方法较传统方法更加敏感及快捷。

超声医学科欧阳云淑: 结节性硬化症的产前诊断,胎儿期常表现为心脏横纹肌瘤、颅脑结节、肾脏错构瘤或囊肿病变。至少两个重要脏器受累即可诊断新生儿 TSC。近些年随着二代测序的发展,全外显子基因检查使得诊断准确性达到新高度。14 周可以做绒毛膜活检,24 周前可以进行羊水穿刺。对于合并有心脏横纹肌瘤等 TSC 表现的胎儿,可以进行基因检测明确诊断。北京协和医院最近 12 年共发现 5 例合并心脏横纹肌瘤的 TSC 胎儿,胎儿的心脏横纹肌瘤常为多发性,多数位于心肌内,少部分位于瓣膜、心室流出道或传导系统,多数患者不引起症状,可以自行消退,但是该患者累及右心室流出道,可能会引起心功能异常。超声可以发现颅内的结节,但是超声对于早期颅内结节不敏感,头颅 MRI 对于 30 周以后(胎儿活动减少后)诊断颅内室管膜下结节较为敏感。

儿科马明圣: 首先诊断方面患者存在心脏及颅内受累,根据 TSC 诊断标准[1],考虑 TSC 临床诊断明确。如果进一步明确诊断可以进行基因检测。心脏评估:心脏横纹肌瘤多为良性肿瘤,多数可以自发缓解,临床需要监测患儿有无心脏受累表现,评估心电图,了解有无传导阻滞。神经系统方面:需要对患儿仔细进行神经系统查体,评估发育及认知情况,完善脑电图,头部 MRI 可见皮质受累可能,该患者癫痫风险极高,需要高度警惕。有症状的 SEGA 患者可以选择 mTOR 抑制剂或者手术治疗,根据最新指南首选 mTOR 抑制剂治疗[2]。胎儿期及新生儿期是神经系统发育的高峰期,TSC 可能会导致轴突分布、神经传导、突触和神经元形成等一系列神经系统的发育异常,从而导致癫痫发生、神经精神异常、认知障碍和孤独症等,mTOR 抑制剂越早治疗,患儿获益越多,但是药物说明书没有新生儿的适应证且不良反应风险未知,需要充分告知家属。

儿科邱正庆: 该患儿存在心脏横纹肌瘤,右心室流出道流速增快,如果同时伴有心肌酶(CK、CKMB 和 LDH 等)的升高则提示心肌受损,考虑心脏横纹肌瘤已导致心功能异常。新生儿多数可以很好地对视,但该患儿眼神不能对视,需要警惕考虑神经系统受累可能。对于心脏横纹肌瘤,多数可以自发缓解,但是对于伴有流出道梗阻、传导阻滞、心功能不全的患者,建议服用 mTOR 抑制剂及多学科治疗。神经系统首选的治疗方法是 mTOR 抑制剂[3],它可以控制 SEGA 增长,同时减少异常放电,但是也要权衡利弊,mTOR 抑制剂是超处方和超年龄限度用药,并且是用于 1 个月的新生儿,需要权衡利弊,警惕不良反应,有西罗莫司液体及片剂可以选择。该患儿神经系统受累明确,疾病比妈妈更严重,死亡风险高。治疗越早越好,最早的治疗年龄其实是宫内治疗,新英格兰杂志已发表关于怀孕期间服用 mTOR 抑制剂治疗 TSC 胎儿的有效个案[4]。但根据西罗莫司说明书,西罗莫司治疗 12 周内要采取有效的避孕措施。西罗莫司可能对胚胎/胎儿有毒性,可能导致死胎或者胎儿体重减轻。西罗莫司的不良反应与药物剂量相关,建议严格控制患儿的服药剂量,妈妈如果需要服用西罗莫司建议停母乳,密切监测药物不良反应。对于 TSC 患者如果打算怀孕,需要定期监测超声及 MRI,如果发现明显异常,需要 MDT 讨论决定胎儿/婴儿西罗莫司治疗时机。

神经内科柳青: 该 TSC 患儿主要存在 SEGA,且导致侧脑室扩大,需要神经外科评估是否需要手术。因为年龄太小,皮层有无结节暂时不能确定。该患儿很可能会出现癫痫发作,目前不主张提前药物控制癫痫,待癫痫发作后再控制癫痫亦可行,根据指南首选氨己烯酸,但是氨己烯酸目前无药,可选用其他抗癫痫药物,也有较好的控制效果。对于是否需要西罗莫司治疗,患儿心脏及颅内受累,可以考虑西罗莫司治疗。

神经外科窦万臣:TSC常见的表现包括SEGA、室管膜下结节和皮质结节。50%的SEGA位于室间孔附近,如果肿瘤较大,可以阻塞室间孔,导致脑积水,对于SEGA的治疗,药物为首选[3],但如果SEGA生长很快、很大,并导致脑积水可以考虑手术。但是手术不一定能完全切除病变,有复发的风险。有文献报告,SEGA治疗后1/3的患者有复发,治疗首选药物治疗,不得已的情况下可以考虑手术治疗。SEGA常见于儿童及青春期,20岁以后多数停止生长,可以考虑药物治疗到20岁以后,可避免手术。该患儿的肿瘤位置较深,手术风险较大,如果脑积水明显也可以选择进行脑脊液分流,对症处理。多发性室管膜下结节,本身无症状,外科不需要干预。癫痫的患者以药物治疗为主,手术也是一种治疗手段,如果能够明确放电结节,也可以考虑手术切除。

产科蒋宇琳:该患者诊断TSC明确,如果打算妊娠,应该进行产前遗传咨询,且产前诊断相对简单,12周即可进行绒毛膜活检,2周左右出结果,这样14周即可明确,羊水穿刺亦可以明确基因突变,可以避免娩出患病婴儿。对于无意间发现心脏横纹肌瘤的胎儿,亦建议进行遗传学咨询排除TSC,首选MRI及心脏超声排除。

遗传学刘雅萍:TSC为常染色体显性遗传病,是由于TSC基因突变导致,TSC基因为抑癌基因遵循"二次打击学说"。根据基因突变的类型可以分为Germline和Somatic突变,Germline突变病情多严重,Somatic突变为体细胞突变,受累器官较少,病情可能较轻。该患儿为Germline突变,病情较重,临床表型可与母亲不同。

眼科张潇:患者眼底对于TSC的诊断及治疗效果的随访提供依据。该患者视网膜存在3处病灶,西罗莫司治疗后视网膜结节明显缩小,患者停药后6个月视网膜结节恢复到治疗前水平,眼科的OCT可以评估TSC眼部病变,药物治疗多数有效,一般不需要手术治疗。

泌尿外科张玉石:TSC患者常见的肾脏受累表现包括AML、肾细胞癌和肾囊肿。80%患者存在肾脏AML,双侧,多发,病变较大,较容易出血及栓塞。TSC肾脏病变是导致患者死亡的主要原因,死亡原因主要包括肾衰竭、出血和肾动脉栓塞,部分患者由于感染导致感染性休克死亡。3cm以上的AML建议首选mTOR抑制剂治疗,根据我们自己的文献mTOR抑制剂治疗3个月后AML缩小50%,但是停药后AML恢复至治疗前水平。手术治疗主要包括AML切除、栓塞及肾脏切除。对于药物治疗效果不佳,或者错构瘤较大出血风险较高的患者,可以考虑手术治疗。

营养科李融融:患儿目前母乳喂养方式,母乳喂养和其他新生儿无差异。母乳喂养:85~100kcal/(kg·d)。如果需要配方奶喂养:可以100~110kcal/(kg·d)。如何判断喂养是否充足?喂养充足的指标包括婴儿尿量充足:8~10次/d;哺乳后婴儿可安睡2~3小时;测量累积哺乳量/天(哺乳量/次:婴儿哺乳前后体重变化);监测生长发育状况。该患儿存在心功能异常可能,需要控制钠盐的摄入。SEGA伴有脑水肿,警惕颅内高压,建议限制水钠摄入。检测eGFR,必要时优质蛋白治疗。男婴LAM发生风险低,较少出现乳糜胸,暂不需要中链甘油三酯配方奶。如果患者进行西罗莫司治疗,进食可能会影响药物浓度,建议保持规律定量的喂养方式,避免过大的摄入波动。

心内科田庄:患儿存在心脏多发横纹肌瘤,多数患儿横纹肌瘤可自行消退,且多数不引起症状。但是该患儿心脏横纹肌瘤在右室流出道,伴有右室流出道梗阻表现,建议启动治疗,可以考虑药物治疗,如果药物治疗效果欠佳,考虑外科手术干预。

五、结局及转归

患者产后恢复中，暂未进行针对性治疗和评估，患儿病情观察中。

六、专家点评

TSC 患者临床表现复杂，从胎儿起病，在生长的过程中临床表型在不停地变化，胎儿主要累及心脏及颅脑，随着年龄增长，逐渐出现肾脏、肝脏和肺部等其他脏器的受累。早期治疗对患者的预后有帮助，文献报道在胎儿期药物治疗的案例为 TSC 早期治疗提供借鉴作用。北京协和医院针对 TSC 的 MDT 已经成立多年，希望 MDT 成员进一步扩大，为 TSC 患者提供更全面的帮助。

男婴诊断评估：男婴临床诊断 TSC 明确，考虑进一步基因检测。目前患儿有心脏及脑部的受累，需要完善脑电图、心电图、心肌酶及 BNP 等，密切观察患儿有无癫痫症状；有无传导阻滞、心功能不全等脏器受累的表现。此外注意监测其他脏器受累的表现。

男婴治疗：患儿有右室流出道梗阻，SEGA 及侧脑室增宽，有治疗指征，首先考虑使用 mTOR 抑制剂治疗，同时注意规律定量的喂养方式，维持药物浓度稳定，监测药物不良反应，但是西罗莫司属于超适应证用药，特别是用于新生儿缺乏经验，应该充分告知患者家属并取得知情同意。如果药物治疗效果欠佳，可以考虑手术治疗。

TSC 患者妊娠遗传学咨询：①首先，TSC 患者，无论男女，均需要提前进行基因检测，了解自身基因突变情况，如果有计划怀孕，需要事先做好遗传咨询。②其次，患者妊娠前需要医生综合评估病情是否能够承受妊娠，以及如何规避潜在病情加重的风险。其中必须包括的是妊娠前的遗传咨询。③妊娠后需要在 12 周左右进行绒毛膜活检，20 周前可进行羊水穿刺明确胎儿是否罹患 TSC，此外妊娠过程中可以通过胎儿心脏超声及头颅 MRI 了解胎儿情况。④如果发现胎儿罹患 TSC，建议 MDT 讨论决定是否继续妊娠，或者治疗方法。

TSC 妈妈的治疗：对于妈妈本身考虑要恢复 mTOR 抑制剂治疗，治疗过程中停止母乳喂养。如果继续母乳喂养，需要更密切观察新生儿体内的西罗莫司药物浓度。

七、疾病相关文献回顾

结节性硬化症（tuberous sclerosis complex，TSC）是多系统受累的遗传性疾病，主要表现为脑、眼、心脏、肺、肝脏、肾脏和皮肤的多发性良性错构瘤。该病是一种常染色体显性遗传病，该病由 *TSC1* 或 *TSC2* 基因突变引起。其中 *TSC2* 突变更为常见。TSC 患者临床表型变化很大，即便相同基因型亦可引起不同体征和症状。TSC1 和 TSC2 蛋白在体内以复合体的方式对 mTOR 起抑制作用，当 *TSC1/TSC2* 基因突变引起功能缺陷时，mTOR 过度活化，导致细胞过度增生。

（1）诊断：确诊 TSC 需要满足 2 项主要特征，或 1 项主要特征加至少 2 项次要特征[1]。注意，如果仅为 LAM 和 AML，可以是散发型 LAM，不足以诊断为 TSC。另外 *TSC1* 和 *TSC2* 的基因诊断在 TSC 诊断中也是很重要的依据。

（2）主要特征：

1）黑色素减退斑（≥3个，直径至少5mm）

2）血管纤维瘤（≥3个）或头部纤维斑块

3）指（趾）甲纤维瘤（≥2个）

4）鲨革样斑

5）多个视网膜错构瘤

6）皮质发育不良（包括结节和脑白质放射状迁移线）

7）室管膜下结节

8）SEGA

9）心脏横纹肌瘤

10）LAM

11）血管平滑肌脂肪瘤（≥2个）

（3）次要特征：

1）"斑驳样"皮肤病变（1~2mm黑色素减退斑）

2）牙釉质凹陷（≥3处）

3）口内纤维瘤（≥2个）

4）视网膜色素脱失斑

5）多发性肾囊肿

6）非肾性错构瘤

（4）治疗方式：

1）SEGA的治疗：首先考虑mTOR抑制剂治疗[2]。然而，对于SEGA危及生命的患者，仍可能需要进行外科手术治疗。对于有癫痫的患者，早期控制癫痫发作可以减少患儿的认知行为障碍。

2）肾脏AML的治疗：直径>3cm且生长迅速的AML，推荐mTOR抑制剂治疗作为一线治疗。肿瘤急性出血的患者可以考虑栓塞治疗。手术治疗要尽量保留肾单位。

3）心脏横纹肌瘤的治疗：既往对于有流出道梗阻的心脏横纹肌瘤的新生儿，首选手术。最近有报道指出mTOR抑制剂可以治疗TSC婴儿的心脏横纹肌瘤[4]。

LAM：首选mTOR抑制剂治疗[5]。

（5）随访：

1）中枢神经系统：<25岁的无症状患者，每隔1~3年进行头颅MRI；25岁以后没有SEGA的患者不需要继续影像学监测，有症状的SEGA儿童应终生MRI监测，因为SEGA有增大的可能性。至少每年对认知、智力、神经精神功能进行一次筛选。对于已知或疑似癫痫发作的患者应进行常规脑电图检查。

2）肾脏：每隔1~3年行腹部MRI评估肾脏AML及囊肿的进展。每年评估肾功能（包括eGFR）和血压。

3）心脏：对于无症状的婴儿和有心脏横纹肌瘤的儿童，每隔1~3年行超声心动图检查，直至心脏横纹肌瘤消退。有症状的患者需要更频繁的评估，或行心肌MRI进一步评估。

4）肺部：18岁以上或有呼吸道症状的女性，对LAM症状（包括劳力性呼吸困难和呼吸短促）进行筛查。无症状女性，每5~10年行HRCT评估肺部囊性改变。有肺部囊性改变的患者应每年评估肺功能,每 2~3 年行 HRCT 评估肺部囊性改变。

5)遗传学咨询:对于 TSC 患者,产前遗传学咨询是必需的。分子遗传学检测,对于家庭成员中发现了 *TSC1* 或 *TSC2* 致病性变异,应该对计划妊娠的遗传高风险孕妇进行产前基因检测及胎儿遗传学诊断。对于尚未发现 *TSC1* 或 *TSC2* 致病性变异的家庭,可以进行心脏超声检查,胎儿 MRI 可用于评估胎儿 TSC 的风险。

（徐文帅　徐凯峰）

参 考 文 献

［1］ NORTHRUP H, KRUEGER DA. International Tuberous Sclerosis Complex Consensus Group. Tuberous sclerosis complex diagnostic criteria update: recommendations of the 2012 international Tuberous Sclerosis Complex Consensus Conference [J]. Pediatr Neurol, 2013, 49 (4): 243-254.

［2］ CURATOLO P, NABBOUT R, LAGAE L, et al. Management of epilepsy associated with tuberous sclerosis complex: Updated clinical recommendations [J]. Eur J Paediatr Neurol, 2018, 22 (5): 738-748.

［3］ EBRAHIMI-FAKHARI D, FRANZ DN. Pharmacological treatment strategies for subependymal giant cell astrocytoma (SEGA)[J]. Expert Opin Pharmacother, 2020, 21 (11): 1329-1336.

［4］ BARNES BT, PROCACCINI D, CRINO J, et al. Maternal sirolimus therapy for fetal cardiac rhabdomyomas [J]. N Engl J Med, 2018, 378 (19): 1844-1845.

［5］ 中华医学会呼吸病学分会间质性肺疾病学组, 淋巴管肌瘤病共识专家组, 中国医学科学院罕见病研究中心, 等. 西罗莫司治疗淋巴管肌瘤病专家共识 (2018)[J]. 中华结核和呼吸杂志, 2019, 42 (2): 92-97.

13 *SLCO2A1* 基因相关慢性肠病与原发性肥厚性骨关节病

一、专家导读

患者,男,35 岁,主因慢性腹泻及反复便血就诊,曾表现为严重的贫血和低白蛋白血症。皮肤增厚、关节症状等胃肠道外表现是诊断的突破点,在多学科协作的基础上,从诊断原发性肥厚性骨关节病(PHO)、发现 *SLCO2A1* 基因突变到最终明确诊断,共经历了近 4 年时间。*SLCO2A1* 基因相关慢性肠病不同于常见已知的可导致肠道溃疡的疾病,对于其具体的致病机制和治疗方案,仍有待于进一步的研究和探讨。

二、病例介绍

[**患者**] 男性,35 岁。

[**主诉**] 皮肤增厚、关节痛 18 年,腹泻 15 年,便血 6 年。

[**现病史**] 患者自 2002 年开始出现前额、双手指及足趾皮肤增厚,伴双膝关节痛、双踝关节肿胀。2005 年开始无诱因腹泻,褐色不成形稀便,3~5 次 /d。2013 年 11 月进食不当后解暗红色血便,总量约 1 000ml。第一次入北京协和医院,查血红蛋白(HGB)52g/L;血白蛋白(Alb)24g/L;超敏 C 反应蛋白(hsCRP)27.1mg/L,酿酒酵母菌抗体(ASCA)(+)。血钙(Ca):1.50mmol/L(2.13~2.70mmol/L),校正后 Ca 1.86mmol/L;磷(P):0.3mmol/L(0.81~1.45);骨及关节 X 线:多部位骨皮质增厚及骨膜反应(图 13-1)。腹盆增强 CT 并小肠重建(CTE):回肠多发肠壁增厚,黏膜强化,肠腔不规则狭窄伴近端扩张。胃镜:多发小息肉。结肠镜:回肠末段、全结肠黏膜水肿,散在多发小糜烂灶,右半结肠为著。病理:(回肠末段)小肠黏膜

显慢性炎,灶性淋巴管稍扩张。因考虑消化道蛋白丢失行 ^{99m}Tc 标记的白蛋白核素显像,提示末段回肠或其以上小肠蛋白丢失;淋巴管造影示:胸导管发育异常,伴出口狭窄,近端扩张。因钙磷代谢异常、骨皮质增厚行外周血基因检测存在 SLCO2A1 纯合突变,诊断原发性肥厚性骨关节病、失蛋白肠病、先天性淋巴管发育异常。予少渣中链甘油三酯(MCT)饮食,口服美沙拉嗪、补铁、间断输血等对症治疗,症状减轻。2014 年 4 月患者出现大量腹水、双下肢水肿,血 Alb 14g/L,于外院行胸导管手术解除局部狭窄。术后腹水、水肿减轻,仍腹泻、便血,口服美沙拉嗪治疗无效。2015 年 1 月便血加重。CTE:腹腔积液、空肠回肠肠壁弥漫性增厚,第 4~6 组小肠局部肠壁增厚伴黏膜面异常强化(图 13-2A)。经肛小肠镜:回肠距回盲瓣约 50cm 环腔狭窄,狭窄环直径约 0.3cm,距回盲瓣 30~40cm 见多发溃疡及陈旧性瘢痕(图 13-2B)。回肠黏膜活检病理提示黏膜慢性炎。予环氧化酶-2(COX-2)抑制剂安康信 60mg/次、1 次/d 口服,关节疼痛减轻,便血无改善,需间断输血和人血白蛋白。2015 年 5 月予加用沙利度胺 50mg/次、1 次/d,服用 1 个月,因无效停用。2015 年 11 月予氢化可的松琥珀酸钠 150mg 静脉输注、1 次/d,共 2 周,症状无改善。因肠道溃疡、狭窄诊断不明,于 2015 年 12 月 14 日全麻下行剖腹探查、回肠部分切除术。术后病理(图 13-2C):回肠多发浅溃疡,累及黏膜、黏膜下层,溃疡周边隐窝结构规则,部分小血管轻度扩张。术后患者症状明显好转,黄色糊状便,每日 3~4 次。监测血 HGB 稳定在 80~90g/L,血 Alb 35~45g/L,体重自 40kg 增加至 50kg。2017 年末,患者再次出现便血,至 2018 年 1 月加重,胶囊内镜提示回肠多发不规则及环形溃疡并狭窄(图 13-2D)。行第 2 次手术,切除 50cm 回肠及回盲部、部分升结肠。术后病理:回肠表浅溃疡,累及黏膜、黏膜下层;肌层见大量淋巴滤泡。术后仍间断便血,再次尝试加用安康信无改善,遂改为全肠内营养,口服(小口啜饮)肠内营养制剂,患者腹泻及便血情况相对稳定。2019 年 7 月及 2020 年 8 月,因不全肠梗阻、乙状结肠狭窄,行结肠镜下球囊扩张治疗后症状缓解。

[既往史] 出生后 5 个月发现小细胞低色素性贫血(70~80g/L),曾诊断为缺铁性贫血、骨髓纤维化。无长期非甾体抗炎药(NSAIDs)药物服用史。个人史无特殊;未婚未育;家中独子,父母身体健康。

[查体] 贫血貌,消瘦体型,前额皮肤皱褶,杵状指趾。腹软,肝脾肋下未触及,无压痛、反跳痛、腹部包块。

[诊断] SLCO2A1 基因相关慢性肠病、原发性肥厚性骨关节病、骨髓纤维化、先天性淋巴管发育异常。

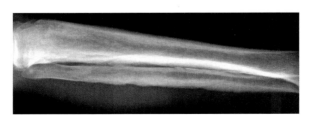

图 13-1　X 线片提示胫骨及腓骨骨皮质增厚

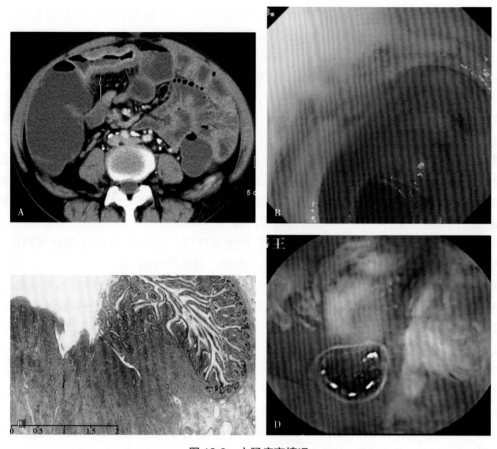

图 13-2　小肠病变情况
A. 小肠 CTE 提示小肠局部肠壁增厚伴黏膜面异常强化;B. 小肠镜:回肠多发溃疡;C. 手术切除回肠切片(HE×20):回肠多发浅溃疡,累及黏膜、黏膜下层,溃疡周边炎症反应轻;D. 胶囊内镜:回肠多发溃疡并肠腔狭窄。

三、主治医师总结病例特点和主要诊断,提出会诊目的

消化科王强:患者青年男性,慢性病程,自幼即有贫血表现。主要表现为皮肤增厚、关节肿痛及腹泻、便血,辅助检查提示骨膜增厚、肠道多发溃疡及狭窄,结合基因检测提示*SLCO2A1* 纯合突变,考虑原发性肥厚性骨关节病(PHO)和 *SLCO2A1* 基因相关慢性肠病(CEAS)诊断均明确,同时合并骨髓纤维化和淋巴管发育畸形。患者因肠道病变重,曾两次行部分小肠、结肠切除手术,术后仍反复发作腹泻、便血及肠梗阻,尝试 COX-2 抑制剂、美沙拉嗪、糖皮质激素及免疫抑制剂治疗均无改善。迄今为止北京协和医院已结合临床表现和基因检测明确诊断 6 例 CEAS 患者,目前文献中关于 CEAS 最大的病例队列为 2018 年来自于日本全国的 46 例报道[1],但关于 *SLCO2A1* 基因突变后导致肠道病变的具体机制,至今仍不清楚,目前也没有明确有效的治疗药物。故提请多学科会诊讨论,希望能够对该病的发病机制进行深入的研究,为提供有效的治疗方案奠定基础。

四、多学科会诊意见

消化科杨红：1968 年首次报道了"慢性非特异性多发性溃疡性小肠病（CNSU）"，到 2015 年有日本学者报道了部分 CNSU 存在 *SLCO2A1* 基因突变，从而提出了 CEAS 的概念[2]，近年来关于该病的报道逐渐增多。目前的研究表明，*SLCO2A1* 基因突变可以导致 PHO 和 CEAS 两种疾病。*SLCO2A1* 基因编码前列腺素转运体（PGT），其主要作用是将细胞外间隙的前列腺素（主要是 PGE_2）转运至细胞内，并进一步降解失活。因此，该基因突变会导致细胞外 PGE_2 水平的升高，促进骨形成和骨修复，促进胶质细胞增殖、油脂腺及汗腺肥大，导致皮肤增厚、骨膜增生等 PHO 的临床表现[3]。但 PGE_2 对消化道黏膜是有保护作用的，虽然有文献报道认为 PGE_2 升高可以影响其他炎症因子通路及巨噬细胞炎症小体的激活等[4]，但关于 PGE_2 水平升高导致消化道病变的具体机制仍有待于进一步的研究。

放射科刘炜：患者起病早期时肠道受累以回肠为主，主要表现为回肠多节段肠壁增厚，黏膜面异常强化，部分节段狭窄，虽然部分节段病变以系膜侧为著，但不符合常见的克罗恩病的改变。同时肠系膜有多发肿大的淋巴结；脾脏多发稍低强化影；淋巴管囊肿可能；骶前片絮状软组织密度影，也考虑为淋巴管扩张可能；胸腰椎及骨盆骨质密度弥漫增高。经两次手术切除了病变较重的肠段后，肠道 CT 表现较前有所减轻。但到 2019 年出现了结肠多节段狭窄，同时有上游结肠及小肠的明显扩张，提示远端肠道梗阻。2020 年 CT 提示小肠 - 结肠吻合口狭窄，局部有息肉形成的可能；同时全结肠扩张都比较明显，提示肠道本身的动力欠佳。

核医学科霍力：2013 年北京协和医院 ^{18}F-FDG PET/CT 提示小肠弥漫肿胀，右下腹小肠肠壁摄取不均匀增高，以第 6 组小肠为著，SUV1.5~3.1，延迟显像 SUV1.7~3.3；升结肠可见摄取增高，延迟显像回盲部摄取增高明显；骶骨前方可见大片软组织密度影，可见轻度摄取，SUV 约 1.5；肠系膜可见数个放射性摄取稍增高结节，右腹部为著，最大者短径 1.0cm，SUV1.8。2014 年全身骨显像：全身骨髓摄取增高，双股骨、肱骨视野内骨髓摄取增高尤为明显；视野范围内骨密度增高；四肢长骨摄取增高，以干骺端为主。无肺性肥厚性骨关节病的骨显像常见的双轨征表现。骨髓显像提示肝脾浓聚较多，中央骨髓显影；外周仅长骨近心端 1/3 显影。另外，肠白蛋白核素显像提示肠蛋白丢失，经小肠漏出；直接淋巴管造影：胸导管发育异常，伴出口狭窄。

病理科周炜洵：该患者一共做了两次手术。第一次手术的小肠病理可见边界清楚的浅溃疡，主要位于黏膜及黏膜下层，可见肉芽组织和纤维增生，溃疡周围的黏膜相对正常，肌层和浆膜层均完好，符合 CMUSE 的特点。第二次手术所见的溃疡较第一次手术范围大，但特点一致，与克罗恩病的全壁炎有着明显的差别。因此，该患者的肠道病理符合 CMUSE 样改变。

遗传咨询刘雅萍：原发性肥厚性骨关节病是一种罕见的单基因病，目前多数报道认为其为常染色体隐性遗传，根据突变基因的不同分为 PHOAR1（*HPGD* 突变）及 PHOAR2（*SLCO2A1* 突变），早期时也有常染色体显性遗传的报道。*HPGD* 或 *SLCO2A1* 基因突变均可导致 PGE_2 的代谢能力下降。该病有明显的性别差异，女性中外显率下降（男：女 = 5：1~9：1），男性患者症状严重。该患者因为没有兄弟姐妹，因此其遗传特征较难考证。虽然关于*SLCO2A1*基因突变导致消化道病变的机制尚不清楚,但所有遗传病的发生均有一定的基因多效性、表型变异性和遗传异质性的特点。虽然*SLCO2A1*是主要致病基因,但在蛋白表达和细胞表型的过程中,同时还有很多修饰基因在起作用,导致最终的表型不同。因此,*SLCO2A1*基因突变导致胃肠道损伤的机制,可能还需要考证致病过程中修饰基因调控的因素。

基本外科陆君阳:CEAS 是一种罕见的疾病,外科手术的指征主要包括解除肠梗阻和药物治疗无效的消化道出血,术后病理对诊断和鉴别诊断有着无可取代的价值。该患者因为严重的消化道出血曾行两次外科手术切除部分病变严重的肠道,术后症状有一过性改善,但并不能从根本上解决问题。患者后期出现乙状结肠狭窄,行内镜扩张治疗有效,下一步治疗应尽量避免再次手术,期待能够有确切有效的药物可以控制病情进展。

内分泌科贾觉睿智:PHO 是一种罕见的单基因遗传病,为常染色体隐性遗传,主要临床特点包括皮肤增厚、杵状指和骨膜增厚。PHO 分为 PHOAR1 型和 PHOAR2 型。其中,PHOAR1 型是由于编码前列腺素降解酶的 15-*HPGD* 突变所致,PHOAR2 型是由于*SLCO2A1* 突变所致,这两种基因突变均可引起 PGE_2 降解障碍,PGE_2 水平升高可促进骨形成和骨修复,促进角质细胞增殖,油脂腺、汗腺肥大,导致 PHO 相应的组织病理学改变。PHO 诊断的主要标准包括杵状指、皮肤增厚、骨膜增生等。该基因突变导致胃肠道受累的机制尚不清楚,理论上 PGE_2 升高可减轻胃肠道黏膜炎性反应,但不适当分泌的 PGE_2 可能会导致慢性腹泻、消化道溃疡等。两种不同的基因突变导致的两种亚型的 PHO,在临床表现上是有一定的区别的,PHOAR2 相对于 PHOAR1 皮肤增厚的表现会更为突出,同时更容易出现贫血、骨髓纤维化以及胃肠道症状,尿的 PGE_2 水平也相应更高。治疗方面,COX-2抑制剂依托考昔治疗 PHO 效果显著,依托考昔 60mg 每日 1 次口服至少 1 年,可使血液及尿中 PGE_2 水平下降,有效控制关节肿痛,对杵状指、皮肤增厚、水样便等均有缓解作用。北京协和医学曾对此药进行了为期 1 年的前瞻性研究未见严重副作用,总体安全性较好。但对于此例患者这样的严重胃肠道病变者,COX-2 抑制剂的胃肠道副作用不仅限制了其应用,且部分患者治疗反应较差,严重病例需要外科手术。有文献报道使用英夫利西单抗治疗PHO 有效者,但对于 CEAS 的有效性仍不明确。

内分泌科朱惠娟:北京协和医院对 PHO 的研究颇有渊源,与 PHO 致病相关的两种基因的发现均与北京协和医院内分泌科的研究有关。PGE_2 本身是一种舒张血管的物质,与新生儿先天性心脏病的发生有关,其水平升高可导致成骨和破骨活性均升高,从而造成骨膜增生的表现。通过 COX-2 抑制剂降低 PGE_2 水平,可起到治疗 PHO 症状的目的。但对于胃肠道病变,COX-2 抑制剂会导致腹泻和黏膜损伤,如果能够恰当地把握用药时机,或者在用药的同时联合使用黏膜保护剂,对胃肠道症状的改善或许也有作用。

消化科李玥:该患者曾在肠道疑难病会诊中心进行过多次会诊,CEAS 导致黏膜损伤相对较浅,与 NSAIDs 相关溃疡有一定的相似之处。米索前列醇是一种 PGE 衍生物,对于NSAIDs 相关溃疡有一定的治疗作用,对 CEAS 患者是否也有治疗作用值得研究。

免疫科张文:环氧化酶有两种,一种是生理性的,存在于胃肠黏膜和心血管,本身对胃肠道黏膜有保护作用;还有一种是诱导性的,主要与炎症有关。COX-2 抑制剂主要针对后者起作用。该患者的 PGE_2 升高是生理性的,过高了可能对胃肠道也有损伤,但 COX-2 抑制剂对生理性的 PGE_2 升高没有作用。患者肠道病理上所见的溃疡和炎症反应因果关系并不明确,也许是 PGE_2 升高本身导致了肠道溃疡,而炎症是继发的反应,这种情况下使用 COX-2 抑制剂治疗炎症反应是解决不了溃疡的问题的,同样道理使用英夫利西单抗可能也会无效。对于 NSAIDs 药物相关性溃疡,米索前列醇的治疗作用是肯定的,该患者也可以考虑尝试使用。

营养科李融融:该患者肠道病变诊断明确,虽然在早期时表现为突出的蛋白丢失性肠病,通过少渣的 MCT 饮食可以在一定程度上改善低蛋白血症的程度,但对于肠道的溃疡和出血并没有帮助。最终患者还是经历了两次手术,切除了部分小肠和回盲部。该患者的广泛小肠黏膜病变影响了消化吸收功能,同时回盲部切除后也影响了肠道动力功能,已经达到了慢性肠衰竭或慢性肠功能不全的诊断标准。患者曾尝试过使用肠内营养混悬液(SP)和肠内营养乳剂(TP)的肠内营养支持,但仍有较明显腹泻,可考虑通过调整进食模式,如规律的少量多餐或干稀分食,延长小肠运转时间;也可以尝试将肠内营养制剂调整为肠内营养混悬液(TP-MCT)。同时需注意补充铁剂和维生素 D,加用锌剂、复合维生素矿物质元素合剂。如果营养状态仍维持不佳,可考虑联合肠外营养(PN)支持。肠外营养处方重视微量元素、脂溶性 / 水溶性维生素的补充,如在肠内营养支持的基础上,每周进行 2~3 次的肠外营养支持,则可有效地改善患者的营养不良状态。

医研中心冷泠:PGE_2 是广泛存在于人体内多种组织和器官的一种介质,其具体作用机制比较复杂。PGE_2 在巨噬细胞可增强 M2 极化,诱导 M2 巨噬细胞产生 VEGF;在成纤维细胞可抑制 NK 细胞功能,促进 VEGF-A 的产生;PGE_2 还可以增强中性粒细胞极性,诱导骨髓来源抑制性细胞分化,促进血管再生。PGE_2 在肿瘤的治疗抵抗中也起到了一定作用。另外,PGE_2 还可以促进上皮基质化导致细胞外基质增多,从而导致上皮屏障缺失、血管弹性缺失以及瘢痕增生。我们前期的研究发现,COVID-19 肺炎患者细胞外基质(ECM)异变导致肺泡细胞脱落,瘢痕疙瘩中 PEG_2 表达也有上调。因此,PGE_2 是一种新的 ECM,对 ECM 重新定义和扩充,有助于构建国际上最大基质数据库,不断扩充和更新组织类型和相关疾病。另外也可以针对 PGE_2 的传统机制进行研究,如尝试阻断 PGE_2 调控细胞功能的 EP 受体等。干细胞治疗可能是研究 PGE_2 对胃肠道损伤的新方向,前期研究对皮肤 2D/3D 干细胞治疗皮肤损伤和瘢痕类疾病、硬皮病以及脑损伤类疾病已经取得了一定的成果。

心内科张抒扬:经多个科室讨论,对于该患者的诊治提出两个问题:一是患者肠道溃疡、狭窄,经过扩张治疗后仍反复加重,是否应考虑尝试使用西罗莫司等抑制上皮生长的药物?另外,CEAS 患者在肠道部分切除术后,肠道微生态的变化是什么样的?通过调整肠道微环境是否可以改善症状?这两个问题的解决,或许能有助于改善患者的临床症状。

多学科会诊意见总结

消化科杨红:该患者病情复杂,虽然 PHO 诊断明确,但肠道病变是目前亟需解决的关键问题。针对本次多科讨论的意见,下一步要再次行结肠镜并获取肠道组织,检测肠黏膜组织中 PGE_2 的水平,从而更为精准地把握使用 COX-2 或米索前列醇的治疗时机。另外,可以对 CEAS 患者、有 *SLCO2A1* 基因突变但没有肠道病变的患者和没有基因突变的肠道病变患者的肠道菌群进行对照分析,尝试通过调整肠道菌群或粪菌移植改善患者症状。干细胞移植对于 CEAS 患者肠道损伤的治疗提供了新的方向,同时也可以尝试应用 m-Toll 通路的药物干预纤维化的进程。

五、结局及转归

患者目前予肠内营养乳剂（TP）全肠内营养支持，口服米索前列醇及肠道益生菌治疗，腹部症状相对平稳。

六、专家点评

目前已知的 *SLCO2A1* 基因相关性疾病主要包括 PHO 和 CEAS 两种，两者之间虽然存在一定的相关性和临床表现的重叠，但其致病机制并不相同，且对于 COX-2 类抑制剂的治疗反应也有差异。CEAS 不同于其他类型的胃肠道疾病，如炎症性肠病、NSAIDs 相关胃肠病、CMUSE 等，探讨该病的致病机制，准确地鉴别诊断和治疗 CEAS，值得临床医生进一步研究。

七、疾病相关文献回顾

2015 年，日本学者 Umeno 等首先报道了慢性非特异性多发性溃疡性小肠病患者存在 *SLCO2A1* 突变，并将这类肠病命名为 *SLCO2A1* 基因相关慢性肠病（chronic enteropathy associated with *SLCO2A1*，CEAS）[1]。近年来，随着对 CEAS 疾病的认识，国内及国外报道的该类疾病日趋增多，既往一部分临床诊断为克罗恩病（crohn's disease，CD）或 CMUSE 的患者，进行基因检测后发现实际诊断是 CEAS。目前样本量最大的病例总结是日本 2012—2016 年诊断的 46 例 CEAS 患者[2]，以贫血为最常见的临床表现，其次为腹痛、水肿、腹泻、便血或黑便。内镜下表现为小肠多发浅溃疡并狭窄形成。病变部位以回肠为主，通常不累及末端回肠，其次为十二指肠、空肠、胃。内镜活检的组织病理学不具有特异性表现。北京协和医院既往报道的 2 例 CEAS 患者因消化道出血或肠梗阻行手术切除部分小肠，病理提示小肠溃疡较浅，仅累及黏膜层及黏膜下层，与 CD 的全层炎有着明显差异[3-5]。值得一提的是，日本报道的 CEAS 患者女性比例是男性的 2.5 倍，存在皮肤增厚、杵状指或骨膜增厚表现的比例为 30%，其中符合完全型 PHO 诊断标准者占 11%，且均为男性患者，提示了性别差异对 *SLCO2A1* 基因突变表型的调节作用[1]。

SLCO2A1 突变导致肠道病变的机制尚不清楚。已有研究表明，相对于正常人及其他炎症性肠病患者，CEAS 患者小肠黏膜的 OATP2A1 表达是缺失的[6,7]；PGE_2 及 PGE-M 水平的检测也有助于鉴别 CEAS 和 CD[8]。PGE_2 通过细胞表面受体介导后起作用，可维持胃肠黏膜上皮的完整性，促进黏膜损伤愈合，限制炎症反应，对胃肠道是有明确的保护作用的[9]。因此，*SLCO2A1* 突变导致的 PGE_2 升高应该不是造成肠道病变的病因，而 OATP2A1 的"外流模式"或"矢量释放"转运 PGE_2 的功能受损可能是原因所在，具体机制仍有待探讨。

CEAS 目前尚无特效治疗，美沙拉嗪、糖皮质激素、免疫抑制剂以及生物制剂等常规用于治疗炎性肠病的方案，对于 CEAS 均无明显效果[10]；肠内营养支持或 TPN 对维持症状稳定有一定帮助，但很多 CEAS 患者最终只能通过外科手术暂时缓解消化道出血及肠梗阻[1,5,10]。而用于治疗 PHO 的 COX-2 抑制剂并不能改善 CEAS 患者的肠道病变，甚至会加重腹痛、便血以及腹泻等消化道症状[5,10]。进一步阐明 *SLCO2A1* 突变导致肠道病变的机制可为该病的临床治疗提供指导。

（王 强 杨 红）

参 考 文 献

［1］ UMENO J, ESAKI M, HIRANO A, et al. Clinical features of chronic enteropathy associated with SLCO2A1 gene: a new entity clinically distinct from Crohn's disease [J]. J Gastroenterol, 2018, 53 (8): 907-915.

［2］ Umeno J, Hisamatsu T, Esaki M, et al. A hereditary enteropathy caused by mutations in the SLCO2A1 gene, encoding a prostaglandin transporter [J]. PLoS Genet, 2015, 11 (11): e1005581.

［3］ ZHANG Z, XIA W, HE J, et al. Exome sequencing identifies SLCO2A1 mutations as a cause of primary hypertrophic osteoarthropathy [J]. Am J Hum Genet, 2012, 90 (1): 125-132.

［4］ NAKATAR, NAKAMURA Y, HOSOMIS, et al. Slco2a1 deficiency exacerbates experimental colitis via inflammasome activation in macrophages: a possible mechanism of chronic enteropathy associated with SLCO2A1 gene [J]. Scientific Reports, 2020, 10 (1): 15.

［5］ WANG Q, LI YH, LIN GL, et al. Primary hypertrophic osteoarthropathy related gastrointestinal complication has distinctive clinical and pathological characteristics: two cases report and review of the literature [J]. Orphanet J Rare Dis, 2019, 14 (1): 297.

［6］ UMENO J, HISAMATSU T, ESAKI M, et al. A hereditary enteropathy caused by mutations in the SLCO2A1 gene, encoding a prostaglandin transporter [J]. PLoS Genet, 2015, 11 (11): e1005581.

［7］ YANAI S, YAMAGUCHI S, NAKAMURA S, et al. Distinction between chronic enteropathy associated with the SLCO2A1 gene and Crohn's disease [J]. Gut Liver, 2019, 13 (1): 62-66.

［8］ MATSUNO Y, UMENO J, ESAKI M, et al. Measurement of prostaglandin metabolites is useful in diagnosis of small bowel ulcerations [J]. World J Gastroenterol, 2019, 25 (14): 1753-1763.

［9］ JACKSTADT R, SANSOM OJ. The Wae to repair: prostaglandin E2 (PGE2) triggers intestinal wound repair [J]. EMBO J, 2017, 36 (1): 3-4.

［10］ 王强, 李玥, 吴东, 等. 疑难病例评析: 皮肤增厚—关节痛—腹泻—便血 [J]. 中华医学杂志, 2019, 99 (40): 3189-3192.

14 四肢疼痛、蛋白尿和肾功能异常

一、专家导读

47 岁女性,10 岁开始出现左耳失聪和难以忍受的四肢疼痛,辗转求医无果依靠止痛药控制症状。期间因为出现反复泌尿系感染到北京协和医院就诊,检查发现蛋白尿和肾功能异常,肾脏病理出现特征性改变,3 个子女中有 2 个女儿的基因检测异常,多系统受累的原发病是什么? 如何治疗? 北京协和医院罕见病 MDT 团队围绕该罕见疾病从多个角度展开讨论。

二、病例介绍

[**患者**] 女性,47 岁。

[**主诉**] 反复肉眼血尿伴尿频、尿急、尿痛 11 年,诊断 Fabry 病 8 年。

[**现病史**] 患者于 2000 年劳累后出现肉眼血尿(内含血块),伴发热 38℃,尿频、尿急、尿痛等不适,无畏寒、寒战、腰痛、恶心、呕吐,尿常规不详,给予抗感染治疗后症状消失,未监测尿常规及尿培养。此后反复发作,每年 4~5 次,每次均给予头孢类抗生素抗感染治疗 1 周,症状消失后停药。2011 年 2 月就诊北京协和医院,检查尿常规蛋白 1.0g/L,ERY(+-),WBC(-),24 小时尿蛋白 0.76g,血清肌酐(SCr)76μmol/L,ALB 及血脂正常,ANA、ds-DNA 及免疫固定电泳阴性。超声心动图:双房增大,左室肥厚,少量心包积液,EF 73%。肾活检:12 个肾小球,未见明显系膜细胞增生和系膜基质增多,足细胞呈弥漫性"泡沫样"改变,可见小灶性小管萎缩伴间质小灶性纤维化;电镜下基底膜外侧足细胞内大量"斑马小体"聚积,诊断为 Fabry 病。2016 年,外院查 SCr 100μmol/L。2018 年 7 月,于北京协和医院随诊,

查 SCr 161μmol/L。2018 年 8 月，α- 半乳糖苷酶（GLA，α-Gal A）活性检测 10.1nmol/（d·spot）（100~500），基因检测为 GLA 基因 c.334C>T（p.R112C）杂合突变。患者于 2018 年 10 月开始 Fabrazyme（β- 半乳糖苷酶）替代治疗，2 周注射 1 次（70mg）。2019 年 7 月，出现胃肠道不适，偶有头晕、心悸，无呕吐等不适，自测血压波动在 140~157/80~90mmHg 左右，自述视力有所下降。

2019 年 9 月，北京协和医院彩色超声心动图：心肌病变，左、右室肥厚，左房增大，主动脉瓣及二尖瓣前后叶轻度增厚，轻度主动脉瓣关闭不全，左室松弛功能减低，EF 82%。间断复查 SCr 在 150μmol/L 左右。

［既往史］ 10 岁开始出现左耳失聪和四肢疼痛，四肢疼痛较剧，影响睡眠。

［个人史］ 无特殊。

［月经及婚育史］ 月经正常，G5P3，人流 2 次。

［家族史］ 母亲因"高血压、尿毒症"去世，父亲患有高血压病、心脏病。二姐因"高血压、脑溢血"去世，大姐诊断为 Fabry 病，大哥患有"高血压、糖尿病、心脏病"，二哥体健。两个女儿 GLA 基因检测异常。否认其他遗传病史。

家系图见图 14-1：

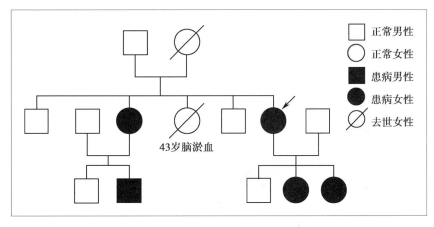

图 14-1　家系图

本患者（箭头所指）及一姐姐患病，基因检测提示患者 2 个女儿均为携带者。

三、主治医师总结病例特点和主要诊断，提出会诊目的

肾内科叶文玲：患者为中年女性。临床上表现为多系统受累：①肾脏病变：以蛋白尿为主要表现，尿 ERY 阴性，病程中出现缓慢进展的肾功能不全；②心血管病变：高血压，超声心动图表现为心肌肥厚、瓣膜病变及左室舒张功能减退；③周围神经系统病变：自 10 岁即开始四肢疼痛，难以忍受，需服用止痛药；④消化系统：胃肠道不适；⑤眼部及耳部受累：视力及听力下降等。

本例需与引起多系统损害的自身免疫性疾病及淀粉样变性病等系统性疾病相鉴别。患者 ANA、ds-DNA 阴性，补体正常，除外 SLE 等免疫系统疾病，免疫固定电泳及血尿游离轻链检测均未有阳性发现，血压偏高，无肝脾大等，无淀粉样变性病提示。肾脏病提供了重要

的诊断依据,根据典型的肾脏病理改变,结合 GLA 基因检测及 α- 半乳糖苷酶活性测定,明确诊断为法布里病(Fabry)病,并于起病后 35 年后开始半乳糖苷酶替代治疗,疗效不理想。本次讨论目的包括:①本例发病 20 余年后才得以明确诊断,对 Fabry 病如何进行早期发现和早期诊断? ②本病为 X 连锁遗传性疾病,两女儿均为致病基因携带者,此类疾病如何进行有效的产前诊断? ③患者目前已开始 Fabrazyme 药物治疗,但肾功能仍缓慢下降,疾病控制不佳,请指导使用药物替代治疗的适应证和最佳时机。④患者多系统受累,请各科针对各系统的表现给予诊断和相应治疗指导。

四、多学科会诊意见

肾内科叶文玲:肾组织病理光镜下表现为足细胞空泡变性(图 14-2A),间质小灶性炎症细胞浸润和纤维化。电镜下表现为足细胞内嗜锇性、同心圆样包涵体,内部呈板层状结构,又称"斑马小体"或"髓鞘小体"(图 14-2B)。此特征性的结构形成是 Fabry 病确诊的重要依据。鞘糖脂属于脂质,溶酶体吞噬脂质沉积在足细胞,在石蜡包埋以后,脂质融化,遗留足细胞的空泡样改变。Fabry 病是一种罕见的 X 伴性遗传的溶酶体贮积病,其发病与 Xq22 GLA 基因突变有关,目前已有 580 多种突变报道。GLA 基因突变导致该酶活性部分或全部丧失,造成其代谢底物三己糖酰基鞘脂醇(GL3)和相关的鞘糖脂在人体各器官、组织如心脏、肾脏、胰腺、皮肤、神经、肺等大量贮积。主要分为 2 型:经典型和迟发型。经典型:GLA 活性明显下降甚至完全缺失,脑、肾脏、心脏、周围神经等多系统受累。迟发型:酶活性部分下降,往往限于心脏或肾脏受累。绝大部分男性患者和极少部分女性患者为经典型,大部分女性患者为迟发型。

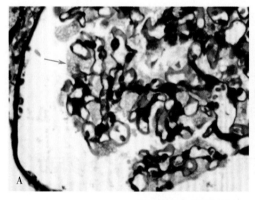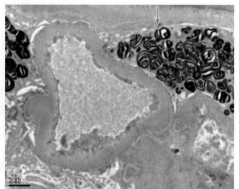

图 14-2 光镜和电镜下肾组织病理学变化
A. 肾小球足细胞空泡变性(箭头所示)(PASM 染色,×400);B. 电镜下可见足细胞内大量内板层状结构的嗜锇性、同心圆样包涵体(箭头所示)。

Fabry 病肾损伤的治疗主要包括:①GLA 替代治疗(ERT);②ACEI/ARB 药物治疗;③肾脏替代治疗:透析和肾移植。成人男性(>16 岁)确诊 Fabry 病或儿童及青少年男性出现明显的临床症状者考虑酶替代治疗。女性起病相对较晚,随访过程中如出现明显症状或器官损害进行性加重,包括慢性肢端疼痛常规治疗效果不明显、持续蛋白尿(尿蛋白

>300mg/24h)、肾小球滤过率 <80ml/(min·1.73m²)、有明显心脏受累的临床表现、脑血管意外、短暂性脑缺血发作(TIA)或头颅磁共振成像示缺血性改变、慢性胃肠道功能失调、肺部受累等,可考虑酶替代治疗。需要注意的是,ERT 对肾脏病严重的患者效果较差,欧洲肾脏病最佳实践(European Renal Best Practice,ERBP)指南声明:不对之前未接受治疗且存在蛋白尿(超过 1g/d)或 GFR 下降[<60ml/(min·1.73m²)]的患者使用 ERT,除非患者存在其他需要治疗的 Fabry 病症状或体征。

尽管用药足量,本例患者的肾功能逐渐在下降进展,2018 年检测时 SCr 已经 161μmol/L,eGFR 为 32ml/(min·1.73m²),为中重度下降。因此,继续使用 ERT 治疗想要达到肾脏转归获益的可能性不大,目前的肾病以低蛋白饮食、控制高血压、纠正代谢性酸中毒、治疗贫血等对症支持治疗为主。

遗传咨询黄尚志:①大部分中年男性发生心血管疾病和/或脑血管疾病,是 Fabry 病的主要死因。杂合子女性通常发病较男性迟,且发病后症状较轻,少数患者可能会无症状度过一生。②关于 GLA 活性测定:可检测血浆、白细胞、培养细胞中 GLA 活性。男性患者:①典型的男性患者酶活性 < 正常值的 1%;②非典型的男性患者 > 正常值的 1%。酶活性的检测对女性携带者不可靠。

针对本例患者基因检测结果提示:GLA 基因 c.334C>T(p.R112C)杂合突变,再次生育时,建议进行遗传咨询和产前诊断。①男性:生育儿子无恙,并可终止致病遗传变异的传递;②女性:在妊娠 11 周左右取胎儿绒毛或在妊娠 16 周左右取羊水进行羊水细胞培养,进行 *GLA* 基因检测或 GLA 活性检测。其女儿虽基因检测为杂合子,其临床表型取决于 GLA 活性(与 X 染色体失活的偏移有关),建议检查女儿(携带者)的酶活性,确定预后。

遗传咨询张为民:酶学分析即酶活性测定,溶酶体酶活性测定是目前国际公认的诊断溶酶体贮积症的金标准。Fabry 病是溶酶体贮积症的一种。携带基因缺陷的患者酶活性可高可低,本例患者在使用了酶替代治疗 3 天后检测 α- 半乳糖苷酶为 7.4nmol/(h·mgPr)(参考范围 29.0~64.4),说明其本底的 α- 半乳糖苷酶水平较低。

眼科睢瑞芳: Fabry 病主要的眼病异常包括晶状体混浊、结膜和/或眼睑血管迂曲及血管瘤。本例患者 1 年前做过 LASIK 手术,双眼角膜呈放射状混浊(左眼明显),双眼玻璃体可见条索状混浊,左眼下方视网膜周边可见变性区,周围可见激光斑,血管无迂曲。近视与 Fabry 病无明显关联。眼科检查为裂隙灯无创检查,建议患者孩子进行检查。

皮肤科王涛: Fabry 病的皮肤病变为血管角皮瘤。呈现弥漫躯体性血管角皮瘤,特点是多发簇集分布,常位于躯干,皮损的数量不等,在童年或青春期发病。病理活检能看到内皮和外膜细胞空泡化变性,常常出现真皮乳头内血管显著扩张,棘层增厚和角化过度,皮突延长,可部分或完全包绕真皮血管,皮损边缘组织呈领圈样。本例患者在前胸及后背均有不同程度的血管角皮瘤。

神经科刘明生:患者幼时起病,累及周围神经有相关症状。之后要注意脑病 TIA 的发作,可通过 MRI 来判别是否有小血管病、是否存在微出血的情况。可适时使用阿司匹林。

儿科邱正庆:国外文献统计 Fabry 病患者有 55% 是男性,45% 是女性,10 岁以下可出现神经系统性疾病。各种不同症状在不同性别、年龄中发生的比例不同,需要重视。有些患者出现症状,但是检测酶活性正常。此外,由于 ERT 早期获益更大,一旦出现相关症状时,就建议采用 ERT,而不应该只看酶活性的水平,酶活性水平只能作为参考。X 连锁疾病,不能说"隐性",女性携带者永远不是隐性,都可能是患者,需要重视。

核医学科霍力:对于 Fabry 病的早期诊断核医学帮助有限。但是在病情监测方面,从肾脏、心脏的受损到脑血管的病变,核医学都可提供相应检查,进行灵敏的病情监测以及疗效观察。

心内科朱文玲:针对这例患者,对症治疗要坚持,降压药继续使用。如果因为肌酐问题导致不能使用 ARB,可用钙拮抗剂。

五、结局及转归

该患者经随访,病情维持稳定,目前正在接受推荐治疗——ERT,持续监测肾功能,女儿暂未出现不适症状。

六、专家点评

本例患者 10 岁左右开始出现手脚末端疼痛,40 岁疾病进展出现反复血尿,于北京协和医院肾内科行肾脏穿刺,明确诊断,目前正在接受推荐治疗——ERT。本例患者由于错过治疗时机,逐渐出现多系统受累。患者肾功能损害进展到后期可考虑透析治疗,今后要重点关注患者心血管系统和神经的累及情况,后续治疗需要多学科协作。基因检测提示其 2 个女儿为携带者,需先检测酶活性水平,如果出现症状,则可以考虑进行 ERT。患者姐姐的儿子因为携带缺陷基因,也需要关注他的症状及治疗。此外,心血管超声如果遇到心肌肥厚的患者,需要警惕鉴别排除 Fabry 病,心脏病理方面也需要积累更多的经验。

七、疾病相关文献回顾

法布里病(Fabry disease)是一种罕见的 X 连锁遗传性疾病,由于 X 染色体长臂中段编码 GLA 的基因突变,导致 GLA 结构和功能异常,使其代谢底物三己糖神经酰胺(globotriaosylceramide,GL-3)和相关鞘糖脂在全身多个器官内大量堆积所导致的临床综合征[1]。

1. 病因和流行病学 Fabry 病属于溶酶体蓄积病。正常情况下,人体细胞溶酶体中 GLA 可水解神经鞘脂类化合物(绝大部分为三己糖神经酰胺 GL-3)末端的 α- 半乳糖残基,而 Fabry 病患者 *GLA* 基因突变(目前已发现 >800 种),导致 GLA 功能部分或全部缺失,导致 GL-3 的降解受阻,进而 GL-3 在心、肾、肺、眼、脑和皮肤等多种器官的神经及血管等组织细胞溶酶体中堆积,造成相应的缺血、梗死及功能障碍。

确切发病率尚不清楚。国外报道在男性新生儿中发病率为 1/110 000~1/40 000,国内尚无人群发病统计数据,有报道在终末期肾脏病透析患者中的患病率为 0.12%。

2. 临床表现 Fabry 病常表现为多器官、多系统受累,男性重于女性患者。由 GLA 底物 GL-3 的沉积是一个渐进的过程,因此 Fabry 病的临床表现也随着年龄增长而常常累及不同的器官[2-4]。

(1)面容:男性患者多在 12~14 岁出现特征性面容,表现为眶上嵴外凸,额部隆起和嘴唇增厚。

（2）皮肤血管角质瘤：常见于经典型患者，多见于"坐浴区"即脐膝之间的外生殖器、阴囊、臀部和大腿内侧，凸出皮肤表面的红色斑点，触之较硬。

（3）神经系统：多数患者会出现周围神经疼痛，表现为足底和手掌难以忍受的烧灼感，并放射到四肢近端，甚至出现痛性痉挛；自主神经受累时表现为少汗或无汗；中枢神经系统受累时多表现为早发的短暂性脑缺血发作或缺血性卒中。

（4）眼：特征性的表现包括结膜血管迂曲、角膜涡状混浊、晶状体后囊混浊和视网膜血管迂曲，严重者可导致视力降低甚至丧失。常为女性患者就诊的主要原因之一。

（5）消化道：多在进食后出现恶心、呕吐、腹胀、痉挛性腹痛和腹泻等症状，也可表现为吸收不良或便秘。

（6）肾脏：早期表现为尿浓缩功能障碍如夜尿增多、多尿和遗尿，随病程进展可逐渐出现蛋白尿，甚至达肾病综合征水平，伴随肾功能损害，多在30岁左右进入终末期肾病。

（7）心血管系统：可表现为高血压、冠状动脉受累导致的心肌缺血，心脏瓣膜病变和肥厚型心肌病，严重者可表现为心绞痛、心肌梗死和心力衰竭。多为疾病的晚期表现和主要的死亡原因。

3. 辅助检查

（1）实验室检查：早期常规生化检查并无特殊提示。肾脏受累时可出现蛋白尿和肾功能异常，也是很多患者就诊的主要原因。特征性的检查为外周血白细胞、血浆（血清）或培养的皮肤成纤维细胞中 GLA 酶活性降低，血和尿中 GL-3 水平升高，可临床诊断大部分患者，但确诊需要 GLA 酶活性测定和 *GLA* 基因检测。

（2）影像：影像学缺乏特征性的改变。心脏超声检查可能会提示肥厚型心肌病，主要表现为左心室肥厚，需要结合实验室及病理检查。

（3）病理：该病可引起肾脏、皮肤、心肌和神经组织内广泛的糖鞘磷脂结晶沉积，相应组织病理学具有特征性改变（详见诊断部分）。

4. 诊断　典型的临床、病理表现有重要的提示作用，GLA 活性的检测不但可以提示诊断该病，还可以反映和预测疾病的严重程度，*GLA* 相关基因检测可协助诊断该病。

（1）GLA 活性检测：最为简易、快速。可采集外周血白细胞、血浆、血清或培养皮肤成纤维细胞进行检测，亦可利用血斑检测（新生儿筛查保存的滤纸血片，此点对于患儿早失的家庭做回顾性检测，协助再次生育的风险预防）。男性为 X 染色体的半合子，经典型男性患者缺乏该酶活性，部分仅心脏受累的男性 Fabry 病患者酶活性可在 1%~20%。经典发病的女性杂合子患者酶可能会是低活性（≤10%）、活性中等降低（20%~40%）或者活性正常。需要注意的是，约 30% 女性患者的酶活性可在正常范围，故该酶活性正常者不能除外该病。这种酶活性测定与临床表型的不一致可能与女性个性不同组织中随机失活的偏异性有关。

（2）血和尿 GL-3 测定：血和尿 GL-3 检测可作为辅助诊断 Fabry 病的一项生化诊断指标，男性患者血、尿 GL-3，血浆脱乙酰基 GL-3（lyso-GL3）水平均明显高于健康人。对于诊断困难的女性患者，检测血浆 lyso-GL3 水平敏感性（82.4%）较检测血 α-Gal A 酶活性敏感性（23.5%）高。

（3）病理检查：肾脏、皮肤、心肌和神经组织内广泛的糖鞘磷脂结晶沉积，偏振光下呈双折光的十字形，光镜下可见相应的组织细胞空泡改变，电镜下表现为组织细胞（如肾小球足细胞、肾小管上皮细胞、血管内皮细胞和平滑肌细胞、心肌细胞、神经节细胞以及皮肤汗腺细胞等）胞质内充满嗜锇"髓样小体"。

（4）基因检测：基因测序是诊断该病的重要手段。可采集外周血、头发毛囊或其他组织及滤纸干血片，提取 DNA 进行 *GLA* 基因检测。

诊疗流程见图 14-3。

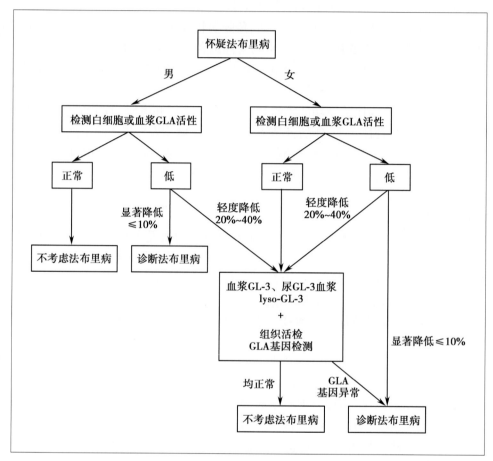

图 14-3 Fabry 病的诊疗流程[5]

注：GLA. 半乳糖苷酶；GL-3. 三己糖神经酰胺。

5. 鉴别诊断 不同脏器受累需要与相应的疾病进行鉴别。如出现蛋白尿和肾功能不全，需与原发性肾小球肾炎或其他继发性肾小球疾病进行鉴别。尿沉渣检查可见有脂质包涵体的细胞超微结构检查，如发现含有典型包涵体和游离髓磷脂体的完整细胞，镜检尿沉渣常可见内含双折光脂质的泡沫样上皮细胞，此脂质细胞在偏光镜下形似马耳他十字架，对本病具有提示意义，肾脏穿刺组织病理检查能较好鉴别。

心脏受累的患者需与其他原因导致的肥厚型心肌病、淀粉样变、心律失常、心功能不全进行鉴别，免疫固定电泳、心肌活检、相关酶学及 *GLA* 基因检测有助于鉴别。

周围神经性疼痛需与幼年类风湿关节炎、雷诺综合征和其他原因导致的感觉神经病等鉴别。关节 X 线检查、免疫指标检查和相关酶学检查有助于鉴别其他疾病。

消化道症状需与肠胃炎、消化不良、肠易激综合征和铅中毒等疾病相鉴别,胃肠镜检查、重金属及毒物检测有助于除外相关疾病。

年轻患者出现严重的痛性神经病变或有癫痫、偏瘫、人格与行为改变,伴进行性肾心血管和脑血管的功能障碍,应想到本病,MRI 可早期发现脑损害,应及时进行相关酶学及基因检测以确诊。

6. 治疗

(1)非特异性治疗:针对各脏器受累情况给予相应的对症处理。

(2)特异性治疗:酶替代治疗,即利用基因重组技术生产的 GLA 制品,用于替代体内缺陷的酶。适时开始酶替代治疗可减少患者细胞内 GL-3 的沉积,减轻肢端疼痛、胃肠道症状,改善心肌肥厚,稳定肾功能,进而改善患者的生活质量和预后[6]。目前进入临床的产品有两种:一种是 α-Gal A,另一种是 β-Gal A。α-Gal A 0.2mg/kg,每 2 周 1 次,可显著减轻神经痛,提高脑血流速,改善肾功能,但对蛋白尿的影响不肯定。β-Gal A(亦即 GLA)1.0mg/kg,每 2 周 1 次,可有效使肾微血管内皮细胞 GL-3 的沉积消失,同样使心脏、皮肤的微血管内皮细胞 GL-3 含量也有显著下降,但神经疼痛减轻作用不明显。酶替代疗法用于小儿或杂合子女性的患者的治疗同样安全、有效。

目前推荐不论年龄或是否为携带者,只要有临床症状并且经基因分析确诊即应开始酶替代治疗,α-Gal A 0.2mg/kg,每 2 周 1 次,或者 β-Gal A 1.0mg/kg,每 2 周 1 次。对已透析或肾移植者也应给予酶替代治疗,可有效改善肾外症状,提高生活质量,更能延缓该病进展。主要药物不良反应为输注反应,表现为皮疹、头痛、腹痛和发热等,甚至出现过敏性休克,通常可经对症治疗而有效缓解。妊娠、哺乳期女性患者和合并严重并发症的患者不建议给予酶替代治疗。

(邢海平　叶文玲)

参 考 文 献

[1] 中国法布里病专家协作组. 中国法布里病 (Fabry 病) 诊治专家共识 [J]. 中华医学杂志, 2013, 93 (4): 243-247.

[2] 马杰, 李雪梅. 12 例 Fabry 病患者临床及病理分析 [J]. 基础医学与临床, 2015, 35 (1): 90-94.

[3] YUASA T, TAKENAKAT, HIGUCHIK, et al. Fabry disease [J]. J Echocardiogr, 2017, 15 (4): 151-157.

[4] OUYANG Y, CHENB, PANX, et al. Clinical significance of plasma globotriaosylsphingosine levels in Chinese patients with Fabry disease [J]. Exp Ther Med, 2018, 15 (4): 3733-3742.

[5] 马杰, 李雪梅. 法布里病 [M]// 张抒扬. 中国第一批罕见病目录释义. 北京:人民卫生出版社, 2018: 83-85

[6] ORTIZ A, GERMAIN DP, DESNICKRJ, et al. Fabry disease revisited: Management and treatment recommendations for adult patients [J]. Mol Genet Metab, 2018, 123 (4): 416-427.

15 淀粉样变背后的原因

一、专家导读

老年男性，无明显诱因出现下肢水肿，发现大量蛋白尿、低白蛋白血症，血清肌酐升高，明确诊断肾病综合征、AA 型淀粉样变。肝尾状叶旁占位、肺内可疑结核病灶、升高的炎症及肿瘤标志物……多种可继发 AA 型淀粉样变的征象存在于一身，AA 型淀粉样变的原发病因到底为何？肝尾状叶旁占位与淀粉样变何种关系？淀粉样变的背后元凶是结核、肿瘤、Castleman 病，抑或可导致迟发性淀粉样变的家族性地中海热？能否用一元论解释所有异常？接下来的诊疗将何去何从？

二、病例介绍

[**患者**] 男性，65 岁。

[**主诉**] 水肿，发现肝尾状叶旁占位 2 个月。

[**现病史**] 患者于 2019 年 6 月初无明显诱因出现下肢水肿，逐渐加重。到当地医院查 24 小时尿蛋白定量 9.8g/24h，血清 Cr 118μmol/L，Alb 22g/L，CRP 105mg/L，ESR 50mm/ 第 1 小时，增强 CT：肝尾叶富血管占位。诊断肾病综合征，6 月 21 日开始给予甲泼尼龙 40mg i.v. q.d.×1 个月后改为口服甲泼尼龙 40mg q.d.×5 天，复查 Alb 18g/L，SCr 117μmol/L，24 小时 UP 7.2g。同期患者出现上腹部不适，7 月 25 日行胃镜检查：霉菌性食管炎。因下肢水肿明显予口服利尿治疗。于 8 月 6 日第一次入北京协和医院，查体 BP 76/46mmHg，HR 100 次 /min，舌体无肥大，心肺腹部（−）双下肢重度可凹性水肿，尿常规：BLD 80Cells/μl，PRO>3.0g/L，尿沉渣 RBC 6.0/μl；尿蛋白 7.3g/24h；生化：Alb 15g/L，Cr（E）105μmol/L，Urea 14.0mmol/L。查补体、RF、ANCA、ANA+ 抗 ds-DNA、抗 PLA2R 抗体、抗 THSD7A 抗体均（−）。血蛋白电泳、免疫固定电泳、IgD 免疫固定电泳、游离轻链（−），尿免疫固定电泳、24 小时尿轻链（−）。骨髓

涂片、骨髓活检＋刚果红染色(–)。肿瘤标志物:CA19-9 135U/ml,CEA 6.3ng/ml,AFP、PSA-T、PSA-F 正常水平。出血时间(BT)>20 秒。胸腹盆 CT 平扫:双肺上叶小结节(图 15-1A、15-1B),肝尾叶旁软组织密度影(图 15-2A)。PET/CT:肝尾叶旁占位 SUVmax2.1,左肺上叶摄取增高灶 SUVmax2.9,肠系膜根部代谢轻度增高条片状模糊影(图 15-3)。2019 年 8 月 29 日复查胸部

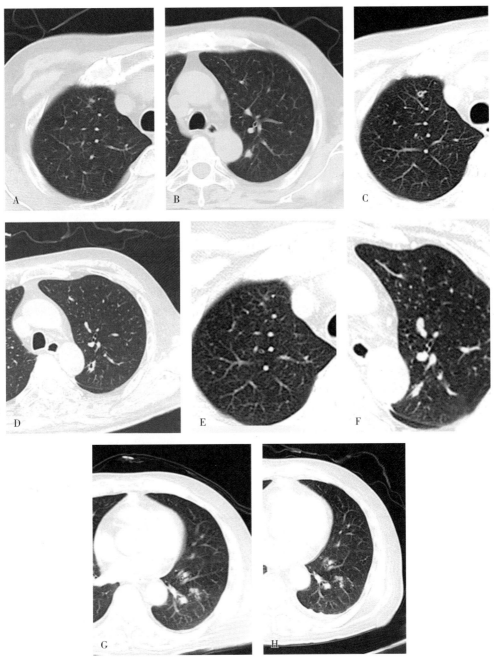

图 15-1　胸部 CT

A、B. 2019 年 8 月 7 日,双肺上叶多发小结节;C、D. 2019 年 8 月 29 日,新见部分结节内空洞形成;
E~G. 2019 年 10 月 11 日,双肺上叶结节内空洞本次未见,部分结节变小;新见左肺下叶多发小结节;H. 2019 年 10 月 31 日,较前无明显变化。

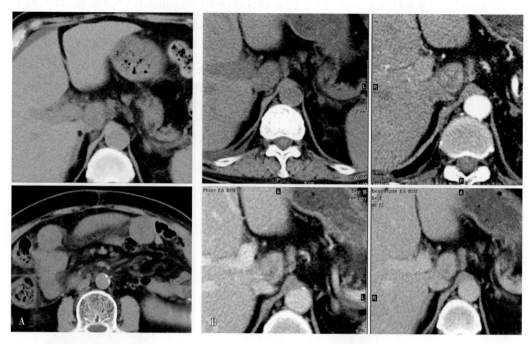

图 15-2　腹部 CT

A. 2019 年 8 月 7 日胸腹盆平扫 CT 示肝尾状叶旁软组织密度结节影,直径约 2.65cm,肝门区另见多发小淋巴结;B. 2019 年 10 月 25 日腹部增强 CT 示肝尾状叶旁软组织密度结节影,不均匀明显强化,大致同前。

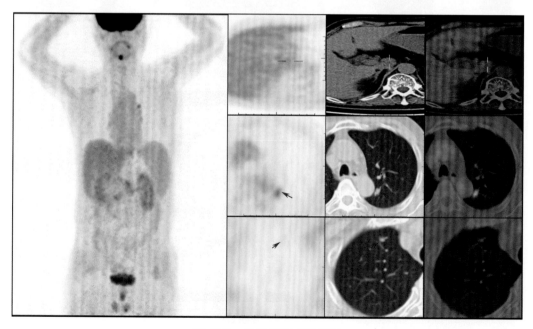

图 15-3　常规 FDG PET/CT

示肝尾叶旁占位 SUVmax2.1,左肺上叶摄取增高灶 SUVmax2.9,肠系膜根部代谢
轻度增高条片状模糊影(箭头所示)

CT 发现,双肺上叶结节内新发空洞(图 15-1C、15-1D)。痰抗酸染色及分枝杆菌核酸均阴性。由于患者存在出血时间延长未行肾穿刺活检。予以控制入量,利尿剂减量,激素逐渐减量至 10mg q.d. 维持,监测血白蛋白 15-20g/L,Cr 110~130μmol/L;针对霉菌性食管炎,予氟康唑 200mg q.d. 口服 ×2 周;利福平、异烟肼、乙胺丁醇三联抗结核治疗。患者出院后仍有低白蛋白血症,白蛋白最低 14g/L,水肿加重。原发病方面继续泼尼松 10mg q.d.,9 月 20 日患者自行停用抗结核药物。9 月 25 日当地医院复查胸部 CT 双肺结节较前吸收。患者凝血功能改善,为行肾穿刺活检明确诊断,于 2019 年 10 月 10 日再次入院。肾穿刺病理显示:免疫荧光阴性,光镜下见肾小球、血管壁沉积粉染的无定型物质,刚果红染色(+),电镜见肾内淀粉样纤维沉积,直径 8~12nm,诊断淀粉样变(图 15-4)。进一步行刚果红高锰酸钾氧化试验,完全褪色;免疫组化:AA 蛋白染色(+) (图 15-5)。病理诊断:AA 型淀粉样变。进一步评估 AA 型淀粉样变的病因:复查 ESR 119mm/ 第 1 小时,hsCRP 17.3mg/L,IL-6、IL-8、IL-10、VEGF (140ng/ml)均(-);CA19-9 164U/ml,CEA 8.6ng/ml,CA125 295U/ml。心肌 MRI 及头颅 MRI:未见特异性改变(图 15-6)。腹盆增强 CT:肝尾叶软组织密度影,不均匀强化(图 15-2B)。多学科会诊考虑单中心 Castleman 病、透明血管型可能性大。入院后继续口服异烟肼、利福平、乙胺丁醇,复查胸部 CT,双肺上叶空洞、结节较前改善,新见左肺下叶结节(图 15-1E~G)。送检 γ- 干扰素释放试验(TB-T-SPOT)520pg/ml。通州结核病防治所会诊:结合 T-SPOT 阳性,考虑结核可诊断,因患者可能需激素、免疫抑制剂治疗,建议继续抗结核治疗。2019 年 10 月 31 日复查胸部 CT,双肺结节影较前无明显改善(图 15-1H)。向患者及家属交代病情,考虑 AA 型淀粉样变继发于肝尾叶旁病变可能性大,建议手术切除肝尾叶旁占位,一则明确诊断,二则可能治疗。患者及家属对手术顾虑较大,要求暂缓手术。患者于 11 月 9 日出院,此后病情平稳,一般情况良好。化验:血常规:WBC 5.7×10⁹/L,HGB 93g/L,PLT 196×10⁹/L;肝肾功:Alb 17g/L,Cr(E)120μmol/L。ESR 119mm/ 第 1 小时,CRP 26mg/L。

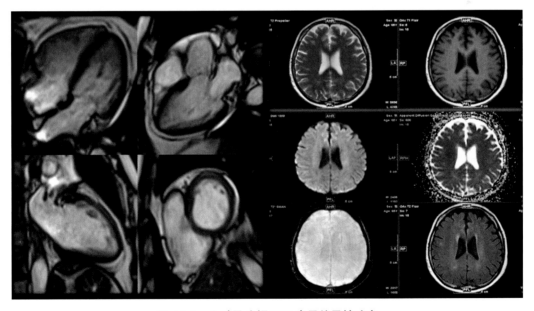

图 15-4　心脏及头颅 MRI 未见特异性改变

[**既往史**] 20 年前因胆石症行胆囊切除术。反复上腹不适 10 余年,2017 年曾行胃镜提示"慢性非萎缩性胃炎"。

[**个人史**] 无特殊。

[**家族史**] 无特殊。

[**查体**] BP 110/70mmHg,HR 76 次 /min,心肺腹查体无殊,双手及下肢轻度可凹性水肿。

病理、电镜及免疫组化检查结果

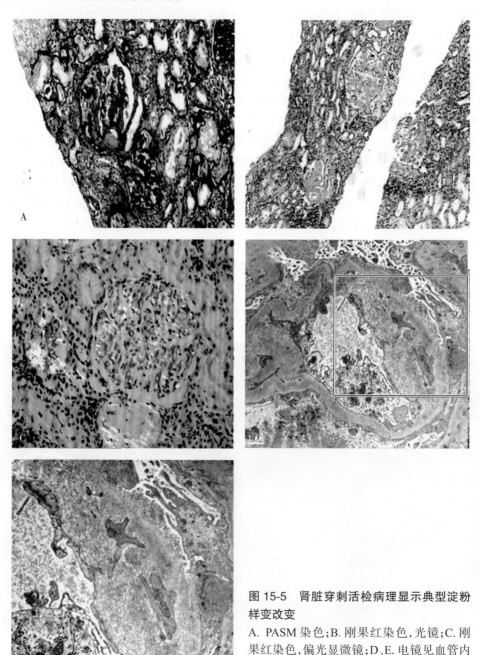

图 15-5 肾脏穿刺活检病理显示典型淀粉样变改变
A. PASM 染色;B. 刚果红染色,光镜;C. 刚果红染色,偏光显微镜;D、E. 电镜见血管内皮下淀粉样纤维沉积。

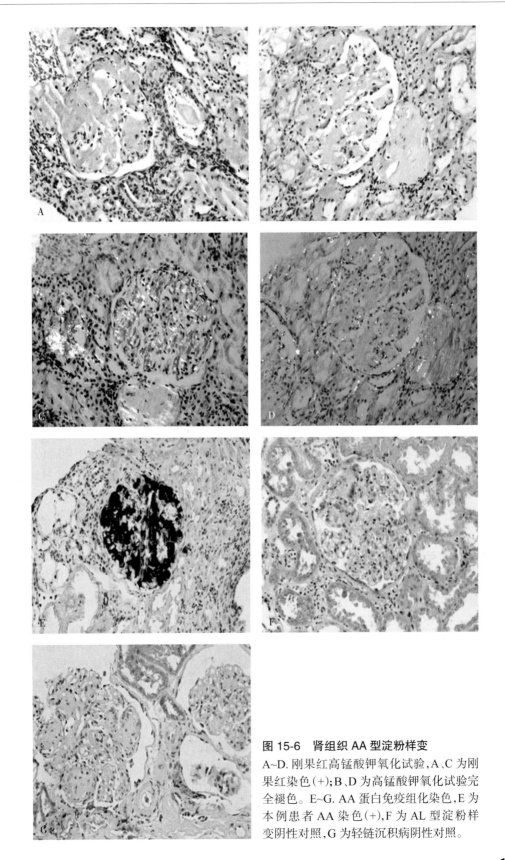

图 15-6　肾组织 AA 型淀粉样变
A~D. 刚果红高锰酸钾氧化试验,A、C 为刚果红染色(+);B、D 为高锰酸钾氧化试验完全褪色。E~G. AA 蛋白免疫组化染色,E 为本例患者 AA 染色(+),F 为 AL 型淀粉样变阴性对照,G 为轻链沉积病阴性对照。

三、主治医师总结病例特点和主要诊断，提出会诊目的

肾内科乐偲：患者老年男性，隐匿起病，多系统受累。受累系统包括：①肾脏：表现为肾病综合征，慢性肾功能不全；②循环系统：血压较基础血压降低，无明显体位性低血压；③骨骼关节：双手小关节晨僵。患者在既往治疗中出现多重并发症，包括激素治疗过程中出现霉菌性食管炎、CMV 感染以及可疑结核感染。经肾穿刺活检，患者诊断肾淀粉样变明确，结合系统受累，诊断为系统性淀粉样变，肾脏为主要受累脏器。进一步的刚果红高锰酸钾染色试验及 AmyloidA 蛋白免疫组化染色均符合 AA 型淀粉样变。

AA 型淀粉样变是由于慢性炎症所致 AmyloidA 蛋白沉积于组织所致。多种慢性炎性疾病均可以导致，如慢性感染、关节炎、肿瘤，以及其他一些少见疾病，包括 Castleman 病、家族性地中海热等，均可以导致 AA 型淀粉样变。针对该患者的全面细致的病因筛查示肝尾状叶附近病变，性质不明。鉴别诊断包括：①Castleman 病：是一组具有共同组织病理学特征的异质性淋巴细胞增生性疾病，表现具典型组织学特点的淋巴结肿大。Castleman 病是肝尾状叶区域占位性病变的较常见原因，临床可表现为慢性全身性炎症，致 AA 型淀粉样变。确诊依赖组织病理。②淋巴结结核：结核是发展中国家最常见的导致 AA 型淀粉样变的原因。患者病程中出现肺结核感染，需考虑淋巴结结核的可能性。经验性抗结核治疗有助于鉴别诊断。③肿瘤性病变：副节瘤、胃肠间质瘤等肿瘤，亦可导致肝尾叶部位占位性病变。确诊依赖组织病理。目前患者 AA 型淀粉样变诊断明确，肝尾状叶旁占位性质不明。为确诊肝尾状叶旁病变性质，手术活检为最直接的手段。但是患者高龄，存在出血倾向，存在一定的手术风险。提请 MDT 多学科会诊，解决以下问题：①明确肝尾状叶旁占位的性质：Castleman 病，实体瘤，抑或淋巴结结核，影像上是否有所倾向？②评估手术切除肝尾状叶旁占位的风险及获益：肺内病变的性质及与肝尾状叶旁占位的关系如何？③系统性淀粉样变是否由肺及肝内的病变所致？④是否存在其他潜在的继发因素？

四、多学科会诊意见

放射科李潇：腹部增强 CT 示肝尾状叶旁占位呈软组织密度，动脉期、门脉期及延迟期不均匀明显强化，考虑为肿大淋巴结（感染、淋巴结结核、肿瘤淋巴结转移等）。经典的单中心或透明血管型 Castleman 病的肿大淋巴结在增强 CT 上表现为明显不均匀强化，周围可见迂曲增粗的血管，多中心型则在影像学上与一般淋巴结肿大难以鉴别。对比此患者，认为影像学诊断 Castleman 病证据不充分。头磁共振可见双侧侧脑室旁点状异常信号，为非特异性白质改变。心脏磁共振未见明显舒张受限及室壁增厚，可见少许线样延迟强化，无明确淀粉样变受累的证据。

核医学科霍力：PET/CT 提示尾状叶旁占位的代谢活性与正常肝脏相近；左肺上叶结节代谢活性增高，考虑感染可能性大；全身其他区域未见肿大淋巴结及代谢增高表现。据文献报道，Castleman 病浆细胞型、透明血管型及混合型可引起肾损害，据之前所见案例，病灶部位 PET/CT 上表现为不同程度的代谢增高，与本例患者的表现有明显差异，因此，核素显像结果无法明确 Castleman 病的诊断。

血液科李剑：法国一篇文献报道了继发 AA 型淀粉样变的 Castleman 病患者的临床特征，值得注意的是纳入的患者均有持续的高炎症状态，中位 CRP 为 89mg/L，并伴发热等全身症状。此患者高炎症状态并不明显，既往 CRP 水平只有一次达到 105mg/L，平时较低，且 IL-6 水平、血小板、纤维蛋白均正常。由于缺乏炎症状态，切除病灶未必能从根本上延缓疾病进展。另外，就此患者而言，AA 型淀粉样变也可能继发于结核感染。

肝外科徐海峰：占位位于门静脉与下腔静脉之间左侧，向下延伸至肠系膜上静脉。肝外科主要从以下几个方面考虑，首先有没有手术指征，若切除对诊断和治疗有帮助，则有手术指征，对此患者而言切除占位进行病理检查有助于明确诊断；其次，能不能切，考虑手术风险和禁忌证的问题，此患者有肾功能障碍和全身感染，手术若采用开腹方式则创伤较大，肾功能损害是否会在手术过程中进一步加重，感染是否会全身播散，又能否在术后得到有效控制，这些需要与麻醉科、内科、ICU 讨论；再次，怎么切，切除此位置占位技术难度不大，可先进行腹腔镜探查，视情况选择具体方法。

消化科李景南：此患者目前无消化道症状，但在后续的治疗中可关注有无胃肠道蛋白丢失，如需行内镜检查，应警惕胃肠道的高出血风险，饮食方面也应注意，避免刺激性食物。

感染科王焕玲：此患者 CMV 感染及霉菌性食管炎明确，均属机会性感染，提示患者存在免疫功能受损，此情况下结核较高危。虽然肺内情况较稳定，但抗结核治疗的充分性也有待商榷。此患者三联抗结核治疗仅持续了 3 周，其肝功尚可，抗结核治疗可继续；γ- 干扰素释放试验阳性，提示其 T 细胞对结核的反应较活跃，也是支持继续抗结核治疗的一个证据。肝尾状叶附近占位不除外淋巴结结核，若不进行手术，保守抗结核治疗也不失为一种比较稳妥的办法。可通过肺部结节、血清炎症标志物及肝占位的变化来观察抗结核治疗的效果。

呼吸科留永健：影像学结合 TB-SPOT 阳性，表明存在陈旧性肺结核或至少表明其接触过结核。患者从 6 个月开始使用激素，又曾出现过念珠菌性食管炎及 CMV 病毒血症，说明其处于免疫抑制状态，陈旧性结核复发的可能性较高，应继续抗结核治疗。患者于抗结核治疗的强化期停药，此时结核菌数量大，也可能促成结核复发。对于这种强化期停药且时间超过 3 周的患者，重新开始启动抗结核治疗应持续完整疗程，结合其目前的免疫抑制状态，疗程至少 9 个月，可继续目前用药方案，若后期需要加用其他药物，应注意与利福平的药物相互作用。

儿科马明圣：回顾 AA 型淀粉样变的继发因素，除 IBD、炎症、肿瘤等病外，还有一类病称作周期热综合征，特别是家族性地中海热。国外文献报道，40 岁以上未经治疗的家族性地中海热的患者中，其淀粉样变的发生率可达到 60%~75%，因此需要考虑到其可能性。此患者支持点在于其反复腹部不适、炎性因子水平增高以及 CT 报告上的双侧胸膜增厚，但无法解释结核感染及肝部占位。此病秋水仙碱治疗有效，也可作为诊断的依据之一。

遗传学系刘雅萍：遗传性淀粉样变虽然为常染色体显性遗传，但其外显率较低，表现度差异较大，有部分患者可能无家族史，易被误诊或漏诊。据 NEJM 一篇文献报道，在临床和实验室检查支持 AL 型淀粉样变患者中，约 10% 发现为遗传性淀粉样物质沉积。因此，对于非 AA 型淀粉样变，若不能确认 AL 型，建议进行遗传性淀粉样变相关基因的检测或显微切割联合质谱检查，以作出更精准的诊断。

肿瘤内科李宁宁：实体瘤淋巴结转移多会对器官压迫，而本例肝尾状叶旁占位走行于脏器之间，影像上呈"钻缝"现象，且 PET 上其 SUV 值并未明显升高，因此不考虑实体肿瘤或实体瘤淋巴结转移。小肠壁增厚见于 2019 年 8 月 CT 平扫图像,10 月复查时完全消失,考虑可能是肾病综合征引起的肠壁水肿,随治疗缓解;PET 只见肠系膜根部代谢增高,考虑为炎症引起。患者存在 CEA、CA19-9 及 CA125 水平升高,其中 CEA 为低水平升高,可见于肺感染性疾病、肾功能损害等,CA199 升高也可见于蛋白尿及肾功能不全,CA125 特异性较差。患者目前无明确实体瘤证据。但结合病程中曾有便潜血阳性,可考虑进行胃肠镜筛查除外胃肠道肿瘤。

肾内科陈丽萌:综合多学科专家会诊意见,AA 型淀粉样变并不是本例患者的最终诊断,继发的因素中,高度怀疑肝尾状叶旁占位,目前性质不明,结核或 Castleman 病均有可能。建议继续目前抗结核治疗,若肝尾叶占位无改善趋势,且肾病综合征持续不缓解,可通过手术切除肝旁占位进行病理确诊。有条件可完善家族性地中海热基因筛查。

五、结局及转归

患者拒绝手术,当地随诊,三联抗结核足 6 个月后停用。患者一般状况稳定。2020 年 10 月复查 24 小时尿蛋白 6.0g,Alb 28g/L,Cr 158μmol/L。复查 CT:肝尾叶旁占位较前无明显变化。

六、专家点评

在出现复杂疾病诊断存在困难且存在肾脏受累表现时,肾内科可以提供肾穿刺病理活检辅助诊治。但是 AA 型淀粉样变仍然不作为最终诊断,对于疾病的成因要追根问底,才能给患者提供最佳的诊治策略。AA 型淀粉样变文献报道中多见的病因包括类风湿性关节炎以及结核,但 Castleman 病是不可忽略的重要原因。Castleman 病继发 AA 型淀粉样变,笔者专科既往已知病例有 3 例,其中一例单中心型 Castleman 病患者在手术切除病灶后,炎症水平恢复正常,在 18 个月后随访时 24 小时尿蛋白可降至 2g。目前 Castleman 病等疾病的临床谱仍不清晰,希望未来对该疾病的认识能够继续进步。从肾内科的角度,对于淀粉样变的患者,即便是肾脏已经受到异常蛋白损伤,治疗原发病后,也可以有好的预后。因此该患者诊断需要明确,并且争取明确,这是为了患者也是为了更多人的未来。另外,作为医生,如果有希望带给患者明确的诊断,也不要轻言放弃。

七、疾病相关文献回顾

淀粉样变是指淀粉样物质沉积于组织或器官导致的疾病,可累及全身多器官多脏器。淀粉样纤维是由低分子量亚单位蛋白质前体形成的不溶性多聚体,这些蛋白质前体的种类多样,但多具有倾向于形成反平行 β- 折叠结构的共同特征[1]。

根据淀粉样物质的成分,可以将淀粉样变划分为不同的类型。其中以 AL 和 AA 型最为常见,前者的蛋白前体为单克隆免疫球蛋白轻链,后者的蛋白前体为血清淀粉样物质 A(serumamyloidA,SAA)[1]。在发达国家,以 AL 型淀粉样变常见[1]。而 AA 型淀粉样变是发展中国家淀粉样变的最常见类型[2]。

SAA 是炎症状态下产生的一种血清蛋白,因此 AA 型淀粉样变可见于各种炎性疾病,尤其是慢性炎性疾病。在西方发达国家,最常导致 AA 型淀粉样变的疾病是慢性关节炎(60%),其次为慢性感染(15%)。Castleman 病作为一种慢性炎性疾病,也可导致 AA 型淀粉样变[3]。不过对于发展中国家,结核则是 AA 型淀粉样变的最常见原因[2]。

淀粉样蛋白沉积于不同脏器,导致不同的临床表现,其中以肾脏、心脏、肝脏的受累最为常见。肾脏受累早期表现为无症状性蛋白尿或临床上明显的肾病综合征,后期可能发展至肾衰竭。心脏受累可导致心脏收缩或舒张功能障碍以及心力衰竭的症状。心脏受累时可出现的其他表现包括心律失常或心脏传导阻滞所致的晕厥,以及冠状动脉中淀粉样蛋白沉积导致的心绞痛或梗死[1]。受累脏器的病理活检示刚果红染色阳性,电镜下见淀粉样纤维沉积。对于 AA 型淀粉样变,因淀粉样物质与刚果红的结合不如 AL 型淀粉样物质紧密,经高锰酸钾氧化处理后无法与刚果红结合,高锰酸钾刚果红染色无法着色,有助于 AL 型淀粉样变和 AA 型淀粉样变的鉴别。免疫组化染色和激光显微切割蛋白质组技术可以用于更精准的淀粉样变分型。

淀粉样变的治疗取决于根据前体蛋白类型的分型诊断。对于 AL 型淀粉样变,治疗类似于多发性骨髓瘤,采用针对浆细胞的治疗方案,或者干细胞移植。对于 AA 型淀粉样变,则需要重点治疗潜在的炎性疾病。针对遗传型淀粉样变,如果突变的淀粉样物质前体蛋白由肝脏产生,可以考虑肝移植[1]。此外,多种新治疗方法正在进行体外药物筛选或动物试验,部分治疗方法已进入到 Ⅱ/Ⅲ 期临床试验中,其中包括:用药物干扰原纤维形成、抑制淀粉样前体蛋白合成、中和低聚物或非淀粉样聚合物、加速现有淀粉样沉积物降解或破坏淀粉样蛋白和辅助分子间的交互作用。

(杨絮飞 乐偲 陈丽萌)

参 考 文 献

[1] WECHALEKAR A, GILLMORE J, HAWKINS P. Systemic Amyloidosis [J]. Lancet, 2016, 387 (10038): 2641-2654.

[2] ENGINEER D, KUTE V, PATEL H, et al. Clinical and laboratory profile of renal amyloidosis: A single-center experience [J]. Saudi J Kidney Dis Transpl, 2018, 29 (5): 1065-1072.

[3] LACHMANN H, GOODMAN H, GILBERTSON J, et al. Natural history and outcome in systemic AA amyloidosis [J]. N Engl J Med, 2007, 356 (23): 2361-2371.

16 头面部畸形、手足增大和心悸背后的真相

一、专家导读

54 岁中年男性,自儿童期逐渐出现多部位骨骼畸形,主要表现为胸腰椎后凸,右侧头、颞部局部隆起,呈进行性加重,并逐渐出现手足增大,视力、听力下降,间断出现右耳流血、溢液;曾辗转多家医院均未能明确诊断。既往有 28 年心悸病史,2011 年第一次电生理检查显示左侧旁路,1 个月前在外院就诊行电生理检查显示房室结双径路,行第二次射频消融术,近期患者再次出现室速。该患者出现多种心律失常与其他系统疾病有无关系? 最终该患者诊断什么病?

二、病例介绍

[患者] 男性,54 岁。

[主诉] 骨骼畸形 47 年,手足增大 38 年,心悸 28 年。

[现病史] 患者 1972 年(7 岁)轻微外伤后出现腰部疼痛,伴全身乏力,无法行走,当地医院诊断 "腰椎结核",予中草药口服数年后疼痛好转,逐渐出现胸腰椎后凸畸形。1981 年(16 岁)发现右侧颜面部畸形,渐高于左侧,以颞侧、额部为著,间断出现右眼疼痛、流泪,其后听力、视力进行性下降。1998 年(33 岁)开始间断出现右侧外耳道血性分泌物渗出、溢液,可形成大小 1~3cm 血肿,每次持续 10 余日后自行缓解,每 2~3 个月出现 1 次,听力损伤进一步加重。目前右眼视力为指动,右耳失聪。2008 年(43 岁)因右侧鼻塞曾行局部鼻部手术。病程中无骨痛、骨折。1981 年(16 岁)患者发现手足增大,鞋码 50 码,伴声音低沉,口唇增厚,多汗。1991 年(26 岁)开始劳累或情绪激动后,易出现心悸、大汗,伴胸前区刺痛,VAS

7~8 分,突发突止,持续数分钟至数小时后可自行缓解,间断服用普罗帕酮控制症状(具体不详),每年仍有平均 8~10 次发作。2011 年(46 岁)于当地医院行左侧旁道射频消融术,后发作频率较前明显减少。2019 年 7 月(54 岁)再次就诊于外院,行超声心动图:双房增大,二尖瓣反流(轻度),主动脉瓣反流(轻度),升主动脉增宽。EF 76%。

电生理检查提示房室结双径路,房室折返性心动过速,术中曾诱发非持续性室速,行射频消融治疗,并加用胺碘酮 0.2g 每日 3 次治疗,此后心悸症状未再发。外院住院期间完善下述实验室及影像学检查:GH/IGF-1 轴:空腹 GH 18.29ng/ml ↑(0.03~2.47),IGF1 722ng/ml ↑(87~225);性激素轴:LH 2.47U/L(0.8~7.6),FSH 2.90U/L(0.7~11.1),T 2.11ng/ml(1.29~7.67);PRL 42.6ng/ml(2.5~17.0)↑;7am 血皮质醇 12.4μg/dl(8.7~22.4)。骨代谢方面:T-PTH 11.4pg/ml(12.4~76.8),血 Ca 2.26mmol/L(2.12~2.52),P 1.25mmol/L(0.85~1.51),ALP 468U/L(45~125);T-P1NP 665.7ng/ml(15.13~76.31);β-CTX 1.990ng/ml(0~0.85);骨钙素 109.4ng/ml(14~70);25OHD 39.32ng/ml(20~100);骨密度正常。头颅 CT 平扫(图 16-1):右侧顶骨延续至右侧鼻道内可见巨大软组织肿块影,累及右侧颌面部,右侧眼眶外凸,病灶内可见斑片状钙化灶,局部骨质不规则破坏,左侧头颅骨质尚完整,右侧脑实质略受压。头 MR(图 16-2):右侧颌面骨、颅骨弥漫见异常信号,右侧鼻腔、鼻窦、眼眶狭窄,右侧眼球突出,右侧岩骨受累;颅腔狭窄,右侧大脑半球受压;部分空蝶鞍。全身骨扫描(图 16-3):颅骨右侧、胸椎下段、腰椎及骶骨骨质病变;脊柱侧弯。经鼻内镜下取上颌窦骨性突出结构活检,病理:骨组织部分骨小梁不规则,粗细不一,小梁间可见纤维组织增生。请北京协和医院内分泌科王鸥教授会诊,考虑"骨纤维异常增殖症",予唑来膦酸 4mg 静脉输注治疗。2019 年 7 月 24 日就诊北京协和医院内分泌科门诊,查骨代谢:PTH 75.3pg/ml↑,血 Ca 2.34mmol/L,P 1.15mmol/L,ALP 485U/L↑,TP1NP 800.1ng/ml↑,β-CTX 1.97ng/ml↑,T-25(OH)D 33.8ng/ml,24 小时 UCa 11.58mmol↑,24 小时 UP 72.30mmol;内分泌功能评估:①GH/IGF1:空腹 GH 11.2ng/ml↑,IGF1 728ng/ml↑;②性激素:LH 1.22IU/L,FSH 4.43U/L,T 2.44ng/ml,E₂ 25pg/ml,PRL 50.8ng/ml↑;③HPA 轴(8am):ACTH 49.9pg/ml↑,血 F 8.9μg/dl;④甲功:TSH 0.815μU/ml,FT₄ 1.14ng/dl,FT₃ 2.99pg/ml。患病以来患者体重无明显变化,身高缩短 6cm(173cm → 167cm)。

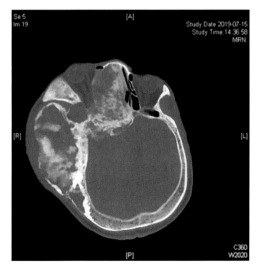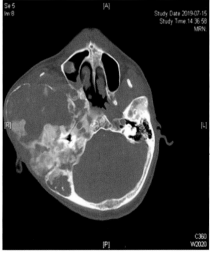

图 16-1　头 CT

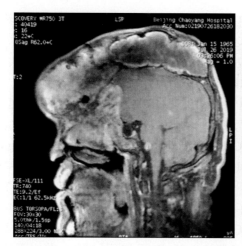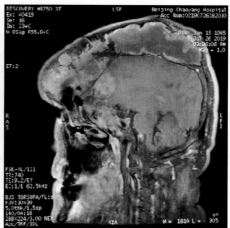

图 16-2 头 MRI

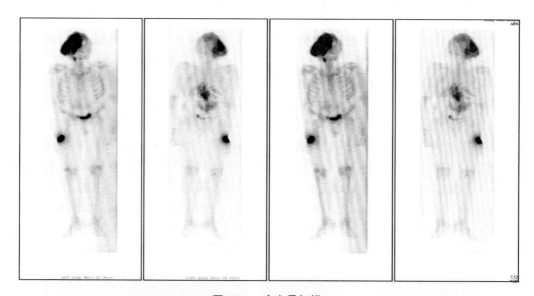

图 16-3 全身骨扫描

[**既往史**] 高血压病史 10 余年,BPmax 170/100mmHg,目前口服硝苯地平控释片 30mg q.d. 及倍他乐克缓释片 47.5mg q.d.,血压控制在 140/80mmHg 左右。

[**个人史**] 患者系第 1 胎第 1 产,足月顺产,出生时身长及体重、母乳喂养、出牙时间不详,无牛奶咖啡斑,身高增长与正常同性别同龄人稍快,出现第二性征发育时间不详。智力正常,学习中等。

[**婚育史、家族史**] 无特殊。

[**查体**] 生命体征平稳,BMI 31.55kg/m²,皮肤稍粗糙,无牛奶咖啡斑。右侧前额部及耳周颜面畸形,耳前骨质向外凸出;前额部骨质向上向前凸出,质地硬,无压痛、结节。听力粗测右耳听力下降。右眼变形,粗测视力可见指动。左侧视力粗测正常。右侧直接对光反射迟钝,左侧直接对光反射灵敏,双侧间接对光反射灵敏。口唇稍肥厚,舌体增大,胸廓严重畸形,肋髁距 1 指,脊柱严重后凸畸形(图 16-4)。

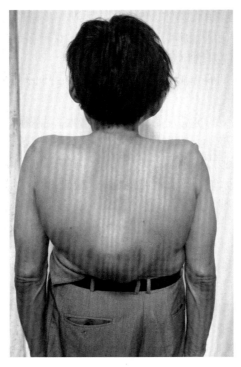

图 16-4　脊柱严重后凸

三、主治医师总结病例特点和主要诊断，提出会诊目的

内分泌科朱惠娟：总结病例特点：患者中年男性，慢性病程。临床上主要存在如下问题：①累及颅面骨、脊柱及胸肋骨的多发骨畸形，影响视力及听力，实验室检查提示 ALP、P1NP、β-CTX 升高，影像学提示多部位骨质异常；②青少年期开始出现手足增大、眉弓增高、口唇肥厚等表现，查空腹 GH、IGF1 水平升高，伴 PRL 轻度升高；③反复心悸，近期外院电生理检查提示房室结双径路，房室折返性心动过速，术中曾诱发非持续性室速。此次提出罕见病 MDT 会诊，希望明确如下问题：①该患者的诊断是什么？②明确头面部畸形，有无恶性肿瘤可能？③头面部畸形能否外科手术修补？④右耳外耳道肿物，溢液、出血，影响听力，能否外科手术？⑤患者出现多种心律失常是否与此病有关？⑥能否控制病情进一步发展？

四、多学科会诊意见

内分泌科朱惠娟：该患者从青少年期开始出现骨骼变形，脊柱、头面部畸形为主，辅助检查提示成骨及破骨指标升高，骨骼影像学及病理学检查符合骨纤维异常增殖症表现，故目前多骨型骨纤维异常增殖症诊断明确。此外，患者存在肢端粗大，化验结果显示空腹生长激素、IGF1 升高，目前临床诊断考虑存在肢端肥大症可能性大。诊断上，虽患者查体无牛奶咖啡斑，但因同时存在骨纤维异常增殖症和肢端肥大症，要考虑由于 *GNAS* 基因体细胞突变导致的 McCune-Albright 综合征（MAS）。下一步诊治上，关于肢端肥大症的诊断上，建议进一步完善葡萄糖生长激素抑制试验、垂体 MRI，评估后进一步讨论肢端肥大症的病情活动度，是否需要立即启动手术或者药物治疗。需要注意的是，对于存在颅骨骨纤的患者，因存在诱发恶变的风险，因此若选择放射治疗要十分慎重。

骨科高鹏：该患者儿童期有过腰椎结核，出现角状后凸，骨结核可疑。可进一步检查明确结核是否在活动期。

神经外科冯铭：该患者从 16 岁开始四肢出现增大，现双脚鞋号 50 码，并出现右侧头、颞部局部隆起，后逐渐发展变大。2008 年因气道阻塞，曾行局部手术，近年间断右耳流血、溢液，内镜可见肿物，右眼视力几乎消失。外院查 GH 12.56ng/ml、IGF-1 722ng/ml，目前考虑诊断 MAS，主要表现为垂体生长激素腺瘤、多骨型骨纤维异常增殖症，下一步建议完善如下检查：葡萄糖生长激素抑制试验、垂体平扫＋增强磁共振、鼻旁窦 CT（冠状位＋矢状位重建）。

整形外科龙笑：关于患者头颅面部畸形处理上，手术治疗是目前认为的最有效治疗策略。应根据病变的解剖部位和参与情况进行治疗。治疗颅颌面纤维异常增生（CFD）包括保守性和根治性手术。保守性手术是指定期切除病变组织直到达到静止期，这是治疗 CFD 最早、最广泛的方法。根治性手术治疗是指需要完全切除病灶，然后立即进行重建的方法。

耳鼻喉科高儒真：耳部检查可见粉红色新生物，考虑血管源性，是引起耳部出血的主要原因，治疗上可进行专业颞部整形。MAS 的治疗主要是对症治疗，目前尚无有效根治方法。

多学科会诊意见总结

内分泌科朱惠娟：总结各位专家意见，患者目前诊断考虑 McCune-Albright 综合征，下一步还需要对生长激素过多原因、颅面部病变情况进行进一步评估，建议可收入内分泌科进行下一步诊治。

五、结局及转归

患者其后收入北京协和医院内分泌科病房，进行如下诊治：

1. GH 过多方面　完善葡萄糖生长激素抑制试验：GH 谷值 11.8ng/ml；垂体平扫＋动态增强 MR（图 16-5）：垂体左翼、后部占位，11mm×15mm，垂体大腺瘤可能大。考虑垂体生长激素大腺瘤导致的肢端肥大症诊断明确。经内分泌科专业组查房及垂体疑难病会诊考虑患者骨破坏范围广，程度重，行垂体手术风险极高，建议待心脏情况稳定后内分泌科随诊评估是否可行生长抑素类似物治疗。

2. 多骨型骨纤维异常增殖症方面　因患者入院前已行静脉双膦酸盐治疗，建议密切监测骨代谢指标，可择期再次尝试双膦酸盐治疗。

3. 骨骼病变相关合并症诊治

（1）外耳道间断溢液方面：行颞骨薄扫 CT（图 16-6）：右侧颌面部及颅底骨质多发膨胀性骨质破坏伴软组织肿块；右侧中耳、听小骨、内耳耳蜗及诸半规管受累。经耳鼻喉科全科查房讨论：考虑患者右侧外耳道反复出血可能为炎症反应，目前出血频率不高，出血量不大，外耳道封堵术不能解决出血问题，如行手术清理出血病灶手术范围大，风险极高，不建议手术干预。局部软组织病变不除外恶变可能,可考虑活检。向患者充分交代上述病情后,患者表示理解,暂不考虑耳鼻喉科干预外耳道溢液,并拒绝局部组织活检。

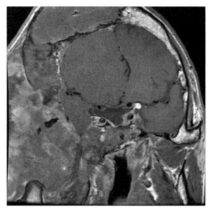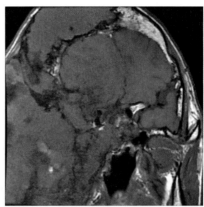

图 16-5　垂体平扫及增强 MRI

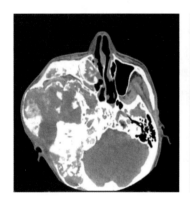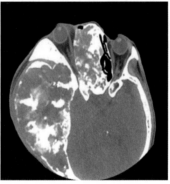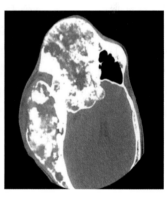

平扫

图 16-6　颞骨薄扫 CT

(2)脊柱病变:完善胸腰椎 MRI:胸椎曲度反曲,$T_{9\sim12}$ 层面黄韧带肥厚。$L_{1\sim4}$ 椎体附件及骶椎多发囊实性占位,病变突入椎管;腰椎侧弯、曲度过弯;$L_{1\sim3}$ 层面椎管狭窄。请骨科会诊建议进一步明确占位性质。向患者交代腰骶椎占位存在恶变风险,建议进一步完善穿刺活检术。患者表示理解,但拒绝进一步检查。

(3)视力下降:行视神经孔 CT 平扫 + 矢状重建:双侧视神经孔受累,右侧明显。眼科会诊建议定期复查,继续原发病治疗。

4. 心脏方面　经查阅文献,心动过速、高输出性心力衰竭和主动脉根部扩张是 MAS 的罕见表现之一,其发生机制与心脏中存在 GNAS 突变、广泛的 FD 对心脏需求增加、GH 过多、合并甲亢有关。请心内科会诊建议继续胺碘酮口服控制心室率,监测 HR 50~60 次 /min,QTc 460~470 毫秒。建议定期心内科门诊随诊。

六、专家点评

本病例患者为中年男性,慢性病程,幼年起病,主要表现为多部位骨骼畸形、肢端粗大和手足增大。根据其临床特点、实验室、影像学检查及病理，考虑MAS诊断明确，主要表现为多骨型骨纤维异常增殖症、肢端肥大症及心律失常。因MAS是由于GNAS基因体细胞激活突变所引起，治疗上以对症为主，但因患者骨骼病变范围广且病情严重，已造成视力、听力严重下降等严重且不可逆的并发症，同时因合并心律失常、严重颌面骨纤维化，对于后续生长激素瘤的处理也是极大的挑战。因此，对于此类疾病的早期诊断、早期积极治疗是减少并发症、改善患者预后的关键所在。

七、疾病相关文献回顾

McCune-Albright综合征（McCune-Albright syndrome，MAS），又称为多发性骨纤维发育不良伴性早熟综合征，是指患者同时表现为骨纤维异常增殖症、皮肤牛奶咖啡斑、性早熟或其他内分泌功能紊乱三联症的一种综合征[1]。由McCune和Albright于1936年和1937年分别在不同杂志首先报道。

1. 病因和发病率　MAS是由体细胞中G蛋白偶联受体刺激型α亚单位的编码基因（GNAS）发生突变所致。GNAS基因位于第20号染色体q13.3位点。该基因突变使腺苷酸环化酶活化功能改变，导致cAMP堆积，致使体内多种cAMP依赖性受体激活，包括甲状旁腺激素（PTH）、肾上腺皮质激素（ACTH）、促甲状腺激素（TSH）、卵泡生成激素（FSH）、黄体生成素（LH）等激素的受体被激活，引起骨骼病变及相应内分泌靶器官的功能亢进。该病非常罕见，患病率约为1/1 000 000~1/100 000，在不同种族、不同性别人群中均可发生，女性患病率高于男性。疾病在中国人群的患病率有待进一步明确。

2. 临床表现

（1）皮肤表现：MAS患者一般出生时即有牛奶咖啡斑，常位于骨骼病变同侧且以中线为界，为一处或多处点状大小不等的深黄色或黄棕色斑片状色素沉着，边界不规则。

（2）骨骼系统表现：大约90%的MAS患者有单发或多发的骨纤维异常增殖症，其特征为畸变的骨母细胞增多并异常分化，引起骨髓内纤维细胞的广泛增殖、分化，形成幼稚的编织骨，易发生病理性骨折和骨骼畸形，并引发骨痛，几乎可累及全身骨骼，尤其以颅面骨和长骨受累多见，局部骨骼膨胀、隆起引起面部结构改变和压迫症状。眼眶受累严重可压迫视神经，造成视力障碍。听神经受累，可致听力下降。脊柱受累可致椎体压缩性骨折，引起脊柱侧弯或后凸畸形。骨纤维异样增殖症导致病理性骨折的高峰年龄多在6~10岁。影像学示骨骼呈膨胀性、溶骨性改变或呈磨玻璃样改变。

（3）内分泌腺体受累表现：MAS几乎可累及多种内分泌腺，多导致受累腺体功能亢进或发生肿瘤。其中性早熟较多见，男女均可发病，但女性患者多见，且常早于骨改变。女性患儿可表现为第二性征早发育、阴道不规则出血、子宫、卵巢较正常同龄儿童增大，或发生卵巢囊肿，骨骺提前愈合等。男性患儿性早熟相对少见，超声见睾丸病变（Leydig细胞增生、微小结石、局灶钙化等）。甲状腺肿大及功能亢进也较常见，也有报道发生甲状旁腺功能亢进者。其他内分泌疾病也有报道，如皮质醇增多症、巨人症、肢端肥大症、高泌乳素血症等，但相对较罕见。其他MAS患者还可因突变累及外周血白细胞、肝脏、心脏、胸腺和胃肠道，出现相应罕见临床症状，如黄疸、肝炎、心律失常、肠息肉等[2,3]。

3. 诊断　McCune-Albright综合征是以多发性骨纤维异常增殖症、牛奶咖啡斑和内分泌腺体功能亢进三联症、高泌乳素血症、生长激素分泌过多、低血磷性佝偻病等为主要表现的一种临床疾病。符合三联症中的两条方可诊断 MAS。也可针对病变组织行 *GNAS* 基因突变检测，进行分子诊断。

4. 鉴别诊断　与神经纤维瘤病、格雷夫斯病（Graves 病）、中枢性性早熟、急性白血病髓外受累、Paget 骨病、其他引起低血磷性佝偻病、恶性肿瘤骨转移、骨肉瘤等疾病进行鉴别诊断。

MAS 临床十分罕见，病情复杂，涉及内分泌科、妇产科、儿科、骨科、耳鼻喉科等多个专业，临床表现多样，出现典型三联症者易诊断，如何对仅有 1 种或两种典型症状者作出早期诊断至关重要。作为基因突变性疾病，基因检测不仅可以早期确诊 MAS，还有助于早期筛查症状不典型患儿，但由于突变细胞分布于不同组织，单一部位检测结果阴性尚不能完全排除本病。临床工作中只有动态监测、定期随访才能不断发现问题并及时处理。

（王林杰　朱惠娟）

参 考 文 献

［1］ DUMITRESCU CE, COLLINS MT. McCune-Albright syndrome [J]. Orphanet J Rare Dis, 2008, 3: 12.

［2］ COLLINS MT, SINGER FR, EUGSTER E. McCune-Albright syndrome and the extraskeletal manifestations of fibrous dysplasia [J]. Orphanet J Rare Dis, 2012, 7 (Suppl 1): S4.

［3］ JAVAID MK, BOYCE A, APPELMAN-DIJKSTRA N, et al. Best practice management guidelines for fibrous dysplasia/McCune-Albright syndrome: a consensus statement from the FD/MAS international consortium [J]. Orphanet J Rare Dis, 2019, 14 (1): 139.

17 "满月脸"背后的难治性肿瘤

一、专家导读

31岁女性，突然出现脸变圆，腹围增加，体毛增多，血压难以控制。外院考虑肾上腺肿瘤，经过手术治疗，肿瘤仍无法有效控制，病理会诊诊断存在争议，患者及家属前往多家医院，寻求有效治疗方法，却失望而归。精准治疗如何在这类疑难罕见病例中实现？协和罕见病多学科会诊从患者的病史、体格检查中抽丝剥茧，为其制订个性化诊断和治疗方案。

二、病例介绍

[患者]　女性，31岁。

[主诉]　高血压4年，脸变圆变红1年，右肾上腺占位术后8个月。

[现病史]　4年前(2016年)患者孕晚期出现头晕，测BP波动在160~170/90~100mmHg，予药物治疗后控制在正常范围(具体治疗不详)，分娩后血压未好转，波动在140~150/90~100mmHg，先后口服吲达帕胺1片 q.d.、拜新同30mg q.d.和厄贝沙坦75mg q.d.等药物，血压可控制在120~130/80~90mmHg。1年前(2018年5月)起患者出现脸变圆红、毳毛增多，腹围增加，月经量减少，夜间严重失眠。8个月前(2018年9月)在当地医院检查血钾3.55mmol/L，清晨血皮质醇27.89μg/dl↑(8.7~22.4μg/dl)，睾酮2.26ng/ml↑(0.06~0.82)。进一步检查腹部CT提示右侧肾上腺区5cm×9.5cm分叶状肿块影，考虑"右侧肾上腺皮质腺瘤"，2018年9月28日在全麻下进行右侧肾上腺占位切除术，术中情况不详。术后病理："右肾上腺皮质腺瘤"，免疫组化：CgA(−)，Syn(+)，Melan-A(+)，HMB45(−)，Ki-67阳性率5%。术后上述症状短暂好转，但术后2个月(2018年11月)再次出现脸变圆红、体重增加和面部痤疮等症状，并呈现进行性加重，辗转多家医院，2018年11月检查血皮质醇(8am~0am)：30.16~27.66μg/dl(8am正常参考值6.7~22.6μg/dl)，ACTH(8am)

9.36pg/ml（7.0~65.0pg/ml），尿游离皮质醇：1 076μg/24h（21~111μg），小剂量地塞米松抑制试验（2mg/d×2 天）服药后血皮质醇 26μg/dl，游离尿皮质醇 1 000μg/24h。血 MNs 正常，NSE 31.62ng/ml（<17pg/ml）。进行 ^{18}F-FDG-PET/CT 示：右侧肾上腺区巨大混杂密度占位（10.8cm×7.6cm×9.4cm），代谢异常增高，病灶累及肝脏右后叶及下腔静脉；右肺下叶两处小结节，代谢轻微增高；石蜡切片会诊：符合肾上腺皮质癌，Ki-67 40%。诊断为"非 ACTH 依赖性库欣综合征，右侧肾上腺皮质癌术后复发伴肺转移？下腔静脉癌栓形成"。治疗建议：①保守姑息治疗；②米托坦药物治疗及粒子植入治疗；③行局部介入栓塞治疗。2018 年 12 月 29 日患者在外院行 TACE 术（经右肾上腺动脉分支、右肝肿物供血动脉予碘油栓塞）。之后开始服用米托坦治疗，并逐渐加量至 4g/d，脸圆红、面部痤疮等症状逐渐好转。

入院前 1 个月（2019 年 5 月 26 日，TACE 术后 6 个月）查肾上腺增强 CT 提示：右肾上腺不均匀强化肿块（8.8cm×10.7cm），肝内多发高密度影，不除外转移；肝脏下极前后方新发结节，疑腹腔转移；右肺下叶结节较前增大。2019 年 6 月准备第二次介入栓塞治疗入院。检测口服米托坦 4g/d 时血药浓度为 8.29mg/L↓（14~20mg/L）。

[既往史]　2010 年患肺结核。

[婚育史、个人史和月经史]　无特殊。

[家族史]　父母患高血压，大伯因肺癌去世，三伯因肌肉纤维瘤去世。

[查体]　BP 159/108mmHg，轻度向心性肥胖，脸圆，未见明显紫纹，双下肢无水肿。右侧腹部、下腹部可见陈旧性手术瘢痕。

[入院诊断]　ACTH 非依赖性库欣综合征；右侧肾上腺皮质癌术后复发；多发肝转移；肺转移；一程介入治疗后。

三、主治医师总结病例特点和主要诊断，提出会诊目的

老年科曲璇：患者中年女性，以血压升高起病，近 1 年逐渐出现向心性肥胖、多血质面容，伴痤疮、毳毛增多、腹围增加和月经量渐减少等，激素评估提示存在库欣综合征，且为 ACTH 非依赖性，影像检查发现右侧巨大肾上腺肿物，手术切除后病理经辗转会诊证实为肾上腺皮质癌，Ki-67 40%。术后 2 个月症状很快复发，病情持续性进展，出现肺转移和肝转移，经过一次 TACE 治疗效果欠佳。该患者目前已口服米托坦 4g/d 治疗 5 个月余，复查影像学发现右肾上腺肿瘤、右肺结节较前增大，肝脏和腹腔可见新发病灶，检查米托坦血药浓度低。故该患者病情进展快，目前的治疗方案不能有效控制肿瘤生长，预后不佳。

提请罕见病 MDT 会诊的目的：①是否继续应用米托坦治疗，如继续治疗药量是否需要调整？②患者的诊断为功能性 ACC Ⅳ期，Ki-67 40%，治疗方案的安排，是否需要加用全身化疗？③探讨有无其他改善患者预后的治疗方案。

四、多学科会诊意见

放射科孙昊：①患者术前 CT 右侧肾上腺巨大占位形状不规则、密度不均，且向周边浸润生长，提示为恶性病变可能性大。②术后 1 个月 CT 提示肿瘤增长迅速。肿瘤的血供来源于肝右动脉及肾上腺动脉。③术后 2 个月（2018 年 11 月）CT 提示存在肺内小结节（右下

肺);术后 8 个月(2019 年 4 月)CT 提示肺部结节影增大,且肝内亦存在多发占位病灶,考虑为肝脏及肺转移性病灶。

药剂科张波: 结合北京协和医院药剂科血药浓度检测结果,患者米托坦血药浓度偏低。米托坦半衰期 18~156 天,个体差异较大,总体治疗肾上腺皮质癌的有效率为 20%~30%。达到有效治疗的血药浓度应该维持在 14~20mg/L,血药浓度 >20mg/L 时神经毒性较大。该患者服用米托坦已 6 个月余,虽然临床高皮质醇血症的症状有好转,但血药浓度未达标,肿瘤病灶有进展,故应增加米托坦剂量,提高血药浓度至治疗浓度,并及时监测米托坦的血药浓度。

肿瘤科李孝远: 患者术后病理切片提示 Ki-67 非常高,提示细胞增殖显著,预后差,关于肾上腺皮质癌治疗的专家共识和指南均提示对于进展期Ⅳ期肾上腺皮质癌,应该考虑进行 EDP 方案(依托泊苷、多柔比星和顺铂)联合米托坦治疗。结合患者发病及治疗过程,目前心脏情况可以耐受化疗,考虑应采取继续口服米托坦 + 联合 EDP 方案化疗,可将米托坦有效率增至 38%。化疗后呕吐、骨髓抑制等情况,亦可以给予有效的对症治疗。若患者同意化疗,可转入肿瘤科继续治疗。

介入科潘杰: 目前该患者右侧肾上腺皮质癌诊断明确,伴远处转移,分期为Ⅳ期,且手术后复发,肿瘤生长迅速。入院前已进行过一次介入治疗,本次为行第二次介入治疗入院。但两次介入治疗间隔时间较长。患者肿瘤体积较大,应每月规律进行介入治疗动脉栓塞及消融治疗,该手术创伤小,且可以重复治疗。尤其是对于局限生长、非弥漫性肿瘤效果好。肿瘤Ⅳ期一般生存期 <1 年,给予介入治疗后可延长存活期,为治疗赢得时间。

分子生物学朱永华: 患者虽然家族中无肾上腺皮质癌患者,但有其他恶性肿瘤患者,建议下一步完善基因检测,探索其发病机制以及靶向治疗可能,进一步鉴别与 ACC 相关的遗传肿瘤综合征。在和肿瘤相关的综合征中,该患者的病情需要着重考虑经典 LI-FRAUMENI 综合征(LFS)和 LI-FRAUMENI-LIKE 综合征(LFLS)。

LFS 的诊断标准是:

先证者 <45 岁患有肉瘤,及

一级亲属 <45 岁有任何癌症,及

一级或者二级亲属 <45 岁有任何癌症或在任意年龄中有肉瘤。

LFLS 的诊断标准是:

先证者有任意儿童癌症或肉瘤,脑肿瘤或 <45 岁患肾上腺皮质肿瘤。

一级或者二级亲属在任何年龄患典型 LFS 癌症(典型 LFS 癌症是:软组织肉瘤,骨肉瘤,乳腺癌,肾上腺皮质癌,脑肿瘤及白血病)。

一级或者二级亲属 <60 岁患任何癌症。

从基因层面考虑,针对肾上腺皮质癌有关的基因包括 *TP53*、*CHEK2*(Li-Fraumeni 综合征)、*CTNNB1*、*ARMC5*、*CDKN2A*、*RB1*、*APC*、*MEN1*、*RPL22*、*NF1*、*ZNRF3* 和 *PRKAR1A*,其中结合该患者最需要考虑的基因为 *TP53*(70%LFS;8%~22%LFL)。

针对与肿瘤靶向治疗有关的基因包括 *ALK*、*APC*、*EGFR*、*ERBB2*、*ERBB4*、*HRAS*、*IDH1*、*BRAF*、*CDH1*、*TP35*、*PTPN11*、*KDR*、*RB1*、*RET*、*KRAS*、*MET*、*MLH1*、*JAK2*、*JAK3*、*KIT*、*FGFR1*、*FGFR2*、*FGFR3*、*FLT3*、*IDH2*、*NRAS* 等。建议患者进行外周血和肿瘤组织的基因检测,有助于寻找更有效的药物治疗。

有文献报道,使用甲磺酸阿帕替尼治疗 1 例合并有 *KDR*(kinase domain receptor)基因突变的晚期无功能性肾上腺皮质癌患者,疗效显著。

多学科会诊意见总结

内分泌科卢琳:回顾肾上腺皮质癌文献,肾上腺皮质癌发生率$(0.7\sim2.0)/10^6$,高发年龄 40~60 岁,女性多于男性。绝大部分为散发性,但偶尔为遗传综合征的一部分。临床表现有激素分泌过多(50%~60% 为功能性,可表现为库欣综合征或者伴随高雄激素血症,临床表现为高血压、低血钾、女性男性化、月经稀发、痤疮、嗓音变粗等),肾上腺皮质癌易发生肝、肺、骨等远处转移。总体而言,所有肾上腺皮质癌的预后在个体间差异很大。5 年生存期:如病灶局限于肾上腺可达 60%~80%,如有局部侵犯则为 35%~50%,伴随远处转移者仅为 0~28%。完整手术切除是唯一治愈的手段。局部的常规放射治疗多数患者不敏感。化疗方案包括米托坦和全身化疗。其中米托坦被肾上腺皮质癌多个治疗指南推荐为肾上腺皮质癌的术后必需辅助用药,能明显改善患者 5 年生存率。该患者目前病情已处于Ⅳ期,且手术后复发迅速,肿瘤进展快,目前米托坦血药浓度偏低,除增加米托坦剂量外,应考虑下一步联合 EDP 方案化疗(图 17-1)。

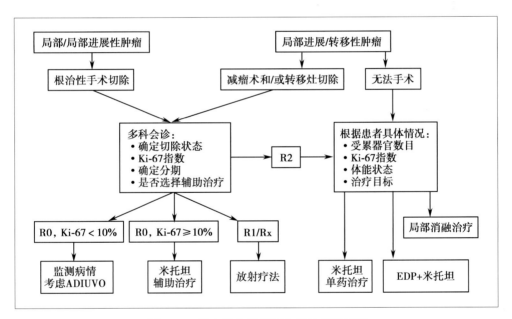

图 17-1　肾上腺皮质癌(ACC)治疗的流程

R0:完整切除;R1:镜下可见残余肿瘤;R2:肉眼可见残余肿瘤;Rx:切除状态待定;
EDP:依托泊苷 + 多柔比星 + 顺铂;ADIUVO:一项评估米托坦辅助治疗低中度复发风险
ACC 患者疗效的临床试验。

总结此次会诊结果:①与患者沟通后,可转入肿瘤科进行 EDP 方案化疗,并继续服用米托坦治疗。②增加米托坦剂量至 10 片 /d,争取使血药浓度达标。③继续规律介入治疗。④完善基因检测,明确发病机制并寻求治疗的靶点。

总体目标:提高患者生存率,助力改善其预后。

五、结局及转归

与患者沟通后,患者拒绝行 EDP 方案化疗,米托坦加量至 10 片 /d(5g/d),监测血药浓度:8.29~8.56μg/ml(未达到治疗浓度),但由于出现明显的恶心呕吐等不适,无法耐受继续加大剂量。患者在北京协和医院介入科行 TACE 治疗 4 疗程,2019 年 10 月复查影像学肝、肺多部位病灶增多增大,提示病情进展,此后未在北京协和医院继续随诊,于 2020 年 2 月在当地医院去世。

此外,进行外周血全外显子组测序提示 TP53 基因存在杂合突变(c.638G>A,p.Arg213Gln),该突变位点已被报道出现在其他肾上腺皮质癌的患者中,为致病突变。

六、专家点评

米托坦被肾上腺皮质癌的多个治疗指南推荐为 ACC 的术后首选用药,明显改善患者的 5 年生存率。但米托坦在中国市场一直没有供应。在多个政府主管部门、卫健委和北京协和医院的合力"破冰"行动下,摸索了一次性进口药品审批的程序,虽然过程也有很多波折和困难,但最终成功使得第一批治疗 ACC 的药物米托坦(100 瓶)取得了进入中国市场的审批同意。并且在北京协和医院药剂科团队的努力下,米托坦血药浓度测定方法已经成功建立。北京协和医院的肾上腺皮质癌多学科会诊协助患者进行个体化、规范化治疗。

本例患者以高血压起病,伴随有皮质醇增多症的相关临床表现,影像学发现肾上腺巨大肿物,先后经过手术、不规律的局部介入治疗等效果均不佳,病情持续进展,加用米托坦治疗之后血药浓度未达标,经过多学科团队讨论之后建议患者增加米托坦的剂量,并联合 EDP 方案化疗,定期规律介入治疗局部病灶,以期最大限度地改善患者的预后。此外,经过多学科团队的努力,也发现患者存在胚系 TP53 基因突变,从基因层面部分地揭示了患者的致病因素。对这样一个罕见、疑难且复杂的病例,只有多学科团队的努力,才能达到尽最大可能地改善患者的预后,给予患者相应的治疗指导的目标。

七、疾病相关文献回顾

1. 流行病学 肾上腺皮质癌(adrenocortical carcinoma,ACC)是一种罕见且具有高度侵袭性的恶性病变,发病率为 0.7~2.0 人 /(年·百万)。可发生于任何年龄,高峰年龄为 40~50 岁,女性发病率稍高。儿童 ACC 的发病率在巴西南部较高,患病率高达 0.27%[1]。

2. 发病机制及基因改变 尚不十分清楚。大量研究表明,多种遗传性肿瘤综合征有关的致病基因与肾上腺皮质癌的发生密切相关。相关的致癌基因主要包括 TP53 突变、β- 连环蛋白突变;ERCC1、IGF2(胰岛素样生长因子 2)、SF1 剪接因子 -1(splicing factor-1)、GLUT1(葡萄糖转运蛋白 1)、SGK1(血清 / 糖皮质激素调节激酶 -1)基因的表达较低以及 G0S2(G0/G1 开关 2 基因)过度甲基化是预后不良的预测指标[2]。

3. 病理检查与预后 肾上腺皮质癌和皮质腺瘤在细胞形态上缺乏特征性改变,难以辨别。目前,国际上公认的以 Weiss 评分作为区别肾上腺皮质良、恶性肿瘤的标准。核分裂指数高、不典型核分裂、静脉或包膜侵犯及肿瘤坏死是典型的病理组织学检查的恶性指标。其中 Ki-67 指数不但可用于区分皮质癌与皮质腺瘤，还可用于判断预后，Ki-67 指数越高，提示预后越差。所有 ACC 中位生存期为 3~4 年，预后个体差异很大。5 年生存期：局限于肾上腺者 60%~80%，局部侵犯的患者约 35%~50%，而合并远处转移的患者 0~28%[3,4]。

4. 诊断及治疗 肾上腺皮质癌的术前诊断主要依靠实验室及影像学检查。

临床特征：ACC 患者临床可表现为肿瘤的压迫症状和肾上腺皮质激素自主分泌过多的相关症状；从是否有激素分泌过多的角度分为功能性和无功能性。约 50%~60% 的 ACC 为功能性，最常见的是高皮质醇血症（50%~80%），其次为雄激素分泌过多（40%~60%），雌激素或盐皮质激素过量分泌则非常罕见。单纯雄激素过量分泌较为少见，约 1/2 的患者同时出现雄激素和皮质醇分泌过多。

ACC 中位生存期为 3~4 年，该病恶性程度高，往往在诊断时已经出现局部侵犯和转移。年龄、肿瘤大小、疾病分期、肿瘤增殖活性/分级和皮质醇过多等都是独立的预后因素。其中，肿瘤分期为最重要的预后影响因素。5 年生存率：局限于肾上腺的肿瘤为 60%~80%，转移性 ACC 为 13%~28%[3]。Ki-67 与 ACC 复发风险增加和总生存率降低有关，Ki-67<10%、10%~19% 和 ≥ 20% 的患者的无复发生存期（relapse-free-survival, RFS）分别为 53.2、31.6 和 9.4 个月；中位总体生存期（overallsurvival, OS）分别为 180.5、113.5 和 42.0 个月[4]。

对于 I~Ⅲ 期的 ACC，手术是首选的治疗方法，但即便手术完全切除了肿瘤，肿瘤复发的风险仍较高。对于手术不能完全切除的病灶、发生了转移或术后复发的 ACC 可以选择药物治疗、放疗等，药物治疗包括米托坦、化疗药物等。诊断为晚期 ACC 和低肿瘤负荷的患者可受益于米托坦单药治疗，而在诊断时已存在转移性病灶的患者中，米托坦单药治疗效果不佳，需要联合化疗药物。

（封思琴 曲璇 卢琳）

参 考 文 献

［1］ STOJADINOVIC A, GHOSSEIN RA, HOOS A, et al. Adrenocortical carcinoma: clinical, morphologic, and molecular characterization [J]. J Clin Oncol, 2002, 20 (4): 941-950.

［2］ ELSE T, KIM AC, SABOLCH A, et al. Adrenocortical carcinoma [J]. Endocr Rev, 2014, 35 (2): 282-326.

［3］ SCHTEINGART DE, DOHERTY GM, GAUGER PG, et al. Management of patients with adrenal cancer: recommendations of an international consensus conference [J]. Endocr Relat Cancer, 2005, 12 (3): 667-680.

［4］ TERZOLO M, ANGELI A, FASSNACHT M, et al. Adjuvant mitotane treatment for adrenocortical carcinoma [J]. N Engl J Med, 2007, 356 (23): 2372-3280.

18 "骨痛、身高变矮"的真相

一、专家导读

44 岁男性,骨痛 18 年,身高变矮 18cm。2005 年在笔者医院诊断左膝关节外侧肿物,手术切除肿瘤后症状缓解长达 10 年。2015 年骨痛症状复发,骨痛和肿瘤有何种关系? 症状反复是肿瘤复发还是其他原因? 患者的生活能否再次回归平静? 协和罕见病多学科会诊为患者寻找诊疗的线索和方向。

二、病例介绍

[患者] 男性,44 岁。

[主诉] 骨痛 18 年,身高变矮 16 年。

[现病史] 2001 年(26 岁)双足跟疼痛伴乏力,行走及活动后明显。2003 年(28 岁)逐渐出现胸廓变形伴压痛,不能下蹲,需拄拐方可行走,身高变矮 13cm。2004 年 12 月外院拍摄 X 线片显示肋骨骨折。2005 年(30 岁)就诊北京协和医院,查血钙(Ca)2.57mmol/L,血磷(P)0.32mmol/L,碱性磷酸酶(ALP)272U/L,甲状旁腺素(PTH)64.9pg/ml,24 小时尿 Ca 6.6mmol,24 小时尿 P 27.4mmol。骨密度 Z 值:股骨颈 −4.1,全髋 −3.8,腰椎 2~4 −5.2;X 线片:椎体骨小梁模糊,椎体可见多发楔形及双凹改变,骨盆变形。锝 -99m(⁹⁹ᵐTc)- 生长抑素受体显像:左膝关节外侧异常所见,为生长抑素受体高表达病变(图 18-1)。B 超、CT 及 MRI 显示左膝后外方囊实性肿物。2005 年 2 月在骨科行左股骨下端肿物切除 + 骨水泥填充术,术中见肿瘤位于股骨后外侧髁上,大小 7.0cm × 2.5cm,滋养血管丰富。术后病理示:恶性磷酸盐尿性间叶组织肿瘤(PMT),瘤组织破坏骨皮质,累及周边横纹肌。免疫组化:Ki-67 约 30%(+)。术后第 5 天血磷恢复至正常(0.9mmol/L),之后予骨化三醇、碳酸钙治疗。于 2005 年 3 月行局部放疗(DT50Gy/25f/5w)。复查生长抑素受体显像未见肿瘤病灶残留。术后骨痛明显

减轻,术后 6 个月可脱离拐杖行走。

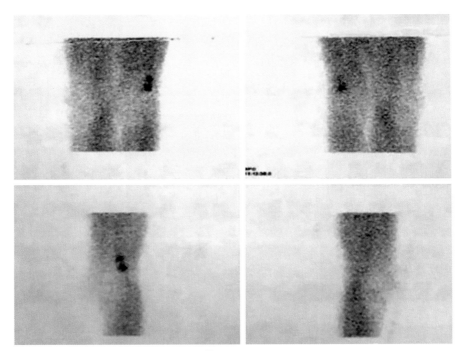

图 18-1　2005 年 ^{99m}Tc- 生长抑素受体显像结果
提示左膝关节外侧见生长抑素受体高表达病变。

患者之后未治疗,未随诊,无骨痛,恢复正常工作生活,身高未变化。2015 年(40 岁)再次出现双足跟及膝关节疼痛伴下肢乏力。2015 年 7 月就诊北京协和医院,查血 Ca 2.35mmol/L,P 0.34mmol/L,ALP 161U/L,PTH 32.7pg/ml,24 小时尿 Ca 2.9mmol,24 小时尿 P 20.2mmol。^{99m}Tc- 生长抑素受体显像:右侧胫骨内侧髁局部生长抑素受体高表达。^{68}镓 (^{68}Ga)-DOTATATE-PET/CT 示右胫骨上端内侧髁放射性浓聚。双下肢 CT:左侧股骨下段后部术后改变;右侧胫骨内侧髁、胫骨上段多发低密度影。双膝关节 MRI:左侧股骨下段异常低信号;右侧胫骨上端内侧骨折伴脊髓水肿(图 18-2)。经 MDT 讨论,CT 及 MRI 检查未见可疑病灶,考虑生长抑素受体显像及 PET/CT 可疑病灶可能为骨折后反应。因肿瘤定位不明确,给予中性磷溶液 30ml 每日 5 次及骨化三醇胶丸 0.25μg 每日 2 次治疗,骨痛、乏力症状有所好转。但患者不能坚持用药。2017 年复查 ^{99m}Tc- 生长抑素受体显像以及下肢 CT 和 MRI 未见明确肿瘤病灶。继续给予中性磷溶液和骨化三醇胶丸治疗,患者未规律治疗,间断用药,常有停药。身高继续变矮 5cm,乏力、下肢关节疼痛。

[**既往史、个人史、家族史**]　无特殊。

[**入院查体**]　身高 160cm,行走缓慢,步态摇摆,胸廓前凸,胸廓挤压痛(+),心肺腹查体未见异常,肋髂距 2 指,胸椎侧弯、后凸,四肢肌力Ⅴ级。

入院后检查(2019 年 8 月)

PTH 64.1pg/ml,Ca 2.23mmol/L,P 0.48mmol/L,ALP 242U/L,24 小时尿 Ca 3.2mmol,24 小时尿 P 29.6mmol,1,25-(OH)$_2$D 8.71pg/ml(19.6~54.3),肝肾功能正常。

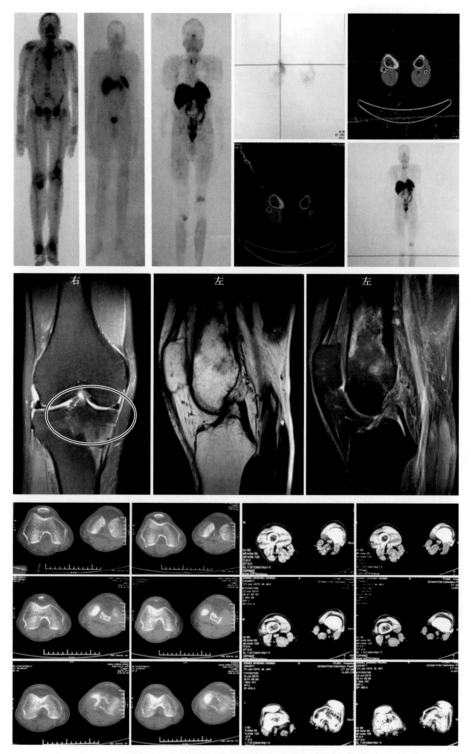

图 18-2　2015 年 ^{99m}Tc- 生长抑素受体显像、^{68}Ga-DOTATATE-PET/CT、
双膝关节 MRI 和 CT 结果

未见明确肿瘤病灶。

^{99m}Tc- 生长抑素受体显像：未见明确生长抑素受体高表达灶。⁶⁸Ga-DOTATATE-PET/CT：未见明确 TIO 病灶，右侧股骨上端、双侧膝关节、右侧距骨及左跟骨见代谢略增高，SUV_{max} 2.0，考虑炎性病变可能；左股骨下端术后改变，术区未见异常代谢增高灶（图 18-3）。髋关节 MRI：右侧耻骨疲劳骨折可能；右股骨小粗隆处信号异常，疲劳骨折不除外。双膝关节 MRI：左侧股骨远段肿物切除术后改变；左侧胫骨近段骨折伴骨髓水肿；左侧膝关节前，后交叉韧带内异常信号，考虑损伤；左膝关节积液。右侧胫骨上端骨折伴骨髓水肿；右侧前交叉韧带增厚伴水肿。

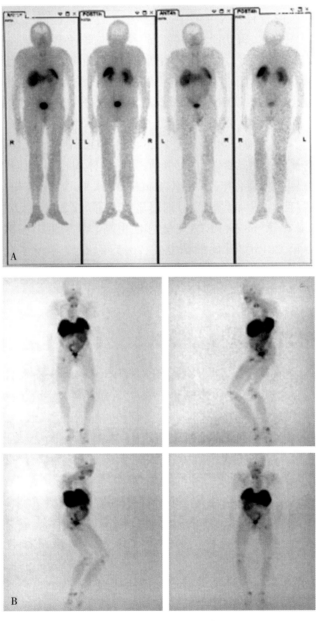

图 18-3　2019 年 ^{99m}Tc- 生长抑素受体显像（A）和
⁶⁸Ga-DOTATATE-PET/CT（B）结果

三、主治医师总结病例特点和主要诊断，提出会诊目的

内分泌科段炼：患者中年男性，病程达 18 年，主要临床表现为多发骨折及乏力、活动受限、行走困难，明显身高变矮及骨骼畸形。患者无类似疾病家族史，多次检查血磷低、ALP 高，PTH 和血钙水平正常，查体可见典型摇摆步态、胸廓畸形，影像学特点也符合骨软化症的表现。因此临床上低血磷性骨软化症诊断明确。患者 2005 年奥曲肽显像提示左膝关节外侧异常摄取，超声及 MRI 提示同一个部位异常所见，因此临床诊断为肿瘤性骨软化症（TIO），在北京协和医院骨科手术治疗，病理提示恶性尿磷性间叶组织肿瘤，且 Ki-67 达 30%，术中可见周围组织破坏，病灶侵犯骨髓腔外及横纹肌，考虑为恶性病变，手术后行局部放疗。术后第 5 天血磷恢复正常，术后补充钙剂及活性维生素 D 剂后患者乏力、骨痛得到明显的改善。术后 10 年病情稳定。TIO 是非常罕见的副肿瘤综合征。生化检查表现为血磷下降，同时尿磷排泄增加，1,25-$(OH)_2$D 降低，碱性磷酸酶升高，血钙、PTH 多在正常范围内。其主要发病机制与肿瘤分泌的重要的调磷因子成纤维细胞生长因子 23（FGF-23）有关，其可引起肾磷阈下降，肾脏排磷增加，同时引起 1,25-$(OH)_2$D 下降，肠道对磷吸收能力下降，最终导致低血磷。影像学检查对诊断有很大帮助，因肿瘤体积较小，可分布于全身各处，定位困难，若能明确定位，首选手术治疗，术后患者 FGF-23 水平可明显下降，血磷水平术后 1 周左右可恢复正常，之后乏力、骨痛症状可得到明显的改善。定位诊断方面，奥曲肽显像敏感性 86.3%，特异性 99.1%；镓 -68 标 PET/CT 敏感性更高。该患者第一次手术后治疗效果良好，术后病情稳定 10 年，2015 年开始病情复发，2015 年、2017 年及本次入院相关检查暂未找到潜在的肿瘤病灶，补充中性磷及活性维生素 D 可部分缓解患者症状，希望各位专家提出宝贵意见，辅助明确患者肿瘤定位诊断，为下一步治疗提供方案。

四、多学科会诊意见

骨科金今：此类 TIO 病灶在骨骼及软组织均有发生，多见于血供较丰富区部位如骨骼表面。此类疾病多为良性病变，但也有恶性。该患者原始肿瘤病灶较大，发生在左股骨外侧、侵犯骨骼表面及周围软组织。发现时病灶已突破骨膜、侵犯横纹肌，按照恶性肿瘤手术标准来处理，术中扩大切除病灶及周围肌肉组织，手术范围足够大。因 Ki-67 指数高，故术后北京协和医院行放疗。本次复发，如考虑左膝关节原病灶旁为病灶，手术方式需行股骨远端及胫骨近端截肢并行关节置换术，手术风险大、费用高、后期影响活动。

放疗科张福泉：TIO 以良性、低度恶性肿瘤常见，以手术治疗为主，很少需要放疗。该患者肿瘤病灶突破骨膜、侵犯横纹肌，提示恶性，术后放疗选择是必要的。因考虑大剂量放疗可能造成膝关节僵硬，影响患者长期生活质量，故针对该患者术后接受保守剂量的放疗。

病理科吴焕文：2005 年患者行扩大肿瘤切除手术，病理结果为恶性 PMT 肿瘤，两侧切缘干净。目前没有一个特别好的指征来判断复发及转移，Ki-67 为一个提示指标。笔者医院诊断的 200 余例 TIO 患者中有 20 多例原位复发，除了该患者未明确复发病灶，其余患者均已接受二次手术治疗。术后部分患者病灶切除不彻底时短时间内病情可复发。病灶切除彻

底的患者术后血磷可完全恢复正常,相当长时间内病情稳定,该患者术后血磷恢复正常,长达10年病情稳定,故该患者考虑手术清除病灶彻底,现病情复发。根据笔者的经验术后复发的患者绝大部分为原位复发,远处转移非常少见。核医学检查对此类病灶特异性、敏感性高,但遗憾的是该患者核医学检查未见可疑病灶。因1/4的复发患者发现牙槽骨转移病灶,且大多以青年男性为主,故对于年轻男性患者,病情复发时有必要关注口腔情况。但对该患者来说仍需高度怀疑肿瘤原发部位附近隐秘转移病灶可能。病理学上有特异性的形态学及免疫组化指标可明确病理诊断;血FGF-23化验指标可帮助定位诊断。

核医学科霍力:奥曲肽显像检查对TIO病灶的检出率高,有很少一部分假阴性可能,对奥曲肽显像阴性但临床高度怀疑TIO时,可进一步完善镓标PET/CT,其敏感性更高。TIO病灶奥曲肽显像上表现为病灶处核素的浓聚明显高于骨组织及周围组织;但TIO患者常有多处骨折,骨折修复也可表现为高摄取病灶,但多为片状且摄取较肿瘤病灶轻。患者2005年术前奥曲肽显像结果显示左股骨下端浓聚明显,肿瘤病灶明确。术后复查奥曲肽显示肿瘤病灶消失,未见明显药物浓聚,对侧大腿可见片状摄取灶,考虑为肌肉的非特异性摄取。患者2015年病情复发后北京协和医院查骨显像提示左股骨远端可见局部异常摄取,进一步完善奥曲肽显像未见异常,故考虑为非特异性改变、术后修复;而对侧膝关节及踝关节内侧可见较上次检查相比摄取增高,考虑为术后对侧肢体承重较多,是劳损的表现,相应部位完善CT、MRI检查未见转移病灶,进一步验证为非特异性摄取。2015年镓标PET/CT检查提示右侧膝关节片状摄取增高,断层显像提示骨皮质增厚,亦为术后膝关节修复表现。患者2017年复查奥曲肽显像较2015年相比,原术后修复部位的摄取较前减轻,局部CT、MRI仍未见占位病灶。此次住院后复查奥曲肽显像、骨显像、镓标PET/CT未见转移灶。病理科医师提到部分TIO术后复发的青年患者可见牙槽骨转移病灶,该患者此次骨显像、奥曲肽显像及镓标PET/CT检查未发现包括口腔在内的全身转移灶。

放射科余卫:仔细复习患者术前术后膝关节、髋关节影像学,本次左膝关节CT与以前相对比,左膝关节内侧、手术病灶附近似可见新发局部膨胀性病灶,但不能明确为转移病灶,请骨科评估是否有局部穿刺明确病理的可行性。

内分泌科夏维波:常规住院患者中约5%可出现低磷血症,ICU患者约20%可出现低磷血症,但大部分为一过性。长期低磷血症可见于遗传性和获得性疾病。获得性包括TIO及各种原因造成肾小管功能损伤。人体磷代谢调节的脏器包括肾、肠道、骨骼;相关激素包括:PTH、$1,25-(OH)_2D$和FGF-23。磷调节主要靠肾脏,其中FGF-23起重要作用,其能抑制肾小管上的钠磷共转运蛋白、影响磷的重吸收,引起血磷降低。另一方面,FGF-23通过影响肾脏$1,25-(OH)_2D$的生成,使肠道对磷的吸收减少,引起血磷降低。当长期低血磷时,钙磷结晶不能形成,骨基质不能矿化,引起骨软化症;TIO是低血磷性骨软化症中的一种。张孝骞教授通过查体发现并报道了我国首个TIO病例。但只有5%患者可触及明确肿瘤病灶,2004年北京协和医院通过奥曲肽显像技术首先在国内发现一例TIO患者。奥曲肽显像可发现86%以上的TIO病灶,但仍有许多病例未能发现肿瘤病灶。此后开展的^{68}镓标PET/CT定位诊断率可达95%左右。还有部分病灶因较小,可能在3~5年后才能被发现。北京协和医院诊断的TIO达300余例,国际上报道的TIO不到200例,故协和医院报道的TIO病例占全世界的约3/5。肿瘤病灶分布在下肢约40%~60%,约30%分布在头面部,主要在口腔或鼻旁窦区,少数可分布在上肢、胸腹腔和胸腹壁。目前来看90%病灶为良性,约10%为恶性,判断恶性依据为 Ki-67 指数 >5%、增殖较活跃、周围组织侵犯及术后病情复发。该患者 2005 年手术及放疗让病情得到 10 年的稳定。患者 2015 年症状再发,血磷降低,核医学检查未见病灶。总结笔者专科复发的病例的特点,来源于骨骼尤其脊柱部位及 Ki-67 高的患者恶性多见。近期北京协和医院有诊断 TIO 术后复发患者因肺部转移去世,故建议该患者完善肺部 CT 除外肺部转移。治疗上找不到病灶的情况下可给予中性磷溶液及活性维生素 D 治疗可改善症状。FGF-23 单抗国外报道亦可改善病情。待此类药物进入国内,患者亦可考虑应用。患者 2005 年术前曾查血 FGF-23 水平升高,术后 FGF-23 水平下降。本次病情复发,国外曾有文献报道采用静脉插管分段采血测定 FGF-23 水平的方法进行肿瘤复发病灶定位;若患者同意可采用此方法帮助明确肿瘤定位。

多学科会诊意见总结

　　内分泌科夏维波:综合各科室专家的意见,下一步建议:①完善胸部 CT 明确有无肺转移。②参照国外经验,征得患者知情同意,讨论能否行静脉插管分段采血测定 FGF-23 水平来辅助明确肿瘤复发病灶。③对左膝关节原发灶旁可疑病灶评估进行局部穿刺活检取病理的可能性。如考虑左膝关节原病灶旁为病灶,需行股骨远端及胫骨近端截肢并行关节置换术,手术风险大、费用高、后期影响活动,应充分告知患者考虑。④若此次检查仍不能明确定位,建议继续中性磷溶液及骨化三醇保守治疗,如有 FGF-23 单抗时,可考虑应用。同时定期随诊,继续寻找复发病灶。

五、结局及转归

　　根据多学科会诊意见,完善胸部 CT 未见病灶。获患者知情同意后,行局麻下双下肢静脉插管造影和分段取血术,检测双侧各分支静脉的 FGF-23 水平,以尝试明确病灶定位,结果未发现 FGF-23 水平明显升高的部位(图 18-4)。

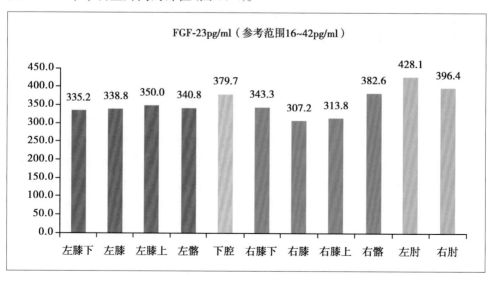

图 18-4　静脉插管分段采血测定 FGF-23 水平

因肿瘤定位不明确,经充分和患者沟通后,继续给予中性磷溶液 40ml,每日 5 次,骨化三醇 0.25μg 每日 2 次治疗。患者乏力、关节疼痛较前减轻,规律门诊随诊。

六、专家点评

本例患者成年后起病,以骨痛、身高下降为主要临床表现,影像学可见椎体双凹改变和骨盆变形的骨软化症特征性表现,生化检查表现为显著的低磷血症,血钙、PTH 水平基本正常,支持低血磷骨软化症的诊断。TIO 是一种由肿瘤过度产生和分泌 FGF-23,引起肾脏排磷增加,造成获得性低血磷性骨软化症,临床表现为乏力、骨痛,严重者出现骨骼畸形、骨折和活动障碍,显著影响生活质量,切除肿瘤后,血 FGF-23 水平下降,血磷上升,症状明显改善。患者 2005 年发现并进行了左膝关节外侧肿瘤切除术,术后血磷上升至正常水平,符合TIO 诊断。虽然 TIO 肿瘤绝大多数为良性,但部分术后仍可能复发,北京协和医院总结 250例 TIO 病例,术后 7.2% 的患者复发,恶性肿瘤者更容易复发。本例患者恶性 TIO 肿瘤,虽完整切除并进行了放疗,但术后 10 年症状反复,血磷水平明显降低,说明疾病复发。可是患者复发 TIO 肿瘤定位困难。北京协和医院报告采用 ^{99m}Tc- 生长抑素受体显像发现 TIO 肿瘤的敏感性和特异性分别为 86.3% 和 99.1%。而采用 DOTA 结合肽将镓 -68(^{68}Ga)与生长抑素类似物相连接,应用正电子发射断层显像技术(PET)进行显像的 ^{68}Ga-DOTATATE-PET/CT,与生长抑素受体的结合能力更强,具备更高的灵敏度和分辨率。但患者经过此两项检查未能发现肿瘤定位,进而采用静脉插管分段采血测定 FGF-23 水平的方法,仍不能很好定位肿瘤所在部位,体现了 TIO 肿瘤诊治难度高,需要对患者长期随诊。目前采用中性磷溶液和骨化三醇的常规药物治疗改善临床症状,FGF-23 单抗是未来可行的治疗选择。但我们仍不能放松对复发病灶的寻找,争取早日发现肿瘤,使患者获得更好的治疗效果。

七、疾病相关文献回顾

1. 肿瘤性骨软化症　1947 年 Mccance 描述了首例肿瘤性骨软化症(tumour-induced osteomalacia,TIO),1959 年 Prader 率先提出肿瘤引起骨软化,又称肿瘤性骨软化症,是一种罕见的副肿瘤综合征。TIO 主要发生在成年人群,平均诊断年龄为 40~45 岁,但儿童和老年人亦有报告。主要临床特征为进行性加重的骨痛、乏力,严重者可有骨折、骨骼畸形和活动障碍。典型的生化特点:血磷水平降低、尿磷排出增加,在低磷血症时本应升高 1,25-$(OH)_2$D 水平降低或维持在不恰当的正常水平,血 ALP 升高,血钙和 PTH 通常不受影响[1-4]。

致病机制:肿瘤过度产生和分泌 FGF-23。FGF-23 抑制肾小管钠磷共转运蛋白、减少磷的重吸收,引起血磷降低。另一方面,FGF-23 抑制肾脏 1,25-$(OH)_2$D 的生成,使肠道对磷的吸收减少,引起血磷降低。

肿瘤病理:间叶组织肿瘤,以磷酸盐尿性间叶肿瘤(phosphaturic mesenchymal tumor,PMT)为主。

治疗:首选手术完整切除肿瘤。TIO 患者循环 FGF-23 水平显著升高,手术切除肿瘤后,多数患者 FGF-23 水平迅速下降,之后血磷恢复正常,症状逐渐改善。

2. 误诊情况　TIO 的临床症状以骨痛和乏力为主,容易和骨科、神经科等疾病的症状相重叠,临床医生可能忽视血磷水平的重要意义,因此本病常存在诊断延迟。文献报道该病误诊率可达95.1%,最常被误诊为强直性脊柱炎、椎间盘突出、骨质疏松等[5]。需提请广大临床医生重视临床表现和生化检查,尽早使患者获得正确诊断。

3. 肿瘤的分布 TIO肿瘤从组织来源划分,骨组织来源的占33%~40%,而软组织来源占55%~67%。肿瘤可分布于全身各处,其中下肢(44%)、头颈部(29.3%)、髋部/盆腔(16.9%)、胸腹部(4.9%)、上肢(4.9%)(图18-5)。

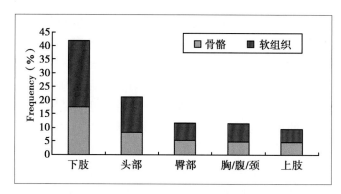

图 18-5 TIO 肿瘤的病灶分布

4. 肿瘤的定位 TIO肿瘤一般体积较小,可分布于全身各处,寻找起来难度大,仅有5%患者可通过详细体检触及肿瘤病灶,其他位置隐匿的肿瘤很难被发现。TIO肿瘤表达生长抑素受体,人工合成的生长抑素类似物性质与生长抑素相似,且不易被酶降解,被放射性核素标记后,与肿瘤细胞表面的生长抑素受体高特异性、高亲和性相结合,使隐匿肿瘤显像。^{99m}Tc-生长抑素受体显像发现TIO肿瘤的敏感性和特异性分别为86.3%和99.1%,^{68}Ga-DOTATATE-PET/CT的敏感性达95%,特异性90.9%,且空间分辨率较^{99m}Tc-生长抑素受体显像高,由此越来越多的TIO患者得以确诊并探及肿瘤定位[6-9]。

（段 炼 姜 艳 夏维波）

参 考 文 献

［1］ MINISOLA S, PEACOCK M, FUKUMOTO S, et al. Tumour-induced osteomalacia [J]. Nat Rev Dis Primers, 2017, 3: 17044.

［2］ 张孝骞,朱预,刘彤华,等.间叶瘤合并抗维生素D的低血磷软骨病一例报告[J].中华医学杂志,1980, 60: 150-152.

［3］ FOLPE AL, FANBURG-SMITH JC, BILLINGS ST, et al. Most osteomalacia-associated mesenchymal tumors are a single histopathologic entity. An analysis of 32 cases and a comprehensive review of the literature [J]. Am J Surg Pathol, 2004, 28 (1): 1-30.

［4］ JIANG Y, XIA WB, XING XP, et al. Tumor-induced osteomalacia: an important cause of adult-onset hypophosphatemic osteomalacia in China: Report of 39 cases and review of the literature [J]. J Bone Miner Res, 2012, 27 (9): 1967-1975.

［5］ FENG J, JIANG Y, WANG O, et al. The diagnostic dilemma of tumor induced osteomalacia: a retrospective analysis of 144 cases [J]. Endocr J, 2017, 64 (7): 675-683.

［6］JING H, LI F, ZHUANG H, et al. Effective detection of the tumors causing osteomalacia using [Tc-99m]-HYNIC-octreotide (99mTc-HYNIC-TOC) whole body scan [J]. Eur J Radiol, 2013, 82 (11): 2028-2034.

［7］ZHANG J, ZHU Z, ZHONG D, et al. 68Ga DOTATATE PET/CT is an Accurate Imaging Modality in the Detection of Culprit Tumors Causing Osteomalacia [J]. Clin Nucl Med, 2015, 40 (8): 642-646.

［8］SHI X, JING H, LI F, et al. ^{99m}Tc-HYNIC-TOC in the Evaluation of Recurrent Tumor-Induced Osteomalacia [J]. Clin Nucl Med, 2019, 44 (3): 209-213.

［9］LI X, JIANG Y, HUO L, et al. Nonremission and recurrent tumor-induced osteomalacia: a retrospective Study [J]. J Bone Miner Res, 2020, 35 (3): 469-477.

19 多年骨痛与皮疹的"神秘面纱"

一、专家导读

48 岁男性,患病 31 年。1988 年出现胸骨柄肿痛,多年后下颌骨病变,并随时间延长病变逐渐累及至四肢关节及椎体。长期多次就诊和反复 5 次手术治疗,却一直无法得到确诊。患者甚至手术,美国麻省总医院和梅奥医学中心的专家会诊,但给出的诊断并不一致。除了骨痛外,2015 年患者头部皮肤和面部出现多发痤疮,这似乎提示了病情是否另有隐情。多发骨肿痛的病因究竟是什么?下一步又该如何进行治疗?

二、病例介绍

[患者] 男性,48 岁。

[主诉] 多发骨关节肿痛 31 年,皮疹 4 年。

[现病史] 患者自 1988 年起出现多发反复骨关节肿痛,病灶部位随时间逐渐增加,依次包括胸骨柄、下颌骨、上颌骨、右肋、左侧锁骨、右肘、双膝、双足及胸腰椎,曾多次就诊全国多地三甲医院,考虑"骨结核"或"骨纤维异常增殖症",行 5 次手术治疗,包括胸骨、下颌骨、上颌骨、锁骨及髌骨手术,但症状仍反复,术后病理"骨纤维结构不良伴炎症"。2015 年渐出现头皮、颜面部多发痤疮样皮疹,双足、右手背散在肉芽样红色肿物。2018 年于外院查 CT:双侧锁骨、胸骨、右侧肱骨、尺桡骨、胸腰椎、双足、右侧胫骨、双侧髌骨多发骨质异常改变。2019 年 8 月海外就医,美国梅奥诊所考虑"脊柱关节炎或滑膜炎、痤疮、脓疱病、骨肥厚和骨髓炎综合征(SAPHO 综合征)",麻省总医院考虑"骨纤维异常增殖症"。同年 9 月北京协和医院查 hsCRP 103.78mg/L,ESR 117mm/h;HLA-B27、ANA(−);RF 22U/ml。病程中应用非甾体抗炎药(NSAIDs)、抗生素、抗结核药物、双膦酸盐治疗,效果不明显。现患者双下肢及右上肢活动不利,双足刺痛,夜间明显影响睡眠。

[既往史] 慢性乙型肝炎病毒感染10余年。家族史：母亲因白血病去世，父亲因脑出血去世。否认家族中类似疾病史。

[体格检查] 体型消瘦，轮椅入室，双足、右手可见散在红色肉芽样肿物，头皮、颜面部痤疮。双侧耳郭可见散在白色皮下结节，周身多处陈旧手术瘢痕。鼻梁塌陷，下颌畸形。脊柱活动受限，双膝和右肘关节肿胀、压痛明显。右肘关节屈曲畸形，活动受限。双下肢肌肉萎缩。双足肿胀、皮肤色素沉着、局部破溃。

[初步诊断] 痤疮、脓疱病、骨肥厚和骨髓炎综合征（SAPHO综合征）可能性大。

三、主治医师总结病例特点和主要诊断，提出会诊目的

中医科李忱：本例患者的临床特点为：慢性病程，骨关节疼痛为主要表现，累及中轴（脊柱和骶髂关节）和外周，骨痛和关节肿痛；头皮、颜面部痤疮；炎症指标突出，骨扫描示锁骨"牛头征"。结合患者多发骨肿痛，包括胸骨柄、下颌骨、上颌骨、右肋、左侧锁骨、双膝、双足及胸腰椎，病程中出现痤疮，影像学提示多发骨质破坏及硬化，考虑诊断符合SAPHO综合征。SAPHO综合征主要是以前胸壁胸骨和锁骨肿痛为特征，病变也可发生于脊柱、长骨、髂骨、下颌骨和耻骨。在儿童和青年中可见无菌性溶骨性损害（慢性复发性多灶性骨髓炎），后期可以有硬化和骨肥厚。皮肤损害可表现为掌跖脓疱病或重症痤疮（聚合性痤疮或暴发性痤疮）。提请罕见病MDT会诊，希望明确诊断和提出治疗方案。

四、多学科会诊意见

骨科吴南：SAPHO综合征在骨骼系统的表现主要为无菌性脊柱、骨和关节炎症，影像学特征性表现为胸锁骨牛头征。发病初期以韧带起止点炎症改变为主，随后可出现骨溶解及骨增生表现。本病例中患者出现的锁骨肿胀硬化，骶髂关节、胸椎、腰椎硬化和融合均支持SAPHO的诊断。SAPHO骨病变的活检病理容易误诊，应注意结合影像学改变及临床特点。

放射科刘炜：总结患者的放射学特征：双肺野清晰，脊柱侧弯。双侧锁骨近端膨大增粗，骨皮质硬化增厚，左侧为著；胸骨柄、体膨大、间隙变窄；双侧胸锁关节、第一胸肋关节不规则侵蚀破坏，呈"牛头征"（图19-1）。上颌骨大面积骨质吸收，骨质硬化，右侧骨质破坏与硬化并存。下颌骨腓骨重建术后。右肘关节骨质破坏和硬化增生（图19-2）。脊柱正常曲度消失，椎间隙狭窄，椎旁韧带非对称性多发钙化，骨桥形成（图19-3）。

感染内科刘晓清：患者整体情况无法用感染性疾病解释。患者病程长而从无发热现象，存在骨骼及皮肤的多系统受累，以上两点均无法以结核解释。患者为e抗原阴性乙肝病毒携带者，目前肝功能及肝脏影像学表现无异常，今后需要关注病毒复制水平。生物制剂治疗需慎重，如果使用生物制剂建议联合恩替卡韦同步干预，以预防乙肝病毒活动。

呼吸与危重症医学科田欣伦：在SAPHO综合征患者中，胸部CT存在片状影的可能性高于一般人群。该患者在2018年3月曾有一过性胸腔积液，病史中短期抗结核，但肺部受累无法以结核解释。短期的胸腔积液暂不支持SAPHO综合征，应综合患者其他临床表现做进一步分析诊断。

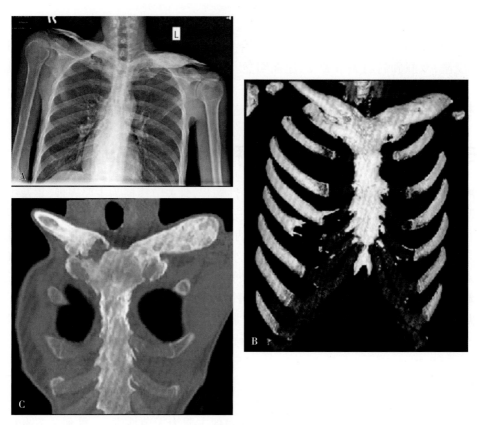

图 19-1　胸部 X 线片（A）、CT 胸廓成像（B）和胸骨和锁骨 CT（C）

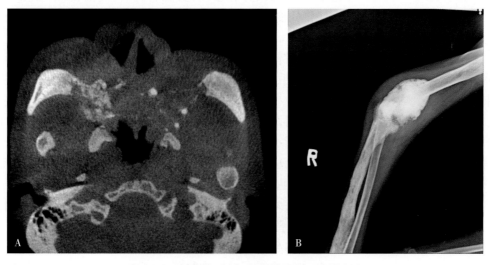

图 19-2　颌面部 CT（A），右肘关节 X 线片（B）

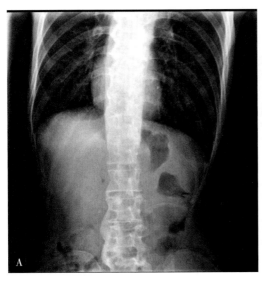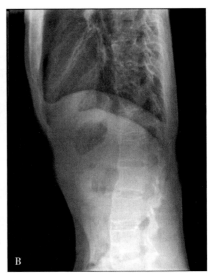

图 19-3　脊柱正位（A）和侧位片（B）X 线

核医学科霍力：SAPHO 综合征的全身骨显像扫描中，约 20% 患者可见典型"牛头征"，即双侧锁骨和胸骨的异常放射性浓聚灶。该表现提示 SAPHO 综合征的特异性很高。受当前疾病发展程度和活动度影响，该患者的骨扫描为不典型"牛头征"表现，为明确诊断，仍需结合病理及临床表现。后续可使用骨扫描进行疗效随访。

皮肤科王涛：患者存在面部多发痤疮，头皮暴发性痤疮，满足 SAPHO 综合征中"A"即Acne（痤疮）的临床表现。对于其耳郭及足部皮损情况，取材进行病理活检，结果提示为慢性炎症改变（图 19-4 和图 19-5）。足部皮肤颜色改变为大量含铁血黄素沉积导致，为患者下肢病变导致长期失用而出现慢性淤积炎症性改变结果。综合以上，考虑 SAPHO 综合征的痤疮样皮疹，其余皮疹考虑为长期慢性炎症引起。

口腔科王木：患者病史提示右下颌骨溶骨性骨质破坏，一侧下颌骨手术后短时间内对侧复发，在骨纤维异常增殖症中极少发生，更符合 SAPHO 综合征的特点。病理上 SAPHO 综合征一般表现为骨髓炎，而骨纤维异常增殖则表现为纤维化和纤维结节增生。SAPHO 综合征的下颌骨受累病例中往往存在多次手术、拔牙史及病情复发，与该患者情况一致。综上，根据其下颌骨受累特征可诊断为 SAPHO 综合征。

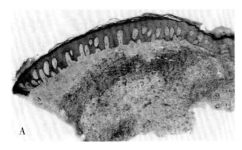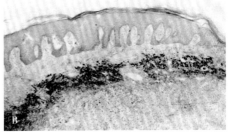

图 19-4　患者足部皮损组织病理学观察

A. HE 染色；B. 含铁血黄素染色；可见表皮显著增生，角化过度，真皮浅层血管增生扩张，真皮中层可见大量含铁血黄素沉积，提示存在炎症性出血，为慢性炎症淤积性改变。

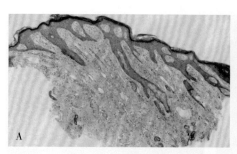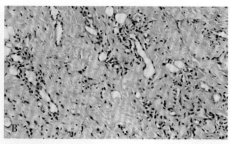

图 19-5　患者耳屏皮损部位组织病理学观察
A. HE 染色；B. 含铁血黄素染色；可见表皮显著增生，真皮可见大量血管、淋巴管的
增生及扩张；可见淋巴细胞、组织细胞浸润，提示慢性炎症改变。

内分泌科朱惠娟：骨纤维异常增殖症是一种罕见的骨骼干细胞疾病，主要表现为骨骼畸形、骨折和轻微、局部性骨痛，多见颅面部骨骼受累。发病机制与 *GNAS* 基因突变有关，同时可有大量牛奶咖啡斑、内分泌脏器功能亢进等疾病特点。本例患者报道为反复剧烈的骨肿痛，未发现牛奶咖啡斑和内分泌脏器功能亢进，因此可排除骨纤可能性。此外，骨纤以骨破坏为主，一般无骨硬化表现。而该患者存在炎症状态下的骨溶解、骨肥厚及骨硬化，符合典型的 SAPHO 综合征表现。

风湿免疫科张文：免疫科科室会诊认为该患者可确诊 SAPHO 综合征，理由如下：首先，患者的右肘关节及双膝关节存在肿胀、皮温升高的现象，符合滑膜炎（synovitis）的表现。皮肤科确定存在痤疮（acne）及脓疱病（pustulosis）。患者骨骼病变主要为骨肥厚（hyperostosis）和骨髓炎（osteomyelitis）。SAPHO 骨改变早期表现为无菌性骨髓炎，而随着炎症的修复可最终转变为骨硬化。因此，考虑该患者的长病程，骨硬化的病理结果可以用 SAPHO 综合征解释。此外，患者的胸锁骨有明显牛头征表现，脊柱旁可见粗大不对称骨赘。与强直性脊柱炎的竹节样改变相比，这一表现更符合银屑病关节炎的特点，同时也与 SAPHO 综合征的表现存在共性。因此，该患者可确诊患有 SAPHO 综合征。治疗应给予积极的抗炎治疗，目前使用雷公藤多苷片治疗后炎症有所改善，可考虑长期应用，并注意肝肾功能监测。若效果不好则可考虑生物制剂及改变病情抗风湿药，缓解疼痛可使用非甾体抗炎药。

病理科吴焕文：SAPHO 综合征出现骨痛症状时，早期一般表现为无菌性骨髓炎，晚期则可发展为骨硬化、骨纤维化。患者组织活检可见散在的炎性细胞浸润，但病理表现并不特异。其下颌骨病理标本由于取材时间早，对临床诊断价值有限。该标本表现为明显的纤维骨性病变，即大量纤维组织增生内可见不成熟骨小梁形成，因此下颌骨的病灶可明确诊断为良性纤维骨性病变。SAPHO 综合征的病理结果目前报道很少，后续可进一步详细分析总结。骨纤中组织的 *GNAS* 基因突变比例极高，若需鉴别诊断，可考虑进一步病理活检。

放射科余卫：SAPHO 综合征被误诊的情况十分常见。在临床表现方面，骨纤维异常增殖症原则上不会疼痛，若存在明显骨疼痛基本可除外该病。有观点认为仅当骨纤合并骨折才会出现疼痛。该患者的影像学表现支持 SAPHO 综合征的诊断。结合平片的影像学表现及临床特点即可诊断 SAPHO 综合征。一般患者出现牛头征时疾病已发展至晚期，早期影像学检查发现慢性骨髓炎及锁骨炎症即有提示意义。病理活检对鉴别诊断有一定意义，但原则上诊断 SAPHO 综合征并不需要活检。当患者出现硬化性骨髓炎、多发反复性的炎症改变时，要注意询问皮肤相关病史，从而帮助诊断。骨纤维异常增殖症不能仅靠病理结果诊断,而需要结合病理和影像学改变与其他疾病相鉴别。

多学科会诊意见总结

　　风湿免疫科张文:经各科讨论,该患者 SAPHO 综合征可以确诊。药物治疗:目前已经采用雷公藤多苷片治疗 1 个月,痤疮及肿胀已经有明显改善,可继续目前治疗,在雷公藤多苷片效果不明显时可考虑改用 TNF 抑制剂等药物。患者合并慢性乙肝,需保持肝功能监测,及时调整用药。

五、结局及转归

　　患者目前定期门诊随访服用枸橼酸托法替布片 5mg b.i.d. 治疗中,乏力较前改善,双足刺痛感减轻,仍有双下肢及右上肢活动不利和畸形。

六、专家点评

　　SAPHO 综合征是以骨关节(滑膜炎、骨肥厚和骨髓炎)和皮肤(痤疮、脓疱病)为主要表现的一种较罕见的综合征。该病目前被分类于自身炎症性疾病的范畴。本例患者多年求医路,辗转国内外数家医院,多次手术,直至疾病致残,最终才得以确诊。从该患者的求医过程,我们深深地体会到罕见病在国内外认识和普及都远远不够,任重而道远。

七、疾病相关文献回顾

　　滑膜炎、痤疮、脓疱病、骨肥厚和骨髓炎综合征(synovitis,acne,pustulosis,hyperostosis,osteomyelitis syndrome,SAPHO 综合征)是以骨和皮肤受累为特征的一组特殊临床综合征[1]。SAPHO 综合征最早由法国学者于 1987 年首先提出,目前认为 SAPHO 综合征的核心是无菌性骨炎和骨髓炎造成的骨肥厚,可伴或不伴皮肤受累。SAPHO 综合征多见于 30~50 岁人群,属于罕见病范畴,目前其相关流行病学数据有限,据估计高加索人群中年患病率低于 1/10 000,日本的年患病率为 0.001 44/100 000。SAPHO 综合征的发病机制尚不明确,病因及发病相关因素包括遗传、环境(如感染)和免疫失调等,目前主要认为是一种自身炎症性疾病,可表现为多种促炎性细胞因子的升高。

　　最早的 SAPHO 诊断标准于 1988 年由 Benhamou 等提出。2003 年,Kahn MF 又对诊断标准进行了修订。这一新的诊断标准再次强调临床表现,避免了不必要的有创检查,也是目前应用最广泛的诊断标准。

　　Kahn 修订版诊断标准如下:满足以下 4 个条件之一即可确诊:①骨和 / 或关节病伴有掌跖脓疱病;②骨和 / 或关节病伴有炎症型痤疮;③成人孤立的无菌性骨肥厚或骨炎;④儿童慢性复发性多灶性骨髓炎。SAPHO 综合征的临床特征主要包括皮肤损害和骨关节损害两部分。多数患者有皮肤表现,常见类型为掌跖脓疱病(palmoplantar pustulosis,PPP)和重度痤疮(severe acne,SA)。皮肤表现可以出现在病程的任何阶段,甚至可以缺失。但大多数文献认为 2 年内出现皮肤和骨关节受累的比例可达到 70%。骨关节受累可影响多个区域，以前胸壁最常见，其次可累及中轴骨（包括骶髂关节和脊柱）、四肢长骨、扁骨（下颌骨等）和外周关节等[2]。65%~90% 的患者有前胸壁受累，是 SAPHO 综合征的典型特征。前胸壁常见受累部位包括胸肋和胸锁关节以及肋锁骨韧带，这些区域周围的软组织也可出现红肿疼痛。32%~52% 的患者可出现中轴骨受累，表现为脊柱或臀区疼痛。四肢骨和扁骨受累常见于儿童，以慢性非细菌性骨髓炎和下颌骨硬化性骨髓炎多见。少数患者可出现周围关节受累[3,4]。

影像学检查是评估 SAPHO 综合征的重要手段。传统 X 线平片及 CT 检查对于显示骨肥厚和骨炎明显优于其他影像学检查，其主要影像学表现为骨骼形态不规则、骨皮质增厚、骨髓腔密度增高，伴或不伴病变区域内的低密度骨质破坏区。MRI 在评估早期病变和活动性病变方面比 CT 更具优势，可用于指导临床治疗和随访。全身骨扫描上典型的"牛头征"形态，即"胸 - 肋 - 锁"关节及胸骨角区域示踪剂的高摄取，对于 SAPHO 综合征具有很高的特异性。实验室指标方面，在疾病活动期可表现为炎症水平升高，包括红细胞沉降率、C 反应蛋白及补体水平升高，轻度白细胞增多和血小板增多等。同时可以出现骨代谢水平的异常，表现为破骨细胞标志物 β 异构 C 末端肽（β-CTX）升高，成骨细胞标志物骨钙素的降低。

目前本病主要为经验性治疗，尚无广泛接受的诊疗共识，治疗原则包括：改善临床症状，避免残疾[5,6]。手术治疗对病情改善程度有限，甚至有文献报道骨关节切除术对病痛无改善。一般仅在患者药物治疗无效、骨关节疼痛畸形影响功能时推荐实行切除术。目前药物治疗可较好地控制 SAPHO 综合征，应首先推荐。临床使用的一线药物以非甾体抗炎药等镇痛类药物为主，效果不佳时可使用皮质类固醇及改善病情抗风湿药（DMARDs）作为二线治疗[7,8]。最近的研究表明，雷公藤多苷片可以改善骨骼疼痛和皮疹，而双膦酸盐类药物则可快速缓解疼痛症状，帮助抑制炎症和改善骨髓水肿。此外，以 TNF-α 抑制剂、JAK 抑制剂等为代表的靶向治疗在 SAPHO 综合征中也显示出良好的治疗效果[9]。

综上，对于 SAPHO 综合征的骨关节病变，应根据疾病临床表现和特点，选取合适的检查手段，尽早确诊，采用适当的药物治疗方案帮助患者消除病痛。

（李 忱 张 文）

参 考 文 献

［1］ MINISOLA S, PEACOCK M, FUKUMOTO S, et al. Tumour-induced osteomalacia [J]. Nat Rev Dis Primers, 2017, 3: 17044.

［2］ 张孝骞，朱预，刘彤华，等. 间叶瘤合并抗维生素 D 的低血磷软骨病一例报告 [J]. 中华医学杂志. 1980, 60: 150-152.

［3］ FOLPE AL, FANBURG-SMITH JC, BILLINGS ST, et al. Most osteomalacia-associated mesenchymal tumors are a single histopathologic entity. An analysis of 32 cases and a comprehensive review of the literature [J]. Am J Surg Pathol, 2004, 28 (1): 1-30.

［4］ JIANG Y, XIA WB, XING XP, et al. Tumor-induced osteomalacia: an important cause of adult-onset hypophosphatemic osteomalacia in China: Report of 39 cases and review of the literature [J]. J Bone Miner Res, 2012, 27 (9): 1967-1975.

［5］ FENG J, JIANG Y, WANG O, et al. The diagnostic dilemma of tumor induced osteomalacia: a retrospective analysis of 144 cases [J]. Endocr J, 2017, 64 (7): 675-683.

［6］ JING H, LI F, ZHUANG H, et al. Effective detection of the tumors causing osteomalacia using [Tc-99m]-HYNIC-octreotide (99mTc-HYNIC-TOC) whole body scan [J]. Eur J Radiol, 2013, 82 (11): 2028-2034.

［7］ ZHANG J, ZHU Z, ZHONG D, et al. 68Ga DOTATATE PET/CT is an Accurate Imaging Modality in the Detection of Culprit Tumors Causing Osteomalacia [J]. Clin Nucl Med, 2015, 40 (8): 642-646.

［8］ SHI X, JING H, LI F, et al. ^{99m}Tc-HYNIC-TOC in the Evaluation of Recurrent Tumor-Induced Osteomalacia [J]. Clin Nucl Med, 2019, 44 (3): 209-213.

［9］ LI X, JIANG Y, HUO L, et al. Nonremission and recurrent tumor-induced osteomalacia: a retrospective Study [J]. J Bone Miner Res, 2020, 35 (3): 469-477.

20 免疫缺陷病与关节炎

一、专家导读

19岁男性患者，自出生起反复发热，查血免疫球蛋白水平明显减低。2017年起全身多关节肿痛并逐渐导致关节活动受限。反复辗转多家医院，定期输注人免疫球蛋白，并曾予甲氨蝶呤以及肿瘤坏死因子抑制物等治疗，效果不佳。基因检测显示存在 PIK3R1 自发突变。该患者到底诊断何种疾病，与 PIK3R1 基因自发突变有无联系？患者下一步治疗该如何选择？

二、病例介绍

[患者]　男性，19岁。

[主诉]　反复发热19年，多关节肿痛2年余。

[现病史]　患者自出生起反复发热，伴咽痛，咳嗽，咳白痰，每年5~6次，青霉素治疗有效。2年前(2017年3月)患者出现全身多发关节肿痛，累及右手第4、5近端指间关节、右膝、右腕，伴局部发红，皮温升高，不伴晨僵。同时反复双眼结膜发红，眼睑脓性分泌物，双手指甲片状脱落。外院考虑"反应性关节炎"，予双氯芬酸口服后关节肿痛好转。2017年6月患者再发右腕、右膝关节肿痛，伴寒战、发热，最高达39℃，同时腹痛、腹泻、恶心、呕吐、头晕，血压持续下降，诊断脓毒性休克、多脏器功能不全，予积极治疗(具体不详)后休克纠正。之后在当地检查，血常规：WBC 8.6×10^9/L，HGB 123g/L，PLT 367×10^9/L；肝肾功：ALT 130U/L，AST 11U/L，Cr 89μmol/L，BUN 5.11mmol/L；ESR 25mm/h，CRP 13.8mg/dl；C3 0.162g/L，C4 0.458g/L；IgG 2.39g/L，IgA<0.06g/L，IgM 不详。左侧腋窝淋巴结活检：淋巴组织增生，T 细胞增生显著，基因重排(−)；免疫组化：CD20(+)，Pax-5(小灶+)，CD30(小灶+)，CD21(滤泡+)，CD2(+)，CD3(+)，CD5(弱+)，CD56(−)，TdT(−)，Bcl-2(灶性弱+)，Bcl-6(−)，

EBER（-），Ki-67 局灶稍高。骨髓涂片：骨髓增生显著活跃，粒系增生明显活跃，部分嗜中性粒细胞见中毒颗粒，少数巨幼样及退行性改变，红系增生较低，巨核系增生活跃。骨髓活检：骨髓增生活跃。基因检测报告：*PIK3R1* 自发突变。诊断免疫缺陷病，予甲泼尼龙 40mg，每天 1 次静脉输液共 3 天，人免疫球蛋白（IVIG）15g 静脉输入，每月 1 次，之后未再反复发热，但关节症状进行性加重。2017 年 12 月起患者右膝关节逐渐固定，行走需拄拐。外院诊断"类风湿关节炎"，给予泼尼松 7.5mg，每天 1 次，甲氨蝶呤 12.5mg，每周 1 次口服，患者关节未再肿痛，但右膝关节活动仍受限。2018 年 8 月复查血常规、肝肾功大致正常；血 IgG 4.18g/L，IgA<0.06g/L，IgM 1.58g/L；ESR 6mm/h；RF（-）；淋巴细胞亚群：CD4$^+$T 细胞 383/μl，CD8$^+$T 细胞 2219/μl，B 细胞 6/μl，NK 细胞 102/μl；血 IL-6 35.27pg/ml；腹部超声：脾大；胸部 CT 示腋窝多发淋巴结肿大，右肺上叶及双肺下叶炎症；全身骨扫描：双肩关节、左肘关节、双膝关节、左足跗骨骨代谢活跃，考虑炎性病变；膝关节 MRI：右侧髌骨、股骨及胫骨骨髓水肿，伴关节面下软骨磨损及骨髓水肿，关节骨质增生，关节间隙变窄，股骨及胫骨关节间隙显示不清，右膝关节腔少量积液，内外侧半月板显示不清，前交叉韧带增粗肿胀，符合炎性改变。诊断"免疫缺陷病，类风湿关节炎"，停用泼尼松及甲氨蝶呤，继续予 IVIG 静脉输注，并规律予依那西普 25mg 每周 1 次，皮下注射，共 10 周，患者关节肿痛及活动障碍无明显改善，并出现左肘疼痛，关节渐固定。外院调整治疗为艾拉莫德、羟氯喹、依托考昔等仍无效。2019 年 11 月就诊北京协和医院门诊，并为行进一步诊治收入院。

[**既往史**] 无特殊。

[**个人史**] 第 1 胎第 1 产，足月顺产娩出，无出生窒息史。学习成绩中等，身高较同学偏矮。

[**家族史**] 1 兄体健，父母体健。否认家族中有类似疾病史及遗传病史。

[**一般情况**] 精神、睡眠、食欲好。大小便如常，近期体重未见明显变化。病程中无光过敏、雷诺现象、口眼干、口腔溃疡。

[**入院查体**] T 36.6℃，P 104 次 /min，R 19 次 /min，BP 106/76mmHg。左肘、右腕、双膝关节固定，不能伸直。无关节肿胀、压痛。心、肺、腹、神经系统查体无特殊。

化验检查（2019 年 11 月，北京协和医院）

血常规：WBC 8.93 × 10^9/L，NEUT#5.69 × 10^9/L，HGB 151g/L，PLT 312 × 10^9/L。

尿常规 + 沉渣：Pro trace，BLD（-）。

肝肾功：正常；ESR 5mm/h，hsCRP 52.83mg/L，血 IgG 3.17g/L，IgA 0.01g/L，IgM 0.04g/L；C3 1.261g/L，C4 0.358g/L；淋巴细胞亚群：CD4$^+$T 细胞 355/μl，CD8$^+$T 细胞 1551/μl，NK 细胞 65/μl，B 细胞 10/μl；血 IL-6 95.0pg/ml，IL-8 557pg/ml，IL-10 5.0pg/ml，TNF-α 13.1pg/ml；抗核抗体谱，RF、APF、AKA、抗 CCP 抗体、GPI、抗 MCV 抗体、HLA-B27 均（-）；血 CMV-DNA，EBV-DNA 均（-）。

双手放大相：双手及腕关节多发关节面下骨质侵蚀，双侧腕关节及腕骨间隙狭窄。

双足放大相：双足关节间隙多发狭窄，周围软组织肿胀。

双肘关节正侧位：左侧肘关节形态异常，周围软组织肿胀。

双膝关节正侧位：双侧膝关节骨质疏松；右侧膝关节膨大变形，关节间隙狭窄。

[**诊断**] 原发性免疫缺陷病；2 型活化的磷脂酰肌醇 3- 肌酶 δ 综合征（APDS2）；低丙种球蛋白血症；关节炎。

三、主治医师总结病例特点和主要诊断，提出会诊目的

风湿免疫科周佳鑫、杨华夏：患者青年男性，自幼起病，病程 10 余年。反复感染、发热，期间曾有过感染性休克，近 2 年突出表现是关节肿痛、进行性活动受限。辅助检查可见炎症指标增高和低丙种球蛋白血症，影像学显示多个关节，如肘、膝关节的关节炎表现，基因检测发现 *PI3KR1* 基因突变。结合患者自幼起病，病程中发热、关节炎、低丙种球蛋白血症和 *PI3KR1* 基因突变，考虑原发性免疫缺陷（PID）、*PIK3R1* 基因突变所致的 2 型活化的磷脂酰肌醇 3- 肌酶 δ 综合征（APDS2）诊断明确。该疾病发病率为百万分之一，为常染色体显性遗传。PI3K 通路广泛存在于人体，与细胞代谢、增殖等均相关。本病主要涉及 PI3K 通路中 p110δ 催化亚基和 p85a 调节亚基，*PIK3R1* 基因突变后 p110δ 和 p85a 结合增强，从而导致 PI3K 通路活化。人体内 B 细胞发育，由 pro-B 到 pre-B，PI3K 通路起抑制作用，一旦该通路活化，使 B 细胞无法成熟，因此患者会出现 B 细胞的减少和 IgG 的缺乏；同时该通路的增强可引起 T 细胞的活化，从而导致高炎症的状态，如该患者表现出的血 IL-6、IL-8 的升高。

此次会诊目的：①进一步明确该患者的诊断，患者的临床表现与 *PI3KR1* 基因突变之间的关系；②为患者确定进一步的治疗方案。

四、多学科会诊意见

遗传咨询黄尚志：根据患者基因检测结果，诊断 APDS2 明确。该患者主要表现为免疫缺陷症 36 型，临床主要表现为免疫缺陷、低丙种球蛋白血症、复发性感染和脾大，预期寿命方面，主要取决于是否合并淋巴瘤等恶性肿瘤。

放射科刘炜：患者双手、双足放大相可见双手、双足骨质密度减低，腕关节间隙狭窄、关节面显示不清以及腕关节畸形。膝关节影像可见右膝关节呈强直体位，膨大变形，关节间隙狭窄，MRI 可见股骨髁以及胫骨内外髁骨髓水肿表现，滑膜有明显增厚，半月板变薄，关节间隙变窄。腕关节间隙狭窄，关节软骨变薄，多发骨髓水肿和关节间隙变窄，但未见到类似于类风湿关节炎的囊性变表现。患者胸腹盆 CT 未见明确的病变。双侧腋窝和腹股沟可见多发淋巴结肿大，但形态大致正常，考虑为反应性增生的表现。

感染科马小军：患者自幼反复上呼吸道感染，曾出现感染性休克，规律输注 IVIG 后，感染得到控制，IVIG 替代治疗的指征明确。关节炎方面，可考虑关节镜下组织活检行病原二代测序以除外感染。患者多次测 TB 细胞亚群示 B 细胞减低、脾大，类似于功能性无脾。此外，该患者对于有荚膜的细菌易感，可考虑予肺炎链球菌疫苗预防感染。

骨科高鹏：患者右膝关节呈强直位，固定在 90°，无法站立、行走。处理建议：首先控制滑膜炎症、行关节镜滑膜切除；此外，可以通过外架、石膏伸展膝关节，挽救右膝关节功能。患者左膝关节屈曲挛缩不重，可以通过滑膜切除，物理康复训练恢复一定的功能。左肘可考虑关节置换，或行康复训练达到满足日常功能需求。以上可以在关节炎症控制、全身感染风险降低的情况下再进一步治疗。

儿科马明圣：患者自幼起病，病程 19 年，反复感染史，IVIG 输注治疗有效，考虑存在

免疫缺陷可能性。另外合并关节炎、淋巴组织增大等,在免疫表型方面有 Ig 减低、B 细胞和 CD4 细胞下降、CD8 细胞活化,行基因检测可见 *PIK3R1* 基因杂合突变,所以患者 PID、APDS2 诊断明确。*PIK3R1* 基因突变后导致 PI3K 通路异常激活,其中 AKT-mTOR 是 PI3K 通路的主要蛋白,故临床可表现为免疫缺陷、低丙种球蛋白血症。根据最新文献综述,治疗包括预防感染、IVIG 替代治疗、西罗莫司以及选择性 PI3Kδ 抑制剂治疗。笔者专科目前使用 mTOR 抑制剂——西罗莫司来治疗 APDS1,治疗后患者肝脾大明显缩小,而选择性 PI3Kδ 抑制剂使用缺乏一定经验。我们建议该患者:①规律 IVIG 治疗,将血清 IgG 维持在 5~6g/L 以上;②尝试使用西罗莫司,观察疗效,看炎症指标、关节症状是否有所改善。暂时不考虑使用更强的免疫抑制剂。

血液科李剑:目前国外已上市的 PI3Kδ 抑制剂主要用于治疗淋巴瘤,该药副作用大,主要表现为自身免疫病、结肠炎、腹泻、肠穿孔、肝炎、肺炎,其对 T 细胞功能也产生抑制,易发生卡氏肺孢子肺炎、巨细胞病毒感染等机会性感染。本患者可以先应用 mTOR 抑制剂,mTOR 是 PI3K 通路下游主要因子,使用该药可能有效,且在国内已经上市。此外,根据目前用药经验,该药副作用较小,可以作为该患者用药首选,之后密切随访,再调整用药。

风湿免疫科冷晓梅:PI3K 通路对于 B 细胞成熟和 T 细胞的活化均有作用,其异常激活导致一系列的临床表现。根据 2019 年针对 APDS 的最新综述,共报道 243 例 APDS,其中 179 例为 APDS1,64 例为 APDS2。患者临床表现主要包括感染、淋巴增殖样的表现、内分泌改变、肿瘤性的改变(特别是合并巨细胞病毒、EB 病毒感染者),这些患者中有 4 例临床表现为自身炎症性关节炎。治疗方面,目前暂无标准治疗,除了抗感染、IVIG 替代治疗外,还可以选择造血干细胞移植(HSCT)和靶向治疗。其中 HSCT 的患者 70%~100% 有所改善,100 天内可以免于输注 IVIG,但风险高,不良反应 90%,死亡率 10%~20%,暂不推荐。靶向治疗方面,mTOR 抑制剂确有疗效,副作用较小;至于 PI3Kδ 抑制剂,目前也有靶向药在 APDS 患者中使用的临床试验,共入 6 例,疗效可、副作用小,但该药仍处于临床试验阶段;IL-6 抑制剂、TNF-α 抑制剂位于 PI3K 通路下游,效果欠佳。综合考虑,该患者可以首选西罗莫司治疗。

> **多学科会诊意见总结**
>
> **风湿免疫科张文**:本患者自幼起病,临床上既有免疫缺陷又有自身炎症和淋巴增殖的表现,基因检测有 *PIK3R1* 基因突变,诊断原发免疫缺陷病、APDS2 明确。治疗方面,根据多科讨论意见,首选 mTOR 抑制剂西罗莫司治疗,规律使用 IVIG,控制炎症、感染风险后,骨科就诊帮助各关节功能恢复。

五、结局及转归

患者自多学科讨论后于 2019 年 12 月 20 日开始加用西罗莫司 1mg,每日 1 次口服。同时人免疫球蛋白 15g,静脉输入,每月 1 次,并继续予依托考昔 60mg,每日 1 次。2020 年 10 月 29 日门诊随诊患者,体温正常,仍诉右膝关节肿痛伴活动受限。查血常规:WBC 8.43×10^9/L,HGB 149g/L,PLT 313×10^9/L;肝肾功正常;血沉 5mm/h,hsCRP 56.62mg/L;血清铁蛋白 72ng/ml;

IgG 3.90g/L,IgA 0.07g/L,IgM 0.11g/L;　血 IL-6 17.4pg/ml,IL-8 31pg/ml,IL-10 5.0pg/ml,TNF-α 14.8pg/ml。

六、专家点评

本例患者既有免疫缺陷,临床又表现出显著的自身炎症(关节炎)和淋巴增殖症状,经基因检查确诊为 *PIK3R1* 基因突变所致的 APDS2。

得益于分子生物学和基础免疫学研究的进展,医学界对 *PIK3R1* 基因编码蛋白的功能及其信号通路的认识越来越深入,目前已经有直接靶向 PI3Kδ 的药物(PI3Kδ 抑制剂)和间接抑制 PI3Kδ 下游通路的药物,如西罗莫司。在 2019 年 12 月罕见病会诊之后该患者开始服用西罗莫司治疗,同时规律输注 IVIG。然而经过 1 年多的观察,患者病情基本稳定,关节症状无显著改善。因此,我们推断直接抑制 PI3Kδ 的药物可能疗效更佳。据报道近期国外已经完成 PI3Kδ 抑制剂的临床试验,取得了较好的疗效,我们也期待该类药物早日在中国应用,惠及患者。

七、疾病相关文献回顾

原发性免疫缺陷(primary immunodeficiency,PID)是一组单基因遗传的免疫功能缺陷性疾病。本患者存在发生在胚胎发育或者更早的 *PIK3R1* 基因突变,使 PI3K 信号通路中的催化亚基 p110δ 与调节亚基 p85α 结合增强,使该信号通路异常活化,引起 *PIK3R1* 基因突变所致的 APDS2。PI3K 信号通路涉及广泛的细胞过程,包括生长、代谢、分化、增殖和存活。其中由 p110δ 与 p85α 形成的 PI3Kδ 酶复合物主要存在免疫系统中,因此 APDS 可表现为衰老 T 细胞积聚、淋巴结肿大、免疫缺陷与自身免疫。反复呼吸道感染及肺部感染慢性化后导致支气管扩张;持续的疱疹病毒科病毒如 EB 病毒、巨细胞病毒等感染;全身淋巴增生表现,如非肿瘤性淋巴结肿大、肝脾大和结节性黏膜淋巴样增生;约 40% 的病例伴有自身免疫性疾病;长期存活病例淋巴瘤(尤其是 B 细胞淋巴瘤)的发生率明显增高并成为主要死因[1,2]。

治疗方面,目前无标准的治疗,主要包括定期输注 IVIG、预防性使用抗生素、选择性 PI3Kδ 抑制剂、选择性 mTOR 抑制剂、HSCT 等。

(周佳鑫　周爽　张文)

参 考 文 献

[1] NUNES-SANTOS CJ, UZEL G, ROSENZWEIG SD. PI3K pathway defects leading to immunodeficiency and immune dysregulation [J]. J Allergy Clin Immunol, 2019, 143 (5): 1676-1687.

[2] JAMEE M, MONIRI S, ZAKI-DIZAJI M, et al. Clinical, Immunological, and Genetic Features in Patients with Activated PI3Kδ Syndrome (APDS): a Systematic Review [J]. Clin Rev Allergy Immunol, 2019, doi: 10. 1007/s12016-019-08738-9.

21 "大手指"姑娘背后的故事

一、专家导读

6岁的小姑娘,自出生起,就有一个奇特的"大手指"。随着生长发育慢慢长大,双手、臂和躯干,逐渐出现了外凸的"肿物",质地柔软。它们是什么?这是什么病?如何治疗?协和罕见病多学科会诊为患者答疑解惑,提供全科诊疗思路。

二、病例介绍

[患儿] 女性,6岁9个月。

[主诉] 出生后发现右手示指肥大,伴双上肢、肩背部多处肥大,逐渐加重。

[现病史] 患儿出生后家长即发现患儿右手示指略大于对侧,6个月时患"肺炎"后出现双手、双上肢、腋窝、肩胛带多发肥大,并逐渐加重,组织质软,无疼痛。曾多次行X线、超声检查,均提示肿大部位为软组织肿胀。

2岁行MRI:左上肢及右肩部脂肪组织增生,骨质、肌肉未见异常信号,未见明显畸形血管团。

1个月前出现右侧乳晕增大、颜色变深,可触及硬核,有压痛,妇科超声未见异常。

[既往史] 多次患"感冒""支气管炎""肺炎"。

生长发育史、家族史无特殊。

[辅助检查]

1. 5个月(2013年3月)超声心动图:未见异常。

2. 6岁9个月(2019年7月)腹部超声、妇科超声:未见异常。

[全外显子基因检测]

1. 2017年血液样本外显子测序:APOE-ε-7杂合等位基因,常染色体显性遗传,提示高

157

血脂和动脉粥样硬化风险更高。父亲、大哥携带同样突变,母亲、二哥无。但患儿既往(2 岁3 个月,4 岁)血脂化验正常。

2. 2018 年 10 月换检测方法重新对血液样本全外显子测序:未检测出明确致病突变。

[影像学检查] 右手示指、双上肢、肩背部多处肥大(图 21-1)。双手 X 线右手示指、中指及拇指,左手小拇指均有不同程度的肥大。MRI 平扫:左侧上肢及肩部脂肪组织肿胀(T_1WI 高信号,T_2WI 压脂低信号)。脊柱全长正位:轻度脊柱侧弯。

[遗传学检测结果] 外周血全外显子组测序无明确提示。

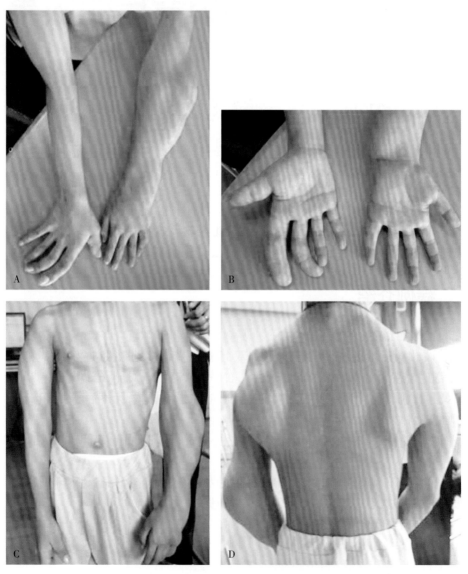

图 21-1 患儿右手示指、双上肢、肩背部外形变化
A. 左手前臂肥大;B. 右手拇指、示指、中指肥大;C. 左手前臂明显肥大;D. 左侧肩部肥大。

三、主治医师总结病例特点和主要诊断，提出会诊目的

骨科吴南：患儿女性，6 岁 9 个月，出生后家长即发现患儿右手示指略大于对侧，6 个月时患"肺炎"后出现双手、双上肢、腋窝、肩胛带多发肥大，并逐渐加重，组织质软，无疼痛。X 线、超声均提示肿大部位为软组织肿胀。伴有轻微脊柱侧弯。血液基因检测结果无明确提示。总结病例特点：①出生即发病，病情进展；②手、手指、上肢、胸背肥大为主要表现；③补充查体可见手病变处毛细血管扩张，轻度脊柱侧弯；④辅助检查：MRI 提示脂肪组织增生为主。根据患儿病例特点，考虑拟诊"过度生长综合征"，是以机体不协调不对称的过度生长为特点的疾病。这一综合征根据临床表现和致病基因又可分为许多具体类型，包括 K-T 综合征、Proteus 综合征、CLOVES 综合征等（表 21-1）。

表 21-1　过度生长综合征的具体类型鉴别

临床表现和致病基因	Klippel-Trenaunary（K-T）综合征	Proteus 综合征	CLOVES 综合征
过度增生	不过中线	扭曲畸变	膨胀样
皮肤	皮肤血管瘤或者葡萄酒斑	大脑沟回样痣	–
脂肪	获得性皮下脂肪增生	获得性脂肪增生	先天性脂肪增生
基因	–	*AKT1*	*PIK3CA*

结合患儿先天性、膨胀样脂肪增长特点，考虑以 CLOVES 综合征可能性大。由于脂肪增生身体双侧均存在，不符合 K-T 综合征；皮肤光滑，无扭曲畸变（皮肤脑回样改变）特点，与 Proteus 综合征不相符。

CLOVES 综合征由于 *PIK3CA* 基因突变导致，激活 PI3K-AKT-mTOR 通路引起组织过度生长。CLOVES 综合征最近被纳入 PIK3CA 相关过度生长疾病谱 PIK3CA-related overgrowth spectrum（PROS）。患儿的临床表现符合 PROS 的临床诊断标准。

多学科讨论目的如下：①明确诊断，可考虑行何种检测明确诊断？②如何解读基因检测结果？ APOE 突变如何解读？③明确治疗方案，相关畸形有无手术指征，以及确定下一步治疗方案？

四、多学科会诊意见

放射科余卫：根据患者病史：幼时起病，以巨指、双上肢软组织增多为主要表现，增多增厚的组织质软，从磁共振上看考虑为脂肪组织、边界不清。影像学诊断考虑为：脂肪瘤病，较为明确，暂不考虑鉴别诊断。

骨科吴志宏：手术治疗是过度生长综合征的传统治疗方式，包括软组织切除、截骨、巨指缩容术等矫形手术。患儿有巨指症，不对称，多发，两侧均受累，累及多指。巨指已经影响

了手功能,手指肌力弱,因此具有手术指征。外科手术切除,不但能够改善手功能,还可提供标本供病理分型及基因检测。此外,患儿6岁,已经开始融入社会。躯干及上肢的过度生长脂肪瘤可以用衣物遮盖,但是右手的外观、功能(写字)障碍仍可能引起患儿的心理障碍。因此,右手的矫形对患儿十分有意义。不过,因小儿生长发育的特点,手术切除范围需要仔细衡量,且需要注意手术刺激局部组织再次增生、复发的可能性。

骨科高鹏:患儿外科干预指征明确,神经纤维瘤病不能除外。手术目的为改善功能、获取组织以进行进一步检测。

儿科马明圣:过度生长类疾病主要有三种:K-T综合征;变形综合征:典型表现为脑回样变,致病基因为*AKT1*;CLOVES综合征:典型表现为膨胀样生长,致病基因为*PIK3CA*。该患儿符合PROS,体细胞嵌合突变可能性大,故血样本基因检测为阴性结果。建议进一步取组织测序。同时,需关注患儿内脏、脑;脊柱、脊柱旁血管受累情况。

皮肤科李军:根据患儿典型的临床症状,考虑为变形综合征,但该患儿增生的组织无疣状及脑回样改变。需与多发性神经纤维瘤病、骨膜增生症等疾病相鉴别。后续治疗考虑手术切除多余组织。

内分泌科朱惠娟:其他内分泌疾病如Silver-Russell矮小症也为偏身不对称,但与本患儿临床表现不相符。在脂肪堆积疾病中,特别是颈肩上臂脂肪堆积,成人常见马德龙病(良性对称性脂肪瘤病),与饮酒有关。因此,该患儿脂肪堆积疾病难以用内分泌疾病解释。此外,关于患儿右侧乳腺硬核、压痛,判断为乳腺二期,需要鉴别是单纯乳房发育还是性发育的启动。如果是单纯乳房发育,是女孩青春发育前的正常现象,不是真正性腺轴的发育。通过查性激素可进行鉴别。

儿科宋红梅:该患儿需明确诊断,完善增生部位的组织基因检查,寻找是否有药物可进行针对性治疗。针对过度生长综合征的致病通路靶向用药,如使用mTOR抑制剂西罗莫司等药物,可能对于患儿治疗具有重要意义。关于过度生长综合征国际上有许多新的临床研究正在开展,研究药物包括西罗莫司、AKT抑制剂ARQ 092等。2018年*Nature*发表PIK3CA抑制剂药物,可以有效治疗PROS患者,缩小病灶,并且为手术治疗创造条件与时机。

神经外科魏俊吉:该患者需与神经纤维瘤病相鉴别。特征性的皮肤表现为牛奶咖啡斑、皮肤纤维瘤,与本患儿脂肪堆积的形态差异大。此外,神经纤维瘤病可有颅内听神经瘤,引起耳鸣、听力下降、眩晕等;脊髓椎管内可有神经鞘瘤,引起压迫症状等,本患儿均未表现。故患儿目前无神经纤维瘤病的证据。

遗传咨询吴南:过度生长性疾病现有新型药物治疗,已有文献报道通过药物治疗,过度生长的组织可以减小,并且压迫导致的一些问题会得到改善,为手术争取更多机会。

外院两次血液样本全外显子测序未发现与该患儿临床表现相符的致病的突变。过度生长综合征常见的基因突变为*PIK3CA*、*AKT*、*PTEN*等,为体细胞嵌合突变,最好对病变组织取活检进行测序,检测突变的阳性率更高。外周血测序常为阴性,如果对外周血做高深度测序也有可能测出突变。

```
多学科会诊意见总结
```

骨科吴志宏：

1. 基因检测。进行病灶活检组织测序,明确基因突变类型与诊断。

2. 手术治疗。目前患儿有右手矫形手术适应证,应了解患儿及家属预期,与家属密切沟通,制订周密的手术计划,注意手术刺激局部组织增生、复发的风险。若患儿及家属短期手术意愿不强烈,可暂行保守观察治疗,在明确基因突变后尝试靶向治疗。

3. 靶向治疗。明确基因诊断后,与家属沟通,尝试西罗莫司等靶向治疗方案。如果目前国际上针对 PROS 疾病的注册研究是开放的,且患儿符合临床试验的入排标准,可以尝试联系,申请加入。

4. 监测过度生长综合征的并发症,评估有无内脏、脑、脊柱、脊柱旁血管受累。

5. 患儿消瘦,营养科指导饮食,并随诊患儿生长发育情况。关注患儿的心理成长,鼓励并帮助患儿融入学校等社会环境。

6. 多学科综合治疗,保持随访,监测病情进展。

五、结局及转归

患儿行手术治疗,同时取病变组织行过度生长相关基因检测,发现或者携带 *PIK3CA*：c.3140A>G(p.His1047Arg)体细胞突变,对病情有明确诊断意义。治疗方面术后手术修形效果满意,术后暂未出现病灶继续生长情况。

六、专家点评

患者主要表现为肢体肥大,为典型的过度生长综合征。初步血液基因检测为阴性,偶然发现一 APOE 杂合变异,但无明确提示。从这个病例可以看出,对于特定疾病(如过度生长综合征、动静脉畸形),需要特别关注体细胞突变,而不要局限于生殖细胞突变。此外,过度生长综合征的治疗目前首先考虑手术治疗,但是也可以开展西罗莫司等药物临床试验,探索过度生长综合征的新疗法。

七、疾病相关文献回顾

(一) 定义与发病机制

过度生长综合征(overgrowth syndromes)是以机体整体或局部不协调的过度生长为特点的疾病,常伴随血管畸形、神经系统和脏器受累等其他异常。包括 Proteus(OMIM 176920)、Klippel-Trenaunay(K-T)(OMIM 149000)、Bannayan-Riley-Ruvalcaba(OMIM 153480)以及 CLOVES(OMIM 612918)等综合征[1-3]。其中,CLOVES 综合征是一种罕见的过度生长综合征,全称为先天躯干脂肪不对称过度生长、脉管畸形、表皮痣、脊柱侧弯 / 骨骼和脊柱异常综合征(congenital lipomatous overgrowth, vascular malformations, epidermal naevi,scoliosis/skeletal and spinal syndrome)。CLOVES 综合征的发病机制是 *PIK3CA* 基因的体细胞嵌合性激活性突变引起 PI3K-AKT-mTOR 通路的异常激活,进而促进细胞分裂,导致了过度生长的症状[6]。除了 CLOVES 综合征,PIK3CA 突变也可引起其他类型的过度生长综合征,这些疾病临床表现相互重叠,近年来被统称为 PROS(图 21-2)。

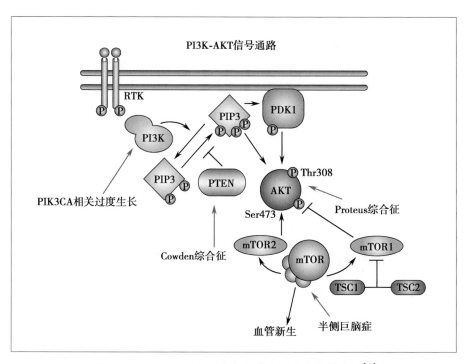

图 21-2　PI3K-AKT 通路和相关临床过度生长综合征[1]

(二)临床表现

CLOVES 综合征的特征性临床表现包括以下几点:

1. 先天性脂肪瘤增生,具有不对称性,主要分布于躯干。

2. 脉管畸形,如毛细血管、静脉和淋巴管的畸形,少数有动静脉畸形。

3. 皮肤异常,如线状表皮痣[4,5]。

4. 骨骼肌肉异常,如手足畸形(巨指 / 趾畸形,第 1、2 足趾间隙增宽的"草鞋足"等)、脊柱侧弯。

5. 神经系统异常,如脊柱裂、神经根性疼痛、下肢乏力等。少数有半侧巨脑症、部分胼胝体发育不全等中枢神经系统受累。

(三)诊断标准与基因检测

CLOVES 综合征的诊断较为复杂,需要与其他具有类似临床表现的过度生长综合征进行鉴别诊断。如与 Proteus 综合征相比,CLOVES 综合征患者的手足异常常成膨胀性,更为柔软,而 Proteus 则更硬、缺乏弹性,表现为脑沟回样的扭曲形态。CLOVES 综合征属于 PROS。PROS 的诊断标准见表 21-2:

表 21-2　PROS 诊断标准

必要条件：

具备 PIK3CA 体细胞突变 *。

先天或小儿起病。

散在或镶嵌式(不规则)的过度生长。

具备以下 A 或 B 的临床特点：

A. 疾病表现谱(具备 2 种或以上特点)**

过度生长：脂肪,肌肉,神经,骨骼。

脉管畸形：毛细血管,静脉,动静脉畸形,淋巴管畸形。

表皮痣。

B. 孤立的特征

大型孤立的淋巴管畸形。

孤立的巨指(趾)*** 或过度生长的扁平足(手),过度生长的四肢。

躯干脂肪过度生长。

半侧巨脑症(也可为双侧)/ 发育异常的巨脑 / 局部皮质发育不良。

表皮痣。

脂溢性角化病。

良性苔藓样角化病。

注：* 如果没有检测到突变,则考虑为可疑的 PROS。

** 通常是进展性的。可以表现为：脊柱侧弯(或脊柱后凸),肢体过度生长,中枢神经系统受累(脑积水,小脑扁桃体异位,先天性小脑扁桃体下疝畸形,巨脑症,胼胝体肥大),过度生长的局部脂肪瘤下层,浸润性脂肪瘤病,肾母细胞瘤 / 卵巢囊腺瘤。

*** 其他的称呼：脂瘤性营养异常性巨大发育症,巨指节纤维脂肪瘤病以及巨人症。

　　基因检测对 CLOVES 综合征和 PROS 的诊断有重要意义。研究表明,对 CLOVES 患者受累组织进行基因测序,可发现 PIK3CA 嵌合突变,突变的频率波动在 1%~49%,而对患者的血液或未受累的组织进行测序常得到阴性结果。

　　(四) 治疗

　　CLOVES 综合征累及多器官,需要多学科共同管理,目前多根据临床表现和患者需求进行对症治疗。如对巨大脂肪瘤的治疗可手术切除,对脉管畸形可采用激光治疗或血管内栓塞和手术治疗,对手足或脊柱畸形可通过软组织切除、截骨、截肢等整形手术来矫正。

　　随着 CLOVES 综合征的发病机制被阐明,许多研究开始应用药物抑制患者细胞中过度激活的 PIK3CA/AKT/mTOR 通路,并发现患者细胞增殖能够被有效抑制。2018 年的最新研究表明,PIK3CA 抑制剂 BYL719 能够有效改善 PROS 患者的临床表现,如缩小肿胀组织和血管瘤的体积,改善脊柱侧弯,缓解 PROS 引起的全身并发症,并且副作用较小。在 PROS/CLOVES 小鼠模型中,PIK3CA 抑制剂的治疗效果优于 mTOR 抑制剂西罗莫司[2,6]。相信不久的将来,靶向治疗能够为 PROS/CLOVES 患者带来新的希望[7]。

（滕雅群　赵　森　吴　南　吴志宏）

参 考 文 献

［1］KEPPLER-NOREUIL KM, RIOS JJ, PARKER VER, et al. PIK3CA-related overgrowth spectrum (PROS): diagnostic and testing eligibility criteria, differential diagnosis, and evaluation [J]. Am J Med Genet. Part A, 2015, 167A (2): 287-295.

［2］VENOT Q, BLANC T, RABIA SH, et al. Targeted therapy in patients with PIK3CA-related overgrowth syndrome [J]. Nature, 2018, 558 (7711): 540-546.

［3］Martinez-Lopez A, Blasco-Morente G, Perez-Lopez I, et al. CLOVES syndrome: review of a PIK3CA-related overgrowth spectrum (PROS)[J]. Clin Genet, 2017, 91 (1): 14-21.

［4］HAPPLE R. The group of epidermal nevus syndromes: Part I. Well defined phenotypes [J]. J Am Acad Dermatol, 2010, 63 (1): 1-22.

［5］KUREK KC, LUKS VL, AYTURK UM, et al. Somatic mosaic activating mutations in PIK3CA cause CLOVES syndrome [J]. Am J Human Genet, 2012, 90 (6): 1108-1115.

［6］LINDHURST MJ, PARKER VE, PAYNE F, et al. Mosaic overgrowth with fibroadipose hyperplasia is caused by somatic activating mutations in PIK3CA [J]. Nat genet, 2012, 44 (8): 928-933.

［7］LOCONTE DC, GROSSI V, BOZZAO C, et al. Molecular and functional characterization of three different postzygotic mutations in PIK3CA-related overgrowth spectrum (PROS) patients: effects on PI3K/AKT/ mTOR signaling and sensitivity to PIK3 inhibitors [J]. PloS one, 2015, 10 (4): e0123092.

22 "与生俱来"的下肢肿大

一、专家导读

3 岁的小女孩,自出生起,就有一个"大脚"。随着慢慢长大,她的右下肢臀部以下也越来越大,而且病灶处皮肤变白。小女孩躯体局部过度生长的原因究竟是淋巴管回流障碍,还是脂肪组织过度增生? 如何诊断,如何治疗? 协和罕见病多学科现场会诊为患者诊疗指明方向。

二、病例介绍

[患儿] 女性,3 岁。

[主诉] 出生时发现右下肢肥大至今。

[现病史] 患者出生时发现右下肢肥大,后逐渐发展至右下肢臀部以下肥大,往远端逐渐加重,肥大肢较健侧皮肤明显白皙。2019 年 11 月,就诊北京大学第一医院诊断为淋巴系统疾病,未予治疗。后就诊北京积水潭医院,诊断为右下肢过度生长,淋巴管瘤。

[既往史] 无特殊。

[个人史] 患儿足月顺产,出生体重 4 000g,奶粉喂养。患儿母亲 G1P1,怀孕时父母均26 岁,怀孕期间换过新车,无用药史,无毒物接触史。

[家族史] 有脊柱侧弯家族史(图 22-1)。

[一般情况] 精神、睡眠尚可,食纳可,大小便未见异常,近期体重无明显变化。

[入院查体] 体重 17.0kg,身高 92cm。神志清,对答切题,步态正常,心肺腹未见异常,脊柱生理弯曲正常,活动不受限。神经反射正常。全身多发色素沉着斑。右下肢臀部以下肥大,向远端逐渐加重,肥大肢较健侧皮肤明显白皙,右下肢活动功能正常。

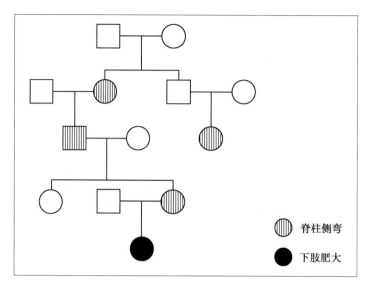

图 22-1　家系图谱

图例：
- 脊柱侧弯（竖线）
- 下肢肥大（黑色）

化验检查

血常规：红细胞平均容积 MCV 78.1fl(82.0~100.0)，红细胞体积分布宽度 RDW-S 35.5fl(37.0~51.0)，血小板比积 PCT 0.26%(0.18~0.22)，嗜酸性细胞百分比 EOS% 5.9%(0.5~5.0)。

肝肾功能：天冬氨酸氨基转移酶(AST)43U/L(13~35)，直接胆红素(DBil)7.5μmol/L(0.0~7.0)，前白蛋白(PA)167mg/L(250~400)，脂蛋白[Lp(a)]1 652kU/L(<300.0)，总胆固醇(TC)5.48mmol/L(<5.18)，低密度脂蛋白胆固醇(LDL-C)3.6mmol/L(<3.37)，乳酸脱氢酶(LDH)431U/L(120~250)，α-羟丁酸脱氢酶(α-HBDH)350U/L(72~182)，镁(Mg)1.03mmol/L(0.50~0.90)，同型半胱氨酸(Hcy)5.4μmol/L(6.0~14.0)。

心电图：窦性心律不齐，大致正常。

超声心动图：EF 72%；二、三尖瓣轻度反流。

[影像学资料]　双下肢全长测量正位片：左下肢全长 38.23cm；右下肢全长 38.65cm（图 22-2）。双足正位片：右足明显肥大（图 22-3）。右股骨 MRI 平扫：右侧股骨未见明显骨

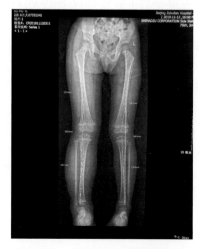

图 22-2　双下肢全长测量正位片

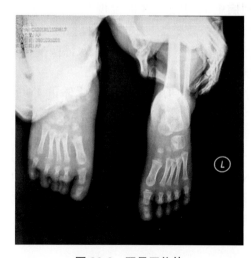

图 22-3　双足正位片

质形态、信号异常,右侧大腿内侧份皮下脂肪层水肿。右胫腓骨 MRI 平扫:右小腿周围皮下脂肪广泛水肿。右足 MRI:右足周围皮下脂肪广泛水肿,以足背侧显著,淋巴回流障碍?

[病理结果] 右足背(病灶部分切除):皮肤组织,皮下脂肪组织瘤样增生;右足趾疣状肿物(病灶部分切除):皮肤组织,表皮疣状增生,角化亢进,真皮浅层小血管增生显著。组织形态符合血管角皮瘤。

[遗传学检测结果] 过度生长相关基因检测:未监测到可以明确解释患者表型的变异。

[目前诊断] 右下肢过度生长;淋巴管畸形?

三、主治医师总结病例特点和主要诊断,提出会诊目的

骨科吴南:患儿女性,3 岁,自出生时出现右下肢体肥大,往远端逐渐加重,肥大肢较健侧皮肤明显白皙。外院曾诊断淋巴管疾病。过度生长相关基因检测结果为阴性。目前主要考虑过度生长谱系疾病,淋巴系统畸形可能性大。多学科讨论目的如下:①明确患者诊断,是否为过度生长谱系疾病? 针对目前出现的畸形,探讨下一步治疗措施? 手术和西罗莫司治疗的获益与风险。②基因检测结果解读。

四、多学科会诊意见

问诊查体补充病史:补充询问脊柱侧弯相关家族史,患儿母亲脊柱侧弯成年后发现并诊断,无疼痛。家族中脊柱侧弯患者无与本患儿相似的临床表现。患儿母亲及外公走路、跑步无异常步态。查体:卧位臀围无明显异常,站位双侧臀围不对称;患儿胸骨水平可见色素分界线。

放射科余卫:双下肢全长测量正位片示患儿髋臼发育较浅。查体患儿俯卧位臀纹无明显异常,站位双侧臀纹不对称,是否存在先天性髋关节脱位尚不明确。髋臼发育不良可导致脊柱侧弯,先天性脊柱侧弯亦可导致髋臼发育不良,经询问,患儿母亲及外公无特殊步态,脊柱侧弯起病年龄亦不明确,因此是否存在家族性的先天性脊柱侧弯,脊柱侧弯与髋臼发育不良是否相关尚不确定。下肢磁共振:磁共振改变以皮下脂肪增厚为主,未见有明显水肿表现,可符合脂肪瘤或血管瘤/淋巴管瘤表现。

皮肤科王涛:右足背病理可见表皮增生,脂肪增生(脂肪瘤样改变),脂肪间隔大量管腔和裂隙。符合脂肪、血管的错构表现右足趾疣状肿物病理:显著的角化过度,表皮层疣状增生,表皮下管腔样结构(单层上皮的管腔,内有淋巴液,血管角皮瘤存疑,更倾向于淋巴管畸形导致的增生);真皮浅层血管结构明显增多;皮下汗腺组织密度明显增多,周围脂肪过度膨胀;基质内胶原纤维粗大、凌乱综合考虑,皮肤病理印象:错构瘤(表皮增生、血管淋巴管瘤、血管脂肪瘤、汗腺血管瘤)错构显著,考虑:

(1)Proteus 综合征:先天性错构瘤疾病,大头、巨指/趾、肢体不对称、疣状表皮痣、皮下及深部软组织错构瘤、长骨生长过度,耳道、鼻柱、牙槽残脊外生骨疣以及脊柱侧弯,手足肥大常呈脑回状外观。皮下损害脂肪瘤、血管瘤、淋巴管瘤以及未向其他细胞分化的良性梭形细胞瘤(纤维瘤)。血管异常包括多发性葡萄酒样痣、静脉曲张、眼部受累、神经系统受累(癫痫、脑积水、智力低下)。

（2）淋巴管瘤病：先天性畸形，广泛累及软组织、皮肤、骨和实质器官，大多数病例为儿童，少数病例肿瘤可累及一个肢体，合并或不合并骨损害，可与血管瘤病伴发。本患者还存在表皮及脂肪的增生，病理上并不完全相符。

（3）局限性淋巴管瘤：真皮浅层见薄壁的淋巴管。不符合本患者病理的全貌。

（4）血管脂肪瘤：青壮年上肢，前臂皮下，直径 <2cm，病理上为脂肪细胞内小血管簇。与本患者表现不相符。

（5）纤维脂肪瘤、浅表脂肪瘤样痣：孤立息肉状，真皮内脂肪弥漫浸润。与本患者表现不相符。

骨科高鹏、范彧：患儿肢体骨骼长度尚可。同意放射科观点，患儿髋臼发育较浅，可暂不处理，继续观察是否存在进展性的髋脱位，再决定是否需要手术干预。

遗传咨询吴南：目前已知常见的可导致单侧肢体肥大的遗传病因主要为以下 4 种：

（1）CLOVES 综合征：体细胞 *PIK3CA* 基因突变导致。该基因突变与癌症发生密切相关。表现为先天性的非对称性的躯干的脂肪瘤性过度生长，伴淋巴管、毛细血管、静脉血管畸形、表皮痣、脊柱/骨骼异常/脊柱侧弯等骨骼发育异常。*PIK3CA* 不仅仅导致 CLOVES 综合征，亦可导致非综合征性的淋巴管瘤或血管瘤等。

（2）Proteus 综合征：体细胞 *AKT1* 基因突变导致。*AKT1* 与 *PIK3CA* 为同一通路上的两个基因，均与癌症的发生相关，因此 Proteus 综合征与 CLOVES 综合征具有一定重叠的临床表现。Proteus 综合征也主要表现为骨骼、皮肤、脂肪的过度生长，其临床表现相对多样，有特征性大脑沟回样痣的体征。

（3）Silver-Russel 综合征：与 DNA 低甲基化相关，是一种与基因遗传印迹相关的综合征，为生殖细胞突变所致，常伴有生长发育迟缓及颌面部畸形。可有巨颅、前额突出、双侧肢体不对称的表现。

（4）Beckwith-Wiedemann 综合征：染色体变异相关（11p15.5 缺失），与 Silver-Russel 综合征相同，也是生殖细胞突变所致，亦主要表现为生长发育迟缓及颌面部畸形，可有低血糖、巨舌、半身肥大、脐膨出、新生儿肿瘤。本患儿缺乏上述 4 种遗传病的特征性临床表现，因此与上述 4 种病因均不完全相符，但表型与 CLOVES 综合征更接近。患儿已行病变处组织细胞基因突变的 Panel 检查，尽管其中包含 *AKT1* 及 *PIK3CA* 等与肿瘤相关的体细胞突变检测，但仅包括已知的突变，仍有未能覆盖的可能跟疾病相关的新的基因突变。

脊柱侧弯家族史方面，虽然脊柱侧弯家族史较明确，但患儿现在评估并无脊柱侧弯，可继续随访观察。查阅文献，既往有一例关于淋巴水肿合并脊柱侧弯的病例报道，但仍是个例，两者间是否存在关联仍不明确。需要进一步明确既往体细胞突变 Panel 的基因检测列表，是否有位能覆盖的基因。另外，患儿除了单侧肢体肥大外，目前还存在语言发育的迟缓，同时有全身多发的色素沉着，更符合"综合征"类疾病，因此除了评估体细胞突变外，建议行外周血全外显子测序排查胚系突变的病因。同时，进一步评估脊柱侧弯的家族史，明确是特发性或先天性。

临床遗传实验室张为民、凌超：对于体细胞突变，组织中的嵌合程度存在差异，因此存在由于取材部位组织嵌合程度较低导致未能检测出有意义突变的可能。目前患儿所做的体细胞测序深度为 1000X，根据既往文献，对于体细胞突变这一深度不够，应该增加测序深度。后续可考虑做组织的全外显子测序。

北京积水潭医院手外科田文：患儿诊断目前仍不明确,临床表现更符合"综合征"类疾病。组织体细胞突变的 Panel 检测在方法学上有局限性,基因突变及诊断方面还有待进一步探究。可联合多学科探讨针对淋巴管的外科或介入相关的治疗手段。内科治疗方面,西罗莫司在过度生长综合征上的应用属于超适应证用药,用药剂量和疗程等治疗细节方面仍有待探究。

儿科马明圣：患儿右下肢增粗明确,根据影像学检查结果,患儿下肢骨和肌肉并无过度生长,主要为脂肪组织增生。Proteus 综合征和 CLOVES 综合征的脂肪组织增生在形态学上存在一定区别:Proteus 综合征主要为"扭曲样"增长,而 CLOVES 综合征则更多为"膨胀性"增长,因此从形态学上看,患儿的下肢过度生长表现更接近 CLOVES 综合征。另外,患儿存在偏身的色素分布异常,Proteus 综合征可有类似临床表现。Proteus 综合征与 CLOVES 综合征同属 *PIK3CA* 相关的过度生长综合征(PROS)。对于临床明确肢体过度生长的患者并不一定都能够明确体细胞的嵌合突变,可以尝试进行更多部位的组织取材来明确。另外,同意临床遗传实验室凌超老师观点,该患儿未能监测到体细胞基因突变可能是由于测序深度不够。治疗方面,若出现影响行走等较严重的形态学改变,可考虑外科干预;药物治疗方面,Proteus 综合征目前有针对 AKT1 的靶向治疗药物,另外 PIK3CA-AKT 通路及 PTEN 通路的下游为 mTOR,目前国内暂无针对 mTOR 的靶向药,可尝试西罗莫司治疗,但目前尚无西罗莫司治疗的相关数据。

多学科会诊意见总结

骨科仇建国：患儿右下肢过度生长明确,伴有色素分布异常及全身多发色素斑,同时存在髋臼发育不良及语言发育迟缓。影像学提示皮下脂肪增厚,未见明确骨和肌肉异常。组织病理表现为错构瘤改变,包括表皮增生、血管淋巴管瘤、血管脂肪瘤及汗腺血管瘤。过度生长相关基因的 Panel 未检测到组织中明确的体细胞突变。目前考虑过度生长综合征,但具体诊断尚无法明确。后续建议行组织和外周血的全外显子测序,扩大突变检测范围,加深测序深度,进一步排查体细胞及胚系突变。治疗方面,若出现影响行走等较为严重的形态学改变,可考虑外科干预。药物方面,后续能明确存在 mTOR 相关通路的改变,可尝试使用西罗莫司进行治疗。

五、结局及转归

诊断方面,目前考虑再对患者病变组织取材,进行血液和组织的全外显子组测序,扩大突变检测范围,加深测序深度。治疗方面,综合考虑目前患者的过度生长情况,不适宜进行手术。综合评估全身状况后,可考虑使用西罗莫司治疗。

六、专家点评

患儿主要表现为出生时即出现的右下肢体过度生长。过度生长相关基因检测结果为阴性。北京协和医院经过进一步 MDT 会诊明确诊断为淋巴管系统畸形。考虑到 Panel 检测和取材的局限性,后续可再次取材进行深度更深、范围更广的基因检测。治疗方面,综合考虑患者的组织受累情况,暂时不适宜进行手术,后续可评估患者是否适宜使用西罗莫司治疗。该患儿未来过度生长疾病的相关诊断和治疗仍然需要警惕。

七、疾病相关文献回顾

过度生长综合征是一组以过度生长为特征的具有异质性的疾病。通常在胎儿时期观察到过度生长(基于怀孕期间的超声检查),导致出生时过长和/或体重过大。然而,过度生长也可能在稍晚的时期出现。所有全身过度生长的情况都被称为过度生长综合征。与节段性过度生长(身体的一个或几个部分)相关的综合征,也包括在这组疾病中,因为它们具有共同的分子机制或涉及共同的通路[1,2]。

在发生机制方面,遗传和/或表观遗传是常见的病因。除此之外,胎儿和出生后的生长调节是一个复杂的过程,涉及多种因素,包括多种内分泌和代谢因素。此外,怀孕期间通过胎盘交换营养物质和/或氧气,以及胎儿暴露于外源性因素,如毒素、污染物或感染,也与胎儿生长有关。尽管过去10年中,二代测序的发展使得在确定过度生长患者表观遗传学和遗传病因方面取得了进展,尤其是对于识别节段性过度生长患者增生组织中的嵌合分子缺陷(特别是在PI3K-AKT-mTOR通路中)[3],但仍有高达50%的"综合征"性的过度生长患者没有被识别出分子异常。在以表观遗传和/或遗传因素为病因的患者中,除了过度生长外通常会观察到其他迹象,包括大范围的变形特征以及可能的认知障碍或行为异常。而先天性肢体过度生长则常与脂肪增生以及血管或淋巴管发育的异常相关[1,3,4]。

关于过度生长综合征的诊断,需要结合患者典型的特征性临床表现以及影像学和病理学的发现进行评估,而最终的确诊在很多情况下依赖于遗传学检测的结果。目前已知的常见的可导致肢体过度生长的综合征包括以下几种,在诊断时需要加以鉴别:

1. Beckwith-Wiedemann综合征(BWS) 是最常见的过度生长综合征。据估计,患病率约为每10 500名新生儿中就有1名。在20世纪60年代,John Bruce Beckwith和Hans-Rudolf Wiedemann首次报道了BWS,他们描述了胎儿偏身生长过度、脐膨出、巨舌症、巨人症及肾上腺细胞巨细胞症等表现。除了这些身体特征外,BWS的患儿常有一些面部特征,包括面中部发育不良、眶下皱纹、下腭突出、耳皱或凹陷等。此外,BWS还与许多低血糖和高胰岛素血症、心脏或肾泌尿系统畸形、腭裂和羊水过多等相关。染色体11p15.5区域内印记基因的调控异常可导致BWS表型,染色体11p15区域以外的基因组位点也有可能引起BWS。约80%的BWS病例存在染色体11p15区域的分子改变,这可能是由于取样组织的体细胞镶嵌水平低,或可能有其他致病性基因组位点。

目前尚无统一的BWS诊断标准,分子学检测可以明确遗传缺陷和确诊。既往已经提出了几种评分系统来定义BWS,这些评分体系基本上是基于主要症状所设计的,每种评分系统都具有不同的灵敏度和特异度。目前,对于BWS设计了一个新的评分系统,它包括一些主要特征和提示性特征。在该评分系统中,每个主要特征得2分,每个提示性特征得1分。评分2分及2分以上需要进一步进行遗传学检测。评分4分或4分以上认为符合Beckwith-Wiedemann综合征的临床诊断。

除BWS外,其他许多综合征也与节段性过度生长相关,而且在这些综合征中发现了与肿瘤发生密切相关的 PI3K-AKT-mTOR 信号通路相关的突变(通常是功能获得性的突变),包括 *PTEN*、*AKT*、*PIK3CA* 等。主要包括以下几类:

2. *PIK3CA* 相关的过度生长综合征 包括先天性脂肪瘤性过度生长、血管畸形、表皮痣、脊柱 / 骨骼异常和脊柱侧弯(CLOVES)综合征,巨脑症 - 毛细血管畸形 - 多小脑回畸形(MCAP)综合征,静脉畸形 - 骨肥大综合征(Klippel-Trenaunay 综合征),纤维脂肪增生(FH)等[4]。所有这些节段性过度生长的综合征都被归类为"*PIK3CA* 相关过度生长综合征"或 PROS。*PIK3CA* 的突变最初是在 Klippel-Trenaunay 综合征中被发现的。此后 *PIK3CA* 的体细胞突变在 CLOVES 综合征、MCAP 综合征、FH 中被发现。除了节段性过度生长外,这些疾病的特征是血管、脑、皮肤和骨骼的异常。PROS 患者的突变通常是嵌合的状态,因此在循环血细胞中可能检测不到突变,仅在增生组织,如骨、皮肤、脂肪组织、神经或血管中可以检测到,但也受到嵌合率的影响。深度的二代测序方法是检测这种体细胞突变的高效工具。结构性 *PIK3CA* 突变(即在循环血细胞中可检测到的非嵌合突变)也有报道,在这种情况下,通常可以观察到全身广泛的过度生长,而并不仅是节断性的。

3. *AKT* 相关的过度生长综合征 除 PROS 外,节段性过度生长综合征还包括变形综合征(Proteus 综合征)和低胰岛素性低血糖伴偏身肥大(HIHGHH)。这两种综合征通常包括皮肤和 / 或血管畸形,导致了身体部分节段性过度生长。Proteus 综合征十分少见,其特征性表现为节段性过度生长伴有大脑沟回样痣[5]。在 Proteus 综合征中,节段性过度生长通常在出生时不存在或几乎检测不到,出生后逐渐发展。除了过度生长外,其他的临床表现,如皮肤痣、血管或淋巴异常或异常脂肪组织(增生或萎缩)也有助于 Proteus 综合征的诊断。约 40% 的新生儿有皮肤表现,包括毛细血管、淋巴管或静脉畸形、表皮痣、结缔组织痣、脂肪瘤和咖啡牛奶斑。血管的畸形通常范围较广,覆盖身体的大块区域,同时可能伴有内脏血管畸形。约 20% 的患儿出生时即存在明显的过度生长,这种过度生长呈不对称、不成比例和进行性。HIHGHH 则更为少见。Proteus 综合征和 HIHGHH 与 *AKT1* 和 *AKT2* 突变有关。*PTEN* 胚系突变与 Proteus 综合征的关系尚不确定。

4. *PTEN* 相关的过度生长综合征 PTEN 是 PI3K-AKT-mTOR 信号通路关键的负性调节因子。携带 PTEN 结构性突变的患者可表现出不同的表型,这些表型被归入 PTEN 错构瘤综合征[6]。该综合征包括 Cowden 综合征和 Bannayan-Riley-Ruvalcaba 综合征。胃肠道错构瘤性息肉病、乳腺癌、皮肤黏膜乳头瘤样丘疹和血管或淋巴管畸形相关的阴茎雀斑在这些综合征患者中非常常见。在生长方面,患者通常有巨头,但身高在正常范围内。另外还可表现有发育迟缓和 / 或自闭症,特别是在 Bannayan-Riley-Ruvalcaba 综合征中,50% 的患者有智力障碍。在一些节段性过度生长的患者中也发现了 *PTEN* 的嵌合突变。PI3K-AKT-mTOR 通路中其他分子的突变(*AKT3*、*CCND2* 和 *PIK3R2*)也有报道,如在巨脑、多小脑回、多指、脑积水综合征中。这进一步说明了 PI3K-AKT-mTOR 通路在控制组织生长和脑发育中的重要作用。

(赵 森 吴 南 仉建国)

参 考 文 献

［1］ BRIOUDE F, TOUTAIN A, GIABICANI E, et al. Overgrowth syndromes-clinical and molecular aspects and tumour risk [J]. Nat Rev Endocrinol, 2019, 15 (5): 299-311.

［2］ BERTINO F, BRAITHWAITE KA, HAWKINS CM, et al. Congenital Limb Overgrowth Syndromes Associated with Vascular Anomalies [J]. Radiographics, 2019, 39 (2): 491-515.

［3］ BRIOUDE F, KALISH JM, MUSSA A, et al. Expert consensus documents: Clinical and molecular diagnosis, screening and management of Beckwith-Wiedemann syndrome: an international consensus statement [J]. Nat Rev Endocrinol, 2018, 14 (4): 229-249.

［4］ KEPPLER-NOREUIL KM, SAPP JC, LINDHURST MJ, et al. Clinical delineation and natural history of the PIK3CA-related overgrowth spectrum [J]. Am J Med Genet（Part A）, 2014, 164a (7): 1713-1733.

［5］ LINDHURST MJ, SAPP JC, TEER JK, et al. A mosaic activating mutation in AKT1 associated with the Proteus syndrome [J]. N Engl J Med, 2011, 365 (7): 611-619.

［6］ PILARSKI R, BURT R, KOHLMAN W, et al. Cowden syndrome and the PTEN hamartoma tumor syndrome: systematic review and revised diagnostic criteria [J]. J Nat Cancer Instit, 2013, 105 (21): 1607, 1616.

23 全身关节挛缩和面容异常的真相

一、专家导读

2 岁小男孩，出生后发现双手手指、手腕不能伸直。随着患儿生长发育，家长逐渐发现其有上睑下垂、耳郭增大等不同于常人的面容，双手出现僵直，并显著影响活动。最终该患者诊断何种疾病？面容异常和全身关节异常是否为同一种病因导致？协和罕见病多学科会诊为患者诊疗指明方向。

二、病例介绍

[**患儿**] 男性，2 岁。

[**主诉**] 出生后发现全身多发关节挛缩，以双手、腕为著。

[**现病史**] 患儿男，2 岁，因"全身多发关节挛缩"就诊。患儿自 2 月龄开始出现哭吵时呼吸困难，偶尔伴发绀，反复发作至今。系第 1 胎第 1 产，孕 39 周剖宫产娩出（臀位），出生体重 3.3kg，无明显缺氧、窒息病史。出生时有多发关节挛缩，表现为髋关节屈曲、膝关节过伸，双手握拳不能伸展、双足关节挛缩，呈跖屈位，四肢肌张力高。自小行康复治疗，肌张力增高状态有所缓解，但认知、运动发育落后，3~4 月龄开始有竖头动作，就诊时 6 月龄，仍竖头不稳，追光追物欠佳，能咿呀发音。家族史无异常。辅助检查：心电图、头颅磁共振平扫未见异常，染色体核型分析：46, XY。全外显子测序示先证者 *PIEZO2* 基因有 c.1538T>A 突变，父母均不明是否携带此突变。患儿起病以来，精神欠佳，小便正常，偶有大便稀，食欲、睡眠可，进流食易呛，糊状食物喂养较顺利，生长发育滞后。

[**既往史**] 无特殊,否认手术、外伤史,否认药物、食物过敏史。

[**个人史**] 系第 1 胎第 1 产,孕 39 周剖宫产娩出(臀位),出生体重 3.3kg,无明显缺氧、窒息病史。出生时有多发关节挛缩,表现为髋关节屈曲、膝关节过伸,双手握拳伸展困难,双足关节挛缩,呈跖屈位,四肢肌张力高。

[**家族史**] 否认家族中有类似疾病史,否认家族性精神病、肿瘤病、遗传性疾病病史(图 23-1)。

[**一般情况**] 精神、睡眠尚可,食纳可,大小便未见异常,近期体重无明显变化。

[**入院查体**] 心率 126 次 /min,呼吸 34 次 /min,头围 42cm(P3~P15),体重 7kg,身高 63cm,眼距宽、鼻梁低、鼻孔上翻,右侧眼睑下垂,双手第 2~3 指屈曲,右手第 5 指向尺侧偏移,双足关节挛缩(图 23-2),右足第 1、2 趾重叠;双下肢肌张力增高,四肢肌肉无萎缩或肥大,膝反射活跃,病理征阴性;心音有力,律齐,各瓣膜区未闻及杂音,双肺呼吸音清,腹软,肝脾肋下未扪及。

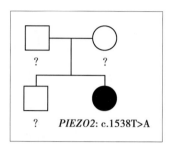

图 23-1 家系图谱

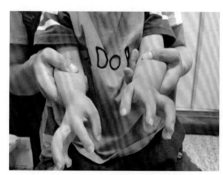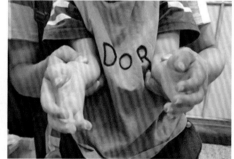

图 23-2 关节挛缩

[**专科查体**]

上肢:肩关节及肘关节活动轻微受限;双前臂旋转受限;双腕关节背伸稍受限;指间关节强直。

下肢:可独立行走,跛行,臀中肌步态;双下肢基本等长,双髋关节及双膝关节被动活动度轻微受限,双踝关节被动活动度受限。

[**辅助检查**]

1. 化验检查无特殊。

2. 影像学检查 双上肢主要表现为手部骨骼发育迟滞伴畸形,手部功能活动受限。双下肢基本等长,双股骨头包容良好,大腿及小腿力线未见明显异常。平足畸形,踝关节及后足力线异常。

3. 心电图 窦性心律不齐,大致正常心电图。

4. 心脏超声 心脏结构、功能正常。

5. 全外显子组测序:患儿外显子组测序结果如表 23-1 所示。

[入院诊断] 先天性多发关节挛缩。

表 23-1 患儿全外显子测序结果

基因	DNA 改变	蛋白质改变	突变类型	频率	Clinvar & HGMD	突变预测	来源
PIEZO2	c.1538T>A	p.Ile513Asn	错义突变	0	无	有害	NA

三、主治医师总结病例特点和主要诊断，提出会诊目的

骨科吴南:2 岁患儿，自出生起出现全身多发关节挛缩，以双手小关节为著，并且伴有异常面容，表现为三角面、耳郭增大、上睑下垂。基因检测结果为 *PIEZO2*c.1538T>A（p.Ile513Asn）。多学科讨论目的如下：①明确患者诊断，检测出的 *PIEZO2* 突变是否致病？②针对目前出现的畸形，是否有治疗措施可以改善和缓解目前患者的症状。③评估气道，探讨可行的插管方式。

四、多学科会诊意见

儿科邱正庆:目前该病多有生长发育迟滞表现，文献报道生长激素治疗无效，尚无特异性治疗。建议随诊除评价四肢骨骼外，还需注意评估脊柱及脊髓，部分病例可能出现颈椎发育不良、脊柱畸形、侧弯、脊柱裂等。

遗传咨询吴南:*PIEZO2* 基因编码跨膜 37 次的离子通道蛋白，其突变可导致多种关节挛缩相关综合征，其临床表型多样，多累及多个关节及脏器，该患儿病程短，后期应规律随诊，及时检测关节及脏器情况。

骨科仉建国:该患儿多系统受累，骨骼系统症状主要表现为双手多发关节挛缩，双足第一脚趾外翻，肘关节、髋关节、踝关节挛缩。短颈，颈部僵硬。关节外受累主要表现为上睑下垂，耳郭增大，眼窝深陷，眼肌麻痹，三角面。建议在麻醉低风险时早期软组织松解，切开或切除某些阻碍关节运动的关节囊、韧带和挛缩的肌肉，使受累的关节获得一定范围的运动功能。同时在软组织松解的基础上，进行物理治疗，可保持手术松解的效果，推迟复发的间期。

多学科会诊意见总结

北京积水潭医院手外科田文:婴儿期可采取被动牵拉和支具固定。幼儿期应用虎口成形、拇收肌起点切断和拇长伸肌延长或肌腱移位，可改善拇指功能。手指屈曲挛缩常见但不严重，早期采取被动牵拉、夜间支具固定，防止随年龄增长而加重。患儿 5 岁以后，能够配合功能训练时，应选择肱三头肌、胸大肌移位、重建屈肘功能。在某些情况下，如需扶拐行走或坐轮椅者，肘关节伸直位更为有利于完成上述动作。而屈肘功能重建后会产生一定程度的屈肘畸形。若双肘均有肘伸直型畸形，并需扶拐杖或坐轮椅者，只能将一肘进行屈肘功能重建。

五、结局及转归

诊断方面，目前考虑 *PIEZO2* 突变很可能导致患者的异常表型相关，后续继续评估家系其他成员突变的情况。患者经过保守治疗后，双手的活动度较前有明显好转，大关节活动度有轻度好转。

六、专家点评

患者主要表现为全身多发关节挛缩，包括双手小关节、膝关节、肘关节和腕关节，其中以双手小关节为著。伴有颜面畸形，表现为耳郭增大、上睑下垂、三角面容。结合基因检测发现的 *PIEZO2* 突变，考虑很可能是由于 *PIEZO2* 突变导致患者颜面异常表型。后续经过保守治疗后，关节活动度均较前有所好转，说明治疗有效，后续可继续当前治疗。从这个病例来看，先天性多发关节挛缩的分子诊断仍然存在困难，治疗方式仍然单一。对于此病而言，诊疗仍然任重道远。

七、疾病相关文献回顾

先天性多发关节挛缩综合征（arthrogryposis multiplex congenita，AMC）是一组由于肌肉僵硬导致全身多个关节活动受限的先天畸形，发病率为 1∶5 000~1∶3 000[1]。此病常常伴有其他系统畸形如特征面容、先天性心脏病等。目前已报道超过 400 种综合征和 AMC 相关，其中 150 种已经找到明确的遗传学病因。

1. *PIEZO2* 基因 *PIEZO2* 基因编码跨膜 37 次的离子通道蛋白，其突变可导致多种关节挛缩相关综合征，包括远端关节挛缩 3 型（distal arthrogryposis type 3，DA3）、远端关节挛缩 5 型（distal arthrogryposis type 5，DA5）、远端关节挛缩伴触觉本体感觉障碍。其中 DA3 和 DA5 为常染色体显性遗传，远端关节挛缩伴触觉本体感觉障碍为隐性遗传[2]。

2. 临床表型特点 患儿主要表现为矮小、上睑下垂、眼窝深陷、眼肌麻痹、高腭穹、大耳、三角面、脊柱侧弯、短颈等。关节挛缩以双手小关节最常见，其他大关节如膝关节、肘关节也经常出现[3,4]。

3. 鉴别诊断 本病主要需与 Beals 综合征，远端关节挛缩 1 型、3 型、4 型相鉴别。由于这些综合征临床表型有重叠，临床诊断的金标准为基因检测。

4. 治疗 本病的治疗因受累关节多需多次手术，术后复发率高，需反复手术。治疗目标是增加受累关节运动范围，使患儿能独立或辅助行走，最大可能改善上肢与手的操作能力，因此，治疗须遵循下列原则：①早期软组织松解，切开或切除某些阻碍关节运动的关节囊、韧带和挛缩的肌肉，使受累的关节获得一定范围的运动功能。由于挛缩的软组织多硬韧，物理治疗如被动牵拉、手法按摩不仅无效，还会引起关节软骨因压力增高而坏死。②单纯物理治疗多无矫正作用，但在软组织松解的基础上，进行物理治疗，可保持手术松解的效果，推迟复发的间期。③支具固定具有一定的辅助作用，夜间穿戴有利于保持手术矫正的位置，白天佩戴可辅助行走。④本病具有术后复发倾向，应用肌肉 - 肌腱移位，替代某些已纤维化或肌力弱的肌肉,可获得肌力平衡,改善肢体功能。但其效果比脊髓灰质炎的类似手术效果差。

5. 手术治疗　在治疗原则指导下,根据每个患者的具体畸形性质、程度、年龄,选择不同手术方法。马蹄内翻足和仰趾外翻足是本病中常见的足畸形,需早期手术治疗。通常患儿3个月可手术治疗,术前用石膏固定以牵伸紧张的皮肤。术中切除挛缩的关节囊、韧带。对马蹄内翻畸形,应做到距骨周围彻底松解、跟距舟关节中心性复位[5]。若足外侧柱影响复位,可切除跟骨前侧部分(Lichtblau 手术)或切除跟骰关节(Evans 手术)。术后可获得虽僵硬,但足可跟跖负重行走。如切开复位治疗仰趾外翻足遇到困难,可切除舟骨,容易使距骨与第1~3楔骨形成球窝关节,还可防止距骨缺血性坏死。

6. 功能锻炼　婴儿期可采取被动牵拉和支具固定。幼儿期应用虎口成形、拇收肌起点切断和拇长伸肌延长或肌腱移位,可改善拇指功能。手指屈曲挛缩常见但不严重,早期采取被动牵拉、夜间支具固定,防止随年龄增长而加重。严重者需要松解指浅屈肌和侧副韧带,并用细克氏针固定3周。

患儿5岁以后,能够配合功能训练时,应选择肱三头肌、胸大肌移位、重建屈肘功能。在某些情况下,如需扶拐行走或坐轮椅者,肘关节伸直位更为有利于完成上述动作。而屈肘功能重建后会产生一定程度的屈肘畸形。若双肘均有肘伸直型畸形,并需扶拐杖或坐轮椅者,只能将一肘进行屈肘功能重建。

（何山　赵森　吴南）

参 考 文 献

［1］FISHER RL, JOHNSTONE WT, FISHER JR WH, et al. Arthrogryposis multiplex congenita: a clinical investigation [J]. J Pediatr, 1970, 76: 255-261.

［2］ALPER SL. Genetic Diseases of PIEZO1 and PIEZO2 Dysfunction [J]. Curr Top Membr, 2017, 79: 97-134.

［3］LI S, YOU Y, GAO J, et al. Novel mutations in TPM2 and PIEZO2 are responsible for distal arthrogryposis (DA) 2B and mild DA in two Chinese families [J]. BMC Med Genet, 2018, 19: 179.

［4］YAMAGUCHI T, TAKANO K, INABA Y, et al. PIEZO2 deficiency is a recognizable arthrogryposis syndrome: A new case and literature review [J]. Am J Med Genet A, 2019, 179: 948-957.

［5］GUPTA B, SURI S, KOHLI S, et al. Arthrogryposis multiplex congenita: Airway concerns in an emergency situation [J]. Acta Anaesthesiologica Taiwanica, 2014, 52: 88-90.

24 巨趾合并凝血异常，巧合抑或另有隐情？

一、专家导读

21 岁男性，自出生起左足及小腿外侧持续肿大，病理示"皮下脂肪和纤维组织增生"。3 年前发现凝血指标 APTT 明显延长，凝血因子 F XI 活性明显减低，本次入院观察到血尿酸明显增高。患者的诊断是否能明确？三种疾病共存是巧合，还是可用同一种疾病解释？患者应选用怎样的治疗方式？患者的子女是否会发生类似的疾病？

二、病例介绍

[患者] 男性，21 岁。

[主诉] 左足及小腿外侧肿大畸形 21 年。

[现病史] 患者自幼左足第 2、3、4 趾畸形增大，左小腿远端增粗，左踝外侧及左足前部皮肤异常隆起，质软，无压痛。左趾畸形随年龄增长而增大，第 3 趾增速最快。1 岁时于河北医科大学第三医院行"左第 3 趾末节切除"，病理回报"皮下脂肪组织增生，骨及软骨组织未见明显异常"。后畸形进一步加重，增长速度快于同足正常足趾，自诉 8~9 岁后生长速度变缓。目前患者左足穿 43 码鞋，右足穿 41 码鞋，患趾经常发生甲沟炎，严重影响生活。

[既往史] 3 年前患者于外院术前检查发现凝血指标 APTT 显著延长，后于多家医院检查均提示 APTT 时间延长（50~120 秒），APTT 纠正试验可被纠正。此外，患者狼疮抗凝物（−），凝血因子 XI 活性 <1%。北京协和医院血液科门诊诊断为"遗传性 F XI 缺乏症"。患者否认自发性皮下瘀斑、关节肿胀、牙龈出血等症状，全身各关节活动正常。

［**个人史**］ 患者足月顺产，出生时体重正常（3.1kg），母乳喂养。

［**家族史**］ 无相关疾病家族史；患者母亲 G3P1，怀孕初期曾接触汽油、柴油等物品；否认怀孕时用药史。

［**查体**］ 左小腿中远端外侧、左踝部外侧、左前足底、左足背可见异常隆起，左足第 2、4趾肿大畸形，指甲发育畸形，第 3 趾远端部分缺失，足背见陈旧手术瘢痕，无表皮痣或色素沉着，毛发分布正常；肿大部位质软，未触及结节，无压痛，针刺觉正常，皮温正常；踝关节及足趾活动正常。心肺腹未见异常，四肢肌力、肌张力、神经反射正常对称（表 24-1、图 24-1）。

表 24-1　术前查体下肢长度、周径等数值的测量

部位	绝对长度	相对长度	膝上 10cm 周径	膝下 10cm 周径	踝上 10cm 周径
左腿	90cm	80cm	43cm	35.5cm	28.5cm
右腿	90cm	79cm	43cm	34.5cm	23cm

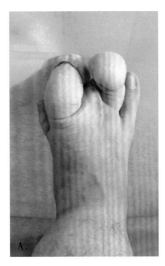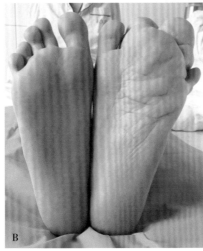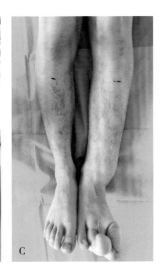

图 24-1　术前足部和双下肢外观
A. 术前足部正面观；B. 术前足底观；C. 术前小腿及足正面观。

［**实验室检查**］ 活化部分凝血活酶时间：APTT 78.0 秒↑；正浆纠正实验：(+)；XI因子活性：1.4%↓；β- 胶原降解产物（β-CTX）：0.69ng/ml ↑；总 25- 羟维生素 D（T-25OHD）18.7ng/ml ↓；尿酸：UA 521μmol/L ↑。

［**影像学资料**］ 左足 X 线 / 左足 CT 平扫 / 左足 MRI：第 2 中节趾骨形态欠规则，远节趾骨粗大、形态欠规则，周围组织肥厚；第 3 近节趾骨细小，中远节趾骨未显示；第 4 跖骨远端形态欠规则，近中远节趾骨粗大、形态不规则，关节间隙狭窄，周围组织增厚；足背、足底部分区域脂肪组织增生（图 24-2）。

双小腿 MRI：左侧小腿前外侧脂肪组织异常增生，范围约为 252.5mm×42.8mm，考虑符合巨趾症；左侧股骨内侧髁小片状低信号影，考虑骨岛可能；双侧小腿 MRI 平扫骨质未见明显异常。

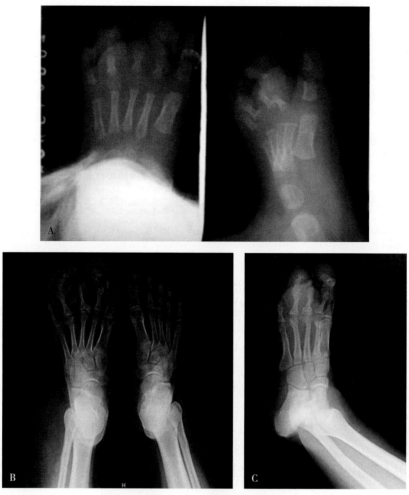

图 24-2　术前足部影像资料

A. 1 岁时 X 线片；B. 术前正位片；C. 术前斜位片。

左小腿浅表组织超声：左小腿外侧至左踝部皮下脂肪层与肌层之间软组织增厚，其内未见明确囊实性肿物，未见明确血流信号。

皮肤组织病理结果：(2020 年 2 月活检病理) (左小腿) 脂肪瘤；(左足) 纤维脂肪组织。

基因检测报告：凝血因子 XI 杂合突变；*PIK3CA* 基因 p.H1047R 第 20 外显子错义突变 (组织 1：左足；组织 2：左小腿)。

[诊断]　先天性巨趾畸形，左足第三趾远端截趾术后；遗传性 F XI 缺乏症；高尿酸血症。

三、主治医师总结病例特点和主要诊断，提出会诊目的

骨科高鹏：本例患者主管医生骨科高鹏教授总结病例特点：患者自幼出现左足左小腿异常增长，目前出现肢体不等大、反复甲沟炎，严重影响日常生活及心理发育。患者为手术治疗来北京协和医院，但围术期检查发现出凝血障碍，F XI 缺乏，同时合并高尿酸血症，这两种疾病与巨趾症是否存在内在联系？围术期应作何相应处理？具体术式如何选择？这些是本例亟需

解决的问题。故本次 MDT 应讨论并解答以下问题：①明确临床及基因诊断（能否用一种临床综合征解释全部临床表现）；②制订手术方案及围术期凝血因子替代治疗方案；③手术治疗效果及复发风险如何，后续可否选择靶向药物治疗或局部放疗；④给予相应的遗传咨询。

四、多学科会诊意见

儿科肖娟：遗传性 FXI 缺乏症为常染色体遗传，男女均可发病，在犹太人群中高发，其他人群中散发。临床表现主要为创伤或手术后出血风险，自发出血少见。出血主要累及皮肤黏膜，一般无关节积血和肌肉血肿。此外，遗传性 FXI 缺乏症存在异质性：FXI 缺乏程度与出血倾向无明显相关性。此病较少在幼年时期发现，诊断的中位年龄约 40 岁，这主要与患者出血倾向不明显相关。在国内最大的病例报道中，57 位患者中有 12 位患者存在出血表现，主要为鼻出血及外伤/术后出血。北京协和医院共诊断 3 位遗传性 FXI 缺乏症，均为术前筛查时因 APTT 延长发现。然而部分遗传性 FXI 缺乏症患者 APTT 也可以是正常的，一项研究显示 7 名部分性遗传性 FXI 缺乏症患者中，有 4 名患者 APTT 是正常的，这说明 APTT 正常也不能完全除外本病。APTT 监测可受到多种因素的影响，如：激活剂类型、FXI 基因多态性、FXI：C 水平、性别等。

放射科余卫：巨趾症的典型影像学表现为骨质肥大，此患者也有骨质增大表现，但以软组织增生为主，并不是巨趾症典型影像学表现，这是第一点。第二点，2000 年患者手术病理主要为脂肪成分，本次手术病理出现纤维成分，这用巨趾症难以解释。若影像学上踝关节和足趾关节均有脂肪瘤，偏向于诊断脂肪瘤病。此外，患者足底影像不能用脂肪成分解释，可能为纤维成分，足底也难以用脂肪瘤病解释。

血液科朱铁楠：遗传性 FXI 缺乏症的普通人群患病率约 1/100 万，为常染色体（4 号）隐性遗传，一般需双重杂合突变或纯合突变才会发病，但本病存在显性负效应，杂合突变也可因 FXI 表达量的缺乏致病。FXI 主要由肝脏合成，呈同源二聚体结构，其半衰期约 50 小时，替代治疗时频率相对少，这是本病治疗的一个优势。在功能上，FXI 对于生理性止血的作用并不大，外源性途径对于凝血是最重要的，内源性途径中 FVIII、FIX 相对重要，而 FXI 缺乏患者出血异质性相对大，多数患者不会出现自发性出血。此外，FXI 参与纤溶过程，会抑制纤溶系统，因此，遗传性 FXI 缺乏症患者往往在纤溶活跃部位出血较多，如女性月经增多、口腔出血。患者出血表现与凝血因子活性水平不平行，常常因术前检查 APTT 延长而发现，自发出血少见，通常发生于高纤溶活性部位如口鼻腔、泌尿生殖系的创伤或手术后，且出血风险可能受到止血途径其他因素如 vWF 或血小板缺陷的影响。遗传性 FXI 缺乏症患者手术时需根据患者既往出血史、手术的类型及部位、血栓发生的风险综合判断是否需要预防性输注。出血高危的人群包括：FXI <10%；合并其他出凝血异常；既往出血史；拟行高纤溶活性部位手术。本患者既往手术出血不多，且骨科手术为非高纤溶活性部位，因此出血风险较低。若手术创面较大，术前可予新鲜冰冻血浆输注一次，辅助抗纤溶药物，术后可按需治疗，若出血较多可再次输注血浆，出血不多可不予处理。

遗传咨询吴南：患者病变组织发现 PIK3CA 基因 H1047L 突变，此突变位于 3 号染色体，为巨趾症最常见的突变位点。巨趾症均表现为体细胞突变，本患者突变的丰度为 26%，符合体细胞突变（胚系突变的丰度约 50%），突变仅在躯体病变组织出现，而其他部位组织基因正常，这可以解释患者仅左下肢远端局部出现肿大，而其他部位正常。与此同时，患者的外周血全外显子测序也显示了FXI的双突变。因此患者存在2种突变，包括胚系的FXI双突变和体细胞*PIK3CA*突变。遗传咨询方面，应针对FXI突变对父母血样进行验证。

遗传咨询黄尚志：*PIK3CA*为体细胞突变，不是胚系突变，理论上不会传给下一代。若患者有顾虑，可查精液中该基因突变以明确是否存在胚系突变。

遗传咨询刘雅萍：患者FXI的一个等位基因为错义突变，致病性不明确；另一个突变致病性明确。由于本病杂合可能致病，因此可再追溯致病性明确的那个突变的来源，在父系和母系分支可筛查FXI基因及APTT，提供适当的遗传咨询。

骨科高鹏：手术方案主要从改善足的长度、宽度、厚度入手，切口选择足底、足背、小腿外侧。因足部整体过宽，必要时需切除一列足趾。本例手术涉及足背、小腿外侧以及足底，创面巨大，为避免皮瓣坏死、感染、止血困难等问题，可酌情分期处理，先行切除脂肪瘤及过度增长的第四足列，待软组织条件稳定后，再行二期左足趾成形手术。具体手术方案仍需和家属充分沟通。

北京积水潭医院孙丽颖：PI3K-AKT通路及相关的过度生长疾病主要累及的组织包括：脂肪、肌肉、血管、骨骼及类骨骼样组织。其中以脂肪组织增生最为多见，占50%以上，本例患者主要也表现为脂肪组织的增生。手术治疗的目的是减少增生组织的容积、从美观的角度矫正患者畸形，以及减少患者功能的丧失。手术中要考虑骨骺的生长发育，在减容和功能丢失中做出平衡。由于术中无法使用止血带，往往出血较多。术后许多患者肢体会继续生长，成年之后可继发骨关节的改变，因此希望从靶向药方面进一步治疗这样的患者。

整形外科龙笑：先天性巨趾症的靶向药物对先天性脉管畸形也有较好的治疗作用。本患者治疗方面，皮瓣血运的监测对于患者切口的设计、出凝血影响、术后皮瓣的护理和术后伤口的恢复有较大意义。

病理科吴焕文：患者诊断较为明确，病理主要为纤维脂肪组织增生，且患者存在*PI3KCA*突变，是肿瘤中较为常见的突变类型，常伴随其他突变。

药剂科刘鑫：虽然手术能够改善先天性巨趾畸形患者的外观及功能，但一次手术难以解决患者真正的问题，患者可能面临多次手术的风险，因此药物的治疗令人期待。然而，目前已上市的药物中，尚无药物可用于治疗先天性巨趾畸形，仅搜索到一些临床研究和个案报道。在先天性巨趾畸形患者中，*PI3KCA*的突变导致PI3K-AKT-mTOR通路激活，此通路中的每一个蛋白都可能成为治疗的潜在靶点，如PTEN、PI3K、mTOR。西罗莫司是一种mTOR抑制剂，可用于13岁以上接受肾移植的患者，以预防器官排斥，副作用小。一例来自日本的病例报道显示，一位3岁的患儿，类似于本患者，存在*PI3KCA*突变，由于患者年龄小，未予体内药物治疗。取患者病变部位真皮成纤维细胞进行体外培养，加入西罗莫司后可抑制患者细胞的体外生长。目前，西罗莫司用于治疗*PI3KCA*相关过度生长的研究在国外已经开展。西罗莫司在临床使用时需要监测患者的血药浓度、不良反应（高胆固醇血症、肌溶解），警惕药物的相互作用（不推荐与CYP3A4/P-qp强效抑制剂合用），并严格避孕。

皮肤科王涛：①是否保留趾甲？若保留趾甲需要切掉甲母，否则会反复生长甲刺及甲囊肿，引起患者痛苦。②瘢痕的处理可否在术中做放射治疗，减少浅层瘢痕组织的增生？

放射治疗科胡克：先天性巨趾症为良性疾病，由于放射治疗可能引起DNA的损伤和回流障碍，因此一般良性疾病不需要使用放射治疗。若患者多次手术后仍反复生长，可考虑放射治疗。

多学科会诊意见总结

骨科仉建国:根据患者病史、临床表现、影像学及病理表现,诊断为先天性巨趾症。由于目前尚无已上市的成熟的药物治疗此病,且患者外观畸形严重,影响正常生活,目前治疗方案以手术干预为主。手术需北京协和医院骨科、整形外科、麻醉科以及积水潭手外科的密切合作,同时解决脚的长度、宽度及厚度,将脂肪组织减容,选择性截趾,同时设计局部皮瓣,达到美观和功能兼具的治疗目的。

五、结局及转归

经全院 MDT 会诊并严格术前准备后,决定分期完成手术,第一期于 2020 年 8 月 24 日全麻下行左小腿及足部脂肪瘤切除,第 4 足列切除术(图 24-3)。目前恢复顺利(图 24-4)。已开始负重行走。待 6 个月后完成二期足部成形手术。

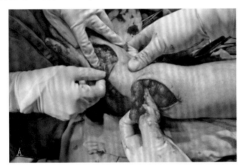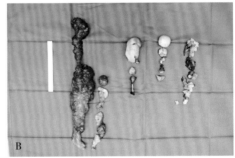

图 24-3　术中影像
A. 术中经皮肤隧道完整切除足背及小腿脂肪瘤;B. 左向右依次为
切除脂肪瘤、第 2 至第 4 过度生长的足趾。

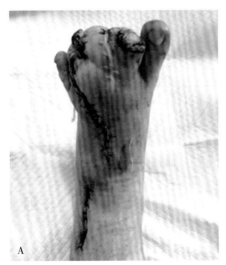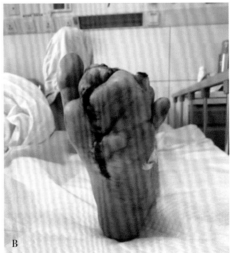

图 24-4　术后影像
A. 术后 3 天正面观;B. 术后 3 天足底观。

六、专家点评

骨科仇建国：本例同时合并另一罕见疾病——FXI缺乏症，通过各位内科专家的文献回顾及基因分析，明确了该病独立于巨趾症。同时，各位内科专家也给出了针对该病的围术期处理预案。目前在多学科通力合作下，已顺利完成第一期切除手术，完整切除增生的巨大脂肪瘤及赘生的第四足列，围术期输注新鲜冰冻血浆，保障手术的成功实施。患者足部的体积及外观已得到了明显改善，最终改善足部外形有待局部条件进一步稳定后实施。此外，北京协和医院遗传咨询团队通过遗传学分析，对疾病的基因突变/遗传来源进行了梳理，解答了患者及家属的困惑，并对患者的生育及后代患病筛查给予了指导。

本例患者同时存在两种罕见病，通过 MDT 讨论，使得病因、诊断和围术期处理方案得以清晰展现并最终成功施行手术，充分体现了北京协和医院的多学科协助，在罕见病处理方面的独特优势，期待更多疑难罕见疾病在此模式下展开深入的分析探讨，更好地造福罕见病患者。

七、疾病相关文献回顾

（一）先天性巨趾症

先天性巨趾症是一种以手足、肢体不协调性过度生长为特征的罕见的先天性畸形，发病率 1/100 000~1/18 000 不等，且因地区及种族而异，男女发病率无显著差异，无家族聚集现象[1,2]。

发病机制方面，目前主流观点认为，先天性巨趾畸形是由于胚胎发育过程中出现体细胞嵌合突变所导致的，常见的突变基因包括 *PIK3CA*、*AKT1* 及 *PTEN* 等[3-5]。*PIK3CA* 基因编码的蛋白为 PI3K 酶的催化亚基，而 PI3K 是控制细胞增殖、运动、存活和代谢的 PI3K-AKT 信号通路中的关键脂类激酶。上述通路中基因的突变可诱导局部细胞增殖并限制细胞程序性死亡，最终导致病理性组织过度生长[6]。然而，上述突变在肢体发育过程中的起始时间及部位，以及其他遗传变异的共存均可导致基因型与实际的临床表现存在差异，造成了临床表现的复杂多样[7]。

先天性巨趾畸形可大致分为生长速度远快于正常肢体的"进展型（progressive）"，以及与正常肢体等比例生长的"静止型（static）"。临床表现主要以足趾软组织和骨的过度生长为特征，包括皮下脂肪、肌腱、神经、脉管、趾骨等全部间叶组织的畸形肥大，其中以脂肪组织增生最为常见，占发病的 50% 以上。病变多累及单侧肢体，呈非对称性增大，可发生于单个或多个趾，足底内侧神经走行区为常见发病区域[8]。影像学特征包括：受累趾骨长度、宽度的增加，骨密度亦有所增大，可见过度生长的软组织影；病变累及趾间关节时，可见关节间隙变窄甚至完全融合，或因关节间隙异常或局部受力改变而过早地出现骨关节炎表现。

巨趾畸形可作为独立发生的疾病，亦可伴发其他系统的先天性缺陷。常见的包含肢体不对称性过度增大临床表现的疾病包括 CLOVES 综合征、Proteus 综合征、Klippel-Trenaunay 综合征及 Parkes-Weber 综合征等。临床上应注意充分鉴别，进而可以保证选用最恰当的治疗措施。

先天性巨趾畸形目前的治疗以手术为主,包括骺骨干固定术、截骨术、软组织减容术、再成形术等[9]。手术治疗的目标是使患足与正常足穿相同尺码的鞋,维持正常姿势且能无痛行走[10]。由于手术并不能改变患者基因突变,且彻底切除病变组织几乎不可能完成,术后肢体往往会再次生长,从而使患者面临多次手术的风险。非手术治疗方面,PI3K/AKT/mTOR 通路的抑制剂,如西罗莫司等药物已被应用于小规模临床试验并取得一定的成效[11]。此外,PIK3CA 的抑制剂 BYL719 在与巨趾症发病机制类似的 CLOVE 综合征的靶向治疗中效果显著[12]。

(二)遗传性 FXI 缺乏症

遗传性 FXI 缺乏症是一种罕见疾病,其患病率约为 1/100 万,为常染色体隐性遗传,4 号染色体的双重杂合突变或纯合突变可致病,但本病存在显性负效应,杂合突变也可因 FXI 表达量的缺乏致病[13]。男女发病率无显著差异,在犹太人群中高发,其他人群中散发。

临床表现主要为创伤或手术后出血风险,自发出血少见,出血主要累及皮肤黏膜,一般无关节积血和肌肉血肿,多数患者因术前检查发现 APTT 延长而得以诊断。此外,遗传性 FXI 缺乏症存在异质性:FXI 缺乏程度与出血倾向无明显相关性。由于 FXI 参与纤溶过程,可抑制纤溶系统,遗传性 FXI 缺乏症患者出血通常发生于高纤溶活性部位如口鼻腔、女性月经、泌尿生殖系的创伤或手术后,且出血风险可能受到止血途径其他因素如 vWF 或血小板缺陷的影响。遗传性 FXI 缺乏症患者手术时需根据患者既往出血史、手术的类型及部位、血栓发生的风险综合判断是否需要预防性输注。出血高危的人群包括:FXI <10%;合并其他出凝血异常;既往出血史;拟行高纤溶活性部位手术[14]。

治疗方面,主要使用抗纤溶药物及新鲜血浆输注补充 FXI。对于低危出血风险、次要出血事件或拟行小手术者,仅予抗纤溶药即可;对于高出血风险患者严重出血或拟行大手术,可使用新鲜血浆 15~25ml/kg 并联合给予抗纤溶药物;对于妊娠妇女,仅在 FXI 重度缺乏患者分娩前给予新鲜血浆输注治疗,而其他患者可仅予抗纤溶药(既往有出血史)或给予密切观察(既往无出血史);而对于伴抑制物的 FXI 缺乏患者,则应使用重组活化凝血Ⅶ因子治疗[15]。

(高 鹏 仇建国)

参 考 文 献

[1] CERRATO F, EBERLIN K, WATERS P, et al. Presentation and treatment of macrodactyly in children [J]. J Hand Surg Am, 2013, 38 (11): 2112-2123.

[2] KOSKIMIES E, LINDFORS N, GISSLER M, et al. Congenital upper limb deficiencies and associated malformations in finland: A population-based study [J]. J Hand Surg Am, 2011, 36 (6): 1058-1065.

[3] RIOS JJ, PARIA N, BURNS DK, et al. Somatic gain-of-function mutations in PIK3CA in patients with macrodactyly [J]. Hum Mol Genet, 2013, 22 (3): 444-451.

[4] KUENTZ P, ST-ONGE J, DUFFOURD Y, et al. Molecular diagnosis of PIK3CA-related overgrowth spectrum (PROS) in 162 patients and recommendations for genetic testing [J]. Genet Med, 2017, 19 (9): 989-997.

[5] TIAN W, HUANG Y, SUN L, et al. Phenotypic and genetic spectrum of isolated macrodactyly: Somatic mosaicism of PIK3CA and AKT1 oncogenic variants [J]. Orphanet J Rare Dis, 2020, 15 (1): 288.

［6］ OSAKI M, OSHIMURA M, ITO H. PI3K-AKT pathway: Its functions and alterations in human cancer [J]. Apoptosis, 2004, 9 (6): 667-676.

［7］ FRISK S, TAYLAN F, BLASZCZYK I, et al. Early activating somatic PIK3CA mutations promote ectopic muscle development and upper limb overgrowth [J]. Clin Genet, 2019, 96 (2): 118-125.

［8］ 武竞衡, 田光磊, 赵俊会, 等. 73 例巨指 (趾) 畸形患者临床疗效分析 [J]. 中华外科杂志, 2008, 46 (7): 514-517.

［9］ EZAKI M, BECKWITH T, OISHI S. Macrodactyly: decision-making and surgery timing. J Hand SurgEur Vol, 2019, 44 (1): 32-42.

［10］ CHANG C, KUMAR S, RIDDLE E, et al. Macrodactyly of the foot [J]. J Bone Joint Surg Am, 2002, 84 (7): 1189-1194.

［11］ MARSH D, TRAHAIR T, MARTIN J, et al. Rapamycin treatment for a child with germline PTEN mutation [J]. Nat Clin Pract Oncol, 2008, 5 (6): 357-361.

［12］ VENOT Q, BLANC T, RABIA S, et al. Targeted therapy in patients with PIK3CA-related overgrowth syndrome [J]. Nature, 2018, 558 (7711): 540-546.

［13］ COLAKOGLU S, BAYHAN T, TAVIL B, et al. Molecular genetic analysis of the F11 gene in 14 Turkish patients with factor XI deficiency: identification of novel and recurrent mutations and their inheritance within families [J]. Blood Transfus, 2016, 4: 1-8.

［14］ DUGA S, SALOMON O. Congenital factor XI deficiency: an update [J]. Semin Thromb Hemost, 2013, 39: 621.

［15］ MENEGATTI M, PEYVANDI F. Treatment of rare factor deficiencies other than hemophilia [J]. Blood, 2019, 133 (5): 415-424.

25 全身关节活动障碍患儿的病因

一、专家导读

本例患者为一名女性幼儿,因多关节活动障碍伴畸形 2 年就诊。患儿自 2.5 岁起逐渐出现踝部、手腕、膝关节等活动障碍,并陆续出现腕部、足趾等处的关节畸形,辗转于外院就诊,始终未能明确诊断找到病因。为帮助患儿明确病因、制订下一步治疗方案,北京协和医院为患者组织骨科、儿科、风湿免疫科、放射科、皮肤科、眼科、康复科等多个科室罕见病会诊。

二、病例介绍

[患儿] 女性,4.5 岁。

[主诉] 多关节活动障碍伴畸形 2 年。

[现病史] 2018 年 5 月(2.5 岁):发现"足内翻,步态异常",就诊于北京积水潭医院,影像学检查未见异常。2018 年 7 月:发现手腕活动受限,无疼痛、发热,就诊于张家口市第二医院,X 线(图 25-1)检查提示左侧尺、桡骨发育较细,腕关节对应关系失常,周围软组织肿胀,建议转诊北京积水潭医院。北京积水潭医院建议行基因检测。患者于第三方机构行 Panel 检查,所测基因不详,结果未见异常。2018 年 11 月(3 岁):发现左侧腕部向尺侧偏斜(图 25-2),出现下蹲站起时膝盖活动受限,步态异常,伴行走后膝部不适,不伴发热。就诊于河北省儿童医院,影像学检查提示双膝髌上囊积液,滑膜增厚,实验室检查提示抗角质蛋白抗体阳性,疑为 RA,患者于河北医科大学第二医院住院。超声示双膝关节积液,双膝滑膜增厚,右侧为著(图 25-3)。尺桡骨正侧位:左侧尺桡骨远端长短不齐,左尺骨短,左侧腕骨骨骺增多。实验室检查:P-ANCA 阳性,TNF-α 13.3pg/ml↓,全段甲状旁腺激素 9.44pg/ml↓,IgA 0.56g/L↓,ESR 15mm/h,hsCRP 4.4mg/L;CKMB 70U/L↑,AST 46.1U/L↑,前白蛋白 0.13g/L↓。2019 年 9 月(4 岁):前述症状加重,河北医科大学第二医院超声随访提示

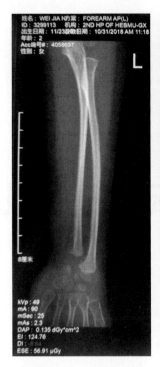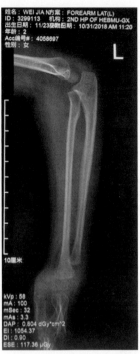

图 25-1　前臂正侧位 X 线影像（2018 年 10 月）

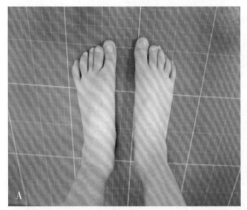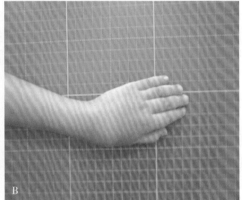

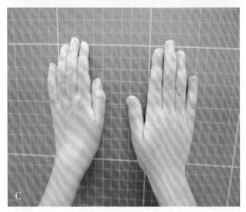

图 25-2　足部和双手指外观变化
A. 各足跖关节可见肿胀，双侧第二足跖短缩；
B. 左侧腕关节偏向尺侧；C. 右手中指远端指间
关节肿胀。

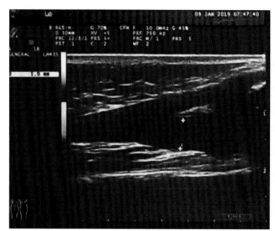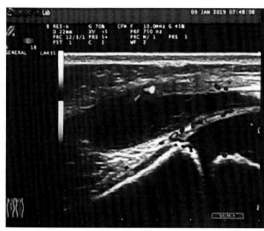

图 25-3　双足、双膝关节超声(2019 年 1 月)

双膝髌上囊及关节腔积液,左膝滑膜增厚;双侧踝关节少量积液。送血液样本行全外显子测序,回报 *NLRP1* 基因杂合致病性未明突变(VUS),遗传自母亲,突变位置为 NM_033004.3 c.3229G>A,未见明确致病突变。2019 年 10 月出现膝关节活动后疼痛,就诊于北京协和医院风湿免疫科,给予甲氨蝶呤 5mg 每周 1 次。家属诉服药后症状改善,进展延缓。2019 年 12 月发现双侧第一足趾活动受限,右手中指持续肿胀、用力后疼痛。继续口服甲氨蝶呤治疗,此后畸形无明显进展,活动受限等症状改善。

[既往史]　3~6 月龄时有"湿疹"史;6 月龄开始出现颈部、腘窝等多处淋巴结肿大,大者黄豆大小,活动、质硬;芒果、海鲜过敏史;扩瞳药物疑似过敏;2018 年住院期间疑似心肌损伤史,无症状,后未随访。

[个人史]　患儿为 G1P1,出生时母亲 27 岁,父亲 31 岁,足月剖宫产,出生体重 4.15kg。

[家族史]　父亲体健,祖母有银屑病病史,余无异常,否认相关家族史。母亲为护士,怀孕前可能有放疗药物接触史。

[入院查体]　左侧腕关节活动受限,偏向尺侧;右手中指远端指间关节肿胀,活动受限;双膝无明显肿胀,浮髌征阴性;踝关节未见明显肿胀;双足第一、二趾活动受限,第二趾挛缩畸形;颈部、腘窝等可触及淋巴结,大者黄豆大小,活动、质硬;左下肢长于右下肢,脊柱轻度侧弯,未见明显剃刀背。

[目前诊断]　多关节畸形,幼年特发性关节炎可能性大。

三、主治医师总结病例特点和主要诊断,提出会诊目的

骨科吴南:患者女性,4.5 岁,2 年前出现关节痛、关节畸形,伴有关节积液,同时存在尺桡骨发育不良。目前考虑可能为幼年特发性关节炎,基因检测结果无明确提示。多学科讨论目的如下:①明确诊断,可考虑行何种检测进一步诊断?②明确病因,腕部畸形病因是炎症或发育异常?③明确治疗方案,骨骼畸形有无手术指征,以及确定下一步治疗方案?

四、多学科会诊意见

放射科余卫：患儿前臂影像可见骨质破坏不明显，腕骨处的发育明显异常。患儿目前4.5岁但骨龄接近6岁（图25-1）。尺桡骨长短异常，考虑可能与炎症本身刺激发育相关。2020年9月23日复查X线片可见左手干骺端有轻微杯口变形，右手相对正常（图25-4）。杯口变形可考虑佝偻病，但多位于尺桡骨远端，与患儿不符。由于缺乏幼年检查结果的支持，不能确定是发育异常或单纯炎症。患儿腕骨排列紊乱，腕骨之间明确脱位，骨质破坏不明显；存在骨龄生长过快；指骨和指尺骨干骺端膨大，膝关节的异常属于骨骺的过度增长，考虑风湿性关节炎和血友病可能。综合考虑关节炎可能性大。但是关节炎都是双侧，该患儿只有左侧，右侧正常。鉴别诊断的疾病考虑银屑病性关节炎，但一般儿童患病少见。

超声科吕珂：患儿关节积液少，接近于正常量，滑膜无明显增厚（图25-5）。比较之前超声结果可见积液量明显，滑膜增厚少，多以关节积液为主的影像特征。没有明确关节软骨的病态改变。

皮肤科晋红中：患儿始终没有皮疹，指甲无明显受累。头皮、外阴、肛周等皱褶部位也没有受累。病变多为干性角化性斑，无水疱型皮损。患儿幼年有单纯湿疹受累，姥姥有银屑

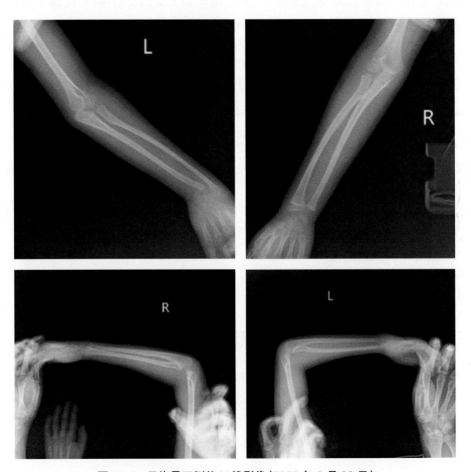

图25-4　尺桡骨正侧位X线影像（2020年9月23日）

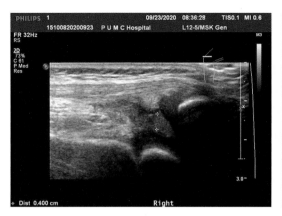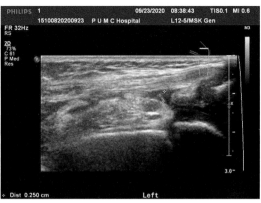

图 25-5　关节超声检查

病史。初步考虑皮疹是湿疹可能性大。银屑病分为 4 种,分别为红斑、银屑型、脓疱型(多出现于手掌、足掌和关节附近)和全身弥漫性潮红斑型。本患儿目前皮损症状不符合该病特征,但不排除可能是由于关节和皮疹的症状出现时间不同步。研究表明 70% 的患者同时出现关节和皮损症状,15% 的患者先出现关节症状后出现皮疹,另外 15% 的患者先出现皮损,后出现关节症状。如果患儿后期出现了特征性皮损,对于诊断提示意义大。除此之外,骨骼畸形的银屑病一般可能出现于单发少关节、多关节(3~5 个)和对称性关节,后者一般先累及远端,也可累及大关节,最严重可累及脊柱,后期可能出现畸形。本患儿影像未见骨质疏松、骨质破坏等,考虑关节性银屑病可能性小。但查体发现远端关节受累明显,无指甲受累,不能完全排除关节性银屑病可能。患儿免疫指标 ANCA 阳性可考虑后期复查,除此之外 HLA-B27 和 RF 因子也有必要进行检测,后者对于诊断银屑病提示意义大。

针对基因检测结果,提示可能为 CAPS 隐热蛋白相关周期性综合征。该病诊断标准为炎性指标如 CRP 等的增高和两项以上的临床症状,诊断方案敏感性达 80% 以上。本患者符合肌肉关节异常和骨骼异常两项临床症状,考虑该病可能性大。

鉴别诊断方面主要关注银屑病性幼年特发性关节炎,其他亚型的 JIA,其他少见的骨骼畸形综合征。其中银屑病关节炎需要有炎症后才出现畸形,一元论较难解释本患儿的症状,可能需要多元论解释。其他亚型 JIA 考虑可能性小。建议下一步检查:血清淀粉样蛋白检测,再次基因检测 *NLRP3* 基因为主,增强 MRI,其他系统检测,如眼、神经系统等。治疗方面可考虑采用糖皮质激素和免疫抑制剂;骨骼畸形部分可考虑手术治疗。

风湿免疫科张文:本患儿幼年起病,慢性病程,外祖母有银屑病史。外院 B 超(图 25-3)示关节积液和滑膜增厚,患儿关节肿胀,考虑为滑膜炎可能大。查体发现患儿脚趾存在关节肿胀,趾甲无顶针样改变,考虑合并肌腱端炎可能大。甲氨蝶呤治疗后 B 超显示有积液量减少,考虑该治疗方案有效,判断银屑病型关节炎可能性大。

该患儿 AKA 和 ANCA 阳性,可能属于非特异性的自身抗体,没有合并相关表现,且二次复查 AKA 就阴性了,提示意义不大。另外,不同自身免疫病存在交叉和重叠,不同疾病可能有重叠的易感基因(*RA*、*CD*、*T1D* 等)。一项加拿大的研究发现,SLE 母亲的孩子出现非风湿性 AID 发病显著增加,过敏现象明显,考虑不同自身免疫病的交叉和重叠明确。目前针对 AKA 和 ANCA 阳性结果不足以进行诊断。

治疗方面 MTX 为首选,若后期出现药效降低,可考虑进行生物靶向治疗。同时长期监测肝功能、血常规,以监测长期用药的副作用。如果病情控制良好,预后相对乐观,但是针对已出现的畸形,目前认为不可逆。

儿科马明圣:本患儿存在多个关节活动受限,外院 B 超(图 25-3)示膝关节关节积液和滑膜增生,目前 MTX 治疗有效,支持幼年特发性关节炎可能。但是缺乏局部炎症改变,无关节疼痛和皮温升高,且无炎性指标升高,出现了无明确骨质破坏的骨骼畸形,不属于该病特征。幼年特发性关节炎多见于 <16 岁的儿童,出现原因不明的炎症性关节炎,诊断需要除外其他原因导致的关节炎。考虑患儿为 JIA 可能性大。鉴别诊断:由于患儿的一级亲属无银屑病,目前暂时不考虑银屑病关节炎。患儿起病早,应考虑先天可能。基因检测发现 *NLRP1* 异常,该表型来源于母亲,遗传模式 AD,母亲无相关症状表现。且患儿无 CAPS 其他症状考虑可能性小。

目前 MTX 治疗有效,根据患儿体重,剂量应为 7.5~10mg,目前使用剂量不足,为 5mg。建议调整 MTX 剂量到 7.5mg,继续观察,儿科长期随诊,关注关节情况。评估关节的受损情况和手术获益程度决定是否进行手术治疗。

儿科邱正庆:幼年特发性关节炎较少出现炎症指标长期正常,考虑关节畸形可能与发育异常相关,外伤性关节炎可能性大。治疗方面,如果考虑为幼年特发性关节炎,一般甲氨蝶呤治疗 1.5 年后,血沉等指标正常可考虑停药。该患儿可考虑暂时不加药,观察 3 个月症状是否有改变。患儿查体发现手部多个手指的远端关节的腊肠样肿大,非典型幼年特发性关节炎的梭形特征性肿大。考虑病因为骨骼畸形可能性大。

儿科魏珉:幼年特发性关节炎较少导致远端关节异常,但该患儿存在远端关节异常、足趾缩短、腕关节肿胀偏明显。甲氨蝶呤治疗若有效,目前症状应减轻。考虑银屑病关节炎不除外。由于患儿无皮损,一级亲属无银屑病史,目前不能确诊。

物理医学康复科陈丽霞:患儿受累关节广泛,没有指屈动作,走行呈足跟、足背运动,考虑膝关节、踝关节活动受限。腕关节认为与耻骨生长受限相关。考虑患儿为 JIA 可能性大。查体患儿关节活动度、肌力、肌体形态、手抓握功能可,存在压痛。双下肢长度不等长,有异常步态。尺侧腕伸肌的缩短导致了活动受限。治疗方面主要目的是消除炎症和改善活动度。JIA 会迅速出现屈曲挛缩,急性期建议夜间可用一个夹板,炎症期若出现挛缩可考虑进行关节活动度的训练。踝部问题一般 >2cm 需要纠正,本患儿为 1cm 暂时不用鞋垫。脊柱伸展受限,考虑可用一个枕头提供夜间的支撑,保证正常的生理曲度。脊柱侧弯不明显,10° 以内,可考虑之后加强评估。具体治疗方案为 OT、PT 和理疗。本患儿目前肘部正常,但 JIA 患者可能很快累及肘部,需要密切随访;足部、踝、膝也都需要随诊。建议患儿进行水上运动,锻炼有氧能力,同时也需要考虑到患儿的心理社会健康。

骨科高鹏:影像可见患儿脊柱侧弯不重,存在平背畸形,胸凸和腰凸程度下降,导致走路形态异常,需要长期监测,检查骶骨是否有水平发育。外院前臂影像可见尺骨的明显短缩(图 25-1),建议之后补充手臂的旋后位 X 线片检查,该体位尺桡骨处于平行位置,较好诊断。日常左手主要是旋后位工作,患儿该功能受限,影响正常生活。可考虑进行手术矫正。足部第二、三趾发育偏小,足型分为五指平齐、第一趾最长和第二趾最长三种。本患者明显第二趾短缩,第一关节有明显屈曲。侧位正常人可见胫骨位于足弓位置偏后。本患儿偏前,导致足跟较正常人突出。外院 X 线片可见足部的第二、三跗骨无扇面展开,处于倾斜状,与常人不同。距骨一般和舟骨形成关节,但患儿距骨头插入足底,是小儿常见的垂直距骨畸形(图 25-6),导致了患儿的严重平足、重心前移,长期第一关节屈曲痉挛状态,走路时容易绊倒。患儿如果在正常抬腿高度,较易绊倒。目前患儿年龄较小,建议支距治疗,以牵引、推挤、推拿为主,同时进行鞋垫定做,提供脚部的支持力。

骨科范彧:患儿影像结果判断尺骨有发育不良,较桡骨偏短缩(图 25-1)。同时腕关节发育也存在问题,与对侧相比不完全一致。功能上检查发现左手手腕功能差,力量弱。翻转能力差,抓握物体力量小。考虑尺侧的肌肉可能有挛缩,但目前不知起因,可能是发育不良导致的继发挛缩。腕关节高起,类似脱位状态,可能是尺骨短导致。治疗方面考虑外架治疗,通过打断尺骨,外界加力延长,可能对腕关节情况有好转。若后期延长后仍旧无法矫正腕关节脱位,可能需要进行桡腕关节处融合。

神经科刘明生:患儿智力、身体浅感觉、肌力、运动正常。三角肌、屈髋肌力差,左手发育异常位置的握力差。患儿有跑步姿势异常,蹲起颤抖,需要注意近端肌力是否有问题。可考虑肌电图,肌肉磁共振检查判断是否有病变,若肌肉有斑片状、不对称病变,考虑为炎症可能性大,若为对称性,考虑先天可能性大。针对左手无力,由于此处位置靠近尺神经,需要考虑是否有神经受累,有必要进行肌电图检查。

中医科包飞:患儿肢体问题反映了内在脏腑功能异常,尺侧为小肠经和心经,判断吸收和心脏先天可能有问题。耳轮畸形发育,判断存在肾的先天发育不足。足部大脚趾外翻,判断肝、脾、肾有先天不足。足部第二趾短,为胃经起源,存在先天不足。后天问题方面认为主

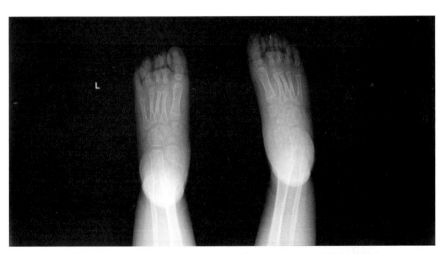

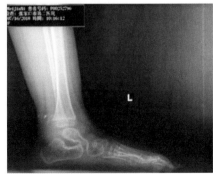
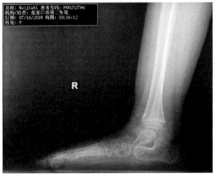

图 25-6 双足 X 线检查

要集中在膝关节的炎症表现。治疗方面,针对局部炎症消炎,可进行中药外敷、针灸配合治疗。同时婴儿时期应当可以刺激相关穴位,增强脏器功能。

遗传黄尚志: 基因分析,是父母和患儿的全外显子组检测结果。报告中的致病性分析不确定,认为主要由于临床症状和疑似致病突变对应性差。可考虑进一步检测是否有 CNV 的改变。

眼科睢瑞芳: 患儿全身系统症状和疾病明显,目前眼科没有明显异常。一般患儿如果出现部分轻度视力下降,很有可能没有被发觉。如果允许,可以考虑眼科会诊。一般遗传相关关节病、骨科等发育异常的综合征,可能同时出现眼部的症状。眼科表型诊断可对诊断有推进的帮助。

内分泌科朱惠娟: 需要关注患儿的生长,目前身高处于中位数,但若是根据骨龄,患儿身高有明显偏矮小的情况,可考虑之后进行密切检测。同时单侧尺桡异常,*SHOX* 基因的突变,在特发性矮小发病率高,可考虑基因检测。但是较少单侧发生。患儿日后可以考虑评价钙磷水平。

多学科会诊意见总结

骨科吴志宏: 患儿女性,4.5 岁,慢性病程,多关节活动障碍伴畸形 2 年。考虑为 JIA 可能性大。病因方面可能与炎症和发育异常相关,具体诊断尚需进一步检查。影像方面,可进行前臂旋后位 X 线片和骨盆部 X 线片检查。治疗方面,计划先对症治疗,针对康复科、骨科和免疫科的治疗方案进行,注意检测激素长期用药可能带来的副作用控制。此外,患儿胸部正侧位可见心脏异常,可进行超声心动图检测。

五、结局及转归

采用 MDT 会诊后的治疗方案,患儿关节炎症已得到有效控制,近期未见畸形进展。建议继续服用甲氨蝶呤治疗,并密切随诊,根据病情变化及时调整剂量。针对脊柱及足踝关节的功能障碍,已于北京协和医院康复科就诊,启动康复训练。目前患儿也正于北京积水潭医院进行手术指征评估,寻求通过手术治疗矫正腕部畸形。

六、专家点评

患儿主要表现为 2 岁时出现的多关节畸形和活动障碍。辅助检查方面无明确提示,考虑为 JIA 可能性大。病因方面可能与炎症和发育异常相关,具体诊断尚需要进一步检查。基因检测结果报告目前对于此病提示意义不大,后续可考虑对患者测序数据重分析,可能会有阳性发现。综上对于儿童出现的关节炎,诊断和鉴别诊断尤其重要。

七、疾病相关文献回顾

幼年特发性关节炎(juvenile idiopathic arthritis,JIA):是儿童时期常见的结缔组织病,以慢性关节炎为其主要特征,并伴有全身多系统受累,也是造成小儿致残和失明的首要原因。属于一种致残致死率较高的慢性结缔组织病,一般表现为 16 周岁以前的不明原因关节肿胀,症状持续 6 周以上,且排除其他类疾病的全身性自身免疫性疾病。根据临床特征、治疗方式和疾病预后,国际风湿病协会联盟(International League of Associations for Rheumatology,ILAR)将该疾病分为 7 个亚型,即:全身型、少关节炎型(持续型或扩展型)、类风湿因子(rheumatoid factor,RF)阳性多关节炎型、RF 阴性多关节炎型、附着点炎相关性关节炎型(enthesitis related arthritis,ERA)、银屑病性关节炎型(psoriatic arthritis,PsA)以及未分化性关节炎,其中第 7 型定义为不符合上述任何 1 项或符合上述 2 项以上标准的关节炎[1]。系统性幼年特发性关节炎是最常见的疾病亚型之一,其特征是反复发热和皮疹,其成人同类疾病称为成人 Still 病。少关节青少年特发性关节炎常见于年轻女性患者,通常伴有抗核抗体阳性和前葡萄膜炎。RF 阳性的多关节青少年特发性关节炎,是成人类风湿关节炎的类似物。RF 阴性的多关节性幼年特发性关节炎则是一种对儿童更为特殊的个体,表现为广泛的大、小关节受累。ERA 在成人对应的是未分化脊柱关节炎,常具有人类白细胞抗原 -B27 阳性和葡萄膜炎,但通常无轴向骨骼受累。银屑病关节炎的特征是银屑病皮疹,并伴有关节炎、指甲凹陷和趾甲炎。RF 阴性多关节炎型和银屑病关节炎型,这两型似乎只存在于儿童,在成人患者中没有对应的疾病类型,其主要特点表现为早期发病和抗核抗体(antinulear antibody,ANA)阳性[1,2]。

银屑病性幼年特发性关节炎(psoriatic juvenile idiopathic arthritis,psJIA):又称为幼年银屑病关节炎(juvenile psoriatic arthritis,JPsA),PsA 是与银屑病有关的炎症性肌肉骨骼疾病,发病无性别差异,一般人群中的发病率约为每年 6/100 000 例,患病率为(1~2)/1 000 例。大多数 PsA 患者在关节炎出现前就已诊断出银屑病,另外 13%~15% 的患者是先出现关节炎再出现皮肤病变。PsA 可累及周围关节和 / 或中轴关节。最常见的表现为多关节炎或相对少见的寡关节炎。银屑病影响甲床和甲母质的典型特征包括甲凹陷、甲剥离、甲床角化过度和裂片形出血。PsA 患者中甲病变发生率为 80%~90%。除此之外,PsA 患者可同时出现关节周围病的表现,如腱鞘炎、软组织炎症、附着点炎和指 / 趾炎等。手或足肿胀伴凹陷性水肿有时为 PsA 的起病特征,水肿常为不对称性,偶尔先于关节受累发生。一些 PsA 患者可出现眼部炎症,包括葡萄膜炎和结膜炎等眼部受累。若患者同时存在银屑病和 PsA 典型的炎症性关节炎,一般可诊断为 PsA[1,2]。

脊柱炎相关 JIA:属于外周关节炎合并附着点炎。关节炎或附着点炎加上超过 3 个月的炎症性腰背部疼痛和骶髂关节炎的影像学异常;关节炎或附着点炎加上以下任意 2 项:骶髂关节压痛;炎性腰背痛;HLA-B27 阳性;急性(症状性)前葡萄膜炎;一级亲属的 SpA 病史;外周关节炎持续时间至少 6 周以上,即可诊断。认为附着点炎相关 JIA 是儿童期起病的 SpA,以未分化型为主。在分类为 JIA 的儿童中,ERA 大约占到了 10%~19%。ERA 儿童在诊断时的平均年龄约为 12 岁。ERA 以男性患者居多,约占 ERA 病例的 60%~80%。据估计,8%~11% 的 AS 成人患者在儿童期时发病。脊柱关节炎的根本病因尚不明确。它与 HLA-B27 强烈相关,也有人提出了感染性病因,但尚未得到证实。另外,肠道菌群的改变可能是一个影响因素。多数患者发病症状的关节表现为发病时,关节炎通常表现为少关节型(累及不超过 5 个关节),并且呈非对称性,主要累及下肢关节。66%~82% 罹患 ERA 或者幼年脊柱关节炎的儿童在发病时会出现附着点炎。附着点炎也最常发生于下肢,特别是在髌骨的下极、跖腱膜的跟骨附着点和跟腱的跟骨附着点。关节外表现与脊柱关节炎相关,其可在肌肉骨骼症状发作之前或者之后出现。可出现前葡萄膜炎,特别是以眼痛、畏光或者结膜充血为特征的急性前葡萄膜炎症。作为未分化脊柱关节炎的一部分,也可以出现多种形式的皮肤表现以及复发性胃肠道症状[1,2]。

ANA 阳性 JIA:指关节炎病程 >6 周,发病年龄 ≤ 6 岁,ANA 抗体(免疫荧光试验测定)阳性且滴度 >1∶160,2 次阳性至少间隔 3 个月。排除 sJIA、RF 阳性关节炎及附着点炎和 / 或脊柱炎相关 JIA。该类型发病早、女性患者多、慢性虹膜睫状体炎发病率高,是西方国家最常见的 JIA 类型。女性比男性更常发生多关节型 JIA。发病年龄呈双峰分布,第 1 个高峰期为 2~5 岁,第 2 个为 10~14 岁。在 10 岁以下的儿童中,多关节型 JIA 的发病情况通常类似于少关节病,仅累及 1~2 个关节。在间发性感染促使症状明显增加前,该病的进展通常隐匿。随后该病持续进展,并在发病后的 6 个月内累及至少 5 个关节。关节受累对称,膝、腕和踝关节最常受累。通常情况是治疗看似起效但随后复发,且受累关节数目增加。研究认为,早期发病关节炎(≤ 6 岁)患者的起病是 B 细胞途径异常所致[3]。

鉴别诊断:诊断 JIA 时,需要考虑与反应性关节炎、炎症性肠病关节炎、强直性脊柱炎、痛风和骨关节炎等疾病进行鉴别诊断。关节受累数目、是否对称、远端 / 近端,是否香肠指 / 趾、特征性皮损、实验室检查以及影像学检查帮助诊断。

1. 反应性关节炎　存在血清病、病毒感染和多种其他反应性关节炎的儿童可能会发生多关节炎。排除这些疾病的依据是发现相关事件及它们常有的自限性特征。这些疾病的多关节炎发病迅速,通常有助于将它们与真正的 JIA 相鉴别。在数日至数周内突发多关节炎更有可能在儿童期反应性关节炎中出现,但某些多关节型 JIA 患儿会因为未发现关节炎的初始症状而有看似突然发病的病史。

2. SLE 和混合性结缔组织病　如果存在 ANA 以外的其他自身抗体,包括抗 dsDNA 抗体、抗 Smith 抗体(抗 Sm 抗体)、抗 SSA 抗体(抗 Ro 抗体)、抗 SSB 抗体(抗 La 抗体)或抗 RNP 抗体,则应考虑系统性红斑狼疮(SLE)或混合性结缔组织病。其他可鉴别 SLE 和混合性结缔组织病与多关节型 JIA 的特征包括:其他器官受累以及血液异常,包括白细胞减少、淋巴细胞减少或血小板减少。

3. 结节病　在幼儿和年龄较大儿童中,结节病都会在少数情况下引起多关节炎。结节病关节炎患儿不常见明显的肺门淋巴结肿大,因此不能据此确诊。然而,高钙血症和 / 或原因不明的复发性肝酶升高提示结节病关节炎。此外,结节病儿童的血管紧张素转换酶水平通常升高。葡萄膜炎也是青少年结节病的典型特征,包括不同于幼年关节炎中前葡萄膜炎的后极炎症。放射影像学检查显示,结节病关节炎很少引起结构破坏。

4. 骨骺发育不良　骨骺发育不良可能会引起关节疼痛和明显的关节畸形,但不伴有炎症标志物,如 ESR 升高。放射影像学通常轻松地区分该病和 JIA。儿童期进行性假性类风湿关节病是一种骨骺发育不良,可引起始于 3 岁左右的少关节或多关节性疼痛和僵硬,且脊柱放射影像学检查可见椎骨扁平。引起该病的突变定位于 6q22,累及 WNT1 诱导信号通路蛋白 3(WISP3)基因,后者对软骨细胞的基质蛋白生成有调节作用。

(赵　森　吴　南　吴志宏)

参 考 文 献

［1］ NIGROVIC PA, RAYCHAUDHURI S, THOMPSON SD. Review: genetics and the classification of arthritis in adults and children [J]. Arthritis Rheumatol, 2018, 70 (1): 7-17.

［2］ 曾华松 , 苏改秀 , 俞海国 , 等 . 2018 年《国际儿童风湿病试验组织 (PRINTO) 幼年特发性关节炎新分类标准专家共识 (启动步骤)》中国专家解读 [J]. 中国实用儿科杂志 , 2018, 33 (12): 944-949.

［3］ MARTINI A, RAVELLI A, AVCIN T, et al. Toward new classification criteria for juvenile idiopathic arthritis: first steps, pediatric rheumatology international trials organization international consensus [J]. J Rheumatol, 2019, 46 (2): 190-197.

26 "吞咽困难"的烦恼

一、专家导读

8 岁男患儿,出生后就存在吞咽困难,反复求医,却始终未愈。同时伴有室间隔缺损和动脉导管未闭,后续相继发现颈椎和肋骨的畸形,中耳炎以及反复发作的听力障碍。他患的到底是什么病? 如何治疗多系统问题? 难治性的吞咽困难,如何进行有效的营养支持?

二、病例介绍

[患儿] 男性,8 岁。

[主诉] 吞咽困难 8 年。

[现病史] 出生后 4 天(2011 年 7 月)患者因颜面青紫、口吐沫,皮肤黄染就诊于北京儿童医院。诊断为"新生儿肺炎,室间隔缺损,动脉导管未闭,先天性喉骨软化,吞咽功能不协调",给予抗生素及支持治疗后好转。同年 8 月因间断发热 20 天,咳嗽 10 天,发现胃管咖啡渣样物 1 天,再次就诊于北京儿童医院。诊断为肺炎,其余合并症同前。给予抗生素及支持治疗后好转。4 月龄(2011 年 11 月)因吞咽困难于北京儿童医院行鼻内镜检查。诊断为"先天性喉软骨软化"。8 月龄(2012 年 3 月)于北京儿童医院体检时发现智力发育轻度落后。12 月龄(2012 年 7 月)因吞咽困难于中山大学第三附属医院行吞咽造影检查,提示环咽肌失弛缓。头颅 MRI(−)。后规律行康复治疗,扩张环咽肌,效果欠佳。20 月龄(2013 年 3 月)因"吞咽困难"于首都儿科研究所行胃造瘘术(具体术式不详)。此后通过导管进食水。口水仍无法吞咽。22 月龄(2015 年 5 月)因"听力下降"就诊于北京儿童医院。听力检测提示:右耳听力下降。颞部 CT 平扫提示:右侧乳突气化欠佳,右侧中耳、乳突蜂房内可见软组织影,右侧中耳乳突炎,右侧乳突外下壁欠光整。诊断为中耳炎,听力障碍。病情有反复,未规律诊治。2019 年 3 月就诊于北京协和医院罕见病门诊。全脊柱正侧位 X 线摄片提示颈

椎融合及肋骨畸形。心脏彩超提示左室心尖部较多肌小梁。喉镜未见明显异常。

[个人史] 患儿为母亲第三胎第一产，37^{+3}周经阴产，母亲一侧输卵管堵塞行 IVF-ET，出生时父母年龄均为 31 岁，出生体重 3.0kg。

[家族史] 父母体健，弟弟为自然受孕，体健，否认相关家族史。

[基因检测] 未检测到可以明确解释患者表型的致病或疑似致病变异。

三、主治医师总结病例特点和主要诊断，提出会诊目的

骨科吴南：患儿为 8 岁男童，慢性病程，临床主要表现为出生后持续性吞咽困难，伴随室间隔、动脉导管未闭等先天性畸形。吞咽造影检查提示环咽肌失弛缓，于 1 岁 6 个月时行胃造瘘术，后通过导管进食。患儿为 G3P1，因母亲一侧输卵管堵塞行 IVF-ET，出生时父母年龄均为 31 岁，37^{+3}周经阴产，出生体重 3.0kg。主要临床诊断：环咽肌失弛缓；吞咽功能不协调；颈椎融合；肋骨畸形；中耳炎听力障碍。今日会诊目的：①患者的症状是否可以用综合征解释？②可考虑行何种检测进一步诊断？③患者主诉吞咽困难，喉骨软化？环咽肌失弛缓？如何治疗？④应给予患者怎样的营养支持？⑤患者的骨骼畸形是否需要干预？

四、多学科会诊意见

放射科刘炜：患者头颅磁共振（MRI）神经垂体短 T$_1$信号未显示，余未见明显异常。患者全脊柱正侧位 X 线提示颈椎 C$_{2-3}$存在融合畸形，尾椎未发育。第一肋短小，右侧多根肋骨形态异常。右上肺可见一小片的密度增高，提示肺炎的存在。心脏的影子未见明显异常。可见明显的胃泡形态，无下食管问题。吞咽造影提示吞咽过程非常缓慢，存在明确误吸，误吸的评分为 6~8 分，是最高等级评分。

儿科马明圣：患儿面容有些特殊，耳郭增大，轻微有一些小下颌，问诊发现孕晚期羊水增多，说明吞咽出现问题。喉软骨软化一般是自限性的。吞咽困难是突出特点和主要问题，吞咽过程任何一个部位出现问题都可以造成吞咽困难。本患儿定位在咽部。定性方面，宫内起病，考虑先天性问题，包括梗阻性、神经肌肉性，可由多种综合征导致。综合征方面，考虑 Costello 综合征或 Klippel-feil 综合征，建议挖掘二代测序数据。治疗方面给予营养支持。

耳鼻喉科王剑：该患者目前证据支持诊断为吞咽障碍，存在口腔运动，但口腔期运送能力差，出现显性误吸，目前无法明确是环咽肌失弛缓导致的吞咽障碍，无法排除由气管食管瘘、神经系统发育异常和失用性导致的吞咽障碍。下一步检查建议做胃 VFSS、内镜的吞咽困难评估、上食管压力测定和神经功能评估。对吞咽困难的治疗流程应该先康复治疗，然后再采取微创治疗，包括扩张、肉毒素注射，最后进行有创治疗。关于手术治疗，可以采用代替的结肠在胸骨的表皮下重建一个消化道。患者目前下咽部正常，但年龄较小，手术的难度很高，可以等患者年龄稍大、不断完善康复工作后，行此手术。

妇产科王含必：该患者为试管受精婴儿，其表型不符合印记紊乱、皮罗综合征等已知试管后代风险问题，无证据表明他现在的各种症状为试管导致。

老年医学科孙晓红：同意耳鼻喉科意见，患者存在口咽性的吞咽困难，继而出现吸入性肺炎。同时，贲门位于膈下，偶见（贲门近端胃）通过食管裂孔疝入膈上，可以诊断为食管裂

孔疝。建议下一步行造影剂吞咽造影检查和食管测压检查。若为环咽肌失弛缓,可以考虑肉毒素和扩张治疗,但因患者多次扩张无效,环咽肌失弛缓诊断存疑。原发病无法根治情况下应继续给予营养支持。

心内科徐瑞燚:患者一岁时心脏彩超曾提示室间隔 2mm 的小缺损,但今年在协和医院的心脏彩超显示无明显的房室大小异常,无动脉导管未闭,无室间隔缺损,但左室心尖部肌小梁增多,有发展为心肌致密化不全的可能性,建议定期随诊。

心外科苗齐:新生儿合并轻度室缺,如果是喂养正常、生长正常,通常不需要干预。此患者目前无心脏畸形存在,不考虑手术干预治疗。建议补充增强 CT 检查,明确是否存在外压引起食管梗阻。

物理医学康复科刘淑芬:通过简单的评估发现,该患者口腔整体上运动的范围,包括舌的运动范围、口腔、鼓腮这些运动范围和运动的力量都是好的,有吞咽动作,喉部能上抬。但口水不能被吞咽下去,即使通过康复训练手法咽下,一会儿又会上来。建议对患者进行更仔细的评估之后再制订相应的康复训练方式。

临床营养科陈伟:根据患者的吞咽情况,适应性地管理,调整食物的稠度以及进食量,同时辅助一些心理的调整,尽可能达到进食目的。在通用型营养之外,该患者还需补充维生素和微量元素,密切监测生长所带来的可能的 PEG 并发症。

遗传咨询吴南:未检测到可以明确解释患者表型的致病或疑似致病变异。重分析根据 HPO 表型预测,得到 CHARGE 综合征,但患者在临床上和遗传上都存在与 CHARGE 综合征不相符的地方。建议进行拷贝数变异检测,并进一步详细评估表型,特别是内耳表现。

骨科仇建国:颈椎分节不良首先考虑 Klippel-Feil 综合征。Klippel-Feil 综合征患者存在肋骨发育形态异常、耳朵异常、听力障碍,但较少伴有吞咽困难。该患者目前的骨骼畸形影响不大,不需要特别处理。

内分泌科朱惠娟:患儿原发疾病导致的喂养困难和进食障碍,如持续不能改善,会影响到患儿的生长和发育,虽然目前尚未找到能够解释临床全貌的基因异常,但建议紧密围绕临床问题,协作缓解临床症状,改善患儿的预后,要密切观察患儿的营养、生长发育情况。期待耳鼻喉科的胸骨表面皮下重建消化道手术能够有效改善患者临床症状。

五、结局及转归

患者于 2020 年 9 月行上消化道压力检测,提示食管蠕动缺失,UES 存在松弛障碍,协调性好,未予特殊处理。2020 年 10 月,患者逐渐可自行吞咽水,提示吞咽功能自主性改善。计划下一步于康复科行进一步治疗。

六、专家点评

患儿为 8 岁男童,慢性病程,临床主要表现为出生后持续性吞咽困难,伴随室间隔、动脉导管未闭等先天性畸形。吞咽造影检查提示环咽肌失弛缓,于 1 岁 6 个月时行胃造瘘术,后通过导管进食。经 MDT 会诊,患者吞咽障碍的病因主要考虑咽部的运动功能障碍。上消化道压力检测提示食管蠕动缺失,UES 存在松弛障碍,协调性好,未予特殊处理。近期患者逐渐可自行吞咽水,提示吞咽功能自主性改善。未来患者吞咽功能进一步康复训练仍需康复科、耳鼻喉科、神经科等多科配合完成。

七、疾病相关文献回顾

正常吞咽行为可分为 4 个主要阶段:口腔准备期、口腔期、咽期和食管期,其中,前两期可以自主控制[1]。吞咽困难是指发生在吞咽顺序任何一期的功能障碍,会导致营养摄入的安全性、效率或充分性受损。吞咽困难的常见表现为口腔反射缺乏、不协调的吮吸和咀嚼、吞咽反射缺乏、吞咽延迟触发、吞咽 - 呼吸不协调以及呛咳、鼻咽反流等[2]。

吞咽困难的儿童可能会出现吞咽障碍的多种变化,影响吞咽的任何或全部阶段,与吞咽困难的成年人相似。然而,小儿吞咽困难的原因与成年患者有所不同。在儿科患者吞咽困难的常见原因主要有脑瘫、后天性 / 创伤性脑损伤、其他神经肌肉疾病、胃肠道疾病、颅面畸形、气道畸形和先天性心脏病、早产以及感染性损伤[3]。

诊断和监测小儿吞咽困难的技术包括临床评估工具和生活质量测量,以及一系列仪器评估工具。影像吞咽研究(VFSS)和纤维内镜吞咽评估(FEES)是小儿吞咽困难最常用的仪器评估。VFSS 允许在所有吞咽阶段对吞咽进行评估[4]。与 VFSS 相比,FEES 不需要摄入钡或放射线,但确实需要患者忍受鼻内镜的通过。FEES 提供咽之前和之后(而不是咽期间)的喉和下咽图像,从而可以检测结构性和生理性吞咽障碍,并评估误吸风险。在临床实践中,对有吞咽困难的儿童的治疗干预通常包括必要的营养支持,以及改善饮水和进食所需的感觉和 / 或运动技能的运动[5]。

(赵 森 吴 南)

--- 参 考 文 献 ---

[1] DODRILL P, GOSA MM. Pediatric dysphagia: physiology, assessment, and management [J]. Annal Nutrit Metabol, 2015, 66 (Suppl5) 24-31.

[2] REYNOLDS J, CARROLL S, STURDIVANT C, et al. Fiberoptic Endoscopic Evaluation of Swallowing [J]. Adv Neonat Care, 2016, 16 (1): 37-43.

[3] KENDALL KA, ELLERSTON J, HELLER A, et al. Objective measures of swallowing function applied to the dysphagia population: a one year experience [J]. Dysphagia, 2016, 31 (4): 538-546.

[4] DURVASULA VSPB, O'NEILL AC, RICHTER GT. Oropharyngeal dysphagia in children: mechanism, source, and management [J]. Otolaryngol Clin North Am, 2014, 47 (5): 691-720.

[5] ARVEDSON JC. Assessment of pediatric dysphagia and feeding disorders: clinical and instrumental approaches [J]. Develop Disabilities Res Rev, 2008, 14 (2): 118-127.

27 迷雾重重的多系统病变

一、专家导读

　　青年男性，特殊面容、心肌病变、多关节挛缩、多发动静脉扩张、高级智能异常原因未明，迷雾重重，是多种疾病交互还是十分罕见的单一疾病？基因检测能否助力临床诊断？协和MDT团队专家携手为患者提供诊治。

二、病例介绍

　　[患者]　男性，33岁。

　　[主诉]　间断活动后心悸8年。

　　[现病史]　2011年，患者无明显诱因出现活动后心悸，外院体格检查示心律不齐，胸骨左缘可及心脏杂音（具体不详），心电图不详，超声心动图示LVEF 64%，动脉导管未闭（左→右分流），双房稍大，左室增大，肺动脉稍宽、估测肺动脉压44mmHg；主动脉+冠状动脉CTA（图27-1）：动脉导管未闭（肺动脉处内口直径4mm），胸部降主动脉瘤，升主动脉窦部/根部轻度增宽（分别为44.4mm/40.1mm），RCA开口靠前，起始部轻度向右反折；冠状动脉造影：LM开口圆锥样扩张，LAD肌桥40%狭窄。结合患者特殊面容、主动脉扩张，外院考虑"Marfan综合征"，予降主动脉瘤覆膜支架置入术（覆膜支架盖住动脉导管主动脉口）。2016年，患者偶有心悸，自觉脉率增快，心电图示室性期前收缩。2019年4月，因拟行腹股沟疝手术，外院术前评

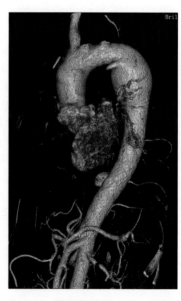

图27-1　外院主动脉CTA：主动脉根部/升主动脉、降主动脉瘤扩张

估:活动耐量轻度受限,平地行走 2 000m、爬 5 层楼略有气短,休息后可缓解;行超声心动图:左心右房增大,升主动脉窦部 / 根部增宽,右肺动脉增宽。

[**既往史**] 左腹股沟斜疝 11 年,无补片疝修补术后复发 6 个月余;贲门失弛缓 2 年,3 次行食管球囊扩张成形术,目前半流食,进食稍困难;长期夜间咳嗽多年,平卧及遇冷空气后加重,平均每 2 个月发热 1 次,头孢类抗生素治疗有效,外院曾查胸部 CT 示多发条索、片状影;否认糖尿病、高血压病、血脂异常、脑血管病、肝肾疾病等慢性病史;否认结核、肝炎等传染病史;否认重大外伤、手术、输血史;否认食物、药物过敏史。

[**个人史**] 母亲孕期感染、服用中药(具体不详),出生发现双手指间关节挛缩(左手为著);自幼学习成绩较差,初中休学;狱警;不嗜烟酒。

[**婚育史**] 未婚未育。

[**家族史**] 父母、1 妹体健。

[**体格检查**] BP 122/82mmHg,HR 74 次 /min,SpO$_2$ 97%,体重 66kg,身高 180cm,BMI 20.3kg/m^2,上部量 79cm,下部量 101cm,臂展 174cm,体型消瘦,定向力可,理解力、记忆力、计算力差,腹股沟可及小淋巴结,眼距增宽(图 27-2),悬雍垂分裂,双肺呼吸音清,右肺呼吸音低,未及干湿啰音,心律不齐,P2 略 >A2,第二心音分裂,未及明显心脏杂音,左腹股沟 5cm×5cm 质软包块,能够还纳,腹软,无压痛、反跳痛;双下肢静脉曲张,踝关节明显肿胀伴色素沉着,左侧较右侧明显;四肢细长,四肢肌肉 / 关节对称;双肘关节略有脱位、内翻,双手指间关节、双足趾间关节增粗,左手中指指间关节屈曲挛缩、背伸不能,指根可见掌蹼形成(图 27-3);双下肢静脉曲张,踝关节明显肿胀伴色素沉着,左侧较右侧明显,双足后外翻(图 27-4)。脊柱生理弯曲存在,无触痛 / 压痛,无直接 / 间接叩痛;脑神经未见异常,四肢肌张力、肌力可,共济、感觉未见异常,颈软,双 Babinski 征(−)。

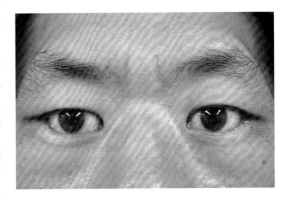

图 27-2 眼距增宽

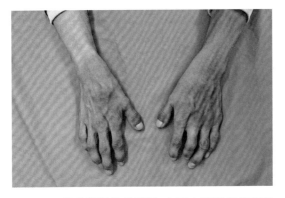

图 27-3 部分指间关节增粗,左手中指指间关节挛缩屈曲、背伸不能

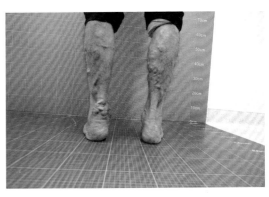

图 27-4 双下肢静脉曲张,踝关节明显肿胀伴色素沉着,双足后外翻

[**化验检查**]

2019 年 8 月底,患者就诊北京协和医院,完善血尿便常规、肝肾功能、凝血、感染 4 项无特殊;CK、CK-MB、cTnI(-); 代谢指标:LDL-C 1.81mmol/L,HbA1c 5.5%,HCY、GH、IGF-1、ACTH、皮质醇、甲功基本正常,血 / 尿有机酸(-); 感染指标:CMV/EBV-DNA、TORCH-IgM(-); 免疫指标:Ig、C、IgG 亚类基本正常,ANA、抗 ENA 抗体、ANCA、ASO、RF(-); 肿瘤指标:血清蛋白电泳、血 / 尿免疫固定电泳(-)。

[**影像学资料**]

1. 心电图(图 27-5)、24 小时 ECG Holter 示频发室性期前收缩(17 433 次 / 总心搏数 108 438 次)。

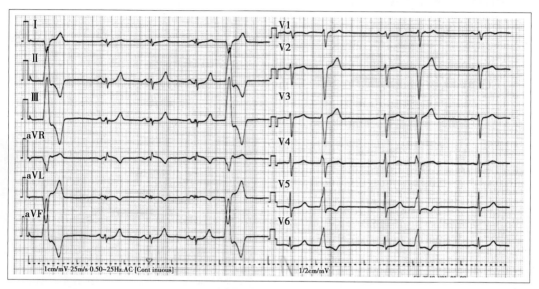

图 27-5　心电图

2. 超声心动图(图 27-6)　LVEF 52%↓,TAPSE 14mm↓,心肌病变、全心增大(LVEDD 61mm、RVTD 43mm、LA 52mm、RA 55mm)、室壁运动普遍轻度减弱、轻度二尖瓣 / 三尖瓣关闭不全,升主动脉窦部 / 根部增宽(分别为 51mm/43mm),主肺动脉增宽(34mm),下腔静脉增宽(21mm)、吸气变化率 >50%。

3. 冠状动脉 CTA(图 27-7)　左室增大,升主动脉窦部 / 根部增宽(分别为 55.6mm/47.3mm),冠状动脉未见明确狭窄,未见明确瓣膜赘生物。

4. 心肌 MRI(图 27-8)　LVEF 48.6%,左室运动弥漫减低,RVEF 49.7%,左右心室增大、心尖肌小梁增多,少量心包积液,升主动脉、主肺动脉增宽。

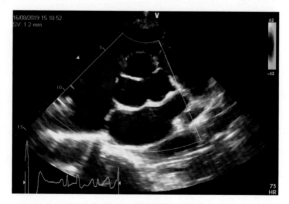

图 27-6　超声心动图

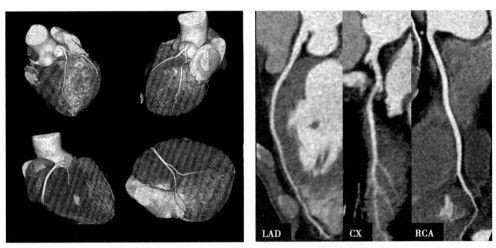

图 27-7　冠状动脉 CTA：三支冠状动脉未见明确狭窄

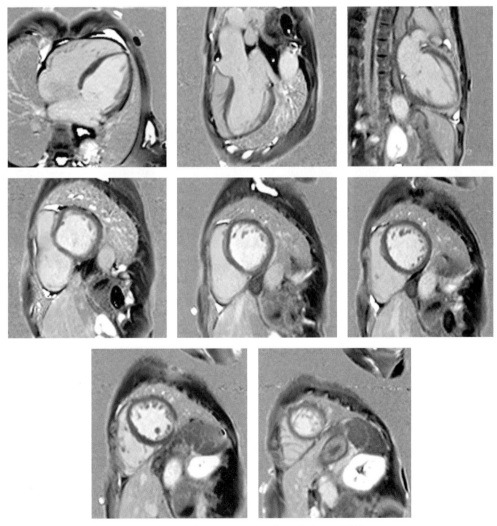

图 27-8　心肌 MRI：心肌未见明确延迟强化

5. 双手 X 线（放大相）（图 27-9） 双手骨质疏松，左手中指弯曲，双手多发远节指骨远端圆钝，边缘欠规则；其余双手、双腕骨质、关节未见异常，关节间隙未见狭窄，周围软组织未见肿胀。

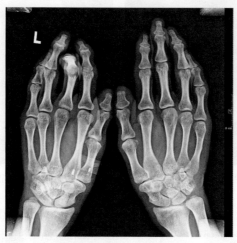

图 27-9 双手 X 线（放大相）

6. 下腔静脉、肝静脉超声（图 27-10） 下腔静脉增宽（2.5cm），肝左/中/右静脉增宽（分别为 1.2cm/1.4cm/2.7cm）。

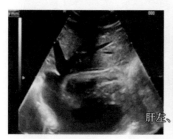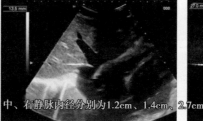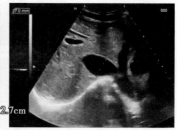

肝左、中、右静脉内径分别为1.2cm、1.4cm、2.7cm

图 27-10 肝静脉超声

7. 门静脉超声（图 27-11） 门静脉增宽（1.4cm）；髂动静脉、肠系膜动静脉、四肢动脉、腹主动脉、腹腔干及分支、肾动脉超声：未见明显异常。

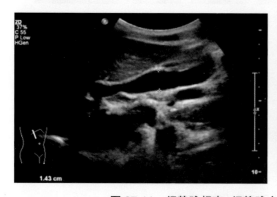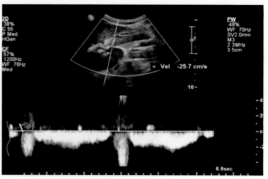

图 27-11 门静脉超声：门静脉主干内径 1.4cm，最高流速 26cm/s

8. 腹部超声 胆囊多发息肉可能,双肾大小形态未见异常,皮质回声增强,皮髓分界不清。

9. 上消化道造影(图 27-12) 食管下段造影剂通过受限伴近段食管扩张,可符合贲门失弛缓表现;食管压力测定:考虑贲门失弛缓Ⅱ型食管体部压力测定表现;胃镜:Hp-RUT(−),贲门失弛缓、食管扩张,胃体溃疡。

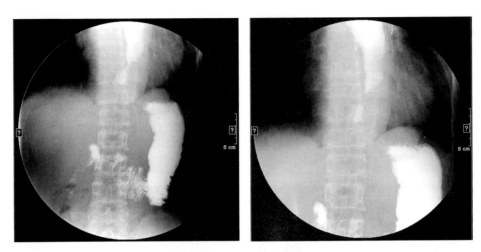

图 27-12 上消化道造影

10. 胸腰椎正位 X 线(图 27-13) 心影增大,升主动脉术后,胸腰椎骨质密度减低。

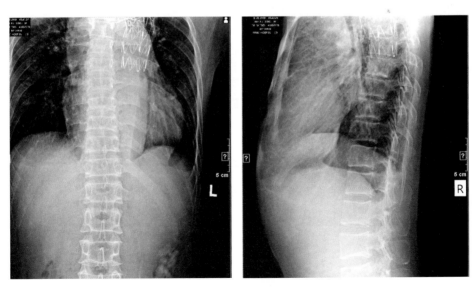

图 27-13 胸腰椎 X 线

11. 胸部平扫 CT（图 27-14） 双肺多发淡片及索条影，心影增大，食管扩张积液。

12. 肺功能 FEV_1/FVC 80.78%，FEV_1 2.22L（51.8% 预计值），FVC 2.75L（53.3% 预计值），TLC 4.71L（64.6% 预计值），DL_{CO} SB 6.57mmol/（min·kPa）（55.7% 预计值），考虑限制性通气功能障碍、弥散功能减低。

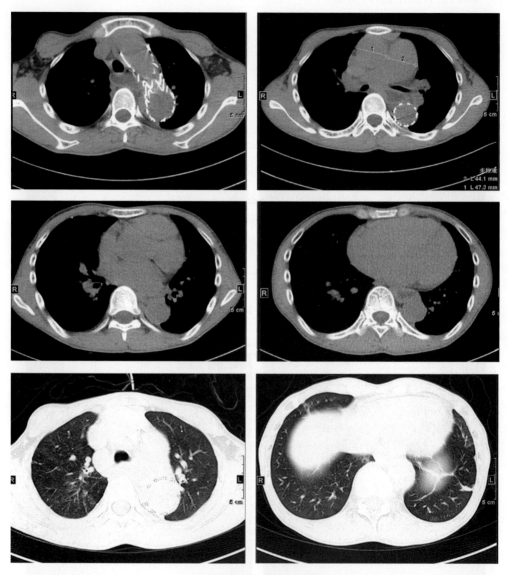

图 27-14　胸部平扫 CT

13. 头常规 $MRI+T_2^*$（图 27-15） 双侧额叶白质散在点片状 FLAIR 高信号。

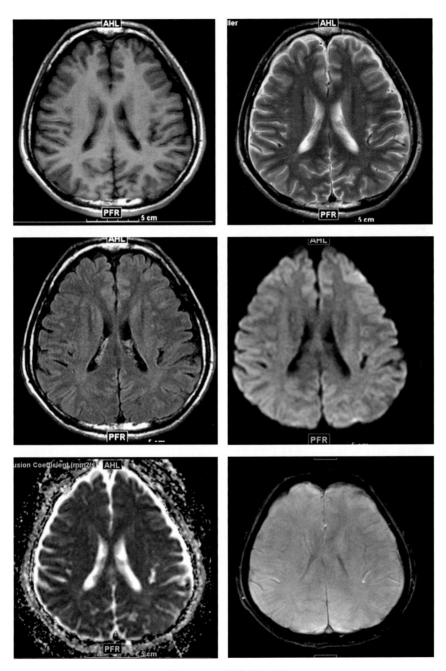

图 27-15　头常规 MRI

基因检测（表 27-1）：

表 27-1　基因检测结果

基因	染色体位置	基因变异信息	合子类型	疾病名称	遗传模式	变异来源	变异分类
TFAP2B	chr6：50786659	NM_003221.3：c.55A>C（p.Asn19His）	杂合	Char 综合征〔MIM：169100〕	AD	父亲	临床意义未明
NEB	chr2：152404847	NM_001271208.1：c.20132G>A（p.Arg6711Gln）	杂合	线状体肌病 2 型〔MIM：256030〕	AR	母亲	临床意义未明
*NEB	chr2：152471050	NM_001271208.1：c.11341C>T（p.Arg3781Trp）	杂合	线状体肌病 2 型〔MIM 256030〕	AR	父亲	临床意义未明

三、主治医师总结病例特点和主要诊断，提出会诊目的

心内科郭帆：患者青年男性，主要表现为神经系统受累（中枢神经系统——高级智能异常、学习障碍，自主神经系统——贲门失弛缓）以及结缔组织受累（关节挛缩、多发动静脉扩张、腹股沟疝），甚至患者心肌病变、心律失常或与心肌内结缔组织异常有关。提请 MDT 主要目的：①明确诊断。患者全身多系统受累能否以一元论解释？基因检测结果如何解读，能否解释患者病情全貌？②指导治疗。患者本次主要为行腹股沟疝手术前来就诊，是否还需完善其他术前评估，患者能否耐受手术？患者贲门失弛缓症较为影响生活质量，治疗方面是否还需加强？

四、多学科会诊意见

放射科李潇：2011 年外院主动脉 CTA 明确患者有动脉导管未闭、降主动脉瘤，对比 2011 年外院主动脉 CTA 及 2019 年北京协和医院冠状动脉 CTA，可见患者主动脉窦部、升主动脉根部较前增宽，目前主动脉窦部已达 55mm、升主动脉根部约 47mm；心肌 MRI 可见左右心室心尖肌小梁增多，右室流出道可见心肌异常，但不符合致心律失常性右室心肌病表现，不除外心肌病变与患者遗传发育异常相关；患者青年男性，各骨关节 X 线可见骨质疏松表现，双手多发远节指骨远段圆钝，边缘欠规则；头常规 MRI 可见患者双侧额叶白质非特异性改变。

血管外科宋希涛：从主动脉瘤诊疗思路而言，主动脉瘤分为真性、假性动脉瘤，患者显然为真性动脉瘤。病因方面，分为：①散发性动脉瘤：病因包括动脉粥样硬化、炎症、感染、外伤；②遗传性动脉瘤：包括综合征相关动脉瘤（如 Marfan 综合征、Loeys-Dietz 综合征、Ehlers-Danlos 综合征等），及非综合征相关动脉瘤（如二叶主动脉瓣伴动脉瘤等）。结合本例患者特点，青年起病，主动脉受累，早发静脉曲张、特殊面容、腹股沟疝、皮肤较为松弛、小关节脱位、大关节挛缩、高级智能受损，合并先天性动脉导管未闭，需要着重鉴别：① Ehlers-Danlos 综合征（Ⅳ型）；② Loeys-Dietz 综合征；③先天性多发性关节挛缩症（远端多关节挛缩症 9 型）。后续诊断建议：①皮肤活检；②基因检测，着重完善 COL3A1 基因测序（明确有无缺失、重复突变）。治疗建议：①充分交代主动脉瘤进展、破裂、夹层、猝死风险；②密切随诊

胸部 CT/CTA；③控制血压 / 心率。

遗传咨询方萍：患者基因检测发现 *NEB* 突变，但患者临床表现暂不符合典型线状体肌病表现，且发现突变位点意义不明（并非典型致病突变），因而目前暂无法明确诊断；现有证据无法确定也无法排除 *NEB* 基因变异与患者表型的关联，建议关注患者神经肌肉相关表现（CK、肌电图、肌活检等），结合病情综合判断（表 27-2）。

表 27-2　线状体肌病临床表现

头颈部位	呼吸道	胸部	腹部 / 消化道	骨骼	神经系统	肌肉 / 软组织
肌病性面容；面部肌无力；长人中；低位耳；宽眼距；高腭穹；唇腭裂；颈屈肌无力	肌无力引起的呼吸功能不全；自主呼吸缺失	胸部畸形	吞咽困难；喂养困难	关节挛缩；关节畸形；关节弯曲；脊柱前凸过度；脊柱侧凸；脊柱强直；双手紧握；畸形足	运动发育迟缓；无法完成坐起或行走动作；呕吐反射缺失；反射减退；反射消失；粗大运动迟缓；精细运动正常	新生儿期肌张力减退；全身性肌无力；面部肌无力；颈部肌无力；近段肢体肌无力（发病早期显现）；远端肢体肌无力；鸭步态；无法奔跑或靠足跟行走；经常摔倒

神经内科张梦雨：患者青年男性，智力发育迟滞、活动耐量下降，高级智能下降，四肢远端关节挛缩造成远端肌力略有下降；患者临床表现部分符合线状体肌病：如肢体远端肌力下降，面部瘦长，关节挛缩，先天性心脏病（动脉导管未闭），心肌病，CK 正常，同时基因检测发现 *NEB* 基因变异；但明确诊断需要追查肌电图结果，必要时行肌活检明确有无杆状小体。

北京积水潭医院手外科孙丽颖：患者多发关节挛缩，可通过包括植皮、松解关节囊、肌腱延长等多种方法恢复挛缩部位的功能和形态，提高患者的生活质量。

儿科孙之星：患者自幼起病，多系统受累，表现为关节挛缩、多发动静脉扩张、智力发育异常，着重需要鉴别 Ehlers-Danlos 综合征及先天性多发性关节挛缩症；Ehlers-Danlos 综合征方面，患者无典型皮肤菲薄、呈半透明状，无关节活动过度表现，无法解释全貌；先天性多发性关节挛缩症方面，主要需要考虑远端多关节挛缩症，其中 1 型表现为单纯性肢端关节弯曲，2 型表现为三角脸、小嘴、眼角下斜，9 型可见 Marfan 综合征表现，建议患者完善：① Ehlers-Danlos 综合征对应的 *CHST14* 基因；②先天性多发性关节挛缩症的 *FBN2* 基因；③完善微缺失重复检查（SNP-array）；④对症支持治疗（消化、心血管、外科）。

基本外科王梦一：患者疝与反复咳嗽具有相关性，与遗传发育异常有无关联目前不明确，若患者心肺能够耐受，且能接受麻醉风险，可择期全身或局部麻醉下行疝修补术。

呼吸内科留永健：患者夜间咳嗽考虑贲门失弛缓、食物潴留、食管反流相关，治疗方面，主要以解决贲门失弛缓为主；患者限制性通气功能障碍，或与患者结缔组织发育异常、胸廓活动受限有关；弥散功能减低方面，建议定期复查肺功能；目前患者活动耐量良好，肺部方面，暂无明确操作 / 手术禁忌。

消化内科李晓青：患者青年男性，自幼发病，多系统受累表现，包括心脏、血管、远端关节挛缩、高级智能活动下降、贲门失弛缓，存在基因变异，总体上倾向于遗传性疾病；从患者临床表现、消化道造影、胃镜、食管测压均支持贲门失弛缓症。遗传性疾病中：①家族性糖皮质激素缺乏（三 A 综合征）表现为贲门失弛缓症、肾上腺皮质功能不全、无泪，处理上与特发性贲门失弛缓症相同，文献中多是球囊扩张或 Heller 手术（即肌切开术），经口内镜下肌切开（peroral endoscopic myotomy，POEM）术治疗仅 1 例个案报道，北京协和医院有过 2 例患者行 POEM 术治疗，缺乏长期随访数据。② NEB 变异导致的线状体肌病是否有食管下段括约肌或胃底肌肉受累可致贲门失弛缓目前暂无明确文献报道，治疗上也可行 POEM 或手术，诊断方面主要行肌活检关注有无杆状体存在。治疗上，贲门失弛缓症的治疗包括饮食方式的改变、餐前服用短效钙通道阻滞剂（CCB）或硝酸酯类药物、内镜下球囊扩张、POEM 术、Heller 手术，该患者经过 3 次球囊扩张治疗后，临床上症状有部分改善，进半流食无吞咽困难、自觉无明显反食、无体重下降，但存在夜间呛咳，入院后胃镜检查齿状线可见，贲门开闭可，通过阻力不明显；经过消化内镜讨论，考虑患者临床及内镜表现不重，建议先尝试药物治疗（餐前服用短效 CCB 或硝酸酯类药物），另外患者目前存在夜间呛咳，可能与食管扩张相关，但 POEM 术后患者食管扩张不能完全逆转且可出现反流，故不一定能解决咳嗽问题。如吞咽困难症状进一步加重，可以考虑再次球囊扩张，甚至考虑行 POEM 术或 Heller 手术，根据患者全身耐受情况再定。

消化内科方秀才：建议患者安静放松环境下进流食或半流食，少食多餐，高枕卧位睡眠，三餐后及睡前口服 200ml 热水（以不烫口为宜）；三餐前 30 分钟可含服硝酸异山梨酯 2.5~5mg，继续口服盐酸伊托必利 50mg t.i.d. 改善食管体部动力，同时睡前奥美拉唑 20mg q.n. 预防胃酸反流；6 个月后消化内科门诊随诊，调整治疗，明确是否需行 POEM 术。

心脏内科严晓伟：患者目前原发病诊断尚不明确，考虑结缔组织先天发育异常相关疾病；但患者诊断是否明确，并不影响患者后续对症支持治疗，综合各方面情况，考虑患者目前最突出的问题在于贲门失弛缓，贲门失弛缓食物潴留、反流导致严重咳嗽，从而腹压增加，导致腹股沟疝加重，可遵循消化内科意见，饮食注意，并加用药物，观察 6 个月症状有无改善，若无明显改善，可择期行 POEM 术及疝修补术。

五、结局及转归

患者暂不考虑手术，继续半流食进食，进食稍困难。

六、专家点评

患者特殊面容、眼距增宽，自幼关节挛缩，全身多发动静脉扩张增宽，复发性腹股沟疝，此外患者存在可疑中枢神经发育障碍（学习能力障碍、初中休学）、周围神经（自主神经）发育障碍（贲门失弛缓，并发反流误吸、反复肺部感染），高度提示先天遗传发育疾病，尤其结缔组织发育异常疾病，如 Marfan 综合征、Ehlers-Danlos 综合征、先天性多发性关节挛缩症等，这类结缔组织发育异常疾病可导致一定程度的心肌病变，患者根据 Ghent 评分，暂时不满足 Marfan 综合征标准，目前基因并无 Ehlers-Danlos 综合征、先天性多发性关节挛缩症相关提示，但临床高度提示这两类疾病，可再行基因检测明确；此外，患者已经筛查到的 NEB 基因突变提示线状体肌病,可以文献检索该基因突变能否解释其临床表现,另外,也可筛查患者有无线状体肌病相关表现(完善 CK、肌电图等)。

诊断、鉴别诊断方面:需要鉴别 Loeys-Dietz 综合征、肥厚性骨关节病、变异综合征(Proteus 综合征)、家族性糖皮质激素缺乏(三 A 综合征)。

治疗方面:患者主要希望治疗:①腹股沟疝;②贲门失弛缓,两者均需全身麻醉。患者目前活动耐量尚可,LVEF 正常低限,电生理组讨论、MDT 讨论均认为无绝对禁忌,拟行腹股沟疝,术前避免剧烈活动,注意腹部症状体征,警惕腹股沟疝嵌顿、急腹症等;此外,患者贲门失弛缓已行多次球囊扩张效果不佳,目前进食稍有困难,考虑提交内镜疑难中心讨论,必要时行 POEM 术;此外,患者贲门失弛缓症状较重,予抬高床头,流食或半流食,少吃多餐,加用促胃肠动力药、CCB 或硝酸酯类药物,警惕误吸再次肺部感染。

七、疾病相关文献回顾

先天性多发性关节挛缩症(arthrogryposis multiplex congenital,AMC):是指出生后就存在 2 个或者 2 个以上的关节出现先天性、非渐进性关节挛缩,通常主要涉及四肢,但也可累及下巴、颈项、脊柱、盆腔等[1]。

其新生儿发病率为:1/5 000~1/3 000。1/3 的患病儿童主要是四肢出现挛缩症状,1/3 的患病儿童除了四肢外还伴有身体其他部位的异常同时智力正常,还有 1/3 的患病儿童除了四肢外还会存在中枢神经异常。其中肌发育不良是最常见形式,发病率为万分之一每活胎。

该病具体致病机制仍不十分明确;其中超过 400 种疾病伴有关节挛缩症状,>320 种基因已被发现与该病相关,单基因病约 150 种。目前研究发现,任何限制或者影响胎儿胎动的异常都会引起关节挛缩症(图 27-16)。这些异常包括引起肌肉的基本结构元件,离子通道,机械感应元件的异常;神经方面的异常(包括中枢神经和周围神经,前角细胞,脑的结构和功能的异常);神经运动板异常;结缔组织疾病;胎儿活动空间受限;血管损害(供应胎盘和胚胎 / 胎儿的血流量减少);致畸因子的暴露和母体疾病[2,3]。

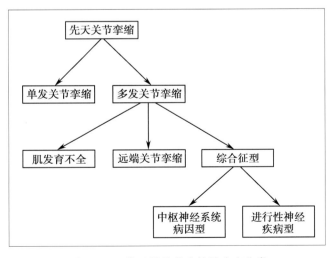

图 27-16　先天性关节挛缩的疾病分类

远端多关节挛缩症(distal arthrogryposis,DA)为先天性多发性关节挛缩症中最为主要的一大类,目前分为 10 个亚型(表 27-3)。

表 27-3　DA 的分类对照表

目前分类	Hall 分类法	Bamshad 分类法	染色体位置	基因	OMIM
Distal arthrogryposis1	DA I	DA1	9P13.3,12Q23.2 17P13.1,11P15.5 11P15.5	*TPM2*,*MYBPC1*, *MYHC3*,*TNNT3*, *TNNI2*	108120, 614335
Distal arthrogryposis2A		DA2A	17P13.1	*MYH3*	193700
Distal arthrogryposis2B		DA2B	17P13.1,11P15.5 11P15.5,9P13.3	*MTH3*,*TNNT3*, *TNNI2*,*TPM2*	601680
Distal arthrogryposis3	DA II A	DA3	18P11.22-P11.21	*PIEZO2*	114300
Distal arthrogryposis4	DA II B	DA4			609128
Distal arthrogryposis5	DA II D	DA5	18P11.22-P11.21	*PIEZO2*	108145
Distal arthrogryposis5D			12Q37.1	*ECEL*	615065
Distal arthrogryposis6		DA6			108200
Distal arthrogryposis7		DA7	17P13.1	*MYH8*	158300
Distal arthrogryposis8		DA8	17P13.1	*MYH3*	178110
Distal arthrogryposis9		DA9	5q23.3	*FBN2*	121050
Distal arthrogryposis10					187370

远端多关节挛缩症 1 型,是最常见的临床表型,其发病率至少约为 1/10 000,为一种单纯性指端挛缩症,临床症状较轻,主要受影响的关节为手足关节,其中 98% 的患者存在手部畸形,88% 的患者存在足部异常,缺乏指纹是该病的最常见特征,而肩部和髋部很少受影响;2013 年 Anita 对 153 例远端多关节挛缩症的患者进行研究发现在远端多关节挛缩症 1 型的患者中不同致病基因的发病率:*TNNI2*(3/48)、*TPM2*(3/48)、*TNNI2*(3/48)、*TNNT3*(4/48)、*MYH3*(4/48)。

远端多关节挛缩症 2 型,分为 2A 型和 2B 型,2A 型即 Freeman-Sheldon 综合征(FSS),临床症状较重。2 型和 1 型临床症状比较相似,但除了手足关节挛缩外,2 型还存在较为显著的面部症状,即三角脸、皱缩小嘴、下唇与下腭之间有一很明显的横沟、眼角下斜和鼻唇扁平等。除了面部症状外,远端多关节挛缩症 2 型还存在脊柱侧弯、身材矮小等症状。几乎全部 2A 型及 1/3 的 2B 型患者可发现 *MYH3* 基因突变,而 *TNNT3*、*TNNI2*、*TPM2* 基因突变也会引起 2B 型。

远端多关节挛缩症 9 型,又称为先天性挛缩型蜘蛛指(congenital contractural arachnodactyly,CCA)或 Beals-Hecht 综合征,是一种常染色体结缔组织疾病。CCA 的主要临床症状为关节挛缩、蜘蛛样指、身体四肢修长、胸廓畸形、脊柱侧弯、肌肉发育不全和外耳郭畸形等症状。除了这些症状外,一些患者还存在先天性心脏病和玻璃体混浊等症状。最初因为该疾病与

Marfan 综合征临床症状比较相似,因此往往认为该疾病是 Marfan 综合征,但是随着对该疾病的不断认识,发现这两种疾病不是一种疾病,致病基因分别为 *FBN1* 和 *FBN2*。

（封思琴　郭　帆）

参 考 文 献

［1］ OBERG KC, FEENSTRA JM, MANSKE PR, et al. Developmental biology and classification of congenital anomalies of the hand and upper extremity [J]. J Hand Surg Am,2010,35(12):2066-2076.

［2］ DAHN RD, FALLON JF. Interdigital regulation of digit identity and homeotic transformation by modulated BMP signaling [J]. Science, 2000,289(5478):438-441.

［3］ WEATHERBEE SD, BEHRINGER RR, RASWEILER JT, et al. Interdigital webbing retention in bat wings illustrates genetic changes underlying amniote limb diversification [J]. Proc Natl Acad Sci USA,2006, 103(41):15103-15107.

28 奇怪的"咳嗽"

一、专家导读

    39 岁患者,一次感冒后频繁咳嗽,反复求医,却始终未愈。一日清晨不经意间发现痰中带血。难道是结核?抑或是肺癌?可当地医院检查却排除了结核。那是肺癌吗?此后的进一步检查让人大吃一惊,双侧的肺门增大,双肺动脉扩张,心脏里有一随血流飘摆的带蒂的直径 2cm 团块。咯血的元凶似乎是找到了,可是为什么肺动脉扩张呢?心脏里的团块又到底是什么呢?与肺动脉扩张有关系吗?下一步该怎么治疗?

二、病例介绍

[患者] 男性,39 岁。

[主诉] 发热后反复咳嗽、咳血 3 月余。

[现病史] 2019 年 1 月无明显诱因出现发热,体温 39.0℃,伴有寒战,无其他伴随症状。当地医院胸部 CT 提示右肺中下叶炎性改变。给予头孢类抗生素 + 左氧氟沙星抗感染治疗 2 周,患者发热好转后出院。但仍伴有咳嗽,一周后患者干咳较前加重。当地复查胸部 CT 提示右肺炎症好转,左肺新发炎性改变(患者自述,无影像学资料)。考虑支原体肺炎,给予罗红霉素治疗 1 周,效果差。更换为左氧氟沙星抗感染治疗,无改善。6 月 29 日及 8 月 30 日两次于当地医院复查胸部 CT 发现患者双肺门增大,左肺炎性改变较前好转,考虑肺结节病的可能,未予治疗。1 个月前患者咳嗽症状加重,伴少量白色泡沫痰,偶有痰中带血。遂就诊于山东省胸科医院,考虑肺结核,行 PPD 试验阴性。增强肺 CT 提示双侧肺动脉扩张,不除外免疫病的可能。9 月 4 日就诊于中国医学科学院阜外医院,肺动脉 CTA 检查提示存在肺动脉瘤,肺动脉血栓形成,右室血栓可能,考虑与免疫病有关。9 月 18 日就诊于协和医院风湿免疫门诊,检验结果提示:超敏 C 反应蛋白升高达 49.63mg/L、血沉 26mm/h、免

疫球蛋白 G 19.04g/L (7~17g/L)、肿瘤坏死因子 9.7pg/ml (正常值 <8.1)、白细胞介素 –6 68.9pg/ml (正常值 <5.9)、狼疮抗凝物 (–)、抗磷脂抗体谱 (–)、ANCA (–)、抗核抗体谱 (–)。白塞病可能性大。给予甲泼尼龙 (80mg) + 环磷酰胺 (0.6g) 治疗,并序贯甲泼尼龙 (美卓乐)48mg 口服。现为求进一步处理肺动脉瘤及右室内占位,收入北京协和医院。

[**个人史**] 无特殊。

[**家族史**] 父母体健,妹妹系统性红斑狼疮病史。

[**入院查体**] 体温、血压及脉搏正常,全身体格检查无明显阳性发现。

[**辅助检查**] 肝肾功能基本正常,血常规基本正常。血沉略增快,超敏 C 反应蛋白略升高。

超声心动图 (图 28-1):心脏各房室内径正常,右室内可见中等回声团,大小约 18mm × 16mm,通过长约 10mm 的蒂附于右室侧壁,活动度较大。

心脏 CT+ 三维重建 (图 28-2):右心室内见一肿块影,大小约 17.7mm × 14.3mm,似可见蒂附于室间隔,增强扫描 CT 值约 69Hu,二尖瓣、三尖瓣及主动脉瓣膜未见明显赘生物,双肺动脉多发瘤样扩张,右下肺动脉及左上肺动脉为著,管壁增厚,管腔内多发充盈缺损,双侧下基底动脉闭塞。

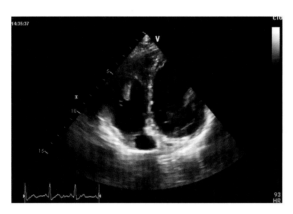

图 28-1　超声心动图

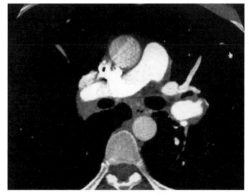

图 28-2　心脏 CT+ 三维重建

三、主治医师总结病例特点和主要诊断,提出会诊目的

心外科刘剑州:患者多发性大动脉炎诊断明确,心脏瓣膜病变存在手术指征,但以下方面仍存在疑问:

手术时机:患者病史较长,大动脉炎已累及心肌,但目前 ESR、CRP 等指标均正常,手术时机是否完全成熟?目前是否存在绝对禁忌?

病情判断:目前影像学提示右肺动脉闭塞,系动脉炎病变还是血管血栓形成?是否可能行影像重建进一步明确?

围术期准备:肺动脉高压方面,围术期是否可采取措施予以缓解?全身其他部位(头部、腹部等)受累血管有无同期处理必要性、围术期如何进行针对性动态监测?

四、多学科会诊意见

放射科王怡宁：①患者心脏三维重建可见右室内直径 1.7cm×1.4cm 充盈缺损，与心肌密度相似，该占位与室间隔区域有细条状影相连。双能扫描碘密度图分析提示该占位碘密度 1.4~2.6mg/ml。普通血栓碘密度在 0.1mg/ml 以下，黏液瘤碘密度 0.3~0.5mg/ml。结合临床考虑炎性血栓形成的可能性大，建议随诊复查占位大小的动态变化。②患者双肺动脉瘤样扩张伴血栓形成，下肺动脉闭塞，同时可见支气管扩张。

核医学科陈黎波：患者肺动脉 PET-CT 肺动脉壁周围可见一圈摄取增高，考虑：①肺动脉炎症；②附壁血栓形成。同时可见右肺结节及肋骨骨折，建议定期随访。

风湿免疫科张文：患者临床以血管病变为主要表现：①肺血管受累：多发动脉瘤、狭窄、闭塞及血栓形成；②右心室占位，结合影像学考虑血栓可能性大；③血清炎症指标升高；④此前激素、免疫抑制剂治疗有效。诊断考虑系统性血管炎，结合患者既往有反复口腔溃疡 10 余年病史，白塞病可能性大。根据 2014 年白塞病分类标准，患者口腔溃疡 2 分，血管病变 1 分，合计 3 分。白塞病合并肺血管受累，预后差，病死率高，需积极治疗。应首选激素联合免疫抑制剂（环磷酰胺），可联合生物制剂如 TNF-α 单抗。抗凝治疗方面，多发肺动脉瘤为抗凝禁忌。外科方面，患者目前一般情况较好，暂不建议手术。

心内科朱燕林：①若排除其他致病因素，肺动脉瘤对白塞病的提示意义很强。患者超声心动图提示心脏结构正常，未见右心肥厚、肺动脉前向血流受阻和肺动脉压增高的表现，肺血栓形成不能解释肺动脉瘤样扩张。动脉瘤如侵犯支气管，常引起咯血，甚至致命的大出血，抗凝风险大。结合临床经验，既往有白塞病激素免疫抑制剂治疗后动脉瘤消失的病例。故治疗方面，建议以免疫科治疗为主，暂不推荐手术治疗。②患者右室可见中低密度回声，形态尚规则，活动度大，从超声角度倾向血栓成分多。从一元论角度出发，白塞病可引起心内膜炎症，在心内膜炎症基础上血液中的纤维蛋白血小板红细胞黏附形成占位。

儿科马明圣：同意患者病情可用白塞病解释。患者病史 10 年，妹妹同样患有免疫系统疾病（SLE）。应考虑有无遗传性疾病的可能，其中已知 A20 单倍剂量不足者有 70% 可引起白塞病表现。此病为常染色体显性遗传，常幼年起病，临床表现以消化道症状为主，血管病变不突出。可考虑给患者筛查该基因以明确是否存在突变。

皮肤科王涛：白塞病典型皮肤表现中，患者仅符合口腔溃疡这一条，无典型毛囊炎样皮疹及结节性红斑。患者全身炎性症状表现严重时，针刺试验仍为阴性，与病情不完全平行，白塞病诊断需谨慎。患者免疫抑制治疗前即存在甲癣，免疫治疗过程中应注意观察皮肤状况，预防激素及免疫抑制剂相关的副作用。

呼吸科黄慧：肺门肿物从后期增强 CT 看，并非肿大淋巴结；考虑肺动脉瘤样扩张。肺部阴影已较前有部分吸收。目前可不添加呼吸科药物。

感染内科周宝桐：患者患病初期有发热，影像学提示肺实变，故肺炎、结核及栓塞等均应考虑。但结合患者的后续病程及治疗，考虑白塞病诊断较明确，但值得关注的是，白塞病和结核发病关系密切，后续治疗过程中应注意随访是否合并结核。

普通内科曾学军：结合临床经验，白塞病合并心脏病变的患者，可能是不具备白塞病的典型表现的。建议该患者继续免疫科治疗，暂不推荐手术。

放射科（介入）刘巍：针对白塞病合并肺动脉栓塞患者的择期介入治疗暂无先例，介入治疗可能风险较大，目前不主张。

心外科张超纪：药物治疗对患者是必需的。抗凝治疗存在禁忌，暂不考虑。择期介入治疗肺动脉瘤无指征。若患者之后出现大咯血，可能需要急症手术。右室内占位目前无手术指征，建议内科药物治疗后复查。

五、结局及转归

继续口服激素治疗后，目前患者咳嗽症状消失，无咯血及其他不适。择期复查肺动脉CTA。

六、专家点评

该患者最后诊断考虑白塞综合征，伴多发肺动脉瘤和右心室血栓。白塞综合征伴肺动脉瘤的患者不一定具备典型的白塞综合征表现，这是本例给我们的启示，对于不明原因的肺动脉瘤患者，需考虑白塞综合征诊断。治疗方面，建议继续激素及免疫抑制剂药物治疗，目前患者病情稳定，无介入治疗指征，抗凝治疗为禁忌，密切关注病情变化，若出现大咯血，可及时请外科干预。

七、疾病相关文献回顾

Behçet 综合征又称 Behçet 病，常称白塞综合征。特征为复发性口腔阿弗他溃疡及任何系统性表现，包括生殖器溃疡、眼部病变、皮损、胃肠道受累、神经系统损害、血管病变或关节炎[1,2]。大多数临床表现都被认为是由血管炎所致。在系统性血管炎中，Behçet 综合征的显著特点是能累及循环系统中所有大小的血管（小、中、大），无论动脉还是静脉。症状性心脏病在 Behçet 综合征中不太常见[3]。Behçet 综合征没有具有诊断意义的实验室检查方法；因此，诊断是基于临床表现。在没有其他系统性疾病的情况下，患者存在复发性口腔阿弗他溃疡（一年至少 3 次）且合并以下 2 个临床特征，则诊断为 Behçet 综合征：①复发性生殖器阿弗他溃疡；②眼部病变（包括前葡萄膜炎或后葡萄膜炎、裂隙灯检查发现玻璃体内细胞，或眼科医生观察到视网膜血管炎）；③皮肤病变（包括与 Behçet 综合征相符的结节性红斑、假性毛囊炎、丘脓疱疹或痤疮样结节）；④病态反应性试验阳性。以上诊断方法符合 1990 年发布的国际研究组（ISG）标准，Behçet 病国际标准（International Criteria for Behçet's disease，ICBD）于 2006 年制定，目的是相比 ISG 标准提高敏感性，但目前尚未被广泛接受。以下几种表现各有一个相应的分值，该标准要求总分至少达到 3 分才可诊断为 Behçet 综合征：①生殖器阿弗他溃疡 –2 分；②眼部病变（前葡萄膜炎、后葡萄膜炎或视网膜血管炎）–2 分；③口腔阿弗他溃疡 –1 分；④皮肤病变（假性毛囊炎或结节性红斑）–1 分；⑤血管病变（浅静脉炎、深静脉血栓形成、大静脉血栓形成、动脉血栓形成或动脉瘤）–1 分；⑥病态反应性 –1 分。贝赫切特综合征以药物治疗为主，不同表现的贝赫切特综合征患者预后不同，多数患者病情长期处于缓解 - 复发交替的状态，部分患者经有效治疗后能达痊愈[4-8]。早期明确诊断,及时正确治疗是患者康复的基础。

(刘剑州　苗　齐)

参 考 文 献

［1］ HAMURYUDAN V, ER T, SEYAHI E, et al. Pulmonary artery aneurysms in Behçet syndrome [J]. Am J Med, 2004, 117: 867.

［2］ DAVATCHI F, SCHIRMER M, ZOUBOULIS C, et al, on behalf of the International Team for the Revision of the International Study Group Criteria for Bechet's disease. Evaluation and Revision of the International Study Group Criteria for Behcet's disease [C]. Proceedings of the American College of Rheumatology Meeting; November 2007; Boston, MA. Abstract 1233.

［3］ GÖLDELI O, URAL D, KOMSUOĞLU B, et al. Abnormal QT dispersion in Behçet's disease [J]. Int J Cardiol, 1997, 61: 55.

［4］ HUONG DL, WECHSLER B, PAPO T, et al. Endomyocardial fibrosis in Behçet's disease [J]. Ann Rheum Dis, 1997, 56: 205.

［5］ GÜRGÜN C, ERCAN E, CEYHAN C, et al. Cardiovascular involvement in Behçet's disease [J]. Jpn Heart J, 2002, 43: 389.

［6］ GERI G, WECHSLER B, THI HUONG, et al. Spectrum of cardiac lesions in Behçet disease: a series of 52 patients and review of the literature [J]. Medicine (Baltimore), 2012, 91: 25.

［7］ EMMUNGIL H, YAŞAR BILGE NŞ, KÜÇÜKŞAHIN O, et al. A rare but serious manifestation of Behçet's disease: intracardiac thrombus in 22 patients [J]. Clin Exp Rheumatol, 2014, 32: S87.

［8］ WANG H, GUO X, TIAN Z, et al. Intracardiac thrombus in patients with Behcet's disease: clinical correlates, imaging features, and outcome: a retrospective, single-center experience [J]. Clin Rheumatol, 2016, 35: 2501.

29 乳腺癌术后基因检测异常

一、专家导读

一位 39 岁的女子,刚刚逃脱乳腺癌的魔爪,却在术后基因检测中发现一个可能多系统受累的基因突变,并与其他恶性肿瘤风险的增加密切相关。随访中出现盆腔积液,家族中多人有肿瘤病史,是巧合? 还是基因的"命中注定"? 且看协和罕见病多学科专家如何诊治。

二、病例介绍

[患者] 女性,39 岁。

[主诉] 右乳腺癌术后 7 个月。

[现病史] 患者 2019 年 3 月 9 日因右乳腺癌行右乳癌旋切术,4 月 1 日行右侧乳腺单纯切除 + 右侧腋窝前哨淋巴结切除活检术。病理:右乳癌病理及免疫组化:(右乳腺)乳腺组织中可见浸润性癌(非特殊型,中分化,切片最大面积 6mm × 6mm)伴神经内分泌分化,未见明确脉管内癌栓及神经侵犯;乳头及底切缘未见特殊;乳腺纤维腺瘤。CD10(−),PR(强阳,90%),CgA(+),Syn(+),AR(中阳,90%),CK14(−),CK5/6(−),EGFR(−),ER(中阳,90%),Her-2(0),Ki-67(index 15%),P53(−),P63(−);右前哨淋巴结(0/4)。肿瘤 TNM 分期:$T_1N_0M_0$ Ⅰ 期;分子分型:Luminal B 型。2019 年 4 月 4 日于外院行遗传性乳腺癌相关基因检测(二代测序),提示:*PMS2* 剪接突变 c.538-1G>C 致病突变,杂合。同年 5 月 8 日病理补充免疫组化结果提示:乳腺癌标本 *MLH1/MSH2/MSH6/PMS2* 均(+)。5 月 27 日于北京协和医院 Sanger 一代验证,提示 *PMS2* 剪接突变 c.538-1G>C 致病突变,杂合。2019 年 11 月 6 日于北京协和医院行经阴道超声检查,提示子宫内膜厚 0.9cm;盆腔积液。患者术后行枸橼酸托瑞米芬片(法乐通)内分泌治疗。患者疑诊断林奇综合征(Lynch 综合征),为进一步诊疗至北京协和医院。自发病以来,患者精神欠佳,食欲、睡眠可,大、小便正常。

[**既往史**]　月经史、孕产史、个人史无特殊。

[**家族史**]　患者奶奶有明确胃癌病史，76岁去世；舅舅有肺癌病史，79岁去世；患者外祖母有晚年不规则大量阴道出血病史，未就诊；患者的两位姨妈、一位舅舅因脑出血分别于77岁、67岁、62岁去世；患者同辈亲属未见异常；患者家系中未见结直肠癌病史。家系图（图29-1）如下：

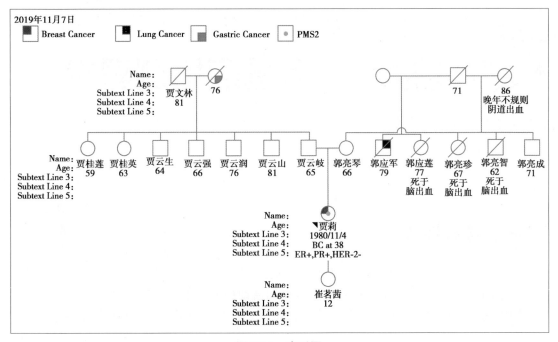

图 29-1　家系图

箭头所指为本例患者，患乳腺癌且为 *PMS2* 携带者。

三、主治医师总结病例特点和主要诊断，提出会诊目的

乳腺外科黄欣：青年女性，右乳癌诊断明确，已行标准乳腺癌辅助治疗，无 Lynch 综合征疾病谱肿瘤家族史，基因检测提示 Lynch 综合征相关基因：PMS2 剪接突变 c.538-1G>C 致病突变。Lynch 综合征是一种家族性遗传性疾病，基因突变 DNA 错配修复（mis-match repair，MMR）是引起该病的主要原因。Lynch 综合征患者有多种组织癌变倾向，如胃、卵巢、胆道、尿道、小肠、大脑和胰腺等，但是癌变的最常见靶点为结肠和子宫内膜。根据2019年 NCCN 指南（遗传/家族高风险评估-结直肠癌），如果先证者（年轻或有 Lynch 相关肿瘤家族史）罹患结直肠癌或子宫内膜癌，可进行 Lynch 综合征相关基因检测；如先证者罹患 Lynch 综合征之外的肿瘤谱，进行了基因检测，结果需要进行讨论。2019年 NCCN 指南（遗传/家族高风险评估-乳腺癌/卵巢癌）中提到，Lynch 综合征与乳腺癌关系不明确，但发现 Lynch 家族中乳腺癌发病率升高，且以三阴性乳腺癌为主。

该患者是否可诊断 Lynch 综合征？乳腺癌肿瘤组织 MMR 蛋白 IHC 染色（+），是否需要进一步行乳腺癌标本 MMR 基因/MSI 肿瘤微卫星不稳定检测？*PMS2* 致病突变（该突变位

点)与乳腺癌发病是否有关?乳腺癌术后随访方案是否改变?家系验证从父系还是母系开始?患者家族中多人死于脑出血,是否与其有关?12岁的女儿是否现在可进行验证?该患者是否需要进行降低 Lynch 综合征相关肿瘤风险(结直肠癌、子宫内膜癌、卵巢癌、泌尿系统肿瘤、脑肿瘤等)措施?包括筛查及预防性手术(结肠镜、预防性子宫切除术)?患者口服托瑞昔芬(选择性雌激素受体调节剂),该药与 PMS2 同时增加子宫内膜癌发病风险,是否需要更改乳腺癌术后辅助治疗方案?讨论预防性子宫切除的必要性?患者子宫内膜厚 0.9cm,是否需要进一步检查及处理?针对目前遗传性肿瘤基因突变患者,如果有生育需求,是否可行产前诊断或者植入前诊断?伦理情况?

四、多学科会诊意见

病理科吴焕文:Lynch 综合征由 DNA 错配修复(MMR)基因胚系突变引起。目前主流观点认为,无论有无家族史或 Lynch 综合征相关肿瘤病史,只要存在 MMR 基因的胚系致病性突变,都应该归为 Lynch 综合征。①该患者偶然发现 MMR 基因之一 *PMS2* 的致病突变,同时该基因突变的可靠性和致病性均得到确证,据此,患者 Lynch 综合征的诊断应成立。相较于 *MLH1* 基因和 *MSH2* 基因而言,*PMS2* 基因胚系致病性突变携带者的家族史可能并不显著。②由于 Lynch 综合征和乳腺癌的关联并不明确,且患者乳腺癌肿瘤组织 MMR 蛋白免疫组化显示为错配修复正常(pMMR),因此患者的乳腺癌可能与 *PMS2* 胚系突变无关。③由于少数情况下会出现 MMR 蛋白与肿瘤微卫星不稳定性(MSI)的检测结果不一致,即便患者免疫组化结果提示 MMR 蛋白表达正常,后期也可考虑进行肿瘤 MSI 检测。④该患者应根据 *PMS2* 基因胚系致病性突变采取针对性的管理措施。需要行结直肠镜监测,但由于对子宫内膜癌和卵巢癌的发病风险影响较小,目前不建议预防性子宫和附件切除。

核医学科霍力:PET/CT 一次检查可以做全身显像,对于多系统累及的肿瘤病灶有很好的检测效果。而 Lynch 综合征肿瘤高发、多系统累及,且病理类型与一般肿瘤无区别,病灶摄取 FDG 常增高,因此 FDG PET/CT 能够很好地判断 Lynch 综合征是否合并肿瘤以及系统累及情况,也可用于化疗疗效的评估。

基本外科吴斌:同意 Lynch 综合征的诊断以及与乳腺癌相关性不强的判断。欧洲消化内镜学会的 Lynch 综合征随访共识中提到,*MLH1* 和 *MSH2* 突变携带者,应从 25 岁时开始肠镜随访;*MSH6* 和 *PMS2* 突变携带者相对发病率较低,可从 35 岁开始肠镜随访。该患者 39 岁,目前没有症状,建议每两年进行一次肠镜随访。患者女儿年幼,是否行家系验证需尊重患者意见,可成年后行 Sanger 验证,若携带 *PMS2* 致病突变可于 35 岁后开始相关随访。

消化内科李景南:根据 Lynch 综合征的诊断标准,本例患者虽然有相关基因突变,但缺乏临床证据支持,目前尚无法确诊。家系图应包括家族中同代堂兄弟姐妹的情况。如有必要患者女儿可行基因检测。脑出血家族史可能与基因突变存在某种关联,可进一步通过相关基因功能分析明确。患者行结肠镜筛查非常必要,建议同时行小肠 CT 和胃镜检查。

妇产科李雷:患者 Lynch 综合征诊断明确,根据已有报道和国际数据库,乳腺癌与 Lynch 综合征有一定关联。患者可检测肿瘤组织做总体突变负荷(TMB)、MSI 或 IHC 检测,以判断患者将来是否适合免疫治疗,但这么做对于患者来说有过度诊断之嫌,临床价值有限,我本人并不推荐。患者的少量盆腔积液无临床意义。*PMS2* 突变会增加子宫内膜癌及卵巢癌风险,应该密切监测子宫内膜癌及卵巢癌,密切随访症状和体征,建议每年行 CA125 化验和经阴道超声检测,同时结合患者生育愿望推荐预防性的药物 / 药具治疗或手术治疗。患者可于绝经后或者 50 岁后行预防性子宫及双附件切除以降低卵巢癌或内膜癌风险。托瑞米芬(法乐通)会增加 2.5 倍的子宫内膜癌风险,故不支持患者使用此类雌激素受体调节剂,建议改用芳香化酶抑制剂或者宫内缓释系统。如果患者需要生育,建议尽快生育。患者是否需要做植入前遗传学诊断或检测,目前仍有争论。由于伦理问题目前暂不建议对患者尚未成年的女儿行家系验证,因为即使是比 *PMS2* 有更高外显率的突变基因,在 30 岁前罹患癌症的风险也几乎是零。

泌尿外科董德鑫:Lynch 综合征相关肿瘤中,泌尿系肿瘤发病率排第三。如果这个患者诊断 Lynch 综合征明确,建议患者及家属行泌尿系超声筛查及尿常规检查,对家属中的男性还需要行血清 PSA 和阴囊超声检查,除外泌尿系肿瘤的发病情况。

遗传咨询吴南:通过算法预测患者 PMS2c.538-1G>C 的突变造成的是一个 168bp 的缺失,推测此为未移码缺失,即该蛋白有可能保留一部分功能,由此有可能解释该患者肿瘤首发部位以及家族史、病理类型与经典的 Lynch 综合征不符。建议取患者外周血或肿瘤组织的 mRNA,由 mRNA 改变预测蛋白改变。家系方面,建议通过患者父母样本判断突变遗传自哪一方,并结合家族史进一步分析。

遗传咨询张宏冰:该患者 Lynch 综合征的诊断仅有外周血 *PMS2* 基因点突变的提示,其他证据均没有,且该突变对蛋白质的功能影响可能不是很大,因此不能确诊 Lynch 综合征。

遗传咨询黄尚志:同意张宏冰教授观点。考虑到基因型与表型之间的鸿沟,须补充病理样本的基因检测。免疫检测仅说明有蛋白表达,但无法证明蛋白的定位及功能是否正常。

神经外科王裕:DNA 错配修复障碍和 Lynch 综合征都可能增加中枢系统肿瘤发病的风险,尤其是胶质母细胞瘤或者是髓母细胞瘤。*PMS2* 纯合缺失会导致肿瘤负荷增加,免疫治疗有效。*PMS2* 突变与脑血管病没有直接的证据,患者脑出血家族史可能与生活习惯或脑血管相关基因有关。

肿瘤内科李宁宁:尽管随着科技的发展,目前基因水平的诊断已经作为很多疾病的金标准,但是目前关于 Lynch 综合征诊断仍然建议结合临床表型与 MMR 基因种系突变。无论是 Amsterdam、Bethesda,还是中国人 Lynch 综合征家系标准,该患者均不符合;目前不建议根据现有的预期外发现的 *PMS2* 突变的情况,直接确诊 Lynch 综合征。38 岁女性人群的流行病学数据中,乳腺癌发病率亦表现出逐渐增高的趋势,该患者的乳腺癌发病特点与整体人群发病模式相似,Lynch 中乳腺癌不属于常见的 Lynch 相关肿瘤。此外,目前的研究认为,*PMS2* 突变外显率低,具体其突变及致病的模式未知;因此,建议进一步行肿瘤标本的 MSI 检测,若结果为微卫星高度不稳定,可能出现了"二次打击",可考虑作出 Lynch 综合征的诊断,并谨慎地进行遗传咨询,要注意符合医学伦理的原则。根据目前的循证医学证据,该患者的乳腺癌发病符合疾病的流行病学特征,不支持作出 *PMS2* 突变直接与乳腺癌发病有关的判断。

多学科会诊意见总结

　　肾内科陈丽萌：该患者为单基因突变的杂合携带者，突变基因发现偶然且没有相应的临床证据支持，诊断依据不足，故林奇综合征的诊断暂不成立。而考虑到患者年龄，应针对发现的基因突变进行消化道筛查，可考虑先行 PET/CT 全身排除其他部位恶性肿瘤，消化内科门诊随诊。同时应进行患者肿瘤标本的 MSI 检测，后续诊疗应根据检测结果制定。家系验证方面，患者 12 岁的女儿尚年幼，出于伦理考量不建议行基因筛查。建议患者进行 *PMS2* 父母家系验证，根据家系验证结果对 Lynch 综合征的诊断再次进行讨论。

　　心内科张抒扬：关于后续诊治：对于该患者，进入乳腺癌术后的常规治疗；除结肠镜筛查外，要加做 FDG PET-CT，以进一步明确或排除诊断；病理科需完善肿瘤组织的基因检测。

五、结局及转归

　　患者完善 PET-CT，未发现全身其他组织恶性病灶，尤其未见消化道及子宫内膜恶性病灶。目前继续口服法乐通内分泌治疗，随访 6 个月，乳腺癌无复发转移，无 Lynch 综合征相关肿瘤临床表现。

六、专家点评

　　这个病例非常值得学习。普通人认为乳腺癌不是罕见病，但该患者有肿瘤家族史，通过基因检测偶然发现了 *PMS2* 的致病突变。临床工作中发现的肿瘤一般都要进行基因筛查，而突变的基因可能不止一个，对特定的基因突变如何解读以及由此引发的医疗、社会、伦理问题，我们要特别关注，这些都值得通过 MDT 共同探讨。

七、疾病相关文献回顾

　　1. 疾病概述　林奇综合征（Lynch syndrome，Lynch 综合征）由 Lynch 教授于 1966 年第一次系统阐述其临床特征而得名。该病患者及其家庭成员存在一种 DNA 错配修复（mismatch repair，MMR）基因（包括 *MLH1*、*MSH2*、*MSH6*、*PMS2*）或上皮细胞黏附分子（epithelial cell adhesion molecule，EPCAM）基因的种系突变。

　　Lynch 综合征是遗传性非息肉病结直肠癌（hereditary non-polyposis colorectal cancer，HNPCC）最常见的原因，该病患者也有较高风险罹患其他恶性肿瘤，包括子宫内膜癌、卵巢癌、胃癌、泌尿系肿瘤、肝内胆管癌、皮肤癌、脑肿瘤等。

　　2. 流行病学　据估计，Lynch 综合征的人口水平发病率为 1/279[1]。一项国际范围的多中心研究显示，新诊断的结直肠癌患者中，3.1% 是 MMR 基因突变的携带者[2]。在中国，Lynch 综合征占结直肠癌患者的 5.6%~6.4%[3]。

3. **遗传学特征** Lynch 综合征是一种由常染色体显性遗传病,由 DNA MMR 基因之一发生种系突变所致,或由 EPCAM 基因缺失导致 MSH2 不表达所致。与 Lynch 综合征相关的 MMR 基因包括:*MLH1*(MutL Homolog 1),位于染色体 3p22.2;*MSH2*(MutS Homolog 2),位于染色体 2p21-16;*MSH6*(MutS Homolog 6),位于染色体 2p16.3;*PMS2*(postmeiotic segregation increased 2),位于染色体 7p22.1。

DNA MMR 系统的作用是通过纠正 DNA 复制过程中碱基配对错误产生的碱基替换不匹配和小的插入 - 缺失不匹配,来维持基因组的完整性。其中一个 MMR 基因的两个等位基因均失活即可导致 MMR 缺陷,虽然种系突变在临床上是显性,但突变在细胞水平上是隐性的,因为要使基因失去功能需要"二次打击"。

一般来说,Lynch 综合征患者 MMR 基因的一个等位基因存在种系突变,另一个等位基因则由于体细胞突变、杂合性缺失或启动子超甲基化导致的表观遗传沉默而失活。细胞中 MMR 基因的双等位基因失活,随后可因正常 DNA 合成期间发生的 DNA 错配(每 10^6 个碱基中约有 1 个)不能得到修复而导致突变率增加(基因组不稳定性)。DNA 错配通常发生在被称为微卫星的重复核苷酸序列区。因此,与正常组织相比,肿瘤中错配修复缺失的一个典型特征是肿瘤中这些微卫星区扩增或缩减。这种遗传性改变被称为微卫星不稳定性(microsatellite instability,MSI),是 Lynch 综合征相关癌症的特征[4]。

4. **诊断** Lynch 综合征的诊断思路为(图 29-2)[5]临床标准 - 基因筛查 - 分子诊断,最终确诊 Lynch 综合征需存在 MMR 或 EPCAM 基因的致病性种系突变。

现有几套临床标准被用于筛查存在 Lynch 综合征风险的个体,但其敏感性有限。

Amsterdam 标准 II(1999 年):①家系中至少有 3 例经病理证实的 HNPCC 相关癌(结直肠癌、子宫内膜癌、小肠癌、输尿管和肾盂癌),其中 1 例须是另外 2 例的直系亲属,且已排除 FAP;②须累及连续两代人;③至少 1 例患者发病早于 50 岁。

Bethesda 标准(2004 年):① 50 岁前诊断结直肠癌;②发现同时性、异时性结直肠癌及 HNPCC 相关肿瘤,无论发病年龄;③ <60 岁结直肠癌患者中检测到微卫星高度不稳定(MSI-H),肿瘤周围淋巴细胞浸润,克罗恩病样淋巴细胞反应,黏液或印戒细胞癌,髓样组织分化;④在 ≥ 1 例一级亲属诊断 HNPCC 相关肿瘤家族中发现结直肠癌;⑤在 ≥ 2 例一级或二级亲属诊断 HNPCC 相关肿瘤家族中发现结直肠癌至少 1 例为多发性结肠癌(包括腺瘤)。

中国人 HNPCC 家系标准(2003 年):家系中至少 2 例为明确诊断的大肠癌患者,其中 2 例为父母与子女或同胞兄弟姐妹关系,且符合以下 1 条:①至少 1 例为多发性大肠癌(包括腺瘤);②至少 1 例大肠癌发病早于 50 岁;③家系中至少 1 人患 HNPCC 相关肠外恶性肿瘤(包括胃癌、子宫内膜癌、小肠癌、输尿管或肾盂癌、卵巢癌、肝胆系统癌)。

5. **患者管理** 对于发现有结直肠癌或有内镜下无法切除腺瘤的 Lynch 综合征患者,推荐进行经腹全结肠切除术及回肠直肠吻合术,并对剩余直肠每年进行内镜监测。不适合进行全结肠切除术的患者可行节段性结肠切除术及术后每年监测[6]。Lynch 综合征女性患者具有子宫内膜癌和卵巢癌的发病风险,此类患者应该在进行结肠切除术时进行预防性子宫切除术和双附件切除术。关于 Lynch 综合征的化学预防,有研究表明阿司匹林可以降低患者结直肠癌的发病风险[7],但尚需进一步研究来证实,目前不推荐阿司匹林用于常规预防。针对 Lynch 综合征女性患者,口服避孕药可能是妇科恶性肿瘤的化学预防药物[8]。

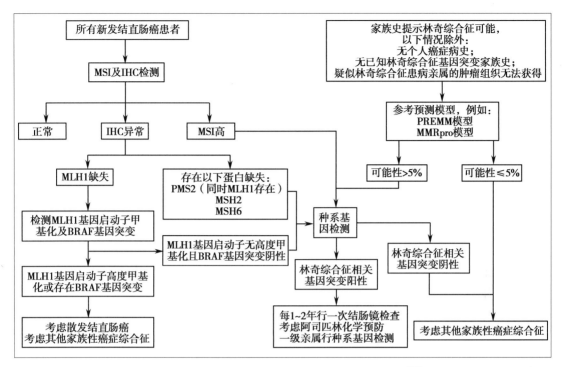

图 29-2　美国胃肠协会指南：林奇综合征的诊断和管理[5]（译）

MSI：微卫星不稳定性；IHC：免疫组织化学；BRAF：一种蛋白质编码基因，该基因突变与多种类型癌症相关，如心-面-皮肤综合征和肺癌；PREMM 模型与 MMRpro 模型：两种林奇综合征的预测模型，用于确定受试者存在 *MLH1*、*MSH2* 或 *MSH6* 基因有害的种系突变的概率。

（黄　欣）

参 考 文 献

［1］WIN AK, JENKINS MA, DOWTY JG. et al. Prevalence and penetrance of major genes and polygenes for colorectal cancer [J]. Cancer Epidemiol Biomarkers Prev, 2017, 26 (3): 404-412.

［2］MOREIRA L, BALAGUER F, LINDOR N, et al. Identification of Lynch syndrome among patients with colorectal cancer [J]. JAMA, 2012, 308 (15): 1555-1565.

［3］JIN HY, LIU X, LI VK, et al. Detection of mismatch repair gene germline mutation carrier among Chinese population with colorectal cancer [J]. BMC Cancer, 2008, 8: 44.

［4］PRIYANKA KANTH, JADE GRIMMENT, MARJAN CHAMPINE, et al. Hereditary Colorectal Polyposis and Cancer Syndromes: A Primer on Diagnosis and Management [J]. Am J Gastroenterol, 2017, 112: 1509-1525.

［5］RUBENSTEIN JH, ROBERT ENNS, JOEL HEIDELBAUGH, et al. American Gastroenterological Association Institute Guideline on the Diagnosis and Management of Lynch Syndrome [J]. Gastroenterology, 2015, 149 (3): 777-782.

［6］SYNGAL S, BRAND RE, CHURCH JM, et al. ACG clinical guideline: Genetic testing and management of hereditary gastrointestinal cancer syndromes [J]. Am J Gastroenterol, 2015, 110 (2): 223-263.

［7］BURN J, GERDES AM, MACRAE F, et al. Long-term effect of aspirin on cancer risk in carriers of hereditary colorectal cancer: an analysis from the CAPP2 randomised controlled trial [J]. Lancet, 2011, 378 (9809): 2081-2087.

［8］ LU KH, LOOSE DS, YATES MS, et al. Prospective multicenter randomized intermediate biomarker study of oral contraceptive versus depo-provera for prevention of endometrial cancer in women with Lynch syndrome [J]. Cancer Prev Res (Phila), 2013, 6 (8): 774-781.

30 青春期女性梗阻性生殖道畸形

一、专家导读

14岁少女,长期饱受痛经及月经淋漓不净的折磨。这看似简单的症状背后竟隐藏着令人意外的病因。如何改善相关症状,保留生育功能,提高生活质量?协和多学科会诊制订了个性化诊治方案及康复建议。

二、病例介绍

[患者] 女性,14岁。

[主诉] 痛经3年,月经紊乱6个月。

[现病史] 患者11岁初潮,平素月经欠规则,月经周期30天,行经天数23~24天,量中等,月经第6天开始量减少,淋漓不净,伴异味。自初潮起出现痛经,近6个月月经周期延长至2个月,淋漓不净伴异味,伴间断性下腹痛。就诊外院查盆腔磁共振提示完全性纵隔子宫伴阴道分隔,双侧卵巢多发囊性灶。

[既往史] 发现左肾缺如11年,余无特殊。

[个人史] 足月顺产,母亲孕期平顺,无新生儿窒息史,体格及智力生长发育与同龄儿相似。

[婚育史] 未婚,无性生活。

[家族史] 否认家族中类似疾病史。

[查体] 心肺腹查体无殊。妇科检查:外阴可见阴道开口,肛诊子宫丰满,未及囊性包块。

[辅助检查] 女性性激素六项水平:均在正常范围;盆腔超声:盆腔双子宫、双宫颈样回声伴阴道上段扩张积液,符合阴道斜隔综合征的表现;泌尿系超声及CTU均提示左肾缺

如(图30-1);全脊柱正侧位提示:腰椎侧弯(L_1~L_5 Cobb角15°),骶椎腰化(图30-2)。

[初步诊断] 阴道斜隔综合征(Ⅱ型);先天性左肾缺如;特发性脊柱侧弯。

北京协和医院诊疗经过

[手术治疗] 患者于月经期第3天行全麻下腹腔镜探查+阴道斜隔切除术。腹腔镜探查见完全纵隔子宫,宫底增宽,中间凹陷,双侧卵巢及卵管未见异常(图30-3)。转台下,见阴道右上侧宫颈口,左上侧阴道黏膜囊性外突,自外突最低处空针穿刺,回吸出陈旧积血,沿穿刺点切开阴道黏膜,见大量陈旧积血流出,吸净积血并切除阴道斜隔组织后见隔后左侧宫颈口,间断缝合阴道黏膜切缘。

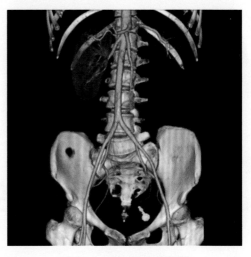

图30-1 CT尿路成像图

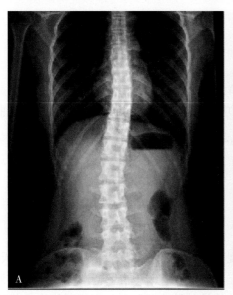
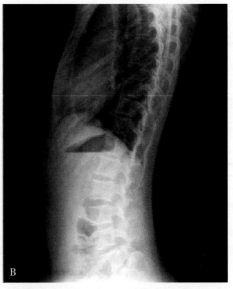

图30-2 全脊柱正侧位平片
A.正位片;B.侧位片。

三、主治医师总结病例特点和主要诊断,提出会诊目的

妇产科陈娜:本例患者为青少年女性,原发痛经合并经期后阴道淋漓出血。盆腔超声提示双子宫、双宫颈样回声伴阴道上段扩张积液,泌尿系超声提示阴道扩张积液的同侧肾脏缺失。同时合并特发性脊柱侧弯,符合阴道斜隔综合征合并多系统发育畸形的表现。需要与下列疾病鉴别:

1. 阴道壁囊肿 动态观察阴道壁囊肿无随月经周期出现增大或减小,患者无周期性下腹

痛症状,盆腔 B 超多提示子宫及双侧附件正常,泌尿系 B 超多无囊肿侧肾脏缺如表现。

2. 盆腔脓肿 患者多有发热、腹痛症状且多合并盆腔炎病史。妇科检查脓肿最低点位置较高,位于后穹窿直肠子宫陷凹处,未见阴道壁肿物。辅助检查血白细胞升高,盆腔 B 超多提示输卵管和盆腔积脓而无内生殖器畸形,泌尿系 B 超多正常。需特别警惕阴道斜隔综合征并发盆腔脓肿的情况。

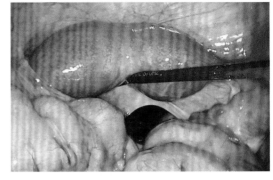

图 30-3 术中腹腔镜所见纵隔子宫

3. 盆腔或卵巢肿物 妇科检查盆腔肿物位置较高,未见阴道壁肿物。盆腔 B 超多提示附件区肿物而无内生殖器畸形,泌尿系 B 超多正常。要警惕阴道斜隔综合征并发卵巢子宫内膜异位囊肿的情况。

本例初步诊断:阴道斜隔综合征(Ⅱ型);先天性左肾缺如;特发性脊柱侧弯。

提出会诊目的:①阴道斜隔综合征可否解释患者临床症状及多种合并畸形?②患者手术方式应如何选择?生育功能是否会受到影响?③患者其他合并畸形的治疗方案。

四、多学科会诊意见

骨科吴志宏: 本例患者合并的脊柱畸形诊断为青少年特发性脊柱侧弯(adolescent idiopathic scoliosis,AIS)。目前患者腰椎侧弯 L_1~L_5Cobb 角为 15°,对于 Cobb 角 <20° 的 AIS 患者可定期骨科门诊随访;若角度继续进展,Cobb 角 >20° 的 AIS 患者需进一步支具治疗。该患者需注意坐姿,避免侧凸进一步加重,平时加强腰背肌力量锻炼,比如游泳、做小燕飞等,增强脊柱的稳定性。

肾内科陈丽萌: 阴道斜隔综合征患者合并斜隔同侧的肾脏缺如,意味着该类疾病患者同时也应该在肾内科门诊进行就诊评估和咨询。对于单肾畸形,患者可正常生活,但单侧肾脏的储备有限,平时需注意避免高蛋白饮食,减轻代谢负担,警惕药物肾损伤,并定期复查尿常规、检测血压和肾功能,定期肾内科门诊随诊。

骨科吴南: 该患者合并 AIS 即提示阴道斜隔综合征同时合并骨骼发育畸形。因该病极低的发病率,目前阴道斜隔综合征的分子遗传及胚胎方面的发病机制尚未清晰。本例患者合并特发性脊柱侧弯、先天性泌尿道发育畸形,提示我们在阴道斜隔综合征患者进一步的遗传病因学研究和探索中,不仅要关注生殖系统发育通路上可能存在的基因突变,还要同时关注泌尿系统及骨骼系统发育通路上的相关基因突变。

多学科会诊意见总结

妇产科朱兰: 该患者阴道斜隔综合征诊断明确。妇产科方面主要表现为痛经及月经淋漓不净,提示经血引流不畅,符合一类梗阻性生殖道畸形——Ⅱ型阴道斜隔综合征的临床特征。妇产科治疗方面,应尽快行阴道斜隔切除术,解除生殖道梗阻,引流经血,防止经血盆腔内逆流造成子宫内膜异位症、盆腔感染等并发症。

五、结局及转归

切除阴道斜隔,手术顺利,术后经血流出通畅,复查无阴道积液。

术后随访 1 年,阴道黏膜愈合满意,患者术后至今月经规律,经血流出通畅,无痛经。

六、专家点评

阴道斜隔综合征是一种复杂且少见的女性泌尿生殖道畸形,若不能早期诊断并及时进行治疗干预,可出现周期性下腹痛、阴道异常分泌物、盆腔包块等症状,并可引起子宫内膜异位症、急慢性盆腔感染等并发症,严重影响女性的生育功能及生活质量。本例患者经MDT 明确诊断后,指导临床医师通过阴道斜隔切除术解决了病症。该处理微创有效,为患者本身减轻了痛苦,为其后续实现生育功能提供了保障,也为患者家庭减轻了经济和心理负担。

七、疾病相关文献回顾

1. 阴道斜隔综合征　是指双子宫(偶有完全纵隔子宫)、双宫颈及阴道斜隔的先天性畸形,常合并斜隔侧肾缺如。国际上以早期报道该病例的 3 位医生的名字命名其为 Herlyn-Werner-Wunderlich syndrome(HWWS)。1985 年,北京协和医院提出了 HWWS 的 3 种分型:Ⅰ型为无孔斜隔型,即一侧阴道完全由斜隔组织封闭,隔后子宫与外界及对侧子宫均不相通;Ⅱ型为有孔斜隔型,即阴道斜隔上有小孔供经血引流,斜隔后子宫与对侧子宫不相通;Ⅲ型为无孔斜隔合并宫颈瘘管,即斜隔无孔,但隔后腔与对侧宫颈间有瘘管引流经血[1](图 30-4)。

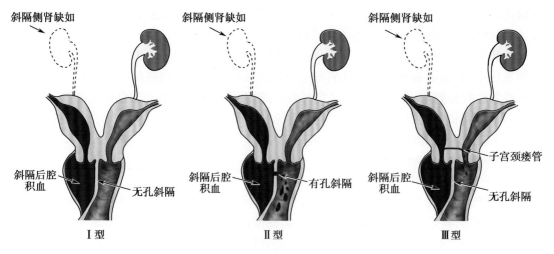

图 30-4　阴道斜隔综合征的 3 种分型

Ⅰ型:无孔斜隔型;Ⅱ型:有孔斜隔型;Ⅲ型:无孔斜隔合并子宫颈瘘管型。

2. 辅助检查方面 盆腔超声及盆腔 MRI 检查为女性生殖道畸形及其相关并发症的诊断和分型提供了重要信息。尤其是盆腔 MRI,可以判断梗阻部位,提供有关子宫形态、肾缺如、子宫内膜异位症等疾病的细节信息。推荐患者行盆腔超声,有条件者完善盆腔 MRI 以协助诊断[2]。

3. 合并其他系统畸形方面 阴道斜隔综合征患者均同时合并泌尿系统畸形,多为斜隔同侧的肾脏缺如。查阅文献,单侧肾缺如占肾脏畸形的 5%[3],孤立肾通常是在产前超声检查或出生后泌尿系统的超声评估中偶然发现。单侧肾缺如患者多无症状,但也可伴有其他泌尿系畸形和肾外其他器官畸形及肾损伤证据。一篇纳入 43 项研究的文献系统评价显示,孤立肾的估计发病率为 0.05%[4]。约 1/3 的孤立肾患者伴有其他泌尿系统发育异常,其中膀胱输尿管反流最为常见(24%);约 1/3 的患者还存在肾外其他器官畸形。该研究中,单侧肾缺如患者中提示肾损伤的表现包括微量白蛋白尿(21%)、高血压(16%)和肾功能下降。肾脏外其他系统畸形可见于心脏、生殖器、骨骼、消化道和呼吸道[5]。本例患者即为肾脏畸形合并苗勒管发育异常。在评估处理方面,单侧肾缺如患者的对侧正常肾脏通常将代偿性肥大。因此,推荐定期进行超声复查以监测对侧肾脏的代偿生长,在使用经肾脏代谢的药物时需关注肾功能的变化。同时应定期评估患者的血压和尿液变化,出现血压升高或蛋白尿时要进一步测定血清肌酐,以便及时评估对侧肾脏功能,延迟或防止疾病向慢性肾脏疾病发展。

4. 合并其他系统畸形方面 部分阴道斜隔综合征患者可同时合并骨骼发育畸形。有文献报道,在 73 例 HWWS 患者中有 6 例合并脊柱侧弯,发生率为 8.57%,显著高于普通人群(1/1 000)[6]。其中最常见的为 AIS,其诊断标准包括:①发病时年龄 ≥ 10 岁;② Cobb 角 ≥ 10°;③没有脊柱侧弯的其他病因,例如先天性脊柱侧弯、神经肌肉型脊柱侧弯和综合征型脊柱侧弯。结合本例情况,发病时年龄为 14 岁,Cobb 角为 15°,未发现脊柱侧弯的其他病因,符合 AIS 的诊断标准。文献报道,Cobb 角 ≥ 10° 的 AIS 患病率约为 3%,但仅有 10% 的 AIS 青少年患者需要治疗(占全部青少年人口的 0.3%)[7]。在治疗方面,部分 AIS 患者的治疗原则为观察以及支具治疗:对于 Cobb 角 <20° 的患者平时应注意坐姿,避免久坐劳累;严密观察,定期复查脊柱平片,如每年进展 >5° 并且 Cobb 角 >20°,应行支具治疗。

5. 治疗方面 阴道斜隔切除术是目前 HWWS 的标准治疗方式。在明确诊断后尽早行斜隔切除术,有助于快速缓解临床症状,预防子宫内膜异位症、盆腔感染等并发症。北京协和医院妇产科团队通过对 94 例 HWWS 患者的回顾性研究,发现 HWWS 合并盆腔子宫内膜异位症的发生率达 19.15%,其中卵巢子宫内膜异位囊肿多发生于阴道斜隔侧。相较于有孔或合并瘘管的斜隔,无孔斜隔患者合并子宫内膜异位症的比例明显升高[8]。

6. 预后方面 HWWS 患者得到及时诊治后,可预防子宫内膜异位症、盆腔感染、盆腔粘连等并发症的发生,并保留生育功能,其生育结局通常良好。该患者术中尽可能多地切除了阴道斜隔组织,且腹腔镜探查未见子宫内膜异位症、粘连、感染等并发症,考虑术后生育功能可不受影响。根据妇产科对既往在北京协和医院就诊的 109 例 HWWS 患者的随访,成功妊娠率为 81.8%,活产率为 69.4%,总体妊娠结局良好[9]。

(陈 娜 朱 兰)

参 考 文 献

［1］ 朱兰, 郎景和, 宋磊, 等. 关于阴道斜隔综合征、MRKH 综合征和阴道闭锁诊治的中国专家共识 [J]. 中华妇产科杂志, 2018, 53 (1): 35-42.

［2］ PATEL V, GOMEZ-LOBO V. Obstructive anomalies of the gynecologic tract [J]. Curr Opin Obstet Gynecol, 2016, 28 (5): 339-344.

［3］ WIESEL A, QUEISSER-LUFT A, CLEMENTI M, et al. Prenatal detection of congenital renal malformations by fetal ultrasonographic examination: an analysis of 709, 030 births in 12 European countries [J]. Eur J Med Genet, 2005, 48: 131.

［4］ WESTLAND R, SCHREUDER MF, KET JC, et al. Unilateral renal agenesis: a systematic review on associated anomalies and renal injury [J]. Nephrol Dial Transplant, 2013, 28: 1844.

［5］ PARIKH CR, MCCALL D, ENGELMAN C, et al. Congenital renal agenesis: case-control analysis of birth characteristics [J]. Am J Kidney Dis, 2002, 39: 689.

［6］ LI Z, YU X, SHEN J, et al. Scoliosis in Herlyn-Werner-Wunderlich syndrome: a case report and literature review [J]. Medicine (Baltimore), 2014, 93 (28): e185.

［7］ Roach JW. Adolescent idiopathic scoliosis [J]. Orthop Clin North Am, 1999, 30: 353.

［8］ TONG J, ZHU L, CHEN N, et al. Endometriosis in association with Herlyn-WernerWunderlich syndrome [J]. Fertility and Sterility, 2014, 102 (3): 790-794.

［9］ TONG J, ZHU L, LANG J. Clinical characteristics of 70 patients with HerlynWerner-Wunderlich syndrome [J]. Int J Gynecol Obstet, 2013, 121 (2): 173-175.

31 生后 8 天起病的"宝贝"

一、专家导读

2 岁女孩,生后第 8 天起即出现全身反复皮疹,之后还逐渐相继出现了关节肿胀、脂肪萎缩、高血压,辗转于各大医院,始终未能明确病因。如此早早发病,究竟是由什么造成的?是多系统受累的疾病,还是单纯的脂肪营养障碍,其中是否有深藏的遗传背景?两次基因检测一无所获,后续该如何诊治?

二、病例介绍

[患儿] 女性,2 岁。

[主诉] 反复皮疹 2 年,关节肿胀 5 个月,脂肪萎缩 1 个月。

[现病史] 2017 年(生后 8 天)出现红色皮疹,每次持续约 2 周,经 2~4 周再次复现。生后 4 个月、生后 6 个月 2 次出现手臂抽动,伴双眼凝视、呼之不应,数秒后自行缓解,当地曾考虑"烟雾病",后行"脑电图"等诊断"癫痫"。于北京某儿童医院神经科行头 MRV(−),MRA 示双侧颈内动脉、大脑中动脉略细,右侧大脑中动脉为著,考虑不支持烟雾病,但建议随诊。此后患儿因面部、四肢逐渐加重的弥漫性紫红斑疹,先后于上海、北京等地医院行皮肤活检,结果为:真皮全层血管周围散在淋巴组织细胞浸润,小血管壁增厚。"病变不典型""真皮浅深层血管周围炎症伴小叶性脂膜炎,狼疮不能完全除外"。2018 年(1 岁8 个月)患儿出现右手关节肿胀、活动受限,当地省立医院查 ESR 40mm/h;hsCRP 1.25mg/L(0.10~1.00);免疫球蛋白:IgG 23.15g/L↑,MRI:右手、腕部、右前臂软组织肿胀;双上臂皮下见多发小片状高信号影;双大腿皮下见散在斑片状高信号,余(−)。超声心动图:左房、室偏大,右心不大。腹部 B 超:肝脏正常大小,脾长径 10.2cm。因皮疹及关节症状、可疑葡萄膜炎,查 NOD2 基因、线粒体基因组、已知疾病相关外显子组测序:均阴性。诊断自身炎症

病？予泼尼松 5mg t.i.d.，皮疹、关节肿胀均好转，但发现全身皮下脂肪萎缩，面部、上肢、臀部为著（图 31-1、图 31-2）。病程中无发热。

[个人史]　出生情况好，6 个月抬头，10 个月会坐，1 岁 4 个月会走，2 岁能发单音节，不能双脚跳。

[家族史]　父母及 1 兄体健。

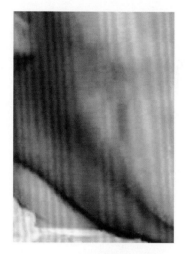

图 31-1　患儿的面部脂肪萎缩

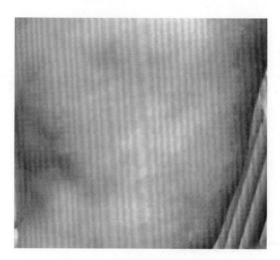

图 31-2　患儿的臀部脂肪萎缩

北京协和医院诊疗经过：

[入院查体]　体重 13.2kg（P75），身高 92cm（P75），头围 44cm（<P3）。全身皮肤隐约可见片状红斑疹，伴少许色素沉着，面部、四肢及肩胛处脂肪萎缩，以面部及四肢近端为著。心肺腹、四肢关节、脑膜刺激征（−）。

[辅助检查]　血尿便常规大致正常，肝肾功：ALT 133U/L↑，余（−）。血脂：TC 7.70mmol/L↑，TG 1.47mmol/L，HDL-C 2.17mmol/L↑，LDL-C 4.84mmol/L↑；血沉：19mm/h。

[感染指标]　EBV-DNA、CMV-DNA 均（−）。

[免疫学指标]　抗核抗体谱 3 项、抗 ENA（4+7）、补体均（−）。免疫球蛋白：IgG 降至 11.63g/L（同龄儿正常范围：5~12），IgA 0.74g/L，IgM 3.35g/L ↑（同龄儿正常范围：0.5~1.99）；Coombs 试验（−）。

[影像学指标]　头常规 MRI+SWI：双顶叶、右颞枕叶体积明显减小，双侧基底节、脑室旁白质多发斑片状异常信号，部分软化灶形成（图 31-3）。腹部 B 超：右肝斜径 9.7cm，实质回声欠均、稍粗；脾长 11.6cm；余（−）。双大腿 MRI：臀部、大腿根部可见 T_2 压脂像，提示脂肪萎缩。格里菲斯发育评估量表提示发育明显落后（表 31-1）。

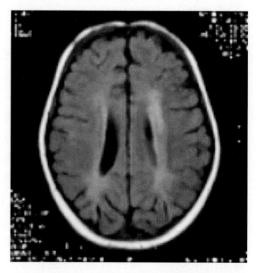

图 31-3　患儿头 MRI 检查结果

表 31-1　患儿的格里菲斯发育评估量测试结果

指标	A 粗大运动	B 个人社会	C 听力语言	D 手眼协调	E 视觉表现	F 实际推理
裸值	18	12	7	13	12	
百分位数	2.5%	1.0%	1.0%	1.0%	1.0%	
与发育相当的月龄	18	11	7	14	12.5	

[基因检测]　重新分析外院疾病相关外显子组测序原始数据,未发现明确致病突变。

[诊治经过]　将激素调整为泼尼松龙 15mg q.d. 顿服,重新送检全外显子组测序 trios。出院后患儿规律口服药物,体温均正常,复查血常规、肝肾脂全、血沉、免疫球蛋白均正常,门诊将泼尼松龙减为 12.5mg q.d.。全外显子组 trios：*PLIN1*(家族性部分脂肪营养障碍 4 型,常染色体显性遗传)c.121T>C,p.Y41H,来自父亲(父亲无临床症状),余无阳性发现。

三、主治医师总结病例特点和主要诊断,提出会诊目的

儿科全美盈：患儿有新生儿期出现的皮疹,存在关节肿胀、脂肪萎缩,查体面容特殊,并有病程中逐渐出现的血沉增快、小细胞低色素性贫血、高免疫球蛋白血症等表现,皮肤活检提示脂膜炎,尽管外周血未见相关突变,临床仍高度怀疑蛋白酶体病[1-4]。提请多学科会诊的主要目的：①外周血全外显子组测序未见 *PSMB8* 等相关基因的突变提示,是否仍能诊断蛋白酶体病？②测序发现了 1 个单纯的脂肪营养障碍相关突变,能否得到临床诊断？③治疗方面,予糖皮质激素治疗后皮疹好转,IgG、血沉、血脂逐渐降至正常,提示治疗有效,目前泼尼松龙已由 15mg q.d. 减量至 12.5mg q.d.。后续采用何种治疗为宜？

四、多学科会诊意见

儿科宋红梅：该患儿起病早,生后 8 天即出现皮肤红斑；有脂肪萎缩表现；手指细长,有杵状指、趾；血沉升高,白细胞不高；亦有发育迟缓、智力测评得分低等中枢神经系统受累表现,皮肤活检病理提示脂膜炎,并可见淋巴细胞浸润。结合上述临床表现高度疑诊蛋白酶体病。我科此前诊断过此类疾病。该病由如 *PSMB8*、*PSMB5*、*PSMB1* 等的突变所致。我们此前也已对该患儿的测序原始数据重新分析,与 *PSMA*、*PSMB* 相关的一组基因均未见可疑变异。同时,也没有发现上述基因存在拷贝数变异。但在一些患儿中,由于突变细胞比例较低,Sanger 测序包括二代测序可能都无法发现相应突变。是否存在体细胞突变致病的可能。

美国贝勒医学院方萍：根据患儿表现,目前临床诊断考虑蛋白酶体病。尽管未能在 *PSMB*、*PSMA* 系列基因中发现突变,但亦不足以排除此类疾病,因其不仅局限于单基因遗传,还可有双基因、多基因相互作用致病的可能性,值得进一步挖掘。建议重新分析原始数据或重新留取 DNA 做检测。

病理科吴焕文：再次阅读患儿两次外院皮肤活检病理切片,脂肪取材很浅,可见小血管壁的淋巴细胞和浆细胞浸润。可除外淋巴造血方面的疾病,此外病理方面并无倾向性疾病。

皮肤科刘跃华、王涛：患儿皮肤方面主要表现为面部及四肢弥漫性紫红斑疹，无皮下结节；四肢和面部局部多毛；皮下脂肪不硬。综观两次皮肤活检病理会诊材料：第1次皮肤活检取材较大，主要为表皮过度角化，基底膜增生，血管周围淋巴细胞浸润，可见哨兵样排列的单核细胞，其中中性粒细胞散在浸润。第2次皮肤活检的取材位置较浅，可见少量泡沫样细胞浸润，这往往提示感染，但此种泡沫细胞非常少。根据外院皮肤活检结果，考虑：①脂肪营养障碍不能完全除外；②不除外感染相关疾病；③自身炎症性疾病不除外。需进一步完善皮肤病理的免疫组化染色为诊断提供线索。

儿科马明圣：对诊治情况稍作补充：①对于家族性部分脂肪营养障碍，泼尼松对此病无效，而该患儿应用泼尼松治疗部分有效：皮疹好转，血沉、血脂、IgG、转氨酶等均降至正常。故考虑脂肪营养障碍的可能较小，诊断还是倾向自身炎症性疾病。②Ⅰ型干扰素病会导致干扰素水平升高，进而诱导干扰素下游相关基因表达的上调。故可考虑送检患者本人、父母、表型正常的兄长的血样进行干扰素下游表达产物的 RNA-Seq，如有表达产物水平的上调，则应当也有助于确诊Ⅰ型干扰素病。③针对Ⅰ型干扰素病的治疗方面，国内已有作用于JAK-1 和 JAK-3 信号通路的抑制剂托法替布可以用于临床，该患儿是否建议应用。

免疫内科沈敏：根据患儿各方面临床表现：①同意高度疑诊自身炎症性疾病，特别是蛋白酶体相关的Ⅰ型干扰素病。患儿的皮疹、脂肪萎缩、皮肤活检病理、高 IgG 血症等不再赘述，此处强调一点：自身炎症性疾病的神经系统改变除基底节钙化之外，也可以有形如该患儿的表现，如脑白质的软化变性。②儿科已送检干扰素下游表达产物的 RNA-Seq，结果尚未归，如有表达产物水平的上调，则仍可确诊Ⅰ型干扰素病，建议加用 JAK 抑制剂托法替布。

放射科刘炜：患儿2019年3月于北京协和医院行头 MRI+SWI、大腿 MRI。其中头MRI+SWI 示脑沟明显加深，白质受损；侧脑室旁基底节区可见软化灶；上述均提示脑部小血管异常。大腿 MRI：臀部、大腿根部可见 T_2 压脂像，提示脂肪萎缩；两侧大腿可见肌肉萎缩；总体而言，大腿 MRI 主要提示脂膜炎。

神经科关鸿志：患儿神经影像提示颅内小血管受累，支持小血管病；其皮肤活检病理主要为小血管壁增厚，亦支持皮肤小血管周围炎；且皮肤、神经系统两者应有共同的病理机制。目前诊断更倾向于自身免疫及自身炎症性疾病。

感染内科周宝桐：①患儿起病甚早，病程中无发热等，病史不支持慢性感染或免疫缺陷，目前病因方面仍首先考虑代谢异常。②患儿曾有左腋下淋巴结肿大，追问病史，系在接种卡介苗后出现的同侧腋下淋巴结肿大，考虑为过度反应所致。故诊断方面更倾向于自身炎症性疾病。

综合多学科会诊意见，留取患儿治疗前后的体征影像资料存档，同时送检患儿、父母、表型正常的兄长的样本行：①全基因组测序；②Ⅰ型干扰素下游表达产物的 RNA-Seq 测定。

结果：患儿Ⅰ型干扰素下游表达产物明显增高，患儿父母、兄长及无关正常对照的干扰素下游表达产物均正常。考虑Ⅰ型干扰素病诊断明确。签署知情同意书后，加用托法替布（尚杰），2.5mg b.i.d.。泼尼松龙暂维持 12.5mg q.d. 不变。用药后观察全身皮疹颜色变浅，患儿无特殊不适。

诊治过程中发现患儿间断鼻出血，多次测双上肢血压：140/80mmHg，完善检查：

颈动脉、椎动脉、锁骨下动脉超声：双侧椎动脉阻力增高；超声心动图：左室肥厚，房间隔可疑小缺损。肺动脉压正常范围；肾静脉超声（−）；肾动脉超声：双肾动脉主干狭窄，双肾叶间动脉阻力增高;双足跖趾关节及趾间关节超声:滑膜明显增厚;先后加用尼群地平 + 美托洛尔。嘱 3 个月后复诊。

全外显子组测序结果:未在 *PSMA1-8*、*PSMB1-11* 发现阳性突变。但发现烟雾病易感基因 *RNF213* 的一个新发错义突变。

第二次多学科会诊焦点:如何评估上述检查结果?烟雾病能否确诊?患儿的原发病诊断更倾向于 I 型干扰素病,还是烟雾病?后续如何调整治疗?

第二次多学科会诊意见:

美国贝勒医学院方萍:最新的全外显子组测序发现了和烟雾病相关的基因变异。

放射科冯逢:再次阅读患儿头 MRI,并与同年龄无颅内病变的患儿头 MRI 影像对比,患儿颈内动脉确实略窄,基于临床病史和影像,支持烟雾病。但是否为患儿原发病,是否能解释疾病全貌,仍需讨论。

儿科宋红梅:I 型干扰素病也完全可以出现中枢神经系统的炎症性改变。鉴于该患儿的临床表现:皮疹,肝脾大,炎症指标高,IgG 高,且 I 型干扰素通路上游基因高表达(患儿表型正常的家人上述基因均无高表达),虽然未能找到 I 型干扰素病致病基因,仍高度怀疑 I 型干扰素病、蛋白酶体病,与此同时在易感基因背景下继发了烟雾病。针对 I 型干扰素病的治疗已经开始,建议随诊监测患儿的 I 型干扰素上游通路表达水平、影像学、智力发育测评等,同时注意监测有无治疗药物托法替布的副作用(主要是感染)。

心内科朱文玲:患儿治疗前血压持续高达 140/80mmHg,考虑主要病因仍为自身炎症→血管内皮病变→肾动脉狭窄→引起高血压,其中炎症→血管狭窄的过程有时早在胎儿期或新生儿时期即可发生。同意目前尼群地平 + 美托洛尔的药物降压方案。建议继续保持随访,监测病情进展。

五、结局及转归

至 2020 年 6 月,患儿在糖皮质激素基础上加用 JAK 通路抑制剂托法替布已满 1 年。①观察皮疹、脂肪萎缩、贫血等症状均较前缓解,考虑治疗有效。②加用尼群地平 + 美托洛尔降压治疗后,高血压亦有好转。③智力落后方面,动态监测格里菲斯发育评估量表,患儿与 1 年前相比,发育相关的月龄及百分位数均有所提升,为治疗有效的提示;但较同龄儿仍相对落后;有待进一步随访。

六、专家点评

I 型干扰素病是属于近期才逐渐被认识的一组疾病。该病发病率很低,起病症状不一,通常涉及多个器官和系统,临床医师容易认识不足,及时确诊相对困难,特别是对基因测序结果阴性的患者,往往长期辗转就诊于多家医院,难以得到及时有效的治疗。该病的有效治疗药物为 JAK 通路抑制剂,但需在经验丰富的临床中心用药和随诊。该患儿尽管尚无明确的阳性基因测序结果,但其临床表现、影像学检查、I 型干扰素相关下游产物等结果均高度支持 I 型干扰素病的诊断,及时加用治疗药物后症状亦见好转,同时针对各个受累系统均得到较为全面的评估随诊。愿协和的全院罕见病会诊平台能更有助于为患者尽力明确诊断,尽早治疗,密切跟踪随访,体现协和水平。

七、疾病相关文献回顾

免疫蛋白酶体是由标准蛋白酶体在 IFN-γ 或 TNF-α 诱导下产生,负责水解细胞内衰老及外源性蛋白质的细胞器,借此它能参与氨基酸更新及抗原呈递等生理过程。其关键亚单位 β5i 的编码基因突变,可导致一类罕见的遗传性疾病——蛋白酶体相关的自身炎症性疾病(proteasome-associated autoinflammatory syndrome,PRAAS)[1,2],包括中条 - 西村综合征(Nakajo-Nishimura syndrome,NNS)、关节挛缩 - 肌肉萎缩 - 贫血 - 脂膜炎性脂肪萎缩综合征(joint contractures,muscular atrophy,microcytic anemia,and panniculitis induced lipodystrophy syndrome,JMP)以及伴发热和脂肪萎缩的慢性非典型中性粒细胞皮病(chronic atypical neutrophilic dermatosis with lipodystrophy and elevated temperature syndrome,CANDLE),这类疾病的临床特点有发热、皮疹、进行性脂肪萎缩以及关节畸形等,目前尚缺乏有效的治疗方法,预后极差。

其中,JMP 综合征的临床特点包括严重的多关节挛缩畸形、不同程度的脂肪萎缩与肌肉萎缩、皮肤红斑,还可伴有严重的身材矮小、癫痫发作等。患者可有小细胞低色素贫血,以及严重的高丙种球蛋白血症,还可有轻度的脂代谢异常、肌酶升高等。

对于蛋白酶体病患者,目前尚缺乏有效的治疗手段及药物。部分药物仅能暂缓某些临床症状。如糖皮质激素能控制发热、皮疹、关节痛等症状,但减量后上述症状易反复。免疫抑制剂及免疫调节剂,如环孢素、他克莫司、环磷酰胺、硫唑嘌呤、吗替麦考酚酯、羟氯喹等治疗效果也较差,脂肪萎缩均呈进行性发展。与大多数自身炎症病不同的是,蛋白酶体病患者对秋水仙碱的治疗反应较差。Jauns 激酶(JAK)抑制剂可能具有一定的效果[3,4],但仍待长期随访。

（孙之星　钟林庆　宋红梅）

参 考 文 献

[1] 钟林庆, 宋红梅. 免疫蛋白酶体及相关的自身炎症性疾病 [J]. 中华风湿病学杂志, 2018, 22 (7): 485-489.

[2] GARG A, HERNANDEZ MD, SOUSA AB, et al. An autosomal recessive syndrome of joint contractures, muscular atrophy, microcytic anemia, and panniculitis-associated lipodystrophy [J]. J Clin Endocrinl Metab, 2010, 95 (9): E58-63.

[3] BOYADZHIEV M, MARINOV L, BOYADZHIEV V, et al. Disease course and treatment effects of a JAK inhibitor in a patient with CANDLE syndrome [J]. Pediatr Rheumatol Online J, 2019, 17 (1): 19.

[4] LIU Y, RAMOT Y, TORRELO A, et al. Mutations in proteasome subunit type 8 cause chronic atypical neutrophilic dermatosis with lipodystrophy and elevated temperature with evidence of genetic and phenotypic heterogeneity [J]. Arthritis Rheum, 2012, 64 (3): 895-907.

32 反复肺部感染及多系统受累

一、专家导读

13岁女孩,6岁即反复发热,辗转于各大医院,治疗效果不佳,还逐渐出现消化道、肺脏、肝脏和中枢神经系统的症状,经历了胃镜、肠镜、肝穿、支气管镜……肺部影像上多发空洞。是什么样的疾病造成了这一切?

二、病例介绍

[患者] 女性,13岁。

[主诉] 反复发热伴肝脾大7年余,反复肺部感染5年。

[现病史] 患儿2012年11月(6岁)间断出现不规则发热,体温最高达39℃,伴腹泻,排黄绿色糊样便4~5次/d,郑州大学第一附属医院查WBC 9.9×10⁹/L,CRP 12.27mg/L;ESR 76mm/h;ALT 166U/L,AST 91U/L,便常规、凝血、血培养、骨髓培养、多种病原学(−),ANA、抗ds-DNA、抗ENA、类风湿关节炎抗体、补体均(−)。腹部CTA:肝总动脉及其分支细小,腹膜后及肝门处多发增大淋巴结,脾大。肠镜:全结肠黏膜多发糜烂、溃疡,散在息肉形成;病理:黏膜慢性炎。予柳氮磺吡啶及抗感染、保肝等治疗后体温正常,肝功及炎症指标下降,仍反复腹泻。2013年5月(7岁)出现咳嗽、咳痰,伴腹痛、腹泻,外院查WBC、PLT(−),HGB 99~90g/L,炎症指标:CRP 26mg/L,ESR 67mm/h;肝肾功:ALT 114U/L,AST 130.2U/L;感染指标:EBV-DNA 2×10⁴copies/10⁶PBNC;免疫指标:ANCA+(1:10)、ASCA-IgA(+)。影像和病理:胸部:胸HRCT:右肺上叶、两肺下叶肺野内可见云絮状高密度病灶,内可见支气管充气征;腹部:腹部超声:肝脾增大;肠道超声:全腹结肠管壁明显肿胀,黏膜及黏膜下层均有受累;胃镜:食管黏膜粗糙充血,可见表浅糜烂灶,胃底、胃体大弯侧可见新鲜出血点,胃窦黏膜充血水肿,呈花斑样改变;结肠镜:直肠至回盲部可见黏膜充血、水肿,呈弥漫性改

变,血管网模糊,并可见散在多发大小不等的溃疡及糜烂灶,触之易出血;病理:(胃窦)黏膜上皮局灶糜烂,固有层见较多淋巴、散在中性粒细胞浸润,(乙状结肠)腹腺体轻度增生,间质可见淋巴细胞、浆细胞及个别嗜酸细胞浸润,胃窦黏膜及结肠黏膜EBER个别细胞(+),未提示淋巴瘤;腹股沟淋巴结活检:反应性增生,EBER极少量(+)。诊断"炎性肠病、EBV感染、肝功损害、肺炎",予更昔洛韦及抗生素、白蛋白、保肝等治疗,2013年6月加用泼尼松10mg t.i.d.(约1.5mg/kg)后患儿腹泻好转,炎症指标、转氨酶下降,仍反复发热,EBV-DNA $6.74 \times 10^4 \sim 8.67 \times 10^3$。2014年7月减停泼尼松后予美沙拉嗪及中药治疗,大便逐渐成形,发热仍反复。2014年8月患儿因肝功异常、肝脾大,就诊某三甲医院,行肝穿诊断"EB病毒性肝炎G2S1",予口服保肝,肝功好转,仍间断低热,Tmax 37.5℃,咳嗽、肝脾大致同前。

2015年5月(9岁)就诊北京协和医院,查血常规:WBC、PLT(-),HGB 89g/L;炎症指标:CRP 10.0mg/L,ESR 109mm/h;肝肾功(-)。感染指标:EB-IgA/VCA、IgA/EA、IgG/VCA、NA-IgG(+),IgM/VCA(-),EBV-DNA 500copies/ml;ASO(-)。免疫学指标:ANA(+)S1:80,抗dsDNA-IF(-),ELISA(+),ANCA:IF-ANCA(+)C1:10,余(-);C3、C4(-);免疫球蛋白:IgG 37.44g/L↑,IgA 12.15g/L↑,IgM 2.13g/L;IgD免疫固定电泳+定量:IgD 1 390.00mg/L↑,免疫固定电泳(-);TB细胞亚群:T% 94.9%↑,B% 2.1%↓,NK% 3.0%↓。胸部HRCT:双肺多发斑片、实变影,以左肺上叶舌段、下叶、右肺上叶及中叶病变为著,并可见多发小结节影,可见树芽征,双肺支气管广泛扩张,支气管壁增厚呈管状、柱状,两肺门及纵隔见多个肿大淋巴结,双侧胸膜增厚;超声心动图:左房轻度增大。腹部超声:右肝斜径10.8cm,稍大,脾长径16.3cm,脾大。全科查房考虑自身炎症性疾病可能性大,留取基因血;家长要求暂不应用激素治疗,予更昔洛韦抗病毒,出院后仍间断发热,Tmax 38~38.5℃,伴咳嗽、咳脓痰,后自行停药。2016年2月自身炎症基因结果回报:MEFV 3个杂合突变:c.1759+8C>T(splicing,父源,目前认为致病性存疑);c.1223G>A,p.R408Q(父源,目前认为不致病);c.910G>A,p.G304R(母源,目前认为致病性存疑);结合临床表现考虑家族性地中海热,加用秋水仙碱0.5mg b.i.d.,患儿发热好转,但出现腹泻,排稀糊便2~3次/d,服药2个月后(2016年4月)自行停用全部药物,仍间断发热,1~2次/月,Tmax 39℃,持续1~2小时可自行退热;腹泻无改善。

2017年5月(11岁)患儿再次发热,伴咳嗽、咳痰、腹泻,于北京协和医院住院查炎症、免疫指标,胸部低剂量CT、腹部B超大致同前,头CT:双侧基底节区、右侧丘脑、左侧岛叶皮层下多发斑点状高密度影;全身DWI:双肺多发斑片实变影及支气管扩张;肝、脾大;结肠脾曲、降结肠、乙状结肠、直肠壁稍厚,炎性改变可能。考虑肺部、肠道感染,药物性肝损,予阿奇霉素、头孢曲松、氟康唑抗感染,对症保肝,症状改善。出院后于北京协和医院门诊不规律随访,仍间断发热,伴咳嗽,抗生素治疗可好转,大便稀黄,无腹痛,未再应用激素。

2018年5月(12岁)患儿再次发热,最高体温37.8~38.5℃,伴咳嗽,咳黄绿色脓痰;伴腹泻,排稀糊便2次/d。CRP 58.0mg/L,ESR 107mm/h,PCT(-)。WBC 10.77×10^9/L,HGB 93g/L。感染指标:EBV-DNA、EBV-IgM、G试验(-),痰培养:流感嗜血杆菌。免疫指标:Coombs试验(+);免疫球蛋白3项:IgG 38.15g/L↑,IgA 11.84g/L↑,IgM 1.92g/L;IgG亚类:IgG1 27 300mg/L↑,IgG2 18 200mg/L↑,IgG3 5 820mg/L↑,IgG4 290mg/L,自免肝抗体谱(-)。头CT、胸HRCT大致同前;超声心动图:左房增大、轻度二尖瓣关闭不全;腹部B超:右肝斜径11.8cm、脾长径16.0cm,肝脾大。考虑慢性肺部感染、肠道病变导致吸收不良,留

取血标本进一步完善基因检查。治疗方面：自 2018 年 9 月 14 日加用口服磺胺甲噁唑片 0.48g b.i.d. 及阿奇霉素 0.1g q.d.→每周 3 次预防肺部感染，共 3 个月，并加用肠内营养粉剂口服。

2018 年 12 月起患儿反复出现发热、咳嗽、咳脓痰，同时有皮肤巩膜黄染、转氨酶明显升高。多次于外院及北京协和医院完善检查：血常规：血 WBC、HGB 下降，PLT（-）；肝肾功能：转氨酶、胆红素升高，白蛋白减低，肾功（-）。G 试验（+），痰涂片可见较多细菌，余（-）。免疫球蛋白：IgG 显著升高，IgA 升高，IgM（-）；余大致正常。胸部 CT 提示支气管扩张；腹部超声及 CT 提示肝脾大、腹盆多发小淋巴结；肠道超声提示结直肠肠壁弥漫性增厚；妇科超声提示始基子宫。先后加用阿奇霉素、头孢曲松、头孢他啶、磺胺、氟康唑抗感染，体温可短暂恢复正常，炎症指标可略有下降，但停用抗生素后反复；加用阿拓莫兰、丁二磺酸腺苷蛋氨酸肠溶片、熊去氧胆酸胶囊、葡醛内酯、维生素 C 等保肝，黄疸可短暂消退，但转氨酶未恢复正常。2019 年 2 月 28 日加用泼尼松龙 25mg［0.8mg/（kg·d）］q.d.，上述症状无明显改善。

［既往史］ 曾于 2014 年输注人免疫球蛋白，2017 年 5 月输注红细胞，2019 年 2 月输注白蛋白。

［个人史］ 6 岁前生长发育同同龄儿，6 岁后身高增长缓慢，体重下降。智力发育正常。

［月经史］ 尚未来潮。余无特殊。

［家族史］ 父母体健，非近亲结婚，有一弟，7 岁，体健。

［入院查体］ 身高 134cm（<P3），体重 28.1kg（<P3），BMI 15.6kg/m^2。生长落后，营养不良，全身皮肤黏膜欠红润。头颈部触及多个浅表淋巴结，最大 0.5cm × 0.5cm。双肺呼吸音粗，右肺可及中粗湿啰音。心（-），腹软，肝肋下 3.5cm，剑突下 3.0cm，质韧，无压痛，脾 I 线 11.5cm，II 线 13cm，III 线 0cm，质韧缘钝。杵状指、趾。阴蒂肥大。

［检验指标］
免疫：CRP 48.0mg/L，ESR 113mm/h；IL-6 16.2pg/ml↑，IL-8 20pg/ml，IL-10 6.4pg/ml，TNF-α 36.0pg/ml↑；免疫球蛋白：IgG 39.26g/L↑，IgA 11.82g/L↑，IgM 1.88g/L；补体：C3 0.714g/L↓，C4 0.123g/L；RF 41U/ml；TB 细胞亚群：T% 89.3%，T4% 21.1%，T4# 325 个 /μl，T8% 61.8%，B% 4.3%，NK% 6.7%；IgD 免疫固定电泳（-）；双阴 T 细胞比例：CD3$^+$CD4$^-$CD8$^-$ 6.63%，其中 CD3$^+$CD4$^-$CD8$^-$ TCRαβ$^+$ 0.91%，CD3$^+$CD4$^-$CD8$^-$ TCRγδ$^+$ 6.4%。

2018 年 9 月外周血全外显子组测序未见明确异常。

三、主治医师总结病例特点和主要诊断，提出会诊目的

儿科全美盈：患儿幼年起病，症状持续进展，表现为消化道、肺部、肝脏（自身免疫性肝炎）、中枢神经系统（基底节钙化）等相继受累，且一旦累及相关系统，经治疗亦无明显缓解。炎症指标以血沉升高为主，CRP 不甚高。目前诊断尚未明确，特提请协和 MDT 会诊。

四、多学科会诊意见

儿科宋红梅：该患儿长期于儿科随诊，前面病史不赘述。

（1）诊断及鉴别诊断方面 儿科曾考虑：

1）自身免疫性疾病：ANA、ANCA、AsCA 均无特异性高滴度阳性，有低滴度阳性，不甚

特异,提示不符合自身免疫病,可能存在一定程度的免疫功能紊乱。

2)自身炎症性疾病:①患儿临床表现不符合炎症小体病,可能存在非炎症小体病或干扰素病,例如Ⅰ型干扰素病,但2次行相关基因检测均未能发现有意义的突变。上次住院期间取得体细胞送检验证N-Ras途径的可疑突变,但结果阴性。②ALPS:属于原发性免疫缺陷中的免疫失调性疾病,其诊断标准为:慢性(>6个月)非恶性、非感染性淋巴结肿大和/或脾大;在淋巴细胞计数正常或升高情况下,表达 α/βTCR 但 CD4$^-$ 和 CD8$^-$ 双阴性T细胞(α/β DNT细胞)水平升高。此外如有 FAS、FASLG 或 CASP10 基因突变,也可极大地支持诊断。但该患儿未发现相关基因变异,上次住院期间2次查 CD4$^-$CD8$^-$ 双阴T细胞比例均升高,但以 $\gamma\delta^+$ 双阴T细胞为主,$\alpha\beta^{++}$ 双阴T细胞并无异常增高(双阴性T细胞比例:CD3$^+$CD4$^-$CD8$^-$ 6.63%, 其中 CD3$^+$CD4$^-$CD8$^-$ TCR$\gamma\delta^+$ 6.4%,CD3$^+$CD4$^-$CD8$^-$ TCR$\alpha\beta^+$ 0.91%), 不符合 ALPS 诊断标准。③高 IgD 综合征:患儿 IgG、IgA 持续高于正常范围,IgD 曾有升高,但临床并无特异性的周期性发热、皮疹等表现,不符合高 IgD 综合征。

(2)治疗方面 患儿肺部可能存在非典型病原,故从免疫抑制和抑制淋巴细胞增殖的角度,副作用最小的治疗药物仍为激素,目前暂维持 0.8~1.0mg/kg 剂量;同时充分抗感染,暂未加用其他免疫抑制剂;是否建议其他调整?

(3)患儿 IgG 水平虽高,但可能并不能发挥相应功能,是否宜在治疗感染的同时予 IVIG 支持治疗。

骨科吴南:已重新分析该患儿的全外显子组测序原始数据,未见与免疫缺陷或自身炎症相关的可疑突变。有一个 OAZ3(与男性不育有关,尚未发现与免疫缺陷或自身炎症相关)的错义突变,考虑到患儿存在始基子宫、阴蒂肥大,至今月经未来潮,可考虑进一步挖掘该基因是否与病情相关。需指出,此次测序数据质量不甚佳,平均深度仅 60×,可能影响结果解读。

呼吸内科徐凯峰:患儿存在支气管扩张,病因方面曾考虑有无囊性纤维化可能,但该患儿 IgG 不低,反而异常升高,为不支持点;该病亦不能解释病情全貌。患儿既往查痰病原学培养均阴性(-),建议可再次多次重复送检,尽量取得痰液病原菌证据,以期指导治疗。

免疫内科沈敏:患儿有明显的多系统受累表现,病因方面:

(1)结缔组织病难于解释病情全貌。

(2)自身炎症性疾病方面

1)IL-1 通路疾病:如家族性地中海热、周期性发热等,也与患儿的临床表现不符。

2)Ⅰ型干扰素病:可有皮肤表现如脂膜炎、结节红斑、脂肪萎缩,有多系统受累,并且常伴低滴度的自身抗体。但是,该患儿更多表现为间质病变,皮疹不突出,故不甚符合最典型的Ⅰ型干扰素病,不过仍可送检患者本人、父母、表型正常的弟弟的血样进行干扰素下游表达产物的 RNA-Seq,协助诊断。

3)患儿的消化道症状包括口腔溃疡、腹泻,并非经典的炎症性肠病(IBD)表现;无明确外阴溃疡,是否为儿童起病的白塞病?此外 A20 单倍剂量不足(HA20)也可有类似早期起病的白塞病的表现,包括反复出现的疼痛性口腔溃疡,胃肠道症状如腹痛、腹泻、血便,关节炎、发作性发热、复发性病毒和细菌感染,以及神经系统受累,不过该患儿未见相应基因突变。鉴于此次全外显子组测序质量一般,平均深度仅 60×(一般达到 100× 以上为好),可考虑重新送检全外显子组测序。

消化内科杨红：①该患儿曾于外院诊为 IBD，但目前看来支持证据不足。IBD 的病理表现主要为慢性损伤、隐窝脓肿等，但从该患儿的外院肠镜病理描述来看，主要为急性炎症表现，而非经典 IBD。② EBV 阳性亦可导致胃肠道黏膜的糜烂、溃疡，可考虑行粪便菌群检测，协助了解肠道状态，进一步了解病因。

感染内科周宝桐：同意上述会诊意见。补充：患儿不同时期的血中、组织学（肝脏组织活检、肠道组织活检、骨髓活检）中均曾见 EB 病毒，是否考虑慢性活动性 EB 病毒感染（CAEBV）？

血液内科李剑：①患儿确有淋巴增殖表现，诊断方面需考虑自身免疫性淋巴细胞增生症（ALPS），但基因结果不支持，IL-10 水平亦无明显升高；②不认为患儿符合 CAEBV，因血中 EBV-DNA 早已转阴，且组织学中病毒载量极低；③治疗方面：建议加强免疫支持，如免疫调节剂、IVIG 等。

病理科吴焕文：会诊前已阅读患儿此前于外院所做的 5 次活检（包括 2013 年 5 月北京儿童医院胃镜、结肠镜、腹股沟淋巴结，2014 年 8 月解放军 302 医院肝脏穿刺，2014 年 11 月北京儿童医院纤维喉镜）的病理切片，但均无明显特征性提示。其中 2013 年 5 月淋巴结组织可见副皮质区增生。2013 年 8 月肠组织可见慢性炎＋活动性炎，无隐窝炎、隐窝脓肿，未见结核、CMV 感染表现，少量细胞呈 EBV 感染表现。2014 年 8 月肝脏组织可见极少量 EBER（+）。

放射科刘炜：阅患儿于北京协和医院 2018 年 9 月所做的腹盆增强 CT，结肠袋存在，故影像学不支持 IBD。多次肺部 CT 示双肺多发实变、支气管扩张，病变持续进展，左肺仅残存极少的肺组织。

检验科徐英春：该患儿既往多次查血培养及痰液细菌、真菌培养均阴性。结合患儿临床情况，建议再次送检时，可与检验科沟通，考虑适当延长血、痰病原学培养时间。

多学科会诊意见总结

儿科马明圣：在多学科会诊及后续儿科 MDT 查房的基础上，原发病诊断重点考虑如下可能：① ALPS 及 ALPS-like 类原发性免疫缺陷病，如 *RASGRP1* 突变；② Treg 缺陷相关原发性免疫缺陷病，如 CTLA-4 缺陷、LRBA 缺陷；③ CID 或抗体缺陷病，如 PI3K 通路基因缺陷。后续诊治建议：①深度免疫学检查：如精细免疫分型，T、B 淋巴细胞增殖功能，抗原特异性抗体检测，抗体亲和力检测，淋巴细胞凋亡功能检测，Treg 细胞数量及功能监测，PI3K-Akt-mTOR 通路磷酸化水平检测；②器官特异性自身抗体检测，必要时再次淋巴结活检；③全面深入分析全外显子组测序结果，关注 ALPS 及 ALPS-like 相关致病基因、CTLA-4、LRBA、PI3K-Akt-mTOR 通路相关基因。

五、结局及转归

患儿遵嘱多次行 PI3K-Akt-mTOR 通路磷酸化水平检测，数次结果均升高；淋巴细胞亚群精细分型：不完全符合活化 PI3K 综合征；复查基因未见符合患儿临床表现的基因突变。但患儿临床表现有显著淋巴增殖，部分自身抗体阳性，考虑患儿联合免疫缺陷病不除外，每月定期予以 IVIG 500mg/kg 补充免疫球蛋白，头孢哌酮 ×2 周治疗肺炎，伊曲康唑 1 片 q.d.、磺胺 1 片每周 2 次预防感染基础上，加用西罗莫司 1 片 q.d. 治疗原发病。

加用上述治疗后，发热、咳嗽、咳痰等症状均好转，监测患儿肝功能：ALT 181.2 → 23.7U/L，TBIL 32 → 15.7μmol/L；炎症指标：CRP 16 → <8mg/L；均正常，为多年以来最好水平。2019 年 10 月 9 日当地医院复查：肝功能：Alb 35.8g/L，ALT 45U/L，TBil 11.7μmol/L，DBil 1.3μmol/L；炎症指标：ESR 70mm/h；免疫球蛋白：IgG 33g/L↑，IgA 10g/L↑，IgM 1.89g/L；感染：GM 试验（−）；G 试验 151.04pg/ml。

六、专家点评

原发性免疫缺陷病是一组少见而重要的免疫系统综合征，包括免疫活性细胞（如 T 细胞、B 细胞、吞噬细胞等），免疫应答分子（如细胞因子、免疫球蛋白、补体等）缺陷，均可造成免疫功能失衡，使机体抗感染免疫功能低下，可引起反复感染，伴发自身免疫性疾病、肿瘤、过敏及炎症反应性疾病。其中，联合免疫缺陷病是由某些基因突变导致的、体液和细胞介导免疫的多种缺陷。联合免疫缺陷疾病患者常在出生 2 年内表现为反复感染和与不同综合征相关的特异性表现，部分较轻度缺陷患者可能直至儿童晚期甚至成人早期才表现出来。

具有以下任意表现的儿童应怀疑患有联合免疫缺陷疾病：慢性或反复呼吸道感染、慢性病毒感染、机会性感染、生长迟滞、慢性腹泻、自身免疫以及免疫失调的其他表现，如肉芽肿形成、EBV 相关淋巴组织增生性疾病、免疫缺陷的家族史、慢性淋巴细胞减少（5 岁以上儿童总淋巴细胞计数 <1 500/μl、5 岁及以下儿童 <2 500/μl）。该患儿有慢性反复呼吸道感染，曾有慢性 EB 病毒感染，生长迟滞，肠道炎症，Coombs 试验阳性，MDT 会诊后，于合作单位多次查 PI3K-Akt-mTOR 通路磷酸化水平，数次结果升高，但精细淋巴细胞分型不符合活化 PI3K-δ 综合征、基因监测未发现该通路相关基因突变，试验性加用西罗莫司治疗后肝功能正常、营养水平较前明显改善，发热、感染情况较前好转，诊断仍考虑联合免疫缺陷疾病中的活化 PI3K-δ 综合征可能。

活化 PI3K-δ 综合征是由于编码 PI3K 的 P100-δ 亚基的 PIK3CD（磷脂酰肌醇 3 激酶催化亚基 δ）基因杂合性功能获得性突变所致。该病患儿早期表现为反复呼吸道和耳部感染，而后发生进行性气道损伤伴支气管扩张。此外，常见的临床表现还包括淋巴结肿大、黏膜组织结节性淋巴样增生，EBV 和 CMV 病毒血症，EBV 相关淋巴瘤发生率增加，进行性淋巴细胞减少等。大部分 APDS 患者的 IgA 和 IgG（尤其是 IgG2）水平较低（但也有 IgG 升高的报道）、IgM 水平较高、特异性抗体滴度较低、循环 T 细胞和 B 细胞降低，以及 CD8⁺ T 细胞和 NK 细胞的细胞毒性作用受损。过渡型 B 细胞比例升高，记忆性 B 细胞（CD27⁺）数量减少，尤其是类型转换的记忆性 B 细胞。初始 CD4⁺ 和 CD8⁺T 数量减少，效应记忆性 T 细胞和表达衰老标志物（CD57⁺）的 T 细胞比例升高。治疗方面，因存在持续的 PI3K 信号转导可导致 mTOR 信号通路激活增加，患者可能获益于 mTOR 抑制剂西罗莫司（雷帕霉素）的治疗，该药能部分恢复 NK 细胞的细胞毒性作用。另外，免疫球蛋白替代治疗、预防性抗生素治疗、监测 CMV 和 EBV 病毒血症，以及使用抗 CMV 药物和利妥昔单抗（需要时），也属于主流治疗。

七、疾病相关文献回顾

PI3K δ 过度活化综合征（activated phosphoinositide 3-kinase δ syndrome，APDS）为常染色体显性遗传免疫缺陷病，由 *PIK3CD* 基因生殖细胞水平增殖功能突变所致。该病最初于 2013 年由 Angulo 等发现，迄今为止，全球报道病例不足百例[1]。

据国外关于 APDS 临床及免疫表型的大宗报道显示[2-3]，该病表型具有可变性，病情轻者可至成人期尚无相关症状，重者在儿童期即表现出致死性严重免疫缺陷。由于该病临床表现变异较大，首诊时根据其临床及免疫学特点可能诊断为高 IgM 综合征、X 连锁淋巴组织增生综合征、常见变异型免疫缺陷病、*CTLA-4* 基因突变、*LRBA* 基因突变等。

反复呼吸道感染见于绝大部分 APDS 患儿。最近研究表明，PI3Kδ 在肺部成纤维细胞、TNF-α 刺激的内皮或滑膜细胞上亦有表达；p110δ 可调节上皮细胞极性，对于呼吸道上皮细胞功能具有重要作用。有学者推测在炎症过程中 p110δ 表达可能通过局部产生 TNF-α 从而损伤黏膜屏障功能，加重局部炎症反应。因此，APDS 患儿的肺部表现可能是 p110δ 免疫功能及 p110δ 在内皮细胞的固有功能两者之间的相互作用所导致。

超过 1/2 的患儿有 EBV 及 CMV 感染，国外大宗病例报道显示，疱疹病毒感染与 Th 细胞、细胞毒性 T 细胞及 NK 细胞数量减少并不具有相关性，而弥漫性淋巴结病与全身性疱疹病毒感染具有相关性。非肿瘤性淋巴组织增生、肝脾大为该病常见表现，其原因尚不完全清楚，但多数 APDS 患儿外周血淋巴细胞减少，且在呼吸道及胃肠道黏膜表面发现较多 T 细胞及 B 细胞阳性的淋巴结节样增生；提示 PI3K 信号通路活化在淋巴细胞迁移中可能具有重要作用。同时，部分 APDS 患儿具有炎症性或自身免疫表现。PI3K δ 活性增强在自身免疫性疾病，如 SLE 患者中亦有报道。因此，抑制 PI3K δ 活性可能对这些自身免疫性疾病亦具有治疗作用。

有文献报道，早期开始规律 IVIG 有助于减少感染概率、减轻感染严重程度，但 IVIG 似乎并不能改善患者生长发育延迟的表现。国外关于 APDS 病例的大宗报道中有 5 例患者接受了 HSCT，随访中位年限 4.2 年（1.0~14.0 年），其中 3 例移植成功，成功解决了感染及淋巴增生问题，1 例嵌合率极低，导致移植后需长时间 IVIG 治疗，1 例在 HSCT 前接受了脾脏切除，在移植后 2 年因败血症死亡。关于免疫抑制治疗方面，利妥昔单抗对于部分患者的自身免疫性溶血性贫血及非肿瘤性淋巴组织增生有效，但同时导致这些患者 B 细胞减少。西罗莫司治疗也可使得部分患者的肝脾大、淋巴组织增生表现明显减轻。然而，直接抑制 PI3K δ 活性对于 APDS 患者可能是更好的治疗方式。针对某些癌症及自身炎症性疾病的选择性 PI3K δ 抑制剂目前尚在临床试验中。这种特异性治疗对于 APDS 患者的感染及非感染并发症都具有重要作用。

总之，APDS 是一种具有多变表型的联合免疫缺陷病，其常见表现包括反复细菌或病毒所致反复呼吸道感染、支气管扩张、淋巴结节样增生、自身免疫等。且 PI3K-Akt-mTOR 信号通路上其他分子突变导致该通路过度活化可能亦可引起类似表现。该类 PID 对于西罗莫司及特异性分子抑制剂的治疗可能具有良好反应，刷新了我们对 PID 治疗的观点，即除 HSCT、基因治疗外，针对靶向分子的治疗可能成为某些类型 PID 的主要治疗方式之一，且对于其他与该信号通路相关的自身免疫性或自身炎症性疾病的治疗亦具有重要价值。

（全美盈　孙之星　宋红梅）

参 考 文 献

［1］唐文静 , 王薇 , 罗颖 , 等 . PIK3CD 基因突变致 PI3Kδ 过度活化综合征临床及免疫学特点分析 [J]. 中华儿科杂志 , 2017, 55 (1): 19-24.

［2］ANGULO I, VADAS O, GARÇON F, et al. Phosphoinositide3-kinase δ gene mutation predisposes to respiratory infection and airway damage [J]. Science, 2013, 342 (6160): 866-871.

［3］DEAU MC, HEURTIER L, FRANGE P, et al. A human immunodeficiency caused by mutations in the PIK3R1 gene [J]. J Clin Invest, 2014, 124 (9): 3923-3928.

33 发热、反复卒中、构音障碍

一、专家导读

11 岁男孩,一过性高热 3 周后,先后出现发作性头晕、嗜睡、晕厥、构音障碍,"反复、多发的后循环脑梗死",他到底患了什么病?是外院诊断的"基底动脉尖综合征"吗?且看协和罕见病 MDT 会诊如何根据病史和影像学抽丝剥茧,借助关键"高分辨血管壁增强 MRI",查找出病因是血管闭塞而非栓塞。

二、病例介绍

[患儿] 男性,11 岁。

[主诉] 一过性发热嗜睡 8 个月,间断晕厥、构音不清 6 月余。

[现病史] 患儿 2018 年 10 月 8 日晚间无明显诱因出现发热,体温未测,据父母叙述约 40℃,无皮疹,无咳嗽、流涕,无头晕、头痛、恶心、腹痛、腹泻,次日就诊于当地小诊所,查血常规"白细胞高"(未见化验单),予"输液"治疗,体温逐渐下降,3 天后热退,继续治疗至满 5 天后停药。此后体温正常,无呕吐等不适,10 月 22 日前后曾有一过性"头晕、单眼视物模糊(具体不详)",持续约数秒钟,可自行缓解。10 月 26 日起患儿渐出现头痛、性格淡漠,整日嗜睡,不喜言语,可少量进食,可正确对答,说 1~2 句完整句子。10 月 28 日就诊于当地省人民医院,查体:神志清楚,精神疲倦,反应尚可,表情淡漠,颈软,稍抵抗,克氏征(+),父亲叙述其计算力差,不能计算简单减法。查血常规:WBC 9.74×10^9/L,NEUT% 73.6%,HGB 109g/L,PLT 274×10^9/L;血沉未测;肝功:ALT 92.2U/L,AST 49.0U/L;肺炎支原体 IgM(+);CMV-IgG(+);弓形虫抗体 IgG(+);脑脊液:WBC 30×10^6/L,RBC 250×10^6/L,Pro 0.29g/L;自身免疫性脑炎检测:脑脊液、血液均阴性。乳酸、血氨、肾功能、心肌酶、电解质、血糖、血脂、凝血功能、PCT、抗结核抗体、TORCH、EB 病毒 PCR、抗 dsDNA、G6PD、铜蓝蛋白、尿便常规均未

见异常。头 CT：双侧小脑半球、双侧枕叶及丘脑见斑点、斑片状低密度影，双侧枕叶显著，对称分布，炎性病变？建议 MRI 进一步检查。头 MRI：双侧小脑半球、枕叶及丘脑多发异信号，考虑炎性改变，建议结合临床及增强扫描；蝶窦炎症。脑电图：可见多量阵发高波幅 3c/s Delta 活动。予阿昔洛韦 ×2 周、头孢曲松 ×1 天、哌拉西林他唑巴坦 ×2 周、阿奇霉素 ×5 天抗感染；IVIG 支持治疗（25g×2 天 +15g×1 天）；地塞米松（3.5mg q.12h.×1 天）、甲泼尼龙（400mg q.d.×2 天 +40mg q.d.×7 天 +20mg q.d.×3 天）；丙戊酸钠抗癫痫（7ml q.8h.×7 天，至出现肝功能异常停用）；甘露醇降颅压；家长叙述患儿入院后曾有不自主流涎，入院第 3~4 天起精神逐渐好转，对答较前增多，入院第 5 天患儿自 ICU 转回普通病房，此后精神较前继续好转，言语逐渐如常，计算力逐渐恢复（具体不详），肢体活动可，父亲述其"左上肢活动稍弱"，查体颈软，无抵抗感，复查 ALT 113.81/L，脑脊液：WBC 4×10^6/L，Pro 0.20g/L，脑电图正常。11 月 14 日出院，遵嘱口服维生素 D、B$_1$、B$_6$，肌注维生素 B$_{12}$ 注射液，可参加学校学习及中等强度体育活动。2018 年 12 月 4 日患儿在校学习时出现"晕厥"，呼之不应，无明显抽搐，伴呕吐，非喷射性（具体不详），不伴发热，就诊于当地省人民医院急诊（具体不详），约 1 小时后症状自行好转，可走路，言语无明显异常。次日患儿再次出现"晕厥"、呕吐，约 30 分钟后自行好转，再次就诊于当地省人民医院，查体：体温 36.8℃，脉搏 90 次 /min，呼吸 20 次 /min，血压 126/86mmHg，神志清楚，精神疲倦，反应一般，颈软，稍抵抗，左侧克氏征（±），布氏征（-）。双侧巴氏征（-）。完善血常规：WBC 6.40×10^9/L，NEUT% 58.9%，HGB 108g/L，MCV 53.1%，MCH 15.3pg，MCHC 289g/L；肝功能：ALT 192.6U/L，AST 80.8U/L；ASO 141U/ml；肺炎支原体 IgM（+），CMV IgG（+）；脑脊液常规：白细胞 52×10^6/L，脑脊液培养（-），脑寄生虫全套：弓形虫 IgG（+），余脑囊虫、肺吸虫、裂头蚴、日本血吸虫均（-），肾功能、电解质、血糖、血脂、BNP、输血 4 项、乳酸、血氨、结核感染 T 细胞、ENA、抗 dsDNA、ANCA、抗心磷脂抗体、DIC 全套、血沉、尿便常规均未见明显异常。超声心动图：三尖瓣轻度反流，余（-）。双上肢 + 双下肢动静脉 B 超、双肾及肾血管 B 超、双肾输尿管 B 超均（-）。颈部 B 超：右侧椎动脉走行变异，双侧颈总动脉、颈内动脉、颈外动脉内径及血流信号未见异常。腹部大血管 B 超：腹主动脉、腹腔动脉、肠系膜上动脉内径及血流信号未见异常。12 月 14 日头颅 MRA 报告：与 11 月 8 日旧片对比，①双侧小脑半球、枕叶及丘脑多发异常信号伴弥散受限，病灶较前明显增大、增多，考虑血管炎性病变，合并感染性病变待除外。②柔脑膜强化，伴幕上脑室扩张，考虑脑膜炎伴粘连性幕上脑室积水。③新发幕上脑室扩张。④蝶窦炎症，较前稍增多。新发右侧上颌窦、筛窦炎症。⑤基底动脉末端及双侧大脑后动脉 P1 段、双侧小脑上动脉未见显影，注意脉管炎所致基底动脉尖综合征，请结合临床。⑥左侧横窦纤细，考虑右侧优势型，余脑静脉窦 MRI 成像未见异常。脑电图：轻中度异常脑电图（可见少量 - 中量散在中波幅尖慢波，以左顶、颞部明显）。予深静脉置管（具体不详），阿昔洛韦 ×1 周，头孢曲松 ×2 周，氟氯西林 ×2 周，头孢哌酮他唑巴坦 ×10 天抗感染，阿奇霉素抗支原体感染，静脉甲泼尼龙（600mg q.d.×3 天，40mg b.i.d.×9 天），口服泼尼松 12.5mg t.i.d.×12 天，IVIG 25g q.d.×3 天支持治疗，甘露醇脱水降颅压等，出院时患儿意识清晰，可听懂他人讲话，构音不清，无发热、抽搐、呕吐、腹泻，查体神清，精神反应尚可，颈软，无抵抗感，病理征阴性。出院后患儿继续口服泼尼松 12.5mg t.i.d.。2019 年 1 月 14 日就诊于北京协和医院神经科门诊，查血常规：WBC 16.63×10^9/L，NEUT%71.8%，HGB 126g/L，MCV 55.6fl，MCH 16.6pg，MCHC 299g/L，PLT 387×10^9/L；肝肾功能：ALT 95U/L，Alb 44g/L，TBil 5.0μmol/L，

DBil 1.6μmol/L，Na 136mmol/L，K 4.3mmol/L，Cl 99mmol/L，Ca 2.53mmol/L，Urea 5.87mmol/L，Glu 3.7mmol/L，UA 296μmol/L，P 1.40mmol/L，PA 369mg/L，Cr（E）60μmol/L；ANCA、免疫荧光病理 6 项、感染 4 项均（−）；ESR 1mm/h；TB 细胞亚群：T% 42.0%，B% 38.1%，NK% 16.3%，T4 749/μl；嘱将激素调整为泼尼松 30mg q.d.。继续就诊于儿科门诊并收入院。入院查体：体重 32.4kg（P25），身高 137cm（P25）。神志清楚，反应好。舌体可见暗黄色溃疡，无外生殖器溃疡，无焦痂。心肺腹（−）。脑神经（−）。轮替试验、指鼻试验稍慢，可完成，走直线稍偏斜，Remberg 征（−）。入院后完善血常规：WBC 16.43 × 10⁹/L，NEUT% 57.1%，HGB 116g/L，PLT 283 × 10⁹/L，CRP<1mg/L。尿便常规（−），网织红细胞 124.80 ↑，血涂片：少量靶形红细胞，血红蛋白电泳：HbA 94.7%，HbA2 5.3% ↑。肝肾全：ALT 70U/L，Alb 38g/L，LDH 294U/L，Na 136mmol/L，K 4.6mmol/L，Cl 99mmol/L，Ca 2.29mmol/L，PA 382mg/L，Cr（E）61μmol/L。同型半胱氨酸 12.4μmol/L，铁蛋白 157ng/ml。凝血、血栓弹力图（−）。易栓 4 项：蛋白 C 208% ↑（参考值 70%~140%），余（−）。感染指标：CMV-DNA、CMV-IgM、PP65、EBV-DNA、EBV-IgM、TORCH-IgM、布鲁氏菌凝集试验、梅毒 TPPA+RPR、抗莱姆病 IgG、肺炎支原体 + 衣原体抗体均（−），热带病研究所外送恙虫病 IgG+IgM：均阴性。肥达、外斐试验（×2 次）："O" 抗体、"H" 抗体均（+）1：640，余（−）。便培养：未见沙门氏菌、志贺氏菌。脑脊液：压力 200mmH₂O；脑脊液常规 WBC 0×10⁶/L；生化、细胞学（−）；脑脊液 TORCH-IgM、EBV 抗体、抗莱姆病 IgG、细菌培养均（−）。免疫学检测：补体、Ig3 项、TB 淋巴细胞亚群（−），ANA、抗 ENA（4+7）、ANCA、LA、ACL 均（−），抗 β₂-GP1 40RU/ml ↑（参考值 0~20）。针刺试验（−）。影像学：上下肢动静脉、髂动静脉、肾动静脉、门静脉、肠系膜血管超声（−）。颈动脉 + 椎动脉超声：右侧椎动脉管径偏细，双侧椎动脉阻力增高。头增强 MRI+SWI：双侧小脑、颞枕叶、丘脑及脑桥多发软化灶，请结合临床；右侧上颌窦炎，左侧上颌窦黏膜下囊肿。自读片：与当地第 2 次住院期间 MRI 比较，小脑病灶明显减小，枕叶、丘脑病灶未见增加。脑血管管壁增强 MRI+ 血流评估：基底动脉末段闭塞，闭塞段管壁塌陷，轻中度强化；右侧大脑后动脉远段未见显影，闭塞可能。颅内多普勒 + 栓子检测：未见异常。脑电图：慢波：各导较多散在低 - 中波幅 4~7cps θ 波及 θ 活动，后部导联散见中 - 高波幅 2~3cps 复型慢波。波幅特点：中等波幅为主，双侧尚无明显不对称，调幅不佳。结论：轻度不正常。其他：地中海贫血基因：α- 地中海贫血：-α 4.2/—SEA 型双重杂合缺失，复合 β- 地中海贫血：IVS- Ⅱ -654（C → T）杂合突变。眼科会诊：双侧高眼压，激素性可能性大。未见葡萄膜炎，未见视神经乳头水肿，动静脉（−）。口腔科会诊：舌面溃疡非新发，难于取活检明确有无血管炎。神经科会诊：建议加用阿司匹林 0.1g（3~4mg/kg）q.d.。康复科会诊意见：予手功能 + 言语训练。康复训练后患儿构音不清好转，可发 3~5 个较清晰音节。全科查房：定位诊断方面，符合基底动脉尖综合征。定性诊断方面，伤寒沙门菌感染可能，白塞病不除外。予阿司匹林 0.1g q.d. 抗血小板聚集，头孢曲松钠抗感染 4 天，1 月 31 日泼尼松减至 25mg q.d.，计划每月减 1 片。病情平稳，出院，嘱院外继续口服头孢克肟 17 天。

患儿出院后规律口服药物，2 月 16 日曾有突发头晕、双眼复视、走路不稳，伴不自主流涎，持续约 2 分钟左右，后 "出汗" 并自行好转，无意识障碍、呕吐、言语障碍等。此后精神、食欲、睡眠均好，诉左枕部持续轻微疼痛。查体：一般情况好，发音较清晰，语速慢。无皮疹、口腔溃疡，心肺腹（−），四肢肌力 Ⅴ 级，肌张力正常。脑神经（−）。轮替试验、指鼻试验稍慢，较上次住院期间好转，走直线无明显偏斜，Remberg 征（−）。完善血常规：WBC 14.15 × 10⁹/L，

HGB 119g/L,PLT 304×10⁹/L,CRP 2.0mg/L;尿常规、便常规+OB均(-);肝肾全+铁4项+叶酸+维生素 B_{12} 均正常范围;CK 61U/L;血脂:TC 5.06mmol/L,TG 1.64mmol/L,HDL-C 1.29mmol/L,LDL-C 3.26mmol/L;D-二聚体:0.38mg/L FEU。感染指标:肥达外斐试验:抗"O"持续 1:640,抗"H"(上次住院期间 1:640)→1:320;血及脑脊液弓形虫抗体 IgG+IgM:均(-);腰穿:脑脊液压力 180mmH₂O,脑脊液常规、生化、细胞学、微生物组学均(-)。免疫学:血沉 1mm/h;抗 β_2-GP1(-);C3 1.285g/L,C4 0.252g/L。影像学:头 MRA:与2019年1月28日本院老片比较:基底动脉末段明显狭窄或闭塞,大致同前;右侧大脑后动脉 P2 段明显狭窄或闭塞,左侧 P2 段狭窄,大致同前;右椎动脉纤细、信号缺失,较前明显,狭窄可能。头常规 MRI+SWI:与本院2019年1月23日老片比较:新见右侧小脑前下动脉供血区急性至亚急性期梗死;双侧丘脑、颞枕叶、小脑、脑桥多发慢性期梗死,大致同前;右侧上颌窦黏膜下囊肿。头颈 CTA:基底动脉末段纤细,局部闭塞可能;余头颈部动脉散在纤细、狭窄;双侧小脑、颞枕叶、丘脑及脑桥多发慢性缺血灶可能;右侧上颌窦、额窦、筛窦炎。斑块分析(应用2019年1月28日老片重建):右椎动脉 V₃ 段未能清晰显示。TCD+栓子检测:各血管血流频谱未见明显异常;监测双侧大脑中动脉15分钟,未见栓子信号。经感染内科会诊:患者肥达反应滴度演变不符合感染性变化,考虑假阳性可能大,且病程中多次应用对伤寒沙门氏菌有效的抗生素,不建议再针对伤寒继续抗感染治疗。根据血及脑脊液抗弓形虫抗体、微生物组学结果,考虑感染致病可能性小,不建议加用其他抗感染药物。神经内科会诊:复查头颈 CTA 示基底动脉、右椎动脉 V₃ 段局限狭窄,头 MRI 提示右小脑新发脑梗死。①目前脑脊液及临床均未见明显炎症提示,且脑梗死局限于后循环,反复出现,不符合典型血管炎及心源性栓塞,亦无心源性栓塞证据。建议进一步追查是否有椎动脉局部问题,查先天性血管病相关基因。②治疗方面可继续阿司匹林口服,若无禁忌,可加用可定。专业组查房:①患儿在外院激素治疗前未查炎症指标;应用泼尼松过程中、病情反复时复查血沉 1mm/h;但仍不能完全除外孤立性中枢神经系统血管炎等免疫因素致病。②亦需考虑先天血管发育异常可能,已送检全外显子组测序。③权衡利弊,考虑予试验性环磷酰胺冲击治疗,注意监测治疗后病情变化,已向家长讲明可能的副作用,讲明治疗后有可能病情无明显缓解。3月13、14日予第1轮环磷酰胺冲击,0.4g×2天(约10.8mg/kg),过程顺利,3月15日查 CK 94U/L,予可定 5mg q.d.。

[其他] 入院后监测血压最高 132~140/77~83mmHg,考虑激素相关可能性大,泼尼松龙已按计划于 3-4 天减至 20mg q.d.,并加用盐酸贝那普利 10mg q.d.。病情平稳,出院。血尿代谢病筛查结果:精氨酸甘氨酸脒基转移酶缺乏症继发肉碱缺乏的可疑需要除外。全外显子组测序结果:未见明确突变。

患儿遵嘱规律口服药物,2019年3月27、28日,4月10、11日,4月24、25日于当地行第2~4轮环磷酰胺冲击治疗。未再出现明确头晕、双眼复视、走路不稳、不自主流涎、意识障碍、呕吐、言语障碍等,左枕部持续轻微疼痛已消失(具体时间不详)。构音清晰,行走、奔跑、跳绳大致同病前。5月8日在当地查肝肾功(-);CK 1892U/L;考虑不除外可定相关,停用可定。2019年6月6日北京协和医院复查 CK 154U/L;免疫:血沉 2mm/h;hsCRP 0.40mg/L;ADA 7.0U/L,ADA2 4.0U/L;抗 β_2-GP1(-)。影像学:头 MRI+SWI:与本院2019年3月1日老片比较:原右侧小脑片状亚急性期梗死演变为慢性期;余双侧丘脑、颞枕叶、小脑、脑桥多发慢性期梗死,大致同前;右侧上颌窦黏膜下囊肿,大致同前。头 MRA:与2019年2月27日本院老片比较:基底动脉末段明显狭窄或闭塞,较前略好转;右侧大脑后动脉远段狭窄或闭塞,大致同前;原片右椎动脉纤细、信号缺失,本次显影可。经眼科会诊:压平眼压右 24mmHg,左 28mmHg。双眼前节、小瞳眼底(−),OCT 正常,视野:右眼鼻上方、左眼颞上方扇形视野缺损。嘱继续盐酸卡替洛尔滴眼,1 周后复测眼压。6 月 7、8、22 和 23 日按计划予第 5~6 轮环磷酰胺冲击,0.4g×2 天(约 10mg/kg),过程顺利,环磷酰胺累积剂量 4.8g(120mg/kg)。

[既往史] 2015 年 7 月起,反复口腔溃疡,3~5 次 / 年,2016 年 1 月因舌咬伤后不能恢复、"舌裂",于当地省人民医院行"游离舌体修剪术"。此后仍反复颊黏膜溃疡,约 3 次 / 年。

[个人史] 在海口就读小学,目前上四年级,病前成绩好。否认疫区、疫水、特殊化学品及接触史。否认猫、狗、鸽子等宠物饲养史。按计划接种疫苗。

[家族史] 无特殊。

[眼科视野检查] 提示右眼鼻上方、左眼颞上方扇形视野缺损。

[全外显子检测结果] 未见明确致病突变。

三、主治医师总结病例特点和主要诊断,提出会诊目的

儿科全美盈:患儿为 11 岁男孩,病程 6 个月,一过性高热 3 周后病情反复 4 次,分别表现为发作性头晕、昏迷、同侧 1/4 象限盲、构音障碍、共济失调、淡漠等情绪改变。白细胞、CRP、ESR 正常。定位诊断方面,头 CT、MRI 先后出现枕叶、小脑、双侧丘脑多发脑梗死,头 MRA 可见基底动脉末端闭塞、双侧大脑后动脉狭窄或闭塞,头 DWI 等提示梗死灶对应小脑下后动脉,发自椎动脉。结合 CTA、头 MRV 等结果发现全身其余动脉及静脉血管、中枢神经系统前循环血管均未见异常。最终定位诊断为反复、多发的后循环梗死。定性诊断方面,高分辨管壁增强 MRI 表明患儿病因为血管闭塞,并可见血管壁炎症。患儿病程中肥达反应阳性,但针对性抗感染无效、抗体滴度演变与临床不符,考虑为假阳性;后续感染相关详尽筛查未发现其他现症感染证据;先天性易栓症相关筛查阴性;全外显子组测序未发现与先天血管发育畸形相关的致病基因突变;综上考虑病因为血管炎。因患儿疾病处于非活动状态,未行中枢神经系统病理活检,经儿科全科查房,考虑诊断为原发性中枢神经系统血管炎,予激素 + 环磷酰胺治疗后症状有好转,近 3 个月均未出现神经系统症状。目前的主要问题:①原发性中枢神经系统血管炎较少见于儿童[1,2],但该患儿目前无明确排除证据。特提请 MDT 会诊,协助进一步明确病因。②该病需应用糖皮质激素 + 环磷酰胺治疗,但仍属可治性疾病。患儿住院期间经全科查房,权衡利弊已予环磷酰胺冲击治疗 6 次。后续采用何种治疗为宜?

四、多学科会诊意见

放射科刘炜:血管方面:从影像学上来看,该患儿前循环血管未见病变,主要病变发生在后循环血管。2019 年 1 月 29 日北京协和医院脑血管管壁增强 MRI 可见双侧颈内动脉各段、大脑中动脉、大脑前动脉及其分支显示良好,未见明显增粗、狭窄或信号缺失。基底动脉末段闭塞,右侧大脑后动脉远段未见显影。右侧椎动脉较对侧纤细,左侧椎动脉、左侧大

脑后动脉及其分支显示清晰,未见明显狭窄。断面成像:基底动脉末段闭塞,闭塞段管壁塌陷,可见轻度强化。影像学上不支持血栓,如果为血栓,则不应看到血管的塌陷,且能看到血栓的信号。正常情况下,血管壁不应看到强化,增强扫描也应为阴性。另外,右侧椎动脉纤细考虑为生理性,人群中常见。2019年3月1日复查头MRA,与2019年1月28日本院老片比较:基底动脉末段明显狭窄或闭塞,大致同前;右侧大脑后动脉P2段明显狭窄或闭塞,左侧P2段狭窄,大致同前;右椎动脉纤细、信号缺失,较前明显,狭窄可能。但MRA看的是血流,与流速相关。右侧椎动脉纤细可能为误差所致,不考虑病变进展。经治疗后2019年6月13日头MRA与2019年2月27日本院老片比较:基底动脉末段明显狭窄或闭塞,较前略好转;右侧大脑后动脉远段狭窄或闭塞,大致同前。脑梗死方面:2019年1月24日头增强MRI+SWI见双侧小脑、颞枕叶、丘脑及脑桥见多发长T_1长T_2信号影,DWI上为低信号,增强后未见强化。右侧上颌窦长T_2信号影,左侧上颌窦黏膜下类圆形长T_2信号影。提示双侧小脑、颞枕叶、丘脑及脑桥多发软化灶,右侧上颌窦炎,左侧上颌窦黏膜下囊肿。2019年3月1日复查,与本院2019年1月24日老片比较:新见右侧小脑前下动脉供血区急性至亚急性期梗死;双侧丘脑、颞枕叶、小脑、脑桥多发慢性期梗死,大致同前。2019年6月13日头常规MRI+SWI与本院2019年3月1日老片比较:原右侧小脑片状亚急性期梗死演变为慢性期;余双侧丘脑、颞枕叶、小脑、脑桥多发慢性期梗死,大致同前;右侧上颌窦黏膜下囊肿,大致同前。鼻窦方面:2019年7月3日鼻旁窦CT平扫(含骨窗)+冠状位重建:两侧上颌窦、蝶窦右侧黏膜增厚,可见软组织影,骨质结构未见明显异常。右侧鼻腔内可见软组织密度影。双侧下鼻甲黏膜略增厚。

耳鼻喉科亓放:鼻窦炎可造成颅内感染,可出现颅内感染相关并发症,该患儿临床表现及影像学提示有鼻窦炎和上颌窦囊肿,但病变轻微,与患儿原发病关系不大。患儿反复晕厥,需考虑有无前庭功能障碍,可完善前庭相关检查。

感染内科周宝桐:患儿起病前曾有发热,而后未再发热,中枢神经系统临床表现及影像学不支持典型的脑炎或脑膜炎,后续感染相关详尽筛查未发现感染相关证据,故单用感染无法解释疾病全貌。患儿病程中肥大外斐反应阳性,抗体滴度变化与临床不符,考虑为假阳性。然而患儿病初有发热,需警惕感染诱发的中枢神经系统血管炎。

免疫科王迁:孤立性原发中枢神经系统血管炎的诊断需要满足病变为缺血引起,缺血非血栓引起,血管壁存在炎症。最终诊断需依靠病理,但该患儿血管炎部位无法取病理,仅能通过影像学动态评估。血管炎的治疗依靠激素加免疫抑制治疗,该患儿环磷酰胺治疗有效,支持中枢神经系统血管炎的诊断。但需考虑环磷酰胺的副作用的问题,如性腺抑制,因此建议病情相对稳定后换用吗替麦考酚酯或环孢素A等免疫抑制剂,亦可选用生物制剂如托珠单抗等。

血液科陈苗:该患儿小细胞低色素贫血、血红蛋白电泳(+)、有父亲贫血的家族史等均支持该患儿地中海贫血的诊断。与镰刀状细胞贫血病易导致血栓栓塞不同,地中海贫血中出现血栓栓塞事件少见,但文献报道中有个案报道重型地中海贫血出现静止的脑梗死(silent stroke)。对于本患儿而言,地中海贫血导致的卒中可能性不大,首先影像学不支持血栓栓塞,其次免疫抑制治疗有效,此两点均不支持地中海贫血导致的卒中。

骨科吴南:该患儿儿童期起病,需考虑有无先天血管发育异常,经分析该患儿全外显子组测序结果,未发现与先天血管发育畸形相关的致病基因突变。

儿科王薇：该患儿基因分析发现 X 连锁铁粒幼红细胞贫血伴共济失调（XLSA），主要表现为行走延迟，儿童期共济失调，辨距不良，轮替运动障碍，轻微的意向性震颤，轻 - 中度的构音障碍，非进行性或缓慢的进行性共济失调，可有轻 - 中度的低色素性小细胞贫血，可不引起症状，为 X 连锁隐性遗传病，可获取其舅舅血液样本，如携带该位点而无症状则可除外该疾病。此外，该患儿环磷酰胺治疗有效，与本病不符。

儿科肖娟：文献中有儿童地中海贫血患者出现脑梗的报道，但多于重型地中海贫血患者输血后出现，该患儿为轻型，且无反复输血史，故不支持地中海贫血所致的脑梗死。王薇提到的 XLSA 疾病中含有铁粒幼细胞贫血表型，必要时可完善骨髓涂片及铁染色协诊。

神经科倪俊：该患儿最主要的临床表现为反复卒中，神经系统定位为后循环，但该患儿病变并非均由基底动脉末端闭塞所引起，其小脑后下动脉分布区域也有梗死灶，在椎动脉起始到小脑后下动脉分支出现以前存在病变的可能性大。原发中枢神经系统血管炎病灶局限于后循环罕见，多为弥漫分布病灶，且 DSA 检查常常阴性，而该患儿在 MRA 上即能发现血管闭塞，说明并非血管终末端血管炎所致。另外，该患儿以发热起病，病初外院查体有克氏征阳性、脑脊液白细胞升高，故中枢神经系统感染后继发的血管炎可能性大。如患儿感染发生在颅底，邻近后循环分布区域，则可引起后循环分布血管炎。

眼科徐海燕：患儿目前考虑中枢神经系统血管炎，而眼睛为中枢神经系统的一部分。该患儿眼底多处检查未发现血管病变。但患儿长期使用激素，已出现激素相关高眼压及激素相关白内障，目前白内障为双侧 I 级，需积极随访监测，建议在保证原发病稳定的基础上减少激素的用量。视野缺损方面，视野检查为定性用，目前患儿存在右上象限 1/4 偏盲，考虑与脑梗死相关。

儿科宋红梅：患儿目前诊断为中枢神经系统血管炎，激素及免疫抑制剂治疗有效。激素的用药方面，儿童用药需关注多个方面，如血压、血糖、血脂、眼部并发症、骨质疏松、股骨头坏死等。免疫抑制剂的选择方面，环磷酰胺一般可控制在累积剂量在 150~200mg/kg 之内，目前该患儿已累计 120mg/kg，目前病情稳定，可换用吗替麦考酚酯 30mg/kg，同时激素可快速减量，明日减至 15mg q.d.，3 个月后复诊。生物制剂如托珠单抗对于全身炎症反应较重的免疫性疾病有一定疗效，我科已积累较丰富的使用经验，对于本患儿而言，目前全身炎症无明显证据，且病灶孤立于中枢神经系统，暂不考虑使用。

多学科会诊意见总结

儿科宋红梅：患儿为 11 岁男童，以发热起病，反复卒中表现，环磷酰胺冲击治疗有效，患儿无明显全身炎症证据，病灶孤立于中枢神经系统，目前诊断考虑孤立性中枢神经系统血管炎。由于患儿环磷酰胺累积剂量已达 120mg/kg，目前病情稳定，拟停用环磷酰胺，换用吗替麦考酚酯 30mg/kg，激素减量，关注激素相关并发症。眼科方面，患儿目前右上 1/4 象限偏盲考虑与脑梗死相关，后续密切随诊。

五、结局及转归

2020 年 6 月，患儿序贯吗替麦考酚酯（每日早 0.75g，晚 0.5g）已满 1 年，继续口服泼尼松减至 5mg q.d.,阿司匹林 100mg q.d.、贝那普利 10mg q.d.、补钙及维生素 D 等。未再出现头晕、晕厥等症状,构音障碍基本缓解。2020 年 4 月外院末次头 MRI 平扫 +SWI 成像:脑内(小脑、脑干及大脑半球等)多发软化灶形成,以小脑半球为著,并小脑半球萎缩性表现;左侧枕区软化灶似有多发微出血灶,脑内髓质静脉网未见明显畸形表现;扫及脑内动脉血管偏细。血常规、肝肾功、血沉均正常范围,计划逐渐减停口服泼尼松及阿司匹林,门诊定期随访中。

六、专家点评

原发性中枢神经系统血管炎是一种少见的中枢神经系统疾病,发病以中青年为主,儿童患者更为少见。该病的血管炎改变局限于中枢神经系统的血管,无全身其他部位的血管炎和其他炎症表现,起病症状较为复杂多样,且实验室及影像学检查无特异性,往往需病理活检协助,故确诊困难,遗留神经系统后遗症比例较高,需及时应用激素及免疫抑制剂、生物制剂等治疗。

该患儿为我国某南方省市患者,不远千里来到协和,本例的诊治过程也体现了协和“多科协作发挥综合优势、为中国疑难病患者提供高水平诊疗和优质服务”的突出特色。该患儿至北京协和医院反复复诊不便,我们也尽力在随访过程中与当地医疗机构建立了线上视频咨询、远程会诊等联系,愿后续不断推广成功经验,以期真正造福于患者。

七、疾病相关文献回顾

原发性中枢神经系统血管炎(primary angitis of the central nervous system,PACNS)是一种罕见的大脑和脊髓血管炎性疾病,无系统性血管炎的证据。PACNS 于 1959 年首次被描述,此后报道了多种临床表现。初诊时 PACNS 的临床表现通常是非特异性的。在大多数 PACNS 病例中,头痛是最常见的症状,其他症状包括局灶性神经功能缺损,如偏瘫、失语、麻木、视觉症状、共济失调等[1,2]。

1. 病因 PACNS 的病因尚不明确,水痘带状疱疹病毒(VZV)感染被认为是触发因素之一。其他可能的原因包括细菌感染、病毒感染、继发于弥漫性结缔组织病或全身性血管炎等。

2. 流行病学 关于 PACNS 这一罕见病的流行病学数据尚不充分,目前的证据显示该病的年发病率为 2.4/100 万人年,在男女之间和 50 岁上下人群中分布均衡。

3. 发病机制 免疫系统的特异性激活,特别是各种触发因素激活的 T 细胞被认为可引起 PACNS。

4. 组织病理 中小血管炎影响实质和软脑膜动脉。PACNS 中已描述了三种不同类型的血管形态,包括肉芽肿型、坏死型和淋巴细胞型。最常见的肉芽肿类型表现为包含多核细胞的巨大肉芽肿。坏死型表现与纤维蛋白样坏死相似,而淋巴细胞型表现为浆细胞广泛的淋巴细胞炎症。

5. 临床表现 PACNS 通常起病隐匿,病程缓慢进展。症状非特异性,以头痛最为常见,其他症状、体征包括认知障碍、卒中、短暂性脑缺血发作(TIA)、失语、视野缺损、视物模糊、复视、癫痫发作、共济失调、蝶形水肿、颅内出血、遗忘综合征等。对于快速进展的认知功能减退和不明原因人格改变应考虑 PACNS 的可能性。

6. 疾病评估 PACNS 的表现非特异，诊断相对困难，常用炎症指标或自身免疫性抗体对于 PACNS 的诊断不具有敏感性或特异性。脑脊液（CSF）检查在 90% 以上的病例中显示异常，大多数情况下白细胞计数或总蛋白或两者均有轻度增加，具有一定的提示意义。影像学检查对 PACNS 的诊断十分重要，在 90% 的 PACNS 病例中发现 MRI 异常，其中缺血是最常见的异常。

7. 鉴别诊断 包括可逆性脑血管收缩综合征、继发于感染性疾病（结核、病毒、真菌等）、自身免疫性疾病（SLE、白塞病等）、烟雾病等的中枢神经系统血管炎等。

8. 治疗 单用糖皮质激素或与环磷酰胺联合使用可改善症状。建议诊断 PACNS 后迅速开始口服泼尼松治疗，初始剂量为 $1mg/(kg \cdot d)$。单用激素无反应情况下，应立即开始使用环磷酰胺。多数患者治疗 12~18 个月足够。对于临床表现较严重的患者，可 1g 甲泼尼龙 + 环磷酰胺连用 3 天。根据疾病发作情况可予静脉甲泼尼龙冲击。对于糖皮质激素和免疫抑制剂均耐药的 PACNS 患者，可在标准治疗的基础上给予 TNF-α 抑制剂（英夫利昔单抗、依那西普）和吗替麦考酚酯。治疗过程中应监测激素及免疫抑制剂相关不良反应。开始治疗后，每 4~6 周进行系列 MRI 和 MRA 检查，第一年每 3~4 个月进行一次彻底的神经系统检查，以监测病程。

9. 预后 回顾性研究结果显示，当患者接受糖皮质激素或糖皮质激素和环磷酰胺的联合治疗时，会获得较好的结局。PACNS 病例的预期寿命相比人群有所降低。不良结局与较大血管受累相关。

（孙之星　于仲勋　李菡钰　宋红梅）

参 考 文 献

［1］中国免疫学会神经免疫学分会，中华医学会神经病学分会神经免疫学组，中国医师协会神经内科医师分会神经免疫专员委业会 . 原发性中枢神经系统血管炎诊断和治疗中国专家共识 [J]. 中国神经免疫学和神经病学杂志，2017, 24 (4): 229-239.

［2］RODRIGUEZ-PLA A, MONACH PA. Primary angiitis of the centralnervous system in adults and children [J]. Rheum Dis Clin North Am, 2015, 41 (1): 47-62.

34 黏多糖贮积症Ⅱ型合并脐疝

一、专家导读

23岁男性,身高、智力及语言发育落后,近7年出现腹部包块,其弟弟有类似症状。患者确诊为黏多糖贮积症Ⅱ型,合并脐疝。申请会诊,以进一步了解黏多糖贮积症及其对全身脏器的影响,合并脐疝的治疗方案,及手术指征及风险。

二、病例介绍

[患者] 男性,23岁。

[主诉] 自幼语言及智力发育落后,发现脐周包块7年。

[现病史] 患者自幼言语及智力发育落后,有呼吸不畅,可闻及痰鸣,随年龄增长患者逐渐出现面容改变,表现为前额突出、鼻梁低平、嘴唇大而厚,手指关节畸形,不能伸直。2012年患者无诱因出现腹部坠胀感,后逐渐发展为脐周膨出包块,大小约3cm×4cm,质软,加压后可还纳,就诊外院诊断考虑脐疝,患者未予治疗,后脐周包块膨出逐渐增大至10cm×10cm,无明显疼痛,加压后包块可还纳。2017年患者于北京协和医院诊断黏多糖贮积症Ⅱ型,现因脐周包块逐渐变大寻求治疗来诊。

[既往史、个人史] 2001年患者因腹股沟疝于外院行腹股沟疝修补术,具体不详。

[家族史] 父母健在,有1妹体健,1弟患有黏多糖贮积症Ⅱ型(图34-1)。

[查体] 神志清,精神佳,前额突出,眉毛浓密,眼睛突出,眼睑肿胀,鼻梁低平,鼻孔上翻。嘴唇大而厚;舌大,易突出口外。牙龈增生,牙齿细小且间距宽。皮肤厚,汗毛多,头发浓密粗糙,发际线低。双耳听力下降。心脏查体无特殊。鸡胸,双肺呼吸音粗。胸腰段脊椎后凸。腹部膨隆,脐周膨出约10cm×10cm包块,加压后可还纳,无触痛。肘关节、肩关节及膝关节轻度活动受限,爪形手。四肢肌力及肌张力正常。

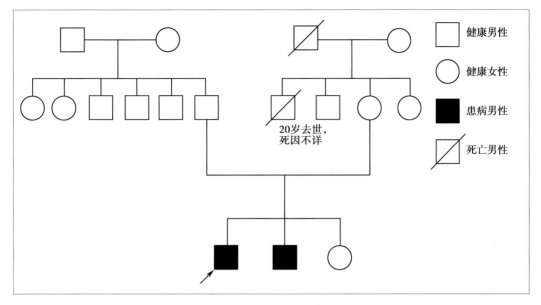

图 34-1　家族遗传图

[**辅助检查**]　血常规、肝肾功、电解质、心电图均(−)。胸片：脊柱胸腰段后凸畸形；部分胸腰段锥体楔样变；两肺纹理增强；心影形态、大小在正常范围。心脏超声：二、三尖瓣轻度反流，主动脉瓣轻度反流。体表包块超声：脐部腹壁连续性中断直径约 1.4cm，内可见肠管回声，探头加压时可见肠管往复运动，疝内容物可完全还纳。脐疝。

[**诊断**]　黏多糖贮积症Ⅱ型；脐疝；腹股沟疝修补术后；脊柱侧弯。

三、主治医师总结病例特点和主要诊断，提出会诊目的

基本外科刘子文：患者为青年男性，慢性病程，自幼智力发育异常，特殊面容，骨骼畸形，出现可复性脐疝，渐进加重。弟弟患有黏多糖贮积症Ⅱ型。目前诊断黏多糖贮积症Ⅱ型明确。今日会诊目的，该患者下一步治疗计划？行外科手术对脐疝进行修补的风险？

四、多学科会诊意见

儿科邱正庆：黏多糖贮积症常合并骨骼问题，本患者存在鸡胸、脊椎后凸等表现，这导致患者肺通气功能异常，建议行肺功能检查予以评估。

骨科吴志宏：患者抬头时需移动上半身，说明患者寰枢椎结构存在异常，可能存在颈椎关节不稳固，导致插管后颈椎错位，发生严重不良事件。

心外科苗齐：黏多糖贮积症常合并瓣膜问题，可造成严重的瓣膜反流，通过查看本患者外院心电图及心脏超声检查结果，评估患者目前心脏瓣膜无严重反流、尚可承受手术治疗，入院后予复查心脏超声并建议患者定期心内科随诊。

呼吸与危重症医学科黄慧：本患者存在睡眠呼吸障碍，若选择不插管的麻醉方式，可能导致手术中使用麻药麻醉后患者呼吸道肌肉松弛，导致呼吸道阻塞情况发生，产生严重后

果,需麻醉科进一步评估麻醉方式。

基本外科刘子文:小儿手术不能使用补片,因小儿仍处生长发育期,而置入的补片长度固定,所以必将出现生长与补片不匹配的现象。但是本例黏多糖贮积症Ⅱ型患者年龄 23 岁,参考以往报道考虑患者身高已固定,无选用补片的禁忌。选择何种治疗方式取决于患者的预期寿命及生活质量,如果预期寿命长则推荐行手术置入补片治疗,如果预期寿命短比如只有 1~2 年而手术风险相对较大则推荐行腹带加压保守治疗。

麻醉科张秀华:患者因存在脊柱后凸畸形,不建议选择椎管内阻滞麻醉。患者脊柱后凸,寰枢椎不稳定,颈椎活动度小,患者可能存在困难气管插管。麻醉科将按照困难气道准备,选用纤支镜引导气管插管。纤支镜引导插管优点为患者不需要过度抬头,即使患者头部有外固定也可实施。如实施全身麻醉,由于患者病变影响及睡眠呼吸暂停综合征,全麻后患者气道软组织塌陷等可能导致气道通气受阻,导致通气困难。故尚需进一步评估上气道情况。局部麻醉是一种更为安全的麻醉方式,但患者疝缺损较大,手术范围大,局麻药物用量大,而且局麻效果差,不考虑局麻。

> **多学科会诊意见总结**
>
> **心内科张抒扬:**由于患者存在胸部畸形,建议患者术前妥善进行胸腹部影像学评估,了解患者的骨骼结构异常情况及评估患者术后恢复时可能存在的风险。患者目前可采用腹带对脐疝进行加压保护,尽快完善相关检查,综合评估手术风险。

五、结局及转归

患者及家属考虑到麻醉的风险,暂时选择腹带对脐疝进行加压保护。

六、专家点评

本例患者慢性病程,自幼发育异常,近年出现脐部可还纳性包块,渐进加重就诊北京协和医院。根据临床表现及家族史诊断黏多糖贮积症Ⅱ型。该病为累及多系统的遗传性代谢疾病,本例患者除脐疝为主要表现外,还存在脊柱后凸畸形及心肺受累。应全面评估治疗获益与麻醉及手术风险,了解家属期望及该疾病的预后。

七、疾病相关文献回顾

黏多糖贮积症(mucopolysaccharidosis,MPS)是遗传性代谢疾病,由编码参与不同葡糖氨基聚糖类(或黏多糖)的溶酶体分解代谢中 11 种酶基因突变引起。根据不同的酶缺陷分为 7 型黏多糖症(Ⅰ～Ⅳ、Ⅵ、Ⅶ和Ⅸ)。除Ⅱ型系 X 连锁遗传外,其余各型均为常染色体隐性遗传。黏多糖贮积症Ⅱ型(MPS Ⅱ)又称亨特综合征,系溶酶体酶 2-硫酸酯酶(iduronate-2-sulfatase,IDS)基因缺陷性疾病,导致过多的硫酸乙酰肝素和硫酸皮肤素在许多器官和组织中堆积[1]。

亨特综合征主要影响男性,女性很少发病。临床上分为重型(占 2/3)和轻型(占 1/3),前者具有认知功能障碍。早期的临床特点是发育迟缓、关节僵硬、面容丑陋、反复呼吸道感染、腹胀和疝;后期多数患者出现关节挛缩,严重的智力障碍,屈光不正、听力损失和瓣膜反流[2]。

黏多糖贮积症是一种罕见的遗传性疾病,治疗方法包括:干细胞移植(尚处于研究阶段的基因治疗)、酶替代治疗(已应用于Ⅰ、Ⅱ、ⅥA、Ⅵ型)[3]、外科手术矫正对症治疗。酶替代治疗虽然取得了一定的疗效,但仍然存在治疗价格昂贵等问题。

孕前遗传咨询、产前诊断和新生儿筛查至关重要,可有效避免出生缺陷。对新生儿进行 MPS 相关基因筛查,强调在围产期进行细胞替代和基因治疗,建议在 MPS 患者临床症状和体征出现之前开始治疗[4]。

(刘子文　邱正庆)

参 考 文 献

[1] LACOMBE D, GERMAIN DP. Genetic aspects of mucopolysaccharidoses [J]. Arch Pediatr, 2014, 21 (Suppl 1): S22-S26.

[2] CHIONG MA, CANSON DM, ABACAN M A, et al. Clinical, biochemical and molecular characteristics of Filipino patients with mucopolysaccharidosis type Ⅱ-Hunter syndrome [J]. Orphanet J Rare Dis, 2017, 12 (1): 7.

[3] MAZZOCCOLI G, TOMANIN R, MAZZA T, et al. Circadian transcriptome analysis in human fibroblasts from Hunter syndrome and impact of iduronate-2-sulfatase treatment [J]. BMC Med Genomics, 2013, 6: 37.

[4] TOMATSU S, AZARIO I, SAWAMOTO K, et al. Neonatal cellular and gene therapies for mucopolysaccharidoses: the earlier the better ? [J]. J Inherit Metab Dis, 2016, 39 (2): 189-202.

35 儿童遗传性肝脾大、血三系低

一、专家导读

8 岁男孩，5 年前无诱因出现腹部膨隆，无腹胀、腹痛、呕吐，B 超示肝脾大。近年来腹围增大，活动明显受限，伴有双膝关节疼痛和鼻出血。患儿姐姐有相似临床表现。究竟是什么遗传性罕见病？协和罕见病 MDT 指导儿童罕见病的综合诊治。

二、病例介绍

[患儿] 男性，8 岁。

[主诉] 腹部膨隆 5 年余。

[现病史] 患儿 2014 年无诱因出现腹部膨隆（图 35-1），不伴腹胀、腹痛、呕吐，于当地医院行腹部 B 超：肝脾大（具体不详）。后部膨隆进行性加重，伴活动后乏力、气促、双膝关节疼痛，平素有鼻出血，易出血。2018 年 10 月，因 "间断发热 1 周，嗜睡 2 天" 就诊郑州大学一附院，完善血常规：白细胞 WBC $2.48 \times 10^9/L$ ↓（3.97~9.15）、血红蛋白 HGB 99g/L ↓（120~170）、血小板 PLT $60 \times 10^9/L$ ↓（100~300）、淋巴细胞百分比 LYMPH% 43.5% ↑（20~40）、中性粒细胞计数 NEUT $1.28 \times 10^9/L$ ↓（2.04~7.6），尿常规：BLD（±）、尿蛋白 PRO 3+、尿比重 SG ↑，25-（OH）D 7.99ng/ml ↓（正常 ≥ 20），β- 葡萄糖苷酶活性：2.85nmol/L ↓；伴壳三糖苷酶活性升高 252.6pmol/（punch·h）(0~107)，骨髓涂片：骨髓增生明显活跃，粒系占 43.3%，红系占 49%，粒：红 =0.87：1；粒系比值正常，少部分细胞质内颗粒粗大，可见嗜酸细胞；红系比值增高，细胞形态大致正常，成熟红细胞大小不等；淋巴细胞比值减低；全片可见戈谢细胞，细胞胞体较大，核小。X 线：腰骶椎、双髋关节及诸骨、双侧股骨骨质未见明显异常。骨龄（图 35-2）相当于 3~4 岁。腹部 B 超：肝脏肋下平脐，脾大，脾厚 62.3mm，肋下近左髂窝，向右距中线约 39.8mm。心电图正常，心脏超声示左房增大。基因测序提示 *GBA* 复合杂合

突变:c.1448T>C,p.Leu483Pro,致病变异,来源于父亲;c.1240G>C,p.Val414Leu,疑似致病变异,来源于母亲。诊断为戈谢病Ⅰ型。

[**家族史**] 父母体健,一个姐姐诊断戈谢病Ⅰ型。

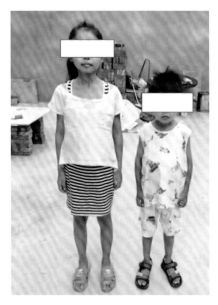

图 35-1　患儿及其姐姐外貌比较

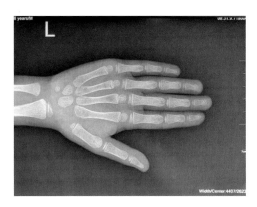

图 35-2　骨龄

[**入院查体**] BP 102/66mmHg,HR 92 次 /min。身高 117.2cm(<P3),体重 23.2kg(P25),BMI 16.95kg/m²。神志清,精神好,皮肤光滑,浅表淋巴结未触及肿大,口唇无发绀,咽无充血,无颈蹼,甲状腺无肿大,无鸡胸、漏斗胸,双肺呼吸音稍粗,未闻及干湿啰音,心脏听诊未闻及杂音,腹膨隆,腹胀,肝右肋下平脐,质地硬,巨脾,脾肋下达髂窝,质地硬,肠鸣音正常,双巴氏征、克氏征均阴性,布氏征阴性,外生殖器无异常。

[**诊断**] 戈谢病。

三、主治医师总结病例特点和主要诊断,提出会诊目的

儿科马明圣:患儿为学龄期男孩,慢性病程,临床表现为身高落后、肝脾大、血三系降低、心脏扩大、β- 葡萄糖苷酶活性明显降低,壳三糖苷酶活性升高,骨髓涂片可见戈谢细胞,基因测序提示 GBA 复合杂合突变,诊断戈谢病明确。患儿身高发育明显落后,且病程中出现骨痛、蛋白尿,此次会诊目的:①患儿目前身高体重明显低于同龄儿童,针对戈谢病患儿生长发育迟后是否需要干预? ②活动后膝盖疼痛仍然较为明显,下一步诊疗? ③蛋白尿原因待查? ④是否考虑脾切除术?

四、多学科会诊意见

遗传咨询黄尚志:结合临床表型,首先分析戈谢病的致病基因 *GBA*,患者的突变基因

为两个已知的突变点(图35-3)。① c.1448T>C(p.Leu483Pro)(曾用名:Leu444Pro)变异为 *GBA* 基因的热点变异之一,既往在多例戈谢病患者中被检测为纯合或者与其他变异形成的复合杂合(PMID:27865684,22227073等),该变异目前未见大规模人群频率数据库纯合子报道。根据现有证据,该变异定义为致病变异。② c.1240G>C(p.Val414Leu)(曾用名:Val375Leu)变异既往在多例戈谢病患者中被检测为纯合或者与 *GBA* 基因上的其他变异形成复合杂合(PMID:27865684,15954102等),且同一碱基位置导致相同氨基酸改变的其他变异,即 c.1240G>T(p.Val414Leu),也在一例戈谢病患者中检测为纯合(PMID:9182788)。该变异目前未见大规模人群频率数据库报道。根据现有证据,该变异被定义为疑似致病变异。患儿父母为杂合子,建议进行基因检测,给予遗传咨询,以防后代发病。

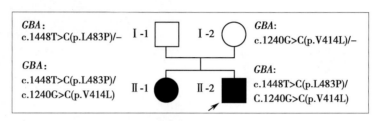

图35-3　患者致病基因 *GBA* 的突变

遗传咨询刘雅萍:该病为常染色体隐性遗传病,查体可见面部畸形,颌面部发育异常。患者父母均有杂合突变,两个突变交合才会发病,故父母无异常,两孩子均为发病患者。

儿科邱正庆:患者致病基因明确,诊断戈谢病,该病华人发病率1/100万。63%患者有骨痛,81%患者影像学可见骨病,79%有肝大,87%有脾大,40%出现骨髓浸润,故骨穿阴性患者不能完全排除该病。目前规律药物治疗可使肝脏缩小30%~40%,但骨痛及骨骼病变不会改善,所以骨骼为影响预后及生活质量的重要因素。戈谢病分为三型,Ⅱ型症状最重,死亡率高,主要是神经功能病变导致的吞咽障碍引起的窒息。Ⅰ型及Ⅲ型的区别在于神经系统有无病变。建议该患儿完善脑电图及神经诱发电位检查,明确是否有神经系统病变,完善股骨MRI除外骨骼病变。

戈谢病的诊断金标准为β-葡萄糖苷酶活性降低,达正常下限40%~50%即可诊断。对于表现为脾大和血小板减少的患者,排除恶性肿瘤后可完善β-葡萄糖苷酶活性排除戈谢病。确诊为戈谢病后,可应用伊米苷酶治疗,不能盲目切脾,干细胞移植理论上可治愈戈谢病。治疗效果评估:脾脏缩小为正常脾脏的2~8倍,肝脏缩小为正常肝脏的1~1.5倍,可视为恢复。

放射科余卫:MRI可显示骨坏死,建议行股骨下端MRI检查。

内分泌朱惠娟:戈谢病酶替代疗法可改善身高及性腺发育。2004年提出的戈谢病治疗目标中关于生长方面的治疗目标有两点:①线性生长正常化,治疗3年内达到正常身高;②实现正常青春发育启动。以色列戈谢病中心的15年随访数据(41人)显示,戈谢病患儿终身高SDS较确诊时身高SDS增加,且酶替代治疗后,生长速度增加。青春发育启动延迟,男孩首次刮胡子平均年龄:16岁;女孩初潮平均年龄:14.6岁。2013年,巴西学者对"酶替代治疗改善Ⅰ型戈谢病患儿生长与代谢"进行系统回顾,发现酶替代治疗前,生长迟缓在戈谢病患儿中的比例不一,最高可达80%;酶替代治疗后,大部分患儿身高得到改善。

血液科韩冰：戈谢病以血细胞减少为突出表现，切除脾脏比保留脾脏预后要差。国外有基因治疗有效的报道。该患者瘦小，乏力明显，建议行贫血四项明确诊断。

神经科戴毅：患者无癫痫病史，但有眼动障碍可能，建议行脑干听觉诱导检查明确诊断。成年戈谢病患者的治疗与帕金森病治疗相似。

基本外科刘子文：该患者脾脏增大，占腹腔体积 30% 以上，目前不适合切脾治疗。

肾内科李雪梅：戈谢病可累及肾脏，出现肾间质、肾小球病变。酶替代治疗后尿蛋白可有好转。病理多以巨细胞多见。如有贫血症状，可能为间质病变早期。患者戈谢病明确，建议行肾脏 B 超、肾血流图、24 小时尿蛋白定量、尿蛋白电泳、尿常规、肿瘤及自身免疫病筛查检查，全外基因复读，排除合并其他原因。

儿科宋红梅：患者目前诊断明确，可选用酶替代治疗。如需切脾，建议先打肺炎疫苗。该患者及姐姐均诊断为戈谢病，希望重视遗传病，加强产前诊断。

多学科会诊意见总结

　　儿科邱正庆：该患者及姐姐诊断均明确，两个孩子均有心脏扩大，应积极治疗现有病。目前建议继续给予酶替代治疗，不切脾，给予伊米苷酶治疗，完善脑电图、脑干听觉诱发电位、股骨下段 MRI、肾脏 B 超、肾血流图、24 小时尿蛋白定量、尿蛋白电泳、尿常规、肿瘤及自身免疫病筛查等检查。建议相关科室医生提高遗传病认识，建立该患儿家庭的随访。

五、结局及转归

伊米苷酶替代治疗中，患者目前状态尚可，定期复诊。

六、专家点评

8 岁男孩，病程 5 年，因肝脾大出现腹部膨隆，同时有血三系减低，心脏扩大，根据酶学及基因检查，诊断为戈谢病，家族中姐姐也有类似症状，确诊为戈谢病。患儿同时有骨骼、肾脏等系统受累。此次会诊明确了下一步相关检查，继续评估脏器受累情况，权衡利弊后，为患儿提供了相对安全有效的治疗方案。同时提高了各科室对该疾病的认识，有助于更多戈谢病患儿的诊疗。

七、疾病相关文献回顾

戈谢病（Gaucher disease，GD）是较常见的溶酶体贮积病，为常染色体隐性遗传病。该病由于葡萄糖脑苷脂酶基因突变导致机体葡萄糖脑苷脂酶（又称酸性 β- 葡萄糖苷酶）活性缺乏，造成其底物葡萄糖脑苷脂在肝、脾、骨骼、肺，甚至脑的巨噬细胞溶酶体中贮积，形成典型的贮积细胞即"戈谢细胞"，导致受累组织器官出现病变，临床表现多脏器受累并呈进行性加重。又称葡萄糖脑苷脂病、戈谢病、家族性脾性贫血、脑苷病、脑苷脂网状内皮细胞病等[1]。

1. 病因和流行病学 戈谢病是由于编码 β- 葡萄糖脑苷脂酶的基因缺陷导致葡萄糖脑苷脂在肝、脾、骨骼和中枢神经系统的单核巨噬细胞内蓄积而产生的疾病。葡萄糖脑苷脂酶是一种可溶性的糖脂类物质,是细胞的组成成分之一,生理情况下,来源于衰老死亡的组织细胞的葡萄糖脑苷脂被单核巨噬细胞吞噬后,在溶酶体内经葡萄糖脑苷脂酶作用而水解。由于该酶基因突变导致体内无葡萄糖脑苷脂酶生成或生成的酶无活性,造成单核巨噬细胞内的葡萄糖脑苷脂酶不能被有效水解,在肝、脾、骨骼、骨髓、肺和脑组织的单核巨噬细胞中大量蓄积,形成典型的戈谢细胞。

GD 患病率全球各地区不尽相同。一项系统分析统计全球每 10 万人中发病人数为 0.7~1.75,是全球范围内最为常见的溶酶体贮积疾病之一。有德系犹太人血统的(系指中欧及东欧犹太人)人群发病率最高,每 850 个德系犹太婴儿中就有 1 个患病。一项国内的人口统计研究发现,中国东部人口中 GD 是排名第 4 位的溶酶体贮积疾病。国内较为准确的 GD 发病率研究来自上海一项以干血斑法筛查新生儿葡萄糖脑苷脂酶活性,发现 GD 的发病率为 1:80 844[2]。中国内地尚没有建成全国性的 GD 登记中心,全面的流行病学调查有待完善。

2. 临床表现 根据神经系统是否受累,将 GD 主要分为非神经病变型(Ⅰ型)及神经病变型(Ⅱ型及Ⅲ型)[1]。其他少见亚型(围产期致死型、心血管型等)也有报道。

(1)Ⅰ型(非神经病变,成人型):为最常见亚型(在欧美达 90%,东北亚患者中比例略低)。无原发性中枢神经系统受累表现,一些Ⅰ型 GD 患者随着疾病进展可能出现继发神经系统临床表现(如脊髓受压等)。各年龄段均可发病,约 2/3 患者在儿童期发病。脏器表现主要为肝脾大,尤以脾大显著,常伴脾功能亢进,甚至出现脾梗死、脾破裂等。血液系统主要表现为血小板减少和贫血,部分患者白细胞减少,可有凝血功能异常。患者表现为面色苍白、疲乏无力、皮肤及牙龈出血、月经增多,甚至出现危及生命的出血现象。

多数患者有骨骼受侵,但轻重不一。早期受侵犯部位主要包括腰椎、长骨干骺端和骨干,中后期可累及骨骺和骨突。患者常有急性或慢性弥漫性骨痛,严重者可出现骨坏死(缺血性坏死),随后可出现关节塌陷,累及股骨近端和远端、胫骨近端和肱骨近端。还可发生溶骨性病变、病理性骨折、椎体压缩骨折及其他因骨密度降低导致的脆性骨折。骨骼病变可影响日常活动,并可致残。儿童患者常见的表现依次是骨质疏松、长骨干骺端烧瓶样畸形、长骨干骺端密度不同程度的减低、骨皮质变薄等,可有生长发育迟缓。

部分患者可有肺部受累,主要表现为间质性肺病、肺实变、肺动脉高压等。此外,患者还会出现糖和脂类代谢异常、多发性骨髓瘤等恶性肿瘤发病风险增高、胆石症、免疫系统异常等表现。

(2)Ⅱ型(急性神经病变型,婴儿型):Ⅱ型患者除有与Ⅰ型相似的肝脾大、贫血、血小板减少等表现外,还可有急性神经系统受累表现。常在新生儿期至婴儿期发病,进展较快,病死率高。有迅速进展的延髓麻痹、动眼障碍、癫痫发作、角弓反张及认知障碍等急性神经系统受损表现,生长发育落后,2~4 岁前死亡。一些重度患者会出现关节挛缩。

(3)Ⅲ型(慢性或亚急性神经病变型,幼年型):早期表现与Ⅰ型相似,逐渐出现神经系统受累表现,常在儿童期发病,病情进展缓慢,寿命相对较长。患者常有动眼神经受侵、眼球运动障碍,并有共济失调、角弓反张、癫痫、肌阵挛,伴发育迟缓、智力落后。Ⅲ型可分为 3 种亚型,即以较快进展的神经系统症状(眼球运动障碍、小脑共济失调、痉挛、肌阵挛及痴呆)及肝脾大为主要表现的Ⅲa型;以肝脾大及骨骼症状为主要表现而中枢神经系统症状较少的Ⅲb型;其他症状较轻,以心脏瓣膜钙化及角膜混浊为特殊表现,主要出现在德鲁兹人群的Ⅲc型。

3. 辅助检查

(1)葡萄糖脑苷脂酶活性检测:葡萄糖脑苷脂酶活性检测是GD诊断的金标准[1]。当其外周血白细胞或皮肤成纤维细胞中葡萄糖脑苷脂酶活性降低至正常值的30%以下时,即可确诊GD。值得注意的是,少数患者虽然具有GD临床表现,但其葡萄糖脑苷脂酶活性低于正常值低限但又高于正常低限30%时,需参考该患者血中生物学标志物结果(壳三糖酶活性等),进一步做基因检测,从而实现确诊。

(2)骨髓形态学检查:大多数GD患者骨髓形态学检查能发现特征性细胞即戈谢细胞,该细胞体积大,细胞核小,部分胞质可见空泡。但该检查存在假阴性及假阳性的情况。当骨髓中查见戈谢细胞时,应高度怀疑GD,但并不能确诊GD,需在鉴别区分其他疾病的同时,进一步做葡萄糖脑苷脂酶活性测定。

(3)基因检测:目前已发现的葡萄糖脑苷脂酶基因突变类型有400多种,相似的表型可有多种不同基因型,而相同基因型的患者临床表现、病程及治疗效果也不同。葡萄糖脑苷脂酶基因的突变类型具有种族差异,并与临床表型相关。到目前为止,已发现中国人GD基因突变类型约40种,$L444P$为最常见的突变类型,可出现在有神经系统症状及无神经系统症状的GD各型患者中,其次为$F213I$、$N188S$、$V375L$和$M416V$突变类型。基因诊断并不能代替酶活性测定的生化诊断,但可作为诊断的补充依据并明确对杂合子的诊断。少数突变与患者的临床分型具有相关性,对判断疾病程度和预后具有指导作用。

4. 诊断　根据肝大、脾大或有中枢神经系统症状,骨髓检查见有典型戈谢细胞,血清酸性磷酸酶增高,可作出初步诊断。进一步确诊应做白细胞或皮肤成纤维细胞葡萄糖脑苷脂活性测定。值得注意的是,有时在骨髓中看到一种与戈谢细胞很相似的假戈谢细胞(pseudogaucher's cell),它可出现在慢性粒细胞白血病、地中海贫血、多发性骨髓瘤、霍奇金淋巴瘤、浆细胞样淋巴瘤及慢性髓性白血病等疾病中,它与戈谢细胞的不同点是胞质中无典型的管样结构,鉴别诊断时可做葡萄糖脑苷脂酶活性测定。

基因诊断是定性检查,且所检测的标本稳定性好;而酶学分析是定量检查,酶活性的检测也受检测标本采集过程影响,所以基因诊断优于酶学分析。需要指出的是,基因型与临床表型之间没有确定的联系。通过突变型的基因分析可推测疾病的预后,如筛查$L444P$可确诊GD,而$N370S$基因型患者,虽然是纯合子,但预后也好,一般无神经系统症状。基因诊断可用两步PCR法。一旦先症患儿基因型确定,其母再次妊娠时可进行产前基因诊断,也可进行患儿同胞的基因携带筛查。

脑电图检查可早期发现神经系统浸润,在神经系统症状出现前即有广泛异常波型。Ⅲ型患者在未出现神经系统症状前很难与Ⅰ型鉴别。通过脑电图检查可预测患者将来是否有可能出现神经系统症状。

遗传咨询与产前诊断:患者的母亲再次妊娠时可取绒毛或羊水细胞经酶活性测定做产前诊断,若患者的基因型已确定,也可做产前基因诊断。通过羊膜穿刺术或绒毛取样诊断特定的GD等位基因,编码葡萄糖苷酸的基因定位于人类染色体的1q21位置[3]。

5. 鉴别诊断 与肝脾大疾病的鉴别；与其他贮积病鉴别（尼曼 - 皮克病）；与炎症疾病鉴别（如类风湿性关节炎）；与血液系统恶性疾病鉴别（如白血病、淋巴瘤），骨病表现与佝偻病、维生素 C 缺乏等鉴别。

6. 治疗 过去 GD 的治疗以对症治疗为主，属非特异性治疗。近年来，随着分子遗传学及生物工程技术的发展，已研发并临床应用了 GD 的酶替代治疗（ERT）。ERT 特异性地补充患者体内缺乏的酶，减少葡萄糖脑苷脂在体内的贮积，为 GD 的特异性治疗[4,5]。然而，目前各种指南及共识仅推荐酶替代治疗用于 GD1 和 GD3 型患者，GD2 型患者酶替代治疗效果差，仅行非特异性治疗。

（1）特异性治疗：应根据患者的严重程度、病情进展、合并症的发生等情况对患者进行疾病风险评估，并确定患者伊米苷酶 ERT 治疗的剂量。高风险患者的推荐初始剂量为 60U/kg，对于 GD3 型儿童，推荐初始剂量同样为 60U/kg，低风险患者的初始剂量为 30~45U/kg，均为每 2 周 1 次，静脉滴注。达到治疗目标后，应对患者进行持续临床监测。对病情稳定者可酌情减少伊米苷酶治疗剂量进行维持治疗。病情严重的高风险成人患者及所有儿童患者，伊米苷酶长期维持剂量不应 <30U/kg，每 2 周 1 次。而低风险成人患者的长期维持剂量不应 <20U/kg，每 2 周 1 次。

（2）非特异性治疗

1）底物减少疗法：即减少葡萄糖神经酰胺的合成。目前底物减少疗法药物尚未在中国药监部门进行适应证申请或获得审批。

2）脾切除：目前脾切除主要在其他治疗方法无法控制的、威胁生命的血小板降低合并出血风险高的患者中施行。

3）造血干细胞移植：在以往的临床观察中，造血干细胞移植对非神经型 GD 有确切疗效，是潜在可能治愈 GD 的疗法，但其并发症和病死率较高，目前尚无对比造血干细胞移植和 ERT 的随机对照临床试验结果。

4）骨病的支持治疗：骨危象支持治疗，补液支持、镇痛和激素治疗。对于骨质疏松症患者可用阿仑膦酸钠和其他双膦酸盐治疗。对于某些严格选择适应证的病例，联合 ERT 和全髋置换手术可提高 GD 患者生活质量。

5）分子伴侣疗法：氨溴索作为一种分子伴侣在体外试验被证实可增加葡萄糖脑苷脂酶活性。有研究者做了氨溴索用于治疗神经型 GD 的前期临床研究，发现大剂量氨溴索联合 ERT 有助于增加淋巴细胞葡萄糖脑苷脂酶活性，减少脑脊液葡糖鞘氨醇水平，改善了患者神经症状。在一项包括 12 名非神经型 GD 的前期临床试验中，氨溴索单独治疗也显示出了安全、特异疗效。

6）其他疗法：基因疗法，目前仍在动物实验、体外试验阶段，尚未见临床试验报道。

7）其他支持治疗：出血倾向，GD 患者除了血小板减少，可能同时存在血小板功能和凝血因子异常，在外科手术及妊娠前需仔细评估出血风险，对症治疗；心理需求，评估心理需求并请精神心理科医生进行心理支持治疗。

（刘红宏　马明圣　邱正庆）

参 考 文 献

［1］中华医学会儿科学分会遗传代谢内分泌学组，中华医学会儿科学分会血液学组，中华医学会血液学分，等．中国戈谢病诊治专家共识 [J]. 中华儿科杂志，2015, 53 (4): 256-261.

［2］NALYSNYK L, ROTELLA P, SIMEONE JC, et al. Gaucher disease epidemiology and natural history: a comprehensive review of the literature [J]. Hematology, 2017, 22 (2): 65-73.

［3］KANG L, ZHAN X, GU X, et al. Successful newborn screening for Gaucher disease using fluorometric assay in China [J]. J Hum Genet, 2017, 62 (8): 763-768.

［4］KAPLAN P, BARIS H, DE MEIRLEIR L. Revised recommendations for the management of Gaucher disease in children [J]. Europ J Pediat, 2013, 172 (4): 447-458.

［5］VELLODI A, TYLKI-SZYMANSKA A, DAVIES EH, et al. Management of neuronopathic Gaucher disease: Revised recommendations [J]. J Inherit Metab Dis, 2009, 32 (5): 660-664.

36 儿童步态不稳、构音障碍

一、专家导读

4岁患儿,因发现动作笨拙、走路不稳1年余,加重6个月入院。主要临床表现为行走不稳,中度构音障碍伴语速减慢,智力发育未见明显异常;查体指鼻试验不稳,轮替动作笨拙,步基宽;头MRI提示小脑明显萎缩,脑干不饱满,基因检测2次未发现高度相关的基因变异。申请MDT进一步明确诊断,指导下一步诊疗。

二、病例介绍

[患儿] 女性,4岁。

[主诉] 发现动作笨拙、走路不稳1年余,加重6个月。

[现病史] 1年前(3岁时)患儿无明显诱因出现行走能力下降,走路不稳,姿势异常,语速变慢,无抽搐、智力倒退等。2018年3月1日就诊于北京积水潭医院,行下肢CT检查"未发现骨骼发育问题"建议神经内科就诊。2018年9月就诊于北京大学第一医院,行"遗传性痉挛性截瘫基因"检查,未见异常;胸椎MRI无异常;气相色谱质谱分析:未见典型有机酸代谢病改变;代谢检查:血氨31.0μmol/L,乳酸1.20mmol/L;2018年11月头部MRI:小脑萎缩,右侧小脑扁桃体、左侧小脑半球片状DWI稍高信号,右侧乳突炎。2018年11月就诊于北京儿童医院,行全外显子检测无异常。2019年1月就诊于北京京都儿童医院,儿童神经心理发育量表:大运动19.5,精细动作42,适应能力42,语言54,社交行为54,智龄42.3,发育商87.9;构音障碍检查量表:发育正常。2019年3月患儿"甲流"感染后步态不稳症状加重,独站晃动,需扶走,无饮水呛咳等不适,就诊于首都儿科研究所住院治疗,查血常规:WBC 7.44×10^9/L,Neu25%↓,Hg 120g/L,Plt 239×10^9/L;肝肾功能正常。细胞免疫:T淋巴细胞71%↑,辅助/诱导性T淋巴细胞36%,抑制/细胞毒性T淋巴细胞28%↑,CD4/CD8 1.27,

B 淋巴细胞 20%，NKT 细胞 7%；ANA（−）；叶酸、维生素 B_{12} 正常；CRP 正常；C3 0.888g/L↓，C4 正常；ASO 正常；超声心动图：心内结构及功能未见明显异常；腹部多系统彩超未见明显异常征象；头颅 MRI：左侧四叠体池旁见类脑脊液长 T_1 长 T_2 信号灶，考虑脉络膜裂囊肿；小脑体积小，第四脑室扩张，小脑脑沟增深加宽，考虑小脑发育不良。脑脊液细胞学：WBC 10 个 /0.5ml，余（−）；脑脊液特异 IgG 寡克隆区带分析 5 项：IgG（CSF）7.3mg/L↓，IgG（S）6.82g/L↓；血 + 脑脊液免疫组化 6 项（VGKC.NMDA）：阴性（−）；血 + 脑脊液免疫荧光病理 6 项（Hu.Yo.Ri）：阴性（−）；血免疫组化一步法 2 项（AQP4.NMO）：阴性（−）。2019 年 4 月于外院查维生素：维生素 A、B_2、B_6 指标低于正常值；尿肌酸正常；血乳酸 3 项：β- 羟基丁酸高于正常值；尿黏多糖筛查异常。2019 年 7 月 27 日于中日友好医院查全外显子检测，结果正常。2019 年 8 月 27 日于北京宣武医院查眼底：双眼眼底未见明显异常。自发病以来患儿精神、饮食、睡眠尚可，步态不稳近期加重明显，大、小便正常，体重正常增长。

[**个人史**]　患儿第 3 胎第 1 产，第 1 胎人工流产，第 2 胎 10 周左右胎停，间隔 1 年后孕该患儿，母孕期 30 岁（父 29 岁），孕期脐带绕颈两圈，否认其他异常史。足月顺产，分娩中胎心下降，出生体重 3 300g，否认窒息史，生后 ABO 溶血性黄疸住院 15 天。大运动智力发育同正常同龄儿。母乳喂养至 1 岁，按时添加辅食。

[**家族史**]　否认家中类似病史。

[**查体**]　体重 20.4kg（P90），身高 109cm（P75）。神志清楚，独站晃动，独走不稳，步基宽、左右摇摆，对答切题，语速慢，语音欠晰，眼神灵活，面容额头稍高，尖下颌，无厚下唇、蒜头鼻。四肢肌力 V 级，肌张力稍高。指鼻试验（+），轮替试验（+），可见意向性震颤。双侧巴氏征阴性。

[**诊断**]　小脑共济失调，遗传性小脑共济失调不除外，自身免疫性小脑炎不除外。

三、主治医师总结病例特点和主要诊断，提出会诊目的

儿科马明圣：学龄前期女童，幼儿期起病，慢性病程，近期加重；主要临床表现为行走不稳，伴语速减慢，智力发育未见明显异常；生后新生儿 ABO 溶血性黄疸病史；查体：构音障碍，眼动充分，未见眼震，四肢肌力 V 级，肌张力稍偏高，腱反射稍减弱，病理征（−），指鼻试验不稳，轮替动作笨拙，步基宽；头 MRI 示小脑明显萎缩，脑干不饱满。基因检测未发现高度相关的基因变异。

鉴别诊断思路：①急性或急性发作性共济失调：可见于感染、药物中毒、血管事件、后颅窝肿瘤、Leigh 病、遗传性发作性共济失调等；②慢性进行性小脑共济失调：可见于 Friedreich 共济失调、共济失调 - 毛细血管扩张症（AT）、维生素 E 缺乏、Refsum 病、感觉性共济失调等；③慢性非进行性小脑共济失调：可见于共济失调型脑性瘫痪（脑瘫）、先天脑桥小脑发育不全等；④以慢性进行性小脑共济失调为主要表现者，多为遗传或代谢性病因所致，并可伴多系统受累。对就诊患者尽可能行全面的检查及评估，包括肝、肾等脏器结构和功能情况、眼科检查、免疫功能，以及认知、语言、运动等相关发育评估以提高诊断准确性。

患者目前以小脑共济失调为主要表现，会诊拟明确病因及治疗方案。

四、多学科会诊意见

放射科冯逢：外院影像学提示患儿小脑萎缩，可见小脑正中处、小脑蚓沟裂增宽，后叶下蚓部及小脑扁桃体较小，四脑室扩大，基底节核团与白质未见异常。考虑单纯的小脑萎缩可能性大。本例患儿呈现对称性萎缩，蚓部的萎缩明显小于小脑半球的萎缩，MRI 所示脊髓没有异常，幕上未见白质和基底节的异常，脑干异常不明显，脑桥稍小，但未见明显的异常信号；齿状核信号未见明显异常。以上异常信号均非特异性改变，需要结合临床及其他辅助检查做进一步鉴别诊断。

遗传咨询顾卫红：患儿总体上符合遗传性共济失调类疾病，遗传模式涉及常染色体显性、常染色体隐性、X 连锁及线粒体遗传等。遗传性共济失调在神经遗传病中占 10%~15%，不同年龄段均可能发病。临床表现为躯体平衡、步态、构音、眼球运动异常，可以伴有其他神经系统症状如视听力、锥体外系、周围神经异常表现。鉴别诊断包括：共济失调伴痉挛性截瘫、脑白质病、神经元蜡样脂褐质沉积病（NCL）、铁沉积症（NBIA）和一些遗传性代谢病。最终诊断需要基因检测来明确。其中 SCA 是一种常染色体显性进行性共济失调，需详细追问家族史，此疾病具有高度遗传异质性和临床变异性。目前已报道有 44 种致病基因。常见首发症状为行走不稳、言语不清。动态突变类型还可能有遗传早现，后代发病年龄比上一代提前，在父系遗传中早现会更加明显。在 SCA3、SCA2 和 SCA7 中可能缺乏明确家族史，例如亲属其中一人过世早、父母发病晚或表型轻，也可能是新生突变等。本例患儿可能幼儿期即出现说话语速慢。基因检测未发现明确致病变异，但不除外 *CAMTA1* 可疑变异，还需要定量 PCR 验证。*CAMTA1* 基因指向的是疾病是非进展性的小脑共济失调，有智力的衰退，但典型表型与该患者有一定差异。考虑不能除外 SCA 是动态突变，可能有早现现象。患儿父亲的基因检测显示 *CAMTA1* 基因中间段重复序列，稍长于正常人，致病意义不明。下一步需重点筛查该家系的动态突变。

神经内科关鸿志：需要鉴别自身免疫相关性疾病。患儿出现构音障碍在先，1 年多前出现走路不稳且逐渐加重，提示小脑全面受累，需要鉴别自身免疫性小脑炎。自身免疫性小脑炎相关的抗体包含 20 余种，可完善相关抗小脑细胞抗体筛查。

神经内科刘明生：患儿以小脑受累为突出表现。电生理方面，双侧的下肢的 SET 未引出，P40/P 层未见触发电位的，双眼 VEP 视觉诱发电位有延长。VEP 延长提示视听通路和感觉通路异常，其病变范围可能不局限于小脑。建议完善脑电图进一步检查。

儿科邱正庆：目前定位诊断为小脑萎缩，表现为共济失调、构音异常，基因检测未见明确致病基因点突变，需考虑进一步评估有无 SCA 等重复突变。同时进一步排查感染、自身免疫及代谢异常相关病因可能。目前可予对症治疗支持。

风湿免疫科张文：我个人还是比较倾向遗传代谢性疾病可能性是第一位。风湿免疫性疾病中累及中枢神经系统的疾病包括：弥漫性结缔组织病，血管炎及自身炎症性疾病。本例患儿缺乏典型自身免疫病表现如反复发热、皮疹等。可进一步完善炎症指标、抗核抗体谱、ANCA 等自身免疫病相关筛查。

儿科马明圣：该患儿病程为慢性进展性表现，故急性感染、急性中毒、创伤相关小脑共济失调依据不足。慢性小脑共济失调常见的病因包括自身免疫、肿瘤和营养缺乏。该患者均依据不足。故考虑代谢性疾病和遗传性疾病可能性较大。该患儿已完善线粒体环基因及全外测序未见阳性提示,不支持线粒体病。神经元蜡样脂褐质沉积症的 5 型和 6 型可以只表现为共济失调,但基因检测未见致病突变。遗传性疾病方面,共济失调性毛细血管扩张可以引起共济失调,但是该患儿缺乏特征性的皮肤毛细血管扩张。Joubert 综合征,该患儿影像学不典型,且没有"磨牙征"。由于二代测序对重复序列检出率不足,故需要着重考虑脊髓小脑性共济失调的可能性。

首都儿科研究所王珬: 患儿突出的临床表现为构音障碍、语言障碍及躯体平衡障碍。病程呈慢性进展。且患儿病程中有流感病史,未及时治疗。不能除外感染导致病情快速加重可能。

首都儿科研究所王立文: 该患儿除神经系统体征之外,认知发育评估未见明显落后。目前不能除外亚临床异常放电,建议完善脑电图电生理检查。遗传病方面,外显子检测对于脊髓小脑性共济失调阳性率较低,因为该病突变拷贝数的变化,而非碱基变化。相对于外显子检测,全基因组只能让阳性率增加 2%~3%,全基因组检测意义不大。对于齿状核红核变性,临床表现主要为肌痉挛发作,早期可出现共济失调的症状,年龄增长后才出现惊厥发作,目前不能除外。治疗方面建议对症处理,可予左卡尼汀、辅酶 Q_{10} 等,同时避免感染导致原发病加重。

风湿免疫科张文: 目前不能完全除外原发病基础上合并感染导致急性加重,使用激素治疗缺乏治疗指征,且可能导致感染加重。可考虑予 IVIG 冲击治疗,具有更高的安全性,且可以改善免疫状态。

内分泌科王鸥: 结合患儿病史和辅助检查,目前考虑与内分泌系统疾病关系比较小。但如果要用糖皮质激素尤其是要达到免疫抑制的状态的话,可能会引起生长发育、骨代谢和其他代谢状态的问题。建议慎用糖皮质激素治疗。

多学科会诊意见总结

心内科张抒扬: 目前考虑患儿为遗传性共济失调可能性大,不除外合并感染导致急性加重。建议进一步分析基因序列特别是重复序列。同时完善脑电图、自身免疫性小脑炎相关抗体等相关筛查。目前可予营养神经改善代谢的对症治疗,并予 IVIG 试验性治疗。继续观察病情变化,同时注意预防感染。

五、结局及转归

完善血清炎症指标、自身抗体检查未见异常,脑脊液自身免疫性脑炎相关抗体未见阳性提示。予神经营养治疗及 IVIG 治疗过程顺利。随访无合并感染表现,未见病情进一步加重。基因序列待进一步分析。

六、专家点评

本例患儿慢性病程急性加重,完善多项检查仍不能明确原发病诊断,来北京协和医院就诊。根据其临床特点、辅助检查,考虑遗传性共济失调,脊髓小脑性共济失调可能性较大。该疾病与基因序列重复相关,受累家族的连续世代会出现遗传早现,即后代发病逐代提前、表型逐代加重的现象。目前缺乏特异性治疗方法。经 MDT 讨论后建议对症营养神经改善代谢治疗,并予 IVIG 调理免疫状态。虽然罕见病缺乏特异性治疗手段,但控制疾病症状,并祛除诱发加重因素,对于改善患儿及家庭生活治疗,减轻经济负担也具有重要意义。

七、疾病相关文献回顾

遗传性共济失调是一组遗传异质性疾病,均以小脑及其连接结构功能障碍导致的运动不协调为特征,可能在临床上难以区分。随着其中许多疾病识别出基因缺陷,目前更常根据基因检测进行诊断。遗传性共济失调传统上分为两大类:①遗传性代谢病导致的共济失调:这类疾病多为常染色体隐性遗传,且通常出现于儿童期。②不由遗传性代谢病导致的进行性退行性共济失调。此组疾病更常见,根据遗传方式分为常染色体显性遗传、常染色体隐性遗传、X 连锁遗传及线粒体遗传。

其中,最常见的常染色体显性遗传性共济失调是脊髓小脑性共济失调(spinocerebellar ataxias,SCA)。目前已确定超过 40 种具有特征性临床及基因异常的 SCA,数量很可能继续增加。其中部分疾病是由致病基因内的三核苷酸(SCA10 中为五核苷酸)重复扩增所致,而非序列改变引起的蛋白功能改变所致。

最常见的是编码蛋白产物中多聚谷氨酰胺链区域的 CAG 重复扩增,与亨廷顿病类似。CAG 重复扩增可产生有害的"功能获得"性变异(即疾病的发生是由于突变蛋白获得了新的功能,而非丧失其正常功能)。这种序列重复在体细胞和生殖系细胞均不稳定。因此,受累家族的连续世代会出现遗传早现,即后代发病逐代提前、表型逐代加重的现象[1]。

较常见 SCA 的发病年龄及残疾进展率因致病 CAG 三核苷酸重复序列长度的个体差异而有所不同。大部分现有数据是关于 4 种最常见的 SCA:SCA1、SCA2、SCA3 和 SCA6[2,3]。患者一般在症状出现 10~15 年后需借助轮椅。一些研究发现,与 SCA2、SCA3 及 SCA6 相比,SCA1 进展更快,生存期更短[2]。其中一项研究中,SCA1 患者死亡的中位年龄为 56 岁。对于这 4 种亚型,共济失调等级量表(Scale for the Assessment and Rating of Ataxia,SARA)基线评分越高,患者生存期越短[2]。其他类型 SCA 致残率及死亡率的数据有限。然而,大多数 SCA 患者平均在 10~20 年期间进展为残疾,并且寿命缩短,但是一些患者的寿命与正常人寿命相当[4]。

对于 SCA,尚无有效的治疗方法,但是一些小型研究已经对多种治疗共济失调的药物进行了研究。例如,一项报道指出,5 例接受 10mg 唑吡坦治疗的 SCA2 家族成员中,有 4 例患者的小脑症状出现短暂改善[5];另外一项纳入 20 例 SCA3 患者、为期 8 周的安慰剂对照试验显示,伐尼克兰可改善一部分(并非全部)小脑功能障碍指标。这些研究结果需要更大型的研究来证实[6]。动物研究表明,热休克蛋白过表达可抑制多聚谷氨酰胺的神经毒性。在 SCA 小鼠模型中,通过 RNA 干扰使基因沉默的技术也显示出了前景。这些发现对人类疾病的潜在适用性仍处于推测阶段[7]。

(马明圣)

参 考 文 献

［1］ KAZEMI-ESFARJANI P, BENZER S. Genetic suppression of polyglutamine toxicity in Drosophila [J]. Science, 2000, 287 (5459): 1837-1840.

［2］ JACOBI H, BAUER P, GIUNTI P, et al. The natural history of spinocerebellar ataxia type 1, 2, 3, and 6: a 2-year follow-up study [J]. Neurology, 2011, 77 (11): 1035-1041.

［3］ DIALLO A, JACOBI H, COOK A, et al. Survival in patients with spinocerebellar ataxia types 1, 2, 3, and 6 (EUROSCA): a longitudinal cohort study [M]. Lencet, 2018: 327-334.

［4］ KLOCKGETHER T, R L, KRAMER B, et al. The natural history of degenerative ataxia: a retrospective study in 466 patients [J]. Brain, 1998, 4: 589-600.

［5］ CLAUSS R, SATHEKGE M, NEL W. Transient improvement of spinocerebellar ataxia with zolpidem.[J]. N Engl J Med, 2004, 351 (5): 511-512.

［6］ ZESIEWICZ TA, GREENSTEIN PE, SULLIVAN KL, et al. A randomized trial of varenicline (Chantix) for the treatment of spinocerebellar ataxia type 3 [J]. Neurology, 2012, 78 (8): 545-550.

［7］ XIA H, MAO Q, ELIASON SL, et al. RNAi suppresses polyglutamine-induced neurodegeneration in a model of spinocerebellar ataxia.[J]. Nat Med, 2004, 10 (8): 816.

37 多年骨痛伴脾大癫痫发作

一、专家导读

52 岁患者，男性，双侧髋关节疼痛 30 余年，癫痫 25 年，诊断戈谢病 24 年。1995 年起使用酶替代治疗，最初使用西利酶（ceredase）治疗，骨痛、癫痫症状明显好转，1999 年 5 月 28 日西利酶改为伊米苷酶（cerezyme）治疗，开始规律于北京协和医院随诊。2009 年起因药物供应问题减少了替代酶用量，近 3 年骨痛症状轻微加重，脊柱出现侧突畸形。为进一步评估外科干预的必要性，同时讨论并制订今后治疗方案，申请北京协和医院罕见病多学科会诊。

二、病例介绍

[患者] 男性，52 岁。

[主诉] 双侧大腿痛 30 余年，反复抽搐 20 余年。

[现病史] 患者 1987 年（20 岁）无明显诱因出现双侧髋关节、大腿疼痛，VAS 评分 5~6 分，活动后加重，平卧休息可缓解，未予重视。1990 年（23 岁）诊断为股骨头坏死，未接受系统治疗。1994 年 4 月无明显诱因发生抽搐，表现为双手抖动，不能持物，数秒后自行缓解，后类似症状反复发作。1995 年 3 月（28 岁）患者连续发热 10 日，体温高达 38.5℃，伴双侧大腿、髋关节疼痛，VAS 评分 7~8 分，不能坐起，休息后不缓解，使用哌替啶可镇痛，为查明病因就诊于北京协和医院，骨髓穿刺涂片可见戈谢细胞占有核细胞的 22%（正常：阴性）。2000 年 11 月查 B 超提示肝右肋下 3.5~4.5cm，剑下 7.9cm。脑电图：背景波形整齐，波律调节佳。快波少量，慢波中量，以中波幅为主，睁闭眼抑制完全，有癫痫波，频发。诊断癫痫，口服丙戊酸钠及苯巴比妥治疗，仍有发作。2004 年行 *GBA* 基因检测：c.907C>A，p.Leu303Ile2；c.1388+2 T>G。GBA 活性 2.1pmol/（punch·h）（6~16.7）。2002—2018 年监测血常规及 ERT 剂量，结果如表 37-1，后期定期复查脊柱及髋关节影像学（图 37-1、图 37-2）。

2019 年 1 月查骨密度,检测在正常范围内。

表 37-1   2002—2018 年血常规变化及治疗

年份	HGB/(g·L⁻¹)	PLT/(×10⁹)	ERT 剂量 /(U·kg⁻¹·2 周⁻¹)
2002—2009	140	264	45~60
2012	145	239	13~35
2103	129	240	15~25
2014	146	261	23~35
2015	142	214	19.4
2016	111	227	19.4
2017	136	214	22.6
2018	144	215	32.25

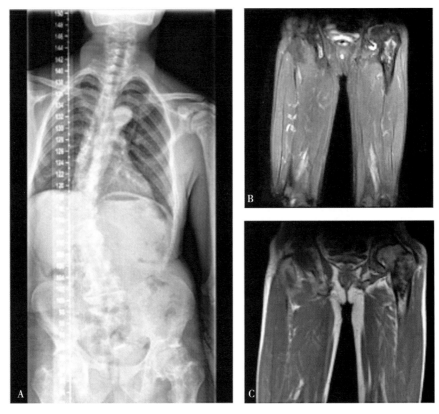

图 37-1   2017 年 1 月脊柱正位和双髋关节 MRI

A. 脊柱正位;B、C. 髋关节。

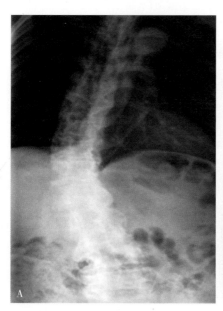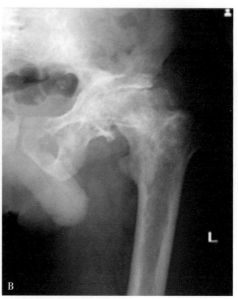

图 37-2　脊柱正位和左侧髋关节正位
A. 脊柱正位；B. 左侧髋关节正位。

自患者发病以来,精神、食欲可,睡眠欠佳,大、小便正常,近 3 年体重无明显变化。

[**既往史**]　7 岁因脾大行脾切除术,术后恢复良好。无慢性病史、传染病史。无外伤、输血史,无明确食物、药物过敏。

[**个人史**]　职业为教师,无烟酒嗜好。

[**家族史**]　父母体健,有哥、姐和弟各 1 人,其弟亦有脾大、脾切除史,18 岁抽搐大发作去世(无明确诊断)。哥姐均体健。

[**诊断**]　戈谢病。

三、主治医师总结病例特点和主要诊断,提出会诊目的

儿科马明圣：患者 52 岁男性,慢性病程,临床表现为脾大、股骨头坏死、癫痫、脊柱侧弯,骨穿可见戈谢细胞,基因提示 GBA 基因复合杂合突变,GBA 活性明显降低,应用 ERT 治疗。此次会诊目的为：①重点咨询脊柱侧突治疗；②癫痫治疗方案是否需要调整；③戈谢病 3 型神经系统受累早期检测指标？④戈谢病骨病生物标志物或骨病敏感指标？

四、多学科会诊意见

儿科马明圣：骨骼病变是戈谢病的重要表现之一,据统计戈谢病患者中 55% 表现为骨质减少,36% 表现为骨生长迟缓,33% 表现为慢性骨痛,7% 表现为骨危象,另有 7% 表现为骨折。影像学上可因骨重建障碍表现为锥形瓶征,可见缺血坏死灶、溶骨性改变、骨硬化等征象。当脊柱受累时可表现为脊柱后凸、脊柱侧弯、胸廓畸形等。目前认为该病主要通过以下 3 个途径导致骨骼病变：①炎症因子的激活,导致破骨活跃,成骨活动受抑制；②滋养

骨的细小动脉受到压迫或者腔内阻塞影响骨骼血供；③骨髓膨胀进而引起骨内压增高，引起骨质变薄。上述 3 个途径共同作用，导致患者出现骨骼疼痛、骨骼畸形和病理性骨折等变化。骨骼受累程度的影像学评估手段主要有股骨头和腰椎 MRI、腰椎和非优势侧股骨颈的 DEXA、锝（technetium，Tc）双膦酸盐骨闪烁成像（可检测到缺血）。在 GD 的诊断方面，不同的生物标志物有不同的灵敏度和特异度，壳三糖酶诊断 GD 的灵敏度和特异度分别是 91.7% 和 86.7%，CCL18 诊断 GD 的灵敏性和特异性分别为 76.2% 和 79.4%。葡萄糖鞘氨醇对辅助诊断 GD 有很高的灵敏度和特异度，同时有研究表明葡萄糖鞘氨醇对于使用酶替代疗法的患者病情的监测有一定意义。

骨科吴南： GD 发病的原因是患者缺乏葡萄糖脑苷脂酶，导致无法降解的葡萄糖脑苷脂在细胞的溶酶体中积聚，最终形成戈谢细胞，浸润侵犯各种靶器官。在世界范围内，约有 62% 的 GD 患者有骨骼系统受累。酶替代疗法可以改善很多临床症状，但是对于已形成的骨骼破坏缓解效果甚微。GD 造成的骨骼系统受累主要表现为股骨头缺血性坏死、骨痛、关节炎、骨量减少、骨质疏松和自发性骨折。在脊柱方面，该病可引起脊柱畸形。治疗方面，研究表明二磷酸盐对于 GD 骨病有一定的帮助，促进成骨的特立帕肽（Forteo）也有一定效果。该患者的影像学检查结果显示明显的脊柱侧突、后凸，可考虑外科矫形手术治疗。应充分交代手术风险以及术后骨痛复发的可能。

放射科刘炜： 患者 2019 年 1 月份于北京协和医院随诊时行股骨正位检查，提示双侧股骨头均受累，左侧为著，同时左侧股骨干可见明显的骨密度减低，双下肢负重相显示胫骨近端亦有受累。患者的 MRI 股骨颈和股骨干 T_1、T_2 加权像显示不规则低密度影，正常的黄骨髓组织信号在 T_2 压脂序列中被压低，但是患者双侧股骨仍有混杂的中高信号，同 2011 年影像相比，股骨的形状变化进展不明显，但左侧股骨干病变的范围仍有所增加。2017—2019 年脊柱正位显示脊柱畸形有进展，病变主要集中于胸椎和腰椎，可见椎体明显的骨质破坏、骨质硬化，椎间盘明显狭窄，椎旁韧带明显钙化。此外，双侧肱骨头、髂骨、骶骨均有类似骨质破坏。GD 的影像学检查有定量、半定量等评估方法，半定量的评估方法主要评估受累范围，定量评估方法主要评估磁共振结果中水和脂的吸收峰，对于疾病程度的判断均有一定帮助。

核医学科霍力： ^{18}F-FDG PET/CT 显像和 ^{99m}Tc-MIBI SPECT 显像对 GD 病变的范围和程度的评估都有一定的意义。^{18}F-FDG 可反映组织代谢葡萄糖的活性，与细胞增殖有关，有病例报道 69 岁 GD 合并胃癌的患者肱骨以及股骨病灶处呈 ^{18}F-FDG 高摄取状态。^{99m}Tc-MIBI SPECT 可反映细胞线粒体的功能，浓聚提示细胞活动活跃，浓聚部位与 MRI 提示病变部位、骨髓穿刺提示病变部位匹配程度好，可以用来显示骨髓浸润部位。另有研究表明可以使用 ^{99m}Tc-MIBI SPECT 显像来监测酶替代治疗 GD 的疗效。

血液科陈苗： 成人戈谢病的主要临床表现有：肝脾大，尤以脾大显著，常伴脾功能亢进，甚至出现脾梗死、脾破裂。另有骨髓受累导致的贫血、血小板减少。骨病方面：主要表现为急性或慢性骨痛，严重者出现骨危象（严重骨痛急性发作，伴发热及白细胞增高、红细胞沉降率加快）。神经系统症状：主要有动眼神经受侵、眼球运动障碍、共济失调、角弓反张、癫痫、肌阵挛、伴发育迟缓、智力落后。肺脏容易合并间质性肺病、肺实变、肺动脉高压等。患者常有生长发育延迟。常见合并肿瘤有淋巴瘤、白血病和多发骨髓瘤等。根据患者的临床表现，可以将戈谢病分为 3 型：Ⅰ型（非神经病变型戈谢病）：为最常见亚型，无原发性中枢神经系统受累表现,一些Ⅰ型戈谢病患者随着疾病进展可能出现继发神经系统临床表现(如脊髓受压等)。Ⅱ型(急性神经病变型):发病早,一般在出生后一年内发病。Ⅱ型患者除有与Ⅰ型相似的表现外,主要为急性神经系统受累表现。患儿大多于2岁前死亡。Ⅲ型(慢性或亚急性神经病变型):Ⅲ型发病较Ⅱ型晚,发病率较Ⅱ型高。Ⅲ型早期表现与Ⅰ型相似,逐渐出现神经系统受累表现,常发病于儿童期,病情进展缓慢,寿命可较长。结合本例患者在骨骼、神经方面的表现,应属于Ⅲ型戈谢病。治疗方面主要分为特异性治疗和非特异治疗。特异治疗包括酶替代和造血干细胞移植,非特异治疗包括底物减少疗法、脾切除和骨病的支持治疗。酶替代治疗开始时间越早,效果越好,可用于GDⅠ型和Ⅲ型的治疗,造血干细胞移植对非神经型戈谢病有确切疗效,是潜在可能治愈戈谢病的疗法。此外,脾切除联合造血干细胞移植、ERT序贯造血干细胞移植也可用于神经性戈谢病治疗,但造血干细胞移植并发症和死亡率较高。该例患者,对酶替代疗法的反应良好,药物减量后出现病情反复,目前主要策略是恢复酶替代疗法的用量至足量,同时加强支持治疗。

药剂科刘鑫:患者使用酶替代治疗已经20余年,期间使用过Ceredase 4年余,后改为伊米苷酶(Cerezyme)使用20年,该药用于确诊患有Ⅰ型戈谢病(贫血、血小板减少、骨病、肝大或脾大)的儿童及成人患者的长期酶替代疗法,目前无已知的药物相互作用。存在与给药途径相关的不良反应(滴注部位瘙痒、肿胀),过敏、恶心、呕吐、腹泻、皮疹、疲劳、头痛、发热、寒战。不到1%患者治疗期间出现肺动脉高压和肺炎,伊米苷酶属于大分子药物,不能透过血脑屏障,对于内脏和血液系统的药效较好,而神经系统症状改善不明显,因此本例患者使用伊米苷酶后骨痛症状明显好转,但抽搐缓解不明显。癫痫的支持治疗方面:患者目前应用丙戊酸钠500mg t.i.d.+苯巴比妥1片t.i.d.抗癫痫治疗,在控制效果不明显的情况下可以考虑加量,如怀疑有严重不良反应,除监测临床症状外,还可考虑行丙戊酸钠血浆浓度检测,目前已报道的血药浓度范围40~100mg/L。目前亦有口服分子伴侣药物治疗GD中枢神经表现的报道,可能对中枢系统症状经酶替代治疗后效果不佳的患者有一定疗效。

神经科金丽日:患者神经系统方面表现主要为反复发作的肢体抖动,每次持续数秒,使用西利酶治疗以后发作次数明显减少,2001年后发作次数又逐渐增多,2010年出现伴随意识丧失的大发作,频率一年数次。目前针对神经系统症状的用药是丙戊酸钠500mg t.i.d.+苯巴比妥1片t.i.d.,患者昨日(2019年12月11日)于北京协和医院行脑电图检查,清醒期各导联可见中-高波幅棘波、尖波、多棘波等癫痫样异常放电及其他异常放电,枕部导联为著,其中右枕部和中央枕部的异常放电最明显,总体符合进行性肌阵挛癫痫表现,且是由GDⅢ型引起的进行性肌阵挛癫痫。治疗上应重视原发病治疗,在抗癫痫药的选择上宜用广谱抗癫痫药,避免卡马西平等药物。

遗传咨询刘雅萍:戈谢病主要的突变基因是*GBA*基因,根据HMGD数据库2019年3月份数据,已报道的*GBA*基因突变总共505个,其中c.1226A > G(N370S)与Ⅰ型GD关系密切,1448T > C(L444P)与Ⅱ型或者Ⅲ型GD关系密切,但是患者的两个突变907C>A、1388+2 T>G不属于上述突变。与GBA基因突变相关的表型方面,双突变主要表现为GD,部分双突变和单突变均可导致帕金森病,所以*GBA*基因不仅通过GD导致神经系统症状,突变携带者的神经系统受累更加复杂和多样。基因型和表型之间无明确相关性。

骨科仇建国:该患者的影像学检查提示股骨、脊髓均有受累,临床表现为骨痛。就治疗而言,骨科对骨痛的治疗主要有补充双膦酸盐、维生素 D 和钙片,但是这些主要是通过增加骨密度间接缓解骨痛,要直接治疗骨痛主要还要靠内科方法,比如酶替代治疗等。至于患者的脊髓侧弯,影像上表现和一般成年人骨骼畸形不太一样,患者的病变部位主要在脊髓侧弯的凹侧,既有骨骼的坏死,又伴有硬化,长期在应力的作用下逐渐侧弯。如果该患者日后需要做内固定,为了防止钉子松动,需要用骨水泥辅助固定。总而言之,外科可以通过内固定等方式辅助缓解患者骨痛的症状,但是应该注意对原发病的治疗,原发病的活动同样是导致患者近期骨痛的重要原因。

多学科会诊意见总结

儿科邱正庆:患者为 52 岁男性,双侧髋关节疼痛 30 余年,癫痫发作 20 余年,骨穿提示戈谢细胞 22%,结合患者神经系统受累的临床症状,戈谢病Ⅲ型诊断明确。会诊回顾了相关文献,围绕患者对治疗的反应以及下一步的治疗方案展开讨论,总结会诊意见如下:①详细评估癫痫发作次数,如控制不佳可考虑在当前丙戊酸钠 500mg t.i.d.+ 苯巴比妥 1 片 t.i.d. 的基础上加量,并加强抗癫痫药副作用监测,如严重副作用发生风险较大,可行丙戊酸钠血浆浓度检测;②维持原有替代酶治疗方案,根据症状轻重调整伊米苷酶剂量;③至骨科门诊进一步评估脊柱功能,结合患者本人意愿及期望,评估可否外科干预治疗。

五、结局及转归

目前家属反馈患者按医嘱治疗,骨痛症状较之前明显减轻。

六、专家点评

52 岁男性,病程 30 余年,脾大,骨骼及神经系统受累显著,根据辅助检查,诊断为戈谢病,长期应用酶替代治疗,病情有反复,神经系统控制不佳,且严重的脊柱侧弯持续进展。此次会诊提出了改善神经系统和骨骼症状及治疗原发病的的相关方案,对于提高患者生活质量具有重要意义。

七、疾病相关文献回顾

戈谢病(Gaucher disease,GD)是较常见的溶酶体贮积病,为常染色体隐性遗传病。该病由于葡萄糖脑苷脂酶基因突变导致机体葡萄糖脑苷脂酶(又称酸性 β- 葡萄糖苷酶)活性缺乏,造成其底物葡萄糖脑苷脂在肝、脾、骨骼、肺甚至脑的巨噬细胞溶酶体中贮积,形成典型的贮积细胞即"戈谢细胞",导致受累组织器官出现病变,临床表现多脏器受累并呈进行性加重。又称葡萄糖脑苷脂病、戈谢病、家族性脾性贫血、脑苷病、脑苷脂网状内皮细胞病等。

1. 病因和流行病学　戈谢病是由于编码 β- 葡萄糖脑苷脂酶的基因缺陷导致葡萄糖脑

苷脂在肝、脾、骨骼和中枢神经系统的单核巨噬细胞内蓄积而产生的疾病。葡萄糖脑苷脂酶是一种可溶性的糖脂类物质,是细胞的组成成分之一,生理情况下,来源于衰老死亡的组织细胞的葡萄糖脑苷脂被单核巨噬细胞吞噬后,在溶酶体内经葡萄糖脑苷酯酶作用而水解。由于该酶的基因突变导致体内无葡萄糖脑苷酯酶生成或生成的酶无活性,造成单核巨噬细胞内的葡萄糖脑苷酯不能被有效水解,在肝、脾、骨骼、骨髓、肺和脑组织的单核巨噬细胞中大量蓄积,形成典型的戈谢细胞。

GD患病率全球各地区不尽相同。一项系统分析统计全球每10万人中发病人数为0.7~1.75,是全球范围内最为常见的溶酶体贮积疾病之一。有德系犹太人血统的(系指中欧及东欧犹太人)人群发病率最高[1],每850名德系犹太婴儿中就有1名患病。一项国内的人口统计研究发现,中国东部人口中GD是排名第4位的溶酶体贮积疾病。国内较为准确的GD发病率研究来自上海一项以干血斑法筛查新生儿葡萄糖脑苷酯酶活性,发现GD的发病率为1:80 844。中国内地尚没有建成全国性的GD登记中心,全面的流行病学调查有待完善[2]。

2. 临床表现　根据神经系统是否受累,将GD主要分为非神经病变型(Ⅰ型)及神经病变型(Ⅱ型及Ⅲ型)。其他少见亚型(围产期致死型、心血管型等)也有报道。

Ⅰ型(非神经病变型,成人型):为最常见亚型(在欧美达90%,东北亚患者中比例略低)。无原发性中枢神经系统受累表现,一些Ⅰ型GD患者随着疾病进展可出现继发神经系统临床表现。脏器主要表现为肝脾大,尤以脾大显著,常伴脾功能亢进,甚至出现脾梗死、脾破裂等。血液系统主要表现为血小板减少和贫血,部分患者白细胞减少,可伴有凝血功能异常。患者表现为面色苍白、疲乏无力、皮肤及牙龈出血、月经增多,甚至出现危及生命的出血现象。多数患者有骨骼受侵,但轻重不一。

Ⅱ型(急性神经病变型,婴儿型):Ⅱ型患者除有与Ⅰ型相似的肝脾大、贫血、血小板减少等表现外,主要为急性神经系统受累表现。

Ⅲ型(慢性或亚急性神经病变型,幼年型):早期表现与Ⅰ型相似,逐渐出现神经系统受累表现。

3. 辅助检查　①葡萄糖脑苷脂酶活性检测;②骨髓形态学检查;③基因检测。

4. 鉴别诊断　与肝脾大疾病的鉴别;与其他贮积病鉴别(Niemann-Pick病);与炎症疾病鉴别(如类风湿性关节炎);与血液系统恶性疾病鉴别(如白血病、淋巴瘤),骨病表现与佝偻病、维生素C缺乏等鉴别。

5. 治疗　过去GD的治疗以对症治疗为主,属非特异性治疗。近年来,随着分子遗传学及生物工程技术的发展,已研发并临床应用了GD的酶替代治疗(ERT)。ERT特异性地补充患者体内缺乏的酶,减少葡萄糖脑苷脂在体内的贮积,为GD的特异性治疗,同时有文献报道可以用锝标的核素检查来监测替代治疗的效果[3]。然而,目前各种指南及共识仅推荐酶替代治疗用于GD-Ⅰ和GD-Ⅲ型患者,GD-Ⅱ型患者酶替代治疗效果差,仅行非特异性治疗[4]。非特异性治疗主要包括底物减少疗法、脾切除、造血干细胞移植、骨病的支持治疗、分子伴侣疗法等[5]。

(庄盛盛　马明圣　邱正庆)

参 考 文 献

［1］ GRABOWSKI, GREGORY A. Recent clinical progress in Gaucher disease.[J]. Current Opinion in Pediatrics, 2005, 17 (4): 519-524.

［2］ MURUGESAN V, CHUANG WL, LIU J, et al. Glucosylsphingosine is a key biomarker of Gaucher disease [J]. Am J Hematol, 2016, 91 (11): 1082-1089.

［3］ ERBA PA, MINICHILLI F, GIONA F, et al. ^{99m}Tc-Sestamibi Scintigraphy to Monitor the Long-Term Efficacy of Enzyme Replacement Therapy on Bone Marrow Infiltration in Patients with Gaucher Disease [J]. J Nucl Med, 2013, 54: 1717-1724.

［4］ ELSTEIN D, ABRAHAMOV A, ALTARESCU G, et al. Evolving features in type 3 Gaucher disease on long-term enzyme replacement therapy [J]. Blood Cells Molecules Diseases, 2013, 50 (2): 140-140.

［5］ 韩冰. 戈谢病 [M]// 张抒扬. 中国第一批罕见病目录释义. 北京: 人民卫生出版社, 2018: 95-97.

38 反复"眼肿"的最佳解决方案

一、专家导读

8岁患儿,1年前出现反复右侧眼眶肿痛,影像学提示头颅软组织病变及骨质破坏,病理无恶性病证据,手术切除后缓解,小创伤可再次诱发,就诊多家医院,未明确诊断。申请罕见病多学科会诊进一步明确诊断,指导下一步诊疗。

二、病例介绍

[患儿] 女性,8岁。

[主诉] 反复右侧上眼眶红肿1年。

[现病史] 2019年6月23日出现右侧上眼眶红肿疼痛,逐渐加重,无发热、皮疹、局部肤温升高、关节肿胀等症状,应用抗生素治疗可缓解,病情反复,2019年7月于外院就诊,查血常规、肝肾功正常,骨穿未提示恶性病变,颞部B超提示:右侧颞部深层肌层增厚,厚约7.9mm(对侧5.6mm),回声减低,失去正常肌纤维结构。头CT示右侧额颞部头皮软组织肿胀,额骨右侧骨质破坏,嗜酸性肉芽肿?增强MRI:右颞骨内及邻近软组织可见大片状强化区,局部颞骨骨皮质连续性中断。骨穿提示增生活跃。2019年7月29日行右额颞部肿块切除及颅骨修补术,术中可见病变颅骨下方鱼肉样病变,质软,血运一般。病理提示颅骨筋膜炎。术后恢复良好,定期复查头颅CT未见新发病灶。2020年6月28日右侧眉弓磕碰,头CT未见明显骨质破坏及颅内出血情况。2020年7月12日再次出现右侧上眼睑肿胀,当地医院查血常规+CRP:CRP 13.04mg/L,WBC 14.64×10^9/L,N 67.7%,头颅CT+三维重建:右眼眶上壁新发膨胀性骨质破坏,邻近右侧颞部头皮及上眼睑软组织肿胀。当地医院加用"头孢克洛""妥布霉素地塞米松滴眼液""妥布霉素滴眼液"等药物治疗,肿胀有好转。遂就诊于北京儿童医院查:ESR 24mm/H,CRP+血常规、肝肾功、铁蛋白正常,ASO 3 310U/ml,

ANA 1:160,HLA-B27 阳性,ds-DNA、RF 阴性,Ig3 项:IgG 17.86g/L ↑,TB 细胞亚群大致正常,T-SPOT.TB（−）。2020 年 7 月 31 日头颅 CT 示右侧额骨眶突可见低密度骨质破坏,右侧额骨可见骨质缺损并局部高密度条片状植入物,颅底骨质密度稍欠均匀,左侧蝶骨大翼及颞骨颧凸处骨质密度略低。眼眶 CT 示右眼眶上壁骨质破坏,周围软组织略厚,与泪腺分界不清。北京儿童医院及北京大学人民医院会诊病理均提示颅骨筋膜炎,建议进一步行 FISH 检查 *USP6* 基因。应用抗生素及外用药物治疗后,逐渐消肿。为进一步诊治,2020 年 8 月 7 日就诊于北京协和医院,复查 ANA 1:160,ds-DNA 阴性,IgG 亚类提示 IgG4 正常,A 群链球菌抗原（−）。自患病来,患儿精神反应好,无发热、关节肿痛、皮疹等症状,体重无明显变化。

[**既往史**] 既往体健,发病前查视力 0.5,当地医院考虑视力发育不佳。

[**家族史**] 父亲诊断"强直性脊柱炎"。

[**查体**] 体重 20kg（P3-10）,身高 122cm（P3-10）,眼眶无明显红肿,右侧额颞部可见手术瘢痕,心肺腹查体无特殊,关节无明显红肿热痛。

[**诊断**] 颅骨筋膜炎可能性大。

三、主治医师总结病例特点和主要诊断,提出会诊目的

儿科马明圣:学龄期女孩,病情反复,右侧上眼眶红肿,无发热,增强 MRI 示软组织可见大片状强化区、局部颞骨骨质破坏。外院病理多个医院会诊:颅骨筋膜炎。

鉴别诊断:

1. 眶周蜂窝组织炎,支持点:病史中应用抗生素有效;不支持点:患儿起病时 WBC 正常,且病情反复,出现颅骨破坏。

2. 肿瘤性疾病及其他的增生性疾病。恶性实体肿瘤,如尤文肉瘤、软骨肉瘤、神经母细胞瘤,恶性程度较高,起病的常见部位不是在眶周,不支持;其他增生性疾病,如朗格汉斯细胞组织细胞增生症、韧带样纤维瘤、低级别肌成纤维细胞瘤,结合影像学及病理均不支持。根据该患儿的临床表现及影像、病理改变,考虑颅骨筋膜炎可能性大。颅骨筋膜炎为结节性筋膜炎的特殊类型,以成纤维细胞和肌成纤维细胞增生为主的良性增生性病变,可能同创伤、放疗、遗传等因素相关,多见于儿童,表现为无痛、可触及的头皮肿物,70% 出现骨侵蚀,炎性指标可升高。CT、MRI 示溶骨性损害。治疗以手术为主,但术后有复发风险。该患儿病程中有痛感,此点不符合颅骨筋膜炎的特点,目前诊断为颅骨筋膜炎可能性大。随着对该疾病的不断认识,2011 年有学者发现结节性筋膜炎存在 *USP6* 基因重排和融合,且有文献报道 JAK1-STAT3 通路参与了 *USP6* 诱导的肿瘤,通过使用 JAK 家族抑制剂,*USP6* 的致瘤潜力显著减弱,目前尚无临床上 JAK 抑制剂治疗结节性筋膜炎的报道,因此对于此类疾病是否可尝试应用 JAK 抑制剂来治疗需进一步探讨。今日会诊目的:①协助明确诊断;②考虑到家长不愿意再行手术治疗,希望可以提供更好的治疗方案。

四、多学科会诊意见

放射科刘炜:该患儿首次发病 2019 年 6 月 25 日 CT 及 6 月 26 日 MRI 均示右侧颞肌明显增厚,额骨右侧骨质破坏及膨胀性改变,内外板、骨髓腔板障均有密度改变。2019 年 7

月22日行增强MRI,同6月26日MRI相比右侧额部骨质破坏更大,明显强化,边界不清,颞肌也是明显增厚,右侧硬脑膜有明显强化。2019年7月24日头颅增强CT示颅骨病变范围增大,有明显强化。7月29日术后CT可见置入骨片,局部颅骨未见明显病变。2020年7月病情变化后,7月14日CT示右侧眶外侧壁膨胀性骨质破坏,7月31日复查CT示病变范围及严重程度在短时间内加重,结合患儿临床特点,考虑为颅骨筋膜炎。如果影像学表现为头颈部实性或囊性病变,有明显强化,病情进展比较迅速,且有外伤史,需考虑颅骨性筋膜炎的可能,但该疾病为除外性疾病,需除外其他疾病。

病理科卢朝辉:患儿目前考虑颅骨筋膜炎可能,该种疾病可破坏颅骨,常被误诊为恶性肿瘤。患儿首次手术标本镜下可见骨组织及软组织,软组织内可见梭形细胞,无明显异型性,可见少量炎细胞浸润及灶性组织细胞,排列无规律,红细胞外渗,此为支持点;靠近骨组织区域间质中可见纤维化、幼稚小梁存在,有成骨现象,此为不支持点,需除外纤维骨性病变。免疫组化方面:Ki-67 index 1%~2%,且来自于炎细胞,CD68、CD163散在+,Vimentin +,此结果不能明确诊断颅骨筋膜炎。一些阴性结果可除外其他疾病,如CD1a、S-100、Langerin阴性可除外朗格汉斯细胞组织细胞增生症。

ALK阴性可除外炎性肌成纤维细胞瘤;SMA阴性在结节性筋膜炎可表现为阳性,但该患儿为阴性,不除外同技术问题相关;STAT6、CD34阴性可除外孤立性纤维性肿瘤;EMA阴性可除外上皮样肉瘤。CD117多在胃肠道间质瘤中阳性,在细胞性皮肤纤维瘤中为阴性。综上,如能除外骨的病变及纤维骨性病变,则可考虑结节性筋膜炎,此外还可行FISH检测鉴别诊断,*USP6*基因重排或融合在结节性筋膜炎中发生率较高。

儿科肖娟:临床以眶周病变或眼球突出起病的疾病,多见于朗格汉斯细胞组织细胞增生症(LCH),本例患儿病初当地医院也诊断嗜酸性肉芽肿(为LCH旧称),该疾病为组织细胞来源的疾病,可出现骨质破坏,但该患儿病理中组织细胞较少,主要为梭形细胞、纤维细胞,而且朗格汉斯细胞特征性标志CD1a、S-100均为阴性,所以LCH基本可除外。儿童其他常见的肿瘤性疾病,如淋巴瘤,也可以先在骨头、眶周、眼睛及软组织起病,但是该患儿已行病理,并未发现肿瘤细胞,且Ki-67指数较低,所以恶性肿瘤可能性不大。

神经外科王裕:关于颅骨筋膜炎治疗方法,2019年一篇英文文章总结了80例患者(1980~2019年),79例接受手术治疗;1例无骨质受累患儿,活检后接受局部注射激素治疗,病情缓解;尚无放疗和化疗报道。手术治疗复发率为7.6%(6例),4例再次手术后未复发,1例多次复发,1例未报道,平均复发时间16个月(3周~4年);5例为次全切除,残余病灶自行缓解,未复发。56例出现骨侵犯的患者57%行颅骨切除术,34%行骨刮除术,9%未报道,其中骨刮除术复发率为15.7%,再次手术后未复发;颅骨切除术复发率为6%,1例再次手术后未复发,1例随访到6岁复发6次。关于颅骨缺损修补方式的选择,儿童患者颅骨生长迅速,同种骨优于合成材料,还可考虑自体骨移植(来源肋骨、颅骨裂)。其他治疗方式如放疗,需考虑对发育中的大脑潜在的负面影响,且放疗可能为其潜在病因,2019年综述中有6例患者曾有局部放疗史;化疗无明显有效药物。综上:颅骨筋膜炎为良性病程,首选手术治疗,手术治疗效果肯定;局部激素治疗可能有效;放疗、化疗尚无证据。

神经外科幸兵:患儿病初,手术中颞骨下可见鱼肉样组织,骨纤维异常增生在术中质地较硬,与该患儿鱼肉样改变不一致,因此不支持骨纤维异常增生,但从病理上看骨纤维异常增生同筋膜炎无明确诊断标准,可完善*USP6*基因协助诊断。治疗方面:目前患儿外观未受影响,无眼球压迫症状,同时考虑到术后有复发风险,且家长不愿再次手术,建议继续观察,定期监测。

放射治疗科胡克:放疗一般以治疗恶性肿瘤为主,及部分的良性病,如甲亢突眼等,但原则是疾病对患者生活造成影响,且无其他治疗方法。放疗有致癌风险,10~20年后肿瘤发生率增加。对于儿童来说,放疗还可影响神经脑组织、颅骨、颌面骨的发育,导致畸形,即使是质子这种对儿童发育影像相对较小的放疗方式,影响范围较小,也是一种辐射,因此只有特殊情况才建议应用放疗。

肿瘤内科李宁宁:既往文章提示除了局部激素注射治疗颅骨筋膜炎之外暂无其他的化疗方案。文献报道颅骨筋膜炎患者可以有 *USP6* 基因重排与融合,该基因同 JAK-STAT3 通路有关系,JAK-STAT3 通路同微血管的生成有关,该通路同肿瘤的关系也有一些基础研究,文章也提出可考虑应用 JAK 抑制剂治疗此类疾病,但并没有在恶性肿瘤、实体瘤的人群中应用 JAK 抑制剂的报道。目前国内的 Jak 抑制剂主要用于治疗骨髓纤维化、类风湿关节炎。颅骨筋膜炎为良性疾病,且患儿年龄较小,如患儿有 *USP6* 基因重排,需评估获益风险比。

药剂科刘鑫:颅骨筋膜炎为罕见病,经查阅文献目前国内共10个病例,国外80个病例,只有1例局部应用糖皮质激素治疗,病例为1名3岁的患儿,有3处病灶,未侵袭骨骼,且家长强烈要求不要进行侵入性治疗,治疗方法是在每个病灶处局部注射5mg曲安奈德,第1天、第10天分别注射1次,第1次注射10天之后病变体积减小70%,2次注射之后无可触及的病变,4个月后随访没有复发。其他的药物如 JAK 抑制剂,共3种,2011年卢索利替尼在美国上市,国内尚无此药,是治疗骨髓纤维化的一种药物;2012年托法替步布被 FDA 批准用于治疗类风湿性关节炎,国内已上市,此药不同于以往的 JAK 抑制剂,它对 JAK3 的选择性比 JAK1、JAK2 高出 5~100 倍;2017年巴瑞替尼在欧洲上市,2019年7月1日在我国获得批准。目前国内上市的 JAK 抑制剂说明书都明确指出在儿童中没有安全性研究。

骨科高鹏:结节性筋膜炎在外科较多见,多发生于足踝部,为单个或多个肿块,可逐渐增大,行走后可有痛感,手术病理多为良性增生,部分应用局部激素注射后可变小。

儿科宋红梅:Jak 抑制剂在儿科已有临床应用,用于治疗幼年特发性关节全身型、皮肌炎、Ⅰ型干扰素相关疾病,有明显的临床效果。该患儿可行 *USP6* 基因重排或融合检测,同时完善Ⅰ型干扰素下游分子表达,但目前患儿临床症状不明显,是否需要加用 Jak 抑制剂尚需进一步探讨。

遗传咨询刘雅萍:*USP6* 基因重排或融合在结节性筋膜炎中特异性较高,来源于体细胞突变,建议该患儿完善 *USP6* 基因检测。

心内科张抒扬:经多个科室讨论,颅骨筋膜炎为良性疾病,具有自限性,且患儿目前一般情况良好,可继续观察,定期随诊,选择没有辐射的 B 超监测病情的变化,如有快速增大,可及时返院就诊治疗。

多学科会诊意见总结

儿科宋红梅:根据患儿病史、临床表现、影像学及病理表现,诊断颅骨筋膜炎,建议完善 *USP6* 基因重排或融合的检查。该疾病为良性病变,具有一定自限性,患儿一般情况良好,考虑到再次手术或药物治疗的伤害及不良反应,可继续观察,定期复查头颅 B 超,如有快速进展,及时返院就诊。

五、结局及转归

进一步完善 FISH 检测提示 *USP6*(17q13)基因重排阳性,计数 100 个肿瘤细胞核,17% 的细胞核内见分离信号。符合颅骨筋膜炎特点。

随访近 3 个月,患儿停用所有药物,未再进行手术等有创操作,头部肿块自行缓解,未再出现新发病灶。

六、专家点评

本病例患儿慢性病程,反复眼眶肿痛,辗转多家医院,多次行 CT 等放射性检查,已行手术切除。但病情反复,寻求最佳治疗方案。2020 年 8 月来北京协和医院就诊,根据其临床特点、影像学检查及病理,诊断颅骨筋膜炎。该疾病是一种良性增生性病变,创伤、放射治疗等可能诱发,有自发缓解倾向,应谨慎手术,避免过度治疗。经 MDT 明确诊断后,指导患儿避免外伤及有创性操作,病情自发缓解,减轻患儿痛苦和家庭经济负担。因此了解该疾病的临床特点、治疗原则和预后尤其重要。

七、疾病相关文献回顾

颅骨筋膜炎:1980 年首次报道,一种好发于婴幼儿颅骨,以成纤维细胞和肌成纤维细胞增生为主的良性增生性病变,为结节性筋膜炎的特殊类型,常见的发病部位为颞部、顶叶、额部、枕部和眶周,部分病例可跨颅缝。病因可能同创伤、放射治疗和遗传等因素相关,部分为特发性。多发生于 0~16 岁儿童,个别报道成年人发病,男女比例为 1.75∶1[1]。

临床表现为可触及的无痛性头皮肿物,少部分产生占位效应,70% 出现骨侵蚀,40% 左右可出现硬脑膜侵犯和粘连[1]。大多数人认为此病为局部病变,但部分患儿 WBC、CRP、ESR 可升高,CT 示溶骨性缺损,可伴有菲薄的致密或硬化性边缘,甚至可见软组织内肿块。肿块可侵蚀颅骨外板,穿透内板浸润脑膜甚至软脑膜。MRI:T_1WI 表现为灰质等信号,T_2WI 呈不均质高信号,肿块可增强。病理大体多数表现为无包膜,相对界清,切面黏液样基质质软、胶冻样;胶原间质质韧或质硬;镜下表现为纤维细胞或肌成纤维细胞在胶原或黏液样基质中形成松散的束状结构,细胞无多形性,核分裂象可见;间质疏松,黏液样,含有丰富的血管及红细胞外渗,以及不规则裂隙、微囊等,局灶区域可伴有骨化。免疫组化检测瘤细胞呈肌成纤维细胞标志物表达[2,3]。2011 年发现了结节性筋膜炎中存在 *USP6* 基因重排和融合(17p13),敏感性为 93%,特异性为100%[4]。JAK1-STAT3 通路在 USP6 驱动的肿瘤中被激活,USP6 直接去泛素化 Jak1,导致其稳定激活 STAT3,CRISPR 介导的 Jak1 或 STAT3 的缺失,或通过使用 Jak 家族抑制剂,USP6 的致瘤潜力显著减弱[5]。颅骨筋膜炎的诊断需要依靠临床、影像、病理,同时需除外头颈部的其他成纤维性和肌成纤维性肿瘤,如有骨侵蚀,还需同朗格汉斯细胞组织细胞增生症及尤文肉瘤、成骨肉瘤、神经母细胞瘤、软骨肉瘤等恶性实体瘤鉴别[5]。

治疗以手术外科完全切除软组织肿块为主,不建议放疗及化疗,如有骨质受累,可行颅骨切除术、局部切除术、刮除术[1];有 1 例无骨质受累患儿局部注射激素治疗[6]。治疗后有一定复发率[7]。

(王 伟　马明圣　宋红梅)

参 考 文 献

[1] ALSHAREEF M, KLAPTHOR G, ALSHAREEF A, et al. Pediatric Cranial Fasciitis: Discussion of Cases and Systematic Review of the Literature [J]. World Neurosurg, 2019, 125: e829-e842.

[2] 周峥珍, 姜楠, 张丽琼, 等. 颅骨筋膜炎 7 例临床病理分析 [J]. 临床与实验病理学杂志, 2020, 36 (2): 218-220.

[3] BARANOV E, HORNICK JL. Soft Tissue Special Issue: Fibroblastic and MyofibroblasticNeoplasms of the Head and Neck [J]. Head Neck Pathol, 2020, 14 (1): 43-58.

[4] SALIB C, EDELMAN M, LILLY J, et al. USP6 Gene Rearrangement by FISH Analysis in Cranial Fasci-itis: A Report of Three Cases [J]. Head Neck Pathol, 2020, 14 (1): 257-261.

[5] QUICK L, YOUNG R, HENRICH IC, et al. Jak1-STAT3 Signals Are Essential Effectors of the USP6/TRE17 Oncogene in Tumorigenesis [J]. Cancer Res, 2016, 76 (18): 5337-5347.

[6] LEE JY, KIM YC, SHIN JH. Cranial fasciitis treated with intralesional corticosteroids [J]. Int J Dermatol, 2004, 43 (6): 453-455.

[7] DAI R, PIEN IJ, BROWN DA, et al. Multiple Recurrent Fibromatosis With Cranial Fasciitis Characteristics in a Pediatric Patient [J]. J Craniofac Surg, 2017, 28 (7): 1821-1823.

39 罕见的儿童大动脉炎合并可逆性脑血管收缩综合征

一、专家导读

女性患儿,9岁,6个月前出现乏力、贫血、消瘦,间断胸痛、腹痛,炎症指标明显升高,病初影像学检查提示大动脉炎、主动脉多发动脉瘤,最大直径4cm,颅内血管无明显受累。大动脉炎合并主动脉多发巨大动脉瘤病例较罕见。该患儿经过积极的全身糖皮质激素及生物制剂治疗后,乏力、贫血、胸痛、腹痛症状及全身炎症状态迅速缓解,但血管影像学缓解不明显,并在此过程中突发脑血管意外。脑血管病变是原发病进展导致的颅内血管炎还是其他原因? 进一步应完善何种检查明确大动脉炎与脑血管意外的关系? 主动脉多发动脉瘤有无先天遗传性因素? 如何调整治疗方案?

二、病例介绍

[患儿] 女性,9岁。

[主诉] 乏力6个月,头痛2天,抽搐2次。

[现病史] 患儿2018年12月无诱因出现面色发黄、乏力,当地医院查血常规提示轻度贫血,未予特殊治疗;2019年2月患儿出现间断胸痛、脐周腹痛,当地医院复查提示轻度贫血、炎症指标升高,予口服补铁治疗;2019年5月初开始间断发热,体温高达38.5℃,当地医院检查提示贫血加重、炎症指标升高,心脏彩超提示升主动脉瘤样扩张,主动脉弓及降主动脉远端扩张,腹主动脉节段性瘤样扩张;主动脉CTA提示主动脉多处瘤样扩张并溃疡形成,双侧颈总动脉及左锁骨下动脉管壁增厚并局部溃疡,左锁骨下动脉局部管腔闭塞,大动脉炎? 腹腔干起始处管腔

局限性狭窄(图 39-1A、B)。2019 年 5 月 8 日为进一步诊治就诊于北京协和医院,门诊以"大动脉炎"收入院。入院时体格检查:体重 29.2kg,身高 139cm,右上肢血压 100/70mmHg,左上肢血压测不出,右下肢血压 110/50mmHg,左下肢血压 96/58mmHg,神清语利,眼球运动正常,双侧瞳孔等大等圆,对光反射灵敏,双肺呼吸音清,心率 100 次 /min,律齐,左颈部、右锁骨上窝、背部肩胛肩区、腹部、右腹股沟可闻及吹风样血管杂音,右桡动脉、右足背动脉搏动弱,左足背、桡动脉未触及搏动。入院诊断:大动脉炎、多发主动脉动脉瘤。入院后完善相关检查:感染方面:PCT正常范围,G 试验正常范围,CMVPP65 阴性、EBV-DNA 阴性、TORCH-IgM、MP-Ab、CP-Ab、布鲁氏菌凝集试验均阴性、PPD 阴性、T-spot-TB 阴性;免疫方面:ANA 及 ANCA 阴性、Coombs 阴性;血管影像学方面:主动脉 CTA:升主动脉瘤样扩张,内径约 42.9mm,主动脉弓降部管壁不规则增厚,管腔多发瘤样扩张,总累及长度约 99.3mm;腹腔干开口水平腹主动脉管腔瘤样扩张,瘤体内径约 22.8mm,累及长度约 32.4mm;头颈 CTA 提示主动脉弓、头臂干、双侧颈总动脉、双侧锁骨下动脉、双侧椎动脉起始处管壁多发环周增厚,伴不同程度管腔狭窄、扩张;右侧锁骨下动脉中远段动脉瘤形成;左侧锁骨下动脉近全程、左椎动脉近中段闭塞,侧支循环形成。头部动脉未见明显狭窄或扩张。冠脉 CTA 未及异常。诊断大动脉炎(TAK,Numano 分型 V 型)。2019 年 5 月 12 日开始口服泼尼松 60mg q.d. 联合托珠单抗 240mg(8mg/kg),以及拜阿司匹林 100mg q.d. 治疗,患儿体温正常,2019 年 5 月 31 日予第 2 剂托珠单抗 240mg(8mg/kg)后平稳出院。出院后 2019 年 6 月 7 日凌晨 3 点患儿因突发雷击样头痛睡眠中惊醒,早晨 6 点患儿头痛剧烈,伴大汗,恶心、呕吐,非喷射样,无发热及肢体感觉、运动障碍,休息数小时可稍缓解;2019 年 6 月 8 日患儿仍有反复头痛,较前程度略轻,于当地医院行头 CT 检查,未见明显异常;2019 年 6 月 9 日晨急返北京协和医院查血常规:WBC 11.26 × 10⁹/L,HGB 151g/L,PLT 317 × 10⁹/L,CRP<1mg/L,肝肾功、凝血未见异常;急诊就诊中患儿突发抽搐,伴意识丧失,持续 3~5 分钟缓解,予咪达唑仑治疗后患儿未再抽搐,收入院。

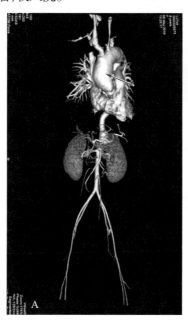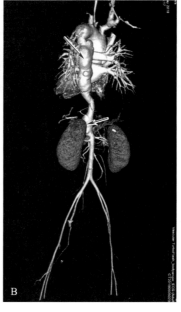

图 39-1 主动脉 CTA 检查结果
提示升主动脉瘤样扩张;红色箭头为扩张明显处。

[**既往史、个人史**] 无特殊。

[**家族史**] 无特殊。

[**入院查体**] 体重 29kg，身高 141cm，右上肢血压 70~110/40~70mmHg，右下肢血压 100~140/60~80mmHg，神志清楚，对答可，心率 100~140 次/min，左侧颈部、右侧锁骨上窝、左侧腹部、右侧腹股沟可闻及吹风样杂音。右侧桡动脉、右侧足背动脉搏动弱，左侧足背、桡动脉未触及搏动，双手手指杵状指。

[**诊治经过**] 入院后仍有间断头痛、额顶部头痛，偶为搏动性头痛，记忆力略减低；监测右上肢血压 70~110/40~70mmHg，右下肢血压 100~140/60~80mmHg，心率 100~140 次/min；6-10 完善头 MRI 提示左侧顶叶出血性病变，伴蛛网膜下腔出血；双侧顶枕叶、左侧额叶血管源性水肿；头颈 CTA（图 39-2）提示颅内动脉新见多发狭窄；新见左侧额叶高密度影，考虑为脑出血。腰椎穿刺：颅内压 110mmH$_2$O，脑脊液淡粉色，CSF 常规：粉红色混浊，细胞总数 10 105 × 10^6/L，白细胞总数 5 × 10^6/L，单核 5%，多核 0；CSF 生化：蛋白 0.26g/L，糖 2.9mmol/L，氯化物 122mmol/L。诊断考虑：大动脉炎（Numano V）、蛛网膜下腔出血（SAH）、大动脉炎颅内血管受累？可逆性脑血管收缩综合征（RCVS）？可逆性脑后部白质病变（PRES）。

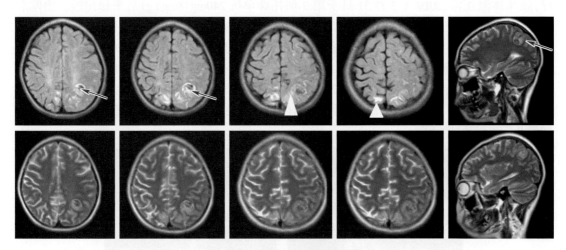

图 39-2　头部 CTA 检查结果

红色箭头示左侧顶叶出血性病变，伴蛛网膜下腔出血；白色三角示双侧顶枕叶血管性水肿。

三、主治医师总结病例特点和主要诊断，提出会诊目的

儿科全美盈：9 岁女孩，病史 6 个月；主要临床表现：发热，乏力，贫血，炎症指标（CRP，ESR）升高，大动脉多处瘤样扩张，管腔狭窄，管壁增厚，管壁溃疡形成；受累部位：升主动脉，主动脉弓，降主动脉，双侧颈总，锁骨下，腹腔干，右肺动脉干，肠系膜上动脉，双肾动脉；初诊评估颅内及冠脉 CTA 未见异常；本次入院前出现抽搐，MRI 提示左顶叶及蛛网膜下腔出血；凝血功能，血栓弹力图未见异常；复查头颈部 CTA 颅内大血管新见多发狭窄（前交通动脉开放，左侧后交通动脉开放）；TCD 双侧大脑中动脉血流速度增快；查体：神清，颈软，无抵

抗,血管杂音,肌力肌张力正常,巴氏征(-);全外显子基因检测:未见明确致病突变;根据患儿临床表现及相关检查,考虑大动脉炎诊断明确,原发病治疗予足量激素＋托珠单抗、阿司匹林治疗;应用激素及托珠单抗治疗1个月余患儿出现剧烈头痛、抽搐,影像学检查提示有左顶叶及蛛网膜下腔出血,同时颅内血管新见多发狭窄,分析颅内病变原因考虑原发病疾病进展、颅内血管炎病变或者药物因素引起颅内出血,我们也相应做了一些检查,患儿凝血功能正常,颅内血管病变在全身状态好转情况下却突发多发血管狭窄,结合颅内血管影像学改变及临床过程,提示RCVS可能性,RCVS是一组以可逆性脑动脉变窄和扩张为特征的疾病,病因不明,但血管收缩的可逆性提示脑血管张力的调控异常,临床表现通常包括霹雳性头痛,以及与脑水肿、脑卒中或癫痫发作相关的少见局灶性神经功能障碍,约1/3的患者出现缺血性或出血性脑卒中(脑实质或皮层表面蛛网膜下腔出血),该患儿临床表现也有支持RCVS的特点:疼痛刺激后剧烈头痛、抽搐、颅内出血。查房目的:原发病方面目前诊断大动脉炎相对比较明确,但患儿突出表现多发主动脉瘤,有无先天遗传性因素,我们也完善了基因学筛查,但目前尚不能完全明确颅内血管病变及颅内出血原因是原发病进展表现还是合并RCVS或PRES?原发病进一步治疗方案是否需要调整?多发主动脉瘤样扩张破裂的风险?抗惊厥药物疗程?

四、多学科会诊意见

放射科刘炜: 患儿突出的情况是6月9日出现颅内出血,从MRI图像上可以看出左侧顶叶出血性病变(22mm×18mm×25mm),伴蛛网膜下腔出血;双侧顶枕叶、左侧额叶血管源性水肿;分析原因,依据头颈部CTA前后对比,5月9日头颅CTA显示颅内血管基本正常,6月11日CTA则出现颅内多发血管狭窄,包括大脑前动脉、双侧大脑中动脉比较短阶段的收缩样改变,大脑中动脉M1段串珠样改变。对于大脑凸面蛛网膜下腔出血及颅内血管狭窄改变,我们考虑:①血管炎累及颅内动脉,检索文献TAK累及到颅内动脉大概占3%~10%比例;②蛛网膜下腔出血引起的血管痉挛,但我们可以看到该患儿蛛网膜下腔出血比较局限于左侧顶叶,但血管狭窄在双侧脑血管都存在,并非局限于左侧,另外蛛网膜下腔出血引起血管痉挛狭窄多为弥漫性狭窄,而非节段性狭窄;③可逆性脑血管收缩综合征(RCVS)。这3种情况鉴别可以进行颅内血管壁增强MRI检查。RCVS在病变3个月内可完全恢复,蛛网膜下腔出血引起血管痉挛狭窄我们目前基本不考虑。此外,该患儿双侧颈动脉弥漫血管壁增厚、动脉瘤样扩展及明显狭窄,颈动脉分叉以上基本无血管壁异常改变,从颈动脉表现及之前血管表现考虑颅内血管RCVS可能性更大,我们检索文献TAK大概1.3%会合并RCVS发生,也可合并蛛网膜下腔出血。锁骨下动脉右侧可见狭窄后的瘤样在扩张,6个月复查瘤样扩张消失,冠脉CTA未见冠脉受累,主动脉CTA可见降主动脉多发不规则瘤样扩张及管壁明显增厚,这种表现在TAK比较少见,一般多见血管壁弥漫性增厚、血管规则扩张或狭窄后扩张,而非多发瘤样扩张。冠脉CTA提取重建可见双侧肺动脉主肺动脉干主要是由于主动脉增宽拉伸延长的改变,而并未见到明显局限的狭窄,右肺中叶肺动脉有近端狭窄、远段变粗、管壁增厚,所以右肺中叶肺动脉应该有炎症受累。

儿科宋红梅: 诊断大动脉炎明确,治疗效果较好;该患儿全身广泛大动脉受累,多发主动脉瘤极为罕见;患儿近期出现颅内出血,颅内出血在TAK患者亦不多见,儿童TAK与结核感染亦密切相关,数据统计约有 40%TAK 患者存在结核感染,故在 TAK 诊治过程中非常重视排除结核感染。该患儿在应用激素、IL-6 抑制剂治疗后炎症好转,症状改善,并未出现结核感染扩散表现,无明确结核感染证据,是否加用抗结核疗程,可完善肺部 CT 后与感染科进一步探讨。本次会诊主要探讨颅内出血、血管病变原因及后续治疗,另外注意有无遗传性因素影响。

儿科王薇:患儿病史不再赘述,由于患儿疾病罕见,我们对患儿一家三口进行全外显子组检测:基因公司分析结果:阴性报告;协和儿科分析:无明确发现。候选基因自发突变基因:新生突变 POLE 及 MSR1;复合杂合突变基因 OBSCN 及 CDC27。POLE 与结直肠癌易感 12 型、面部畸形、免疫缺陷、青斑和身材矮小相关;MSR1 与食管癌、腺癌、前列腺癌、巨噬细胞清除受体参与动脉粥样硬化形成过程中胆固醇的病理沉积、巨噬细胞凋亡障碍相关;OBSCN 参与 titin 肌原纤维形成过程中共同组装,可能引起心肌肥厚,致病性推测具有致病性;CDC27 是 APC 亚基之一,E3 泛素连接酶,细胞周期调控。

神经科韩菲:9 岁女童,6 个月病程,大动脉炎基础病,受累血管主要是主动脉及其一级分支,病初颅内动脉未及受累,给予规律激素及雅美罗治疗,无论是从临床稳定还是炎症指标上看原发病控制稳定,在治疗过程中突发神经系统急症:睡眠中突发剧烈头痛,后出现癫痫发作;腰穿(−);脑 MRI 表现为左侧顶叶出血、凸面 SAH 及双侧顶枕叶皮层下白质对称性血管炎性水肿表现,这种影像高度提示可逆性后部白质脑病综合征。在出现这次血管急症之后重新评估颅内血管,与发病之初相比,1 个月新发颅内血管多发血管狭窄,对于这次神经系统急症病因分析结合临床及新出现的颅内动脉多发远段节段性局灶性狭窄合并脑实质出血及凸面 SAH,此外结合双侧后部皮层下白质对称性血管炎性水肿,考虑 RCVS 及 PRES 同时存在。RCVS 以较长时间的可逆性脑动脉收缩为病理基础,以反复急骤发作的剧烈头痛(典型者为“雷击样头痛”)为特征性临床表现,可伴有局灶性神经功能缺损或癫痫发作的临床 - 影像综合征。发病机制:尚不明确,推测与血管张力短暂性失调有关。RCVS 可继发于药物使用(>50% 患者)、临床疾病(CTD、血管病及治疗)及多种情况(性行为、唱歌、咳嗽、情绪激动、孕早期、产后等),也可为原发性。临床表现:多发于 20~50 岁(范围为 9~76 岁),女男比例 2∶1~10∶1。①典型患者(82%~100%):突然的雷击样头痛(75% 可作为唯一症状),持续时间长短不一,短至数分钟,长达数天,多数在 1~3 小时内缓解;大部分患者在首次发作后 1~4 周内会出现雷击样头痛的反复发作。②不典型患者:不典型头痛:单次突发的剧烈头痛、轻度或进展性的头痛。或不伴头痛:仅有卒中、可逆性脑后部综合征(PRES)等并发症引起的癫痫发作、局灶性神经功能缺损、昏迷等。并发症:TIA、脑梗死、颅内出血(特别是凸面蛛网膜下腔出血、脑实质出血、硬膜下出血)、可逆性脑水肿(常见 PRES)。RCVS 常常合并 PRES,PRES 以头痛、意识障碍、癫痫及视力受损为主要表现的综合征,MRI 上表现为 T_2、FLAIR 相上双侧皮层下白质高信号;这种血管源性脑水肿通常在数天内恢复正常,但也可出现细胞毒性损伤、出血、大面积水肿等。10%~38% 的 RCVS 可出现 PRES;反之,PRES 患者可逆性血管造影异常的发生率亦较高。提示 RCVS 与 PRES 的病理生理有所重叠。RCVS 影像学上颅内血管多灶性、节段狭窄,一般在临床症状(头痛)出现第三周时出现,在第三周末达峰,绝大部分在 3 个月内恢复正常,常合并凸面蛛网膜下腔出血、脑内出血、硬膜下出血、脑梗死、PRES。RCVS 常并发 PRES,后者在 T_2WI 及 FLAIR 上为高信号,最常累及部位顶叶后部及枕叶,也可见于额叶、颞叶、基底节、深部白质、脑干等。HR-MRI

可用于识别 RCVS 的管腔及管壁变化,RCVS 在 HR-MRI 上表现为弥散而均匀一致的管壁增厚,伴轻度环形强化或无强化。

治疗:①钙通道拮抗剂:尼莫地平首选。尼卡地平、维拉帕米等治疗 RCVS 也有不少报道。②对症支持治疗,如止痛、抗癫痫、降颅压、监测血压及休息等。避免相关的触发因素。

预后:①大多 RSVS 呈现单向病程,但有少数(5%)表现为复发性病程(间隔 6 个月~7 年);②大多数 RCVS 患者的头痛及血管造影异常均可在数天或数周内获得缓解,远期预后取决于是否存在脑卒中等并发症。该患儿 RCVS 发病机制推测,原发病相关:①大动脉炎→RCVS & PRES;②治疗药物相关:托珠单抗→RCVS & PRES。检索文献有报道大动脉炎合并 RCVS 报道及托珠单抗应用导致 RCVS 报道。后续影像随诊很重要,择期复查头颅 MRA 及 TCD 评估颅内动脉,后续是否应用托珠单抗治疗值得再探讨。

神经科崔丽英:非常同意韩菲大夫分析,从影像学表现看 RCVS 及 PRES 是同时存在的,二者也有直接关系,当一个患者无明显大动脉炎基础,我们可能要考虑药物性,虽然不能完全排除药物因素,而该患儿存在明显的大动脉炎血管病基础,主要考虑原发病因素;另外,短期内新出现颅内多发血管狭窄,时间短,是血管痉挛还是真正血管狭窄仍需要鉴别,两者预后不同;症状性癫痫与顶叶病灶相关,为出血引起皮层刺激,非原发性癫痫,可应用一种抗癫痫药物维持治疗。另外建议应用激素治疗时需特别注意血压控制,血压升高可引起动脉瘤破裂,低血压又会引起低灌注,后续处理需非常谨慎;微小动脉瘤非常容易出血,建议暂时不用阿司匹林。

感染科刘晓清:大动脉炎与感染密切相关,其中结核感染是重要感染因素之一。该患儿病程中有消瘦、盗汗、乏力、贫血,虽 PPD、T-SPOT.TB 阴性,胸片未及明显异常,然仍不能完全除外结核感染,建议完善肺部 CT。

风湿免疫科李菁:已与我科田新平教授共同讨论患儿病情,考虑该患儿大动脉炎诊断明确,该患儿动脉瘤突出,可能与炎症状态有关,目前存在消耗、低热、体重下降表现;治疗后右锁骨下动脉瘤有回缩表现,提示动脉瘤在炎症阶段是比较突出的;狭窄相对隐匿,患儿未出现缺血症状,以侧支循环形成代偿表现为主。治疗方面,原则上予足量激素(若病情重、进展快时可考虑激素冲击治疗);免疫抑制剂主要用于助减激素,传统免疫抑制剂治疗经验较多,包括环磷酰胺、甲氨蝶呤、吗替麦考酚酯,生物制剂也有很多循证医学证据,目前托珠单抗治疗 TAK 可见于 Ⅲ 期 RCT 报道;治疗反应方面,该患儿经过激素及生物制剂治疗,炎症水平降至正常,右锁骨动脉瘤消失,提示治疗反应好;合并症评估主要存在血压评估困难,血压是高还是低?因患儿上肢血管狭窄,较难确定真实中心血压。血压可能涉及后期病情的变化,我们分析该患儿脑血管事件为脑出血及蛛网膜下腔出血。而 TAK 患者颅内血管事件多数为缺血性事件,回顾性分析 411 例 PUMCH 住院 TAK 患者,26 例脑卒中:22 例缺血性,4 例出血性(脑出血 2 例,SAH 2 例),22 例缺血性脑卒中:均有颈动脉及椎动脉狭窄/闭塞,其中 10 例有颅内血管狭窄,4 例出血性脑卒中均没有颅内血管病变,合并主动脉/肾动脉狭窄—高血压,所以我们认为血压问题是很关键部分。治疗方案方面,炎症已经控制较好,建议规律减量,免疫抑制剂:托珠单抗基础上,可加用甲氨蝶呤进一步控制疾病情况;明确有无高血压,注意控制血压。

心外科苗齐:大动脉炎在心外科并非少见,通常青年女性多见,TAK 患者心脏手术指征主要是主动脉瓣受累,很少是因为升主动脉扩张或主动脉瘤手术,TAK 可以合并升主动脉扩张或不同分支狭窄。该患儿 9 岁发病,多发动脉狭窄、扩张、动脉瘤形成,包括主动脉已经开始受累,考虑 TAK 明确,TAK 在儿童引起动脉瘤样扩张少见,狭窄多见,可以累及肺动脉,发病率相对偏低。关于该患儿动脉瘤手术指征,动脉瘤手术指征是根据病因不同而决定,如对于马方综合征引起动脉瘤指南推荐 4.0~4.5cm 手术,而对于 TAK 相关动脉瘤无相关指南。个人建议该患儿可继续病因治疗,密切随诊,如动脉瘤短期内生长很快,每年生长 5mm 左右,则需考虑手术,如未来一年内如出现主动脉瓣病变加重,亦有手术指征。该患儿升主动脉病变很符合 TAK,而降主动脉表现为阶段性扩张,较为少见,故考虑不能除外感染尤其是结核感染,文献检索其中有 1 例报道结核感染引起多发动脉瘤及蛛网膜下腔出血,应注意鉴别结核感染。建议随诊,监测主动脉瓣病变及动脉瘤变化。

血管外科刘暴:针对刚才各位教授问题,从影像学改变来看,短短 1 个月内出现多发颅内血管病变,考虑 RCVS 可能性更大;针对血压方面,左侧锁骨下动脉闭塞,右侧锁骨下动脉瘤,应注意下肢血管评估,下肢血压应在下肢血管通畅的前提下测量,目前实际测量血压是否可以反映患者真正的血压是重要问题;如果肢体血压不能反映真实血压,可能存在高血压导致颅内出血,颅内出血可能导致 RCVS 进一步加重;动脉瘤消失不一定是好转,也可能是加重表现,对于老年人来说动脉血管壁弹力纤维减少和动脉瘤可能很难在短时间内恢复至正常,该患儿为儿童,可能血管壁弹力纤维并没有减少,如果是进行性加重的右侧锁骨下动脉狭窄甚至闭塞,动脉瘤弹性可能会因为弹力纤维并没有减少可能没有达到病态、可能会出现代偿,可以在检查过程中表现为动脉瘤减少;同意苗主任意见,升主动脉扩张可以用 TAK 解释,而胸主、降主、腹主动脉的扩张并非典型 TAK 表现,因为胸主动脉以下扩张多以狭窄后扩张多见;另外,感染性动脉瘤成人多见,儿童少见,成人感染性动脉瘤多以结核感染导致的假性动脉瘤更多,真性动脉瘤较少见,且该患儿感染证据不足;巨细胞动脉炎可造成全主动脉多发扩张,但几乎均见于老年人,儿童巨细胞动脉炎非常少见。

神经外科魏俊吉:该患儿目前尚无神经外科处理适应证。分析一下颅内出血原因,从颅内因素来讲有压力因素、血小板功能、凝血因子 3 种因素。该患儿凝血功能正常,提示凝血因子正常;双侧颈总动脉非常狭窄,尤以右侧为主,颈总动脉狭窄可能导致颅内压力高于正常灌注压,该患儿口服阿司匹林预防性血栓形成,可能影响血小板功能,故考虑压力因素和血小板因素可能会导致颅内出血。

放射科潘杰:依据该患儿临床及影像学表现,符合 TAK 表现,故诊断同意大家意见,考虑 TAK,治疗方面对于狭窄性病变可以通过血管成形、支架置入,该患儿目前无治疗指征。瘤样病变可以进行隔绝、封堵,治疗指征把握上需要慎重,TAK 介入治疗,远期预后不好。

心内科朱文玲:就诊于心内科的大动脉炎患者多数主要是因为存在主动脉瓣关闭不全、冠脉受累、心肌梗死、心肌缺血、高血压及心肌病变,瘤样扩张比较罕见。该患儿特点是炎症活跃、进展快,我认为该患儿炎症有可能仍在继续发展,应注意密切监测重要器官,注意有无心脏、瓣膜、冠脉、心肌病变;TAK 患者往往有高血压,但因血管狭窄可能导致血压测量不准;关于颅内病变原因,同意以上专家意见,可以复查颅内血管检查,鉴别是血管痉挛还是血管病变进展;同意苗主任意见,我们希望通过激素及免疫抑制剂能够控制住病情,甚至可以达到动脉瘤消失,但应注意密切监测动脉瘤变化,且注意警惕动脉瘤破裂等意外情况。查体发现患儿心率偏快,应注意控制心率,心率过快容易发生动脉瘤破裂、心力衰竭,可加用选择性 β_1 受体阻滞剂如倍他乐克、比索洛尔以降低心率;另外密切观察,有无心脏事件等其他并发症出现。

心内科张抒扬：心内科见到的多数是成人大动脉炎患者，多数是因为 TAK 导致了肾动脉狭窄、高血压而就诊，该患儿让我们看到了发病过程、进展、炎症可能还未很好控制。既往研究显示，对于我们中国人来讲，TAK 最常见的原因是结核，应注意筛查结核，必要时可考虑加用抗结核治疗；从血压角度来讲，是否有必要建议监测中心动脉血压以了解其真正血压，炎症控制稳定可考虑择期行心导管检查。综上所述，该患儿全身受累，进展迅速，又在短时间内出现脑出血的严重并发症，需高度重视，严密管理，包括激素用量、免疫抑制剂、抗结核问题、血压监测等。

遗传咨询吴南：TAK 有很多表现，OMIM 并无特异性相关基因报道，分子机制主要是炎性因子参与，通过 GWAS 研究发现是一种多基因致病或寡基因模式。该患儿基因测序质量较好，进一步分析我们发现 *ROCK2* 及 *ZNF236* 值得进一步研究，这两个基因突变均遗传自母亲，既往报道 *ROCK2* 基因敲除小鼠会有异常出血；*ZNF236* 并无明确致病报道。下一步通过收集更大规模的队列做 GWAS 分析，鉴定基因组关联位点；通过全基因组测序寻找家系中非外显子区域的变异，尤其是 de novo 变异；通过甲基化、染色质结构分析等手段探究表观遗传致病的可能性。

> ## 多学科会诊意见总结
>
> **儿科宋红梅**：患儿大动脉炎诊断明确，本次脑血管事件考虑为 RCVS 可能性大、SAH、PRES，原发病方面继续糖皮质激素及托珠单抗规律治疗，建议加用甲氨蝶呤治疗，密切监测炎症指标及血管病变情况。择期复查颅内血管影像学如脑血管壁增强 MRI，继续抗癫痫药物治疗；不适宜继续阿司匹林治疗。注意监测血压，炎症控制稳定可考虑行心导管术监测中心动脉血压。密切监测血管、动脉瘤、心脏瓣膜和冠脉病变，警惕动脉瘤破裂等意外情况，必要时手术干预。继续口服倍他乐克控制心率，完善肺部 CT 等以除外结核感染。

五、结局及转归

原发病方面继续口服糖皮质激素及静脉托珠单抗规律治疗，加用口服 MTX，患儿头痛症状 1 周左右缓解，未再出现抽搐，全身炎症状态逐渐改善，体重、身高稳定增长，激素逐渐减量；抽搐发生 1 个月后完善脑血管壁增强 MRI 提示左侧大脑前 A1 段局部狭窄，左侧大脑前动脉 A1 段管壁增厚强化（图 39-3A）；双侧大脑中动脉多发狭窄，左侧大脑中动脉 M2 段局部管壁强化；双侧大脑后动脉多发狭窄；4 个月后复查脑血管壁 MRI：左大脑前 A1 段局部性狭窄，双大脑中动脉、双大脑后动脉狭窄好转，显示清晰（图 39-3B）；12 个月后脑血管壁 MRI：左大脑前动脉 A1 段变细明显好转，双大脑中、大脑后动脉及其分支显示良好（图 39-3C）。结合随访情况，考虑颅内血管病变为 RCVS。

随访至 2020 年 10 月因出现主动脉瘤样扩张加重、中 - 重度主动脉瓣关闭不全，停用生物制剂，改用糖皮质激素联合环磷酰胺治疗，并于心外科行升主动脉切除 + 半弓替换术，术后患儿恢复良好。

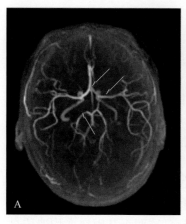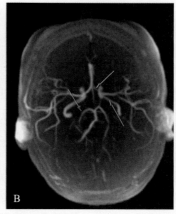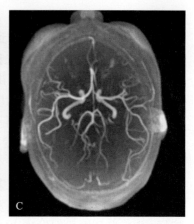

图 39-3   三次脑血管壁增强 MRI 结果

A. 2019 年 7 月；B. 2019 年 10 月；C. 2020 年 6 月；红色箭头为动脉局部狭窄部位。

六、专家点评

本例儿童大动脉炎诊断明确，以广泛主动脉多发动脉瘤样病变为主，极为罕见，治疗困难。患儿于治疗初期出现突发脑血管事件，根据其临床特点、影像学检查，经 MDT 明确诊断大动脉炎合并可逆性脑血管收缩综合征（RCVS）可能性大，后期随访结果证实 RCVS 诊断。大动脉炎是主要累及主动脉及其分支的慢性非特异性炎症，导致血管壁增厚，管腔狭窄、闭塞，甚至发生动脉瘤，呈慢性进展病程，需长期应用糖皮质激素或 / 和免疫制剂治疗，难治性病例可考虑加用生物制剂。治疗过程中需严密随访临床、实验室及影像学治疗，警惕原发病进展、疾病复发或血管病变导致的靶器官功能损害等并发症情况，情况不同治疗方案则大相径庭。大动脉炎合并脑卒中少见，需具体分析脑卒中原因，因此了解该疾病临床特点对其治疗、预后尤其重要。

七、疾病相关文献回顾

可逆性脑血管收缩综合征（reversible cerebral vasoconstriction syndrome，RCVS）是表现为脑动脉可逆性多灶性变窄的一组疾病，其临床表现通常包括霹雳性头痛，以及与脑水肿、脑卒中或癫痫发作相关的少见局灶性神经功能障碍[1]。在过去 60 年间，RCVS 患者曾被误诊为原发性中枢神经系统血管炎（primary angiitis of the central nervous system，PACNS）或动脉瘤性蛛网膜下腔出血，因为它们有共同的特征，例如头痛、脑卒中和脑血管造影显示血管变窄。此外，RCVS 仍未被人们充分认识，因为人们使用了各种专业术语来描述这种难以理解的可逆性血管造影现象，偏头痛性血管痉挛或偏头痛性血管炎、霹雳性头痛伴血管痉挛、中枢神经系统良性血管病等[2]。2007 年，Calabrese 等[3]提出这一描述性术语，用于促进更好地认识和处理这组疾病。该病报道的发病年龄为 7~76 岁，高峰期为 42 岁；女性发病率更高；世界各地均有报道；然而发病率显著被低估[1,2]。致病因素包括血管活性药（正常或过量），妊娠 / 产后，剧烈活动，肿瘤，外伤，偏头痛病史（20%~40%），情绪紧张环境，其他刺激：排便、洗澡、游泳、慢性刺激[2]。

临床表现首发症状为雷击样头痛,剧烈头痛,VAS 评分 10 分,94%~100% 的 RCVS 患者存在雷击样头痛,在 70%~76% 的 RCVS 患者中是唯一症状,少数病例可以呈现温和的头痛,经常在 3 小时后就能完全缓解,1~3 周后复发,可合并局灶性神经功能障碍、TIA、脑水肿、畏光、畏声、一过性视物模糊、癫痫、血压升高;可出现卒中、出血。起病为短暂症状发作(1~3 小时),病程早期可能出现广泛性血管扩张;病程中期 2~3 周出现明显的血管狭窄(第 16 天最明显);大多 3 个月内治疗后或自限性缓解[1]。实验室检查 CSF 可能有非特异性轻度异常(细胞、蛋白等)。影像学检查头 MRI 可无明显异常(RCVS 可伴发卒中、出血等表现),脑血管造影提示血管呈现节段性血管扩张及狭窄,表现为"串珠状"[4]。诊断依据为剧烈头痛,有或无神经功能障碍;单相病程,起病后 1 个月内无新发(脑血管相关)疾病;影像学检查存在节段性血管狭窄;排除动脉瘤性蛛网膜下腔出血;实验室检查:正常或接近正常;随访:3 个月影像学(直接或间接血管造影)完全或大部分缓解。经常合并其他中枢神经系统疾病:如动脉瘤蛛网膜下腔出血,CNS 原发血管炎等;早期节段性血管收缩经常难以见到,容易漏诊。合并症常为凸面蛛网膜下腔出血、局灶性脑出血、可逆性脑水肿[1,2]。

治疗重点在于早期识别。一般支持治疗包括卧床、避免剧烈运动、停止诱发因素、监测血压,严重可 ICU 密切监护;可使用抗血管痉挛药如尼莫地平、维拉帕米、硫酸镁;辅助药物治疗如镇静、抗癫痫药、降压治疗(警惕低血压)、抗焦虑治疗,严重病例可应用米力农 + 尼莫地平 + 依前列醇 + 球囊扩张[5~8]。多数病例数天或数周缓解;伴随卒中发生的病例缓解需要更长时间;少有遗留神经功能障碍;低于 5% 的患者会出现严重卒中以及广泛脑水肿,会出现生命危险[9];虽 RCVS 疾病复发率很低,亦有反复发作病例报道[10]。

(全美盈　王长燕　宋红梅)

参 考 文 献

[1] DUCROS A. Reversible cerebral vasoconstriction syndrome [J]. Lancet Neurol, 2012, 11 (10): 906-917.

[2] MILLER TR, SHIVASHANKAR R, MOSSA-BASHA M, et al. Reversible Cerebral Vasoconstriction Syndrome, Part 1: Epidemiology, Pathogenesis, and Clinical Course [J]. Am J Neuroradiol, 2015, 36 (8): 1392-1399.

[3] CALABRESE LH, DODICK DW, SCHWEDT TJ, et al. Narrative review: reversible cerebral vasoconstriction syndromes [J]. Ann Intern Med, 2007, 146 (1): 34-44.

[4] CHOLET C, DORMONT D, LAW-YE B, et al. MR angiography of reversible cerebral vasoconstriction syndrome [J]. Diagn Interv Imaging, 2018, 99 (9): 525-526.

[5] SINGHAL AB, TOPCUOGLU MA. Glucocorticoid-associated worsening in reversible cerebral vasoconstriction syndrome [J]. Neurology, 2017, 88 (3): 228-236.

[6] RINGER AJ, QURESHI AI, KIM SH, et al. Angioplasty for cerebral vasospasm from eclampsia [J]. Surg Neurol, 2001, 56 (6): 373-378.

[7] Song JK, Fisher S, Seifert TD, et al. Postpartum cerebral angiopathy: atypical features and treatment with intracranial balloon angioplasty [J]. Neuroradiology, 2004, 46 (12): 1022-1026.

[8] BOUCHARD M, VERREAULT S, GARIÉPY JL, et al. Intra-arterial milrinone for reversible cerebral vaso-

constriction syndrome [J]. Headache, 2009, 49 (1): 142-145.

[9] WILLIAMS TL, LUKOVITS TG, HARRIS BT, et al. A fatal case of postpartum cerebral angiopathy with literature review [J]. Arch Gynecol Obstet, 2007, 275 (1): 67-77.

[10] HOWARTH H, MANDAL AKJ, BOYD E, et al. Reversible Cerebral Vasoconstriction Syndrome: Perhaps Not So Reversible? [J]. Am J Med, 2020, 133 (8): 928-929.

40 反复癫痫发作、发育明显落后的婴儿

一、专家导读

 1岁患儿,宫内起病,生后开始表现为癫痫,智力、运动发育明显落后,反复肺部感染,辗转多家医院,影像学提示颅内多发钙化,进行性加重的脑萎缩。是宫内感染,免疫异常,还是遗传代谢性疾病? 罕见病多学科会诊为我们揭示真相。

二、病例介绍

 [患儿]　女性,12月龄24天。
 [主诉]　间断四肢抖动1年余。
 [现病史]　2018年9月患儿出生时发现脐带扭转,双上肢明显抖动,皮肤苍白,Apgar评分:1分钟9分,5分钟10分,考虑"新生儿缺氧"可能,入当地医院新生儿科,SaO$_2$ 90%@RA,血化验:HGB 129g/L,TSH 24.74mU/L,查头颅MRI提示为早产儿脑表现,超声心动图提示动脉导管未闭,轻度肺动脉高压(PG 36mmHg),房间隔缺损(继发孔型),给予低流量吸氧、输注红细胞纠正贫血及口服优甲乐等对症治疗,血氧改善后出院。患儿出院后仍有间断四肢抖动,偶有呛奶,2019年1月因持续咳嗽再次就诊外院,查CMV抗体IgM>140U/ml,诊断重症肺炎,予抗感染及支持治疗后症状好转。病程中,患儿反复出现双眼凝视,四肢强直阵挛,最重时可见角弓反张,不伴高热,每次发作持续1分钟左右自行缓解,每日最多发作20余次,予左乙拉西坦片口服治疗效果不佳。2019年3月患儿行全外显子基因检测提示*TREX1*基因存在重复及缺失突变,考虑Aicardi-Goutieres综合征,未予特殊诊治。2019年

4月再次因肺部感染就诊外院,完善全身评估:浅表 BUS 提示纵隔内数枚大小不等淋巴结,界清;骨穿可见淋系增生活跃,未见异常细胞;胸部 CT 示胃食管反流;腹部 BUS 提示肝脾大,左肾多发囊肿;耳声发生检测提示双耳听力下降;复查脑电图可见多灶性痫样放电(右额区、两中颞区、两后颞区、右枕区),予对症支持治疗后肺部感染好转。患儿仍有四肢抖动反复发作,2019 年 5 月再次合并肺部感染、肠炎。2019 年 9 月因上述症状就诊于北京大学第一医院,调整抗癫痫药物为托吡酯 1/4 片 b.i.d. → 1/2 片 b.i.d.,症状好转,表现为双上肢抖动,未见凝视,发作频率可降至 2~3 次 /d,复查甲功:TSH 4.864μU/ml;头 MRI:双侧脑发育延迟,左侧乳突炎可能。2019 年 10 月就诊北京协和医院,考虑 Aicardi-Goutieres 综合征诊断明确,为进一步评估病情及治疗入院。患儿起病以来,精神欠佳,小便正常,偶有大便稀,食欲、睡眠可,进流食易呛,糊状食物喂养较顺利,生长发育滞后。

[**既往史**]　否认手术、外伤史,否认药物、食物过敏史。

[**个人史**]　第 2 胎第 1 产,孕 38 周顺产,出生体重 2.2kg,头围 30cm,呈匀称型足月小样儿。母既往怀孕 4 个月流产(脐带细,未行病理检查)。此次妊娠,规律产检,怀孕中期甲减,未治疗;轻度贫血(具体不详),补铁治疗后改善;合并妊娠期糖尿病,产前胰岛素控制血糖可。羊水疱疹病毒 IgG、CMVIgG、风疹病毒抗体 IgG 升高,无 IgM 升高。孕晚期 BUS 提示"胎儿颅内强回声",羊水较少。生后母乳喂养,曾因反流改为鼻饲,10 个月添加辅食。大运动发育落后,目前竖头不稳,不能独坐及爬行,11 个月能翻身至侧卧位,不能翻至俯卧位。不能追物、逗笑。不能吃手、抓物。未接受预防接种。

[**家族史**]　否认家族中有类似疾病史,否认家族性精神病、肿瘤病、遗传性疾病病史。

[**查体**]　Ht 70cm(<P3),Wt 9.2kg(P25-50),头围 38.5cm(P<3)。发育落后,营养尚可,精神不佳,自主体位,安静面容,查体哭闹,哭声细弱,不能对视、逗笑。面颊部、双足可见较浅网状青斑,面部少许毛细血管扩张。颅顶部较尖,前囟容指尖,头颅无肿块、结节。口唇欠红润。双肺呼吸音粗,可闻及少许粗湿啰音。心前区无隆起和凹陷,心率 130 次 /min,心律齐,未闻及明确杂音。肝肋下 2cm,脾肋下未及。脊柱无畸形,四肢关节活动自如,四肢无水肿,四肢肌张力增高,右侧稍著。

[**辅助检查**]

1. 影像学检查

(1)孕 8 个月胎儿头 MRI:双侧脑室略大,脑干结构较小,但测量值仍属正常范围。

(2)出生后 9 天头 MRI:脑干较小,余未见明显异常。

(3)出生后 4 月龄头 MRI(图 40-1):脑室明显扩张,脑干及小脑萎缩加重。

(4)1 岁时头 CT(图 40-2):脑内基底节区、小脑等部位可见多发钙化灶。

2. 脑电图

(1)5 月龄:痫样活动发作一次。

(2)7 月龄:痫样放电(多灶性:右颞区,两中颞区,两后颞区,右枕区)。

(3)11 月龄:异常脑电图印象,枕区背景活动弱,调节波幅欠佳,大量广泛性棘波、棘 - 慢波、多棘 - 慢波放点,右后头著,监测中记录到数十次疑似痉挛发作。

3. 超声心动图　2019 年 10 月 18 日:房间隔缺损(中央型左向右分流),左室肥厚,二、三尖瓣瓣环及十字交叉处钙化。

4. 全外显子测序　TREX1 c.284dupA(致病),TREX1 c.530delA(致病)。

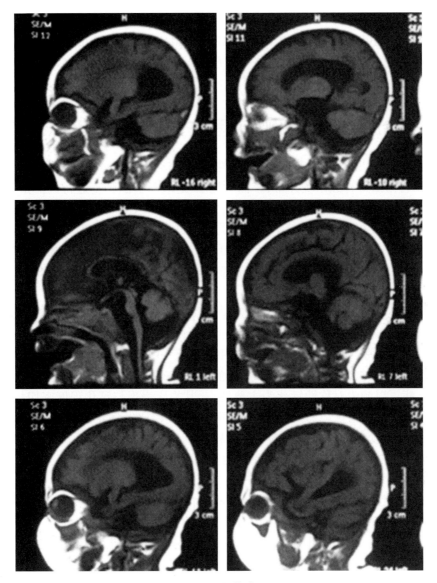

图 40-1　4 月龄头 MRI

5. 生长发育状况评估

（1）6 月龄时康复评估报告：运动评估相当于月龄 <2 个月，肌力Ⅲ～Ⅳ级，肌张力Ⅰ级，斜颈（左侧），抬头不稳，不会翻身，拉坐欠佳。

（2）6 月龄时耳声发射（DPOAE）检查报告：双耳未通过。

（3）听性脑干 V 波反射阈：左右耳 60dBnHL，ABRI、Ⅲ 波缺失。

6. 6 月龄上消化道造影　胃食管反流。

7. 血筛（3 月龄）　游离肉碱 79.66μmol/L↑，甲基丙二

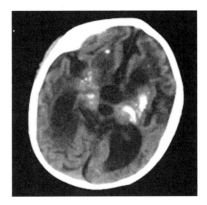

图 40-2　1 岁时头 CT

酰基肉碱 0.63μmol/L↑。

8. 甲状腺功能(2019 年 9 月 27 日) TSH 4.864μU/ml，T₄ 14.42μg/dl。

9. 羊水检测 疱疹病毒 IgG 抗体 1+2 型↑，巨细胞抗体 IgG 测定↑，风疹病毒抗体 IgG ↑。

三、主治医师总结病例特点和主要诊断，提出会诊目的

儿科苟丽娟：幼儿女孩，胎儿期起病，慢性病程，进行性加重。主要表现为反复癫痫、肌张力障碍、发育落后等神经系统异常，影像学提示颅多发钙化、脑室进行性扩张、脑萎缩等。全外基因检测提示 *TREX1* 基因突变，致病。故考虑 Aicardi-Goutieres 综合征（AGS）。

鉴别诊断：AGS 根据发病年龄不同可分为新生儿型和晚发型。新生儿型主要表现为易激惹、喂养困难、新生儿惊厥、肝脾大、转氨酶升高、一过性血小板减少、贫血等。晚发型患儿多在生后 4 个月内发育正常，之后出现易激惹、睡眠障碍、喂养困难等。AGS 临床异质性十分显著，需注意与如下疾病鉴别：

1. 宫内感染 AGS 新生儿型与宫内感染有类似表现，如易激惹、喂养困难、惊厥、头颅 CT 可见钙化等，但宫内感染患儿的临床表现通常无随时间进行性加重。

2. 钙磷代谢异常 如甲状腺功能减退：甲减患儿头颅 CT 可见与 AGS 类似的颅内多发对称性钙化，但亦有神经肌肉兴奋性增高、低血钙、高血磷等特征性表现。

3. Fahr 病 以颅内对称性钙化为主要特点，其临床表现与钙化程度密切相关，如进行性加重的头晕、头痛、精神障碍等。但 Fahr 病与 AGS 相比发病年龄偏大（青春期、成人多见），无冻疮样皮肤改变、脑白质病变等 AGS 特征表现。

4. 遗传性脑白质病 如伴皮层下囊肿的巨脑性白质脑病：头颅 MRI 可有与 AGS 类似的颞叶囊肿，但通常无颅内钙化。

5. 遗传代谢性疾病 如线粒体脑病：可有颅内钙化及脑白质病变，余临床表现包括体格发育落后，多毛，感染后病情明显加重，血乳酸明显升高等特点。

今日会诊目的：①协助明确诊断；②希望可以提供下一步治疗方案，提高患儿生活质量。

四、多学科会诊意见

放射科冯逢：影像学结果总结：患儿病程中主要表现为进行性加重的脑室扩张，脑干及小脑萎缩，CT 提示脑内基底节区、小脑等部位可见多发钙化灶。Aicardi-Goutieres 综合征（AGS）主要影像学特征为基底神经节钙化、脑白质营养不良（囊性脑白质异常信号），皮层 - 皮层下脑萎缩，颞极肿胀继而萎缩，脑干、小脑萎缩。患儿的影像学表现与 AGS 相符，鉴别诊断方面，需考虑与 Fahr 病（主要表现为脑内多发异常钙化）和宫内感染性疾病鉴别。

医学遗传学系黄尚志：结合患儿全外显子测序结果及临床表现，目前诊断 AGS Ⅰ型明确。该病为 1 岁内发病，可能迅速进展为植物人状态或死亡，25% 在 1 岁内死亡，有类似于先天性 TORCH 感染的临床表现，其分子基础为 3' 修复外切酶 1 基因突变。

神经内科周祥琴：患儿出生时为低体重儿，有缺氧史，目前其智力发育明显落后于正常同龄同性别儿童，考虑生后缺氧及原发病双重因素导致智力落后明显。患儿近期仅情绪波动时明显有四肢抖动，持续 3~5 秒即停止，目前口服托吡酯半片 / 次 b.i.d. 控制癫痫发作。患儿年龄较小，托吡酯副作用为语言功能障碍，必要时可改用左乙拉西坦，但患儿既往左乙拉西坦口服后控制欠佳，故继续予托吡酯抗癫痫。

神经外科窦万臣：患儿以四肢抖动为主要表现，多次脑电图异常，癫痫诊断明确，考虑与原发病相关。目前患儿口服托吡酯抗癫痫治疗，仍有情绪波动时四肢抽动表现。若癫痫经内科治疗后效果欠佳，可考虑外科干预，行异常放点灶切除或阻断治疗。但患儿年龄小，体重过低，且头颅影像学提示颅内致病区域广，可考虑神经调控 DBS、VNS 治疗控制癫痫。

感染科周宝桐：患儿有小头畸形、癫痫，TORCH 感染后可出现小头畸形表现，但其孕期查 TORCH 抗体均为 IgG，无指导意义，目前不考虑宫内感染可能。

营养科陈伟：患儿发育及营养状态落后，可考虑改为小百肽 600ml/d 喂养，添加辅食需高能量密度、匀浆糊状食物，也可考虑生酮饮食，若予生酮饮食需注意监测并发症，注意避免饮用清水，避免呛咳、误吸、窒息，可建立 PEG 喂养，减少误吸、呛咳的发生。

消化科舒慧君：患儿目前智力发育落后，常有呛咳，目前原发病治疗困难，若需延长生存时间，喂养过程中需防止误吸导致窒息死亡，注意避免清水喂养，增加食物黏稠度，避免呛咳，抬高体位。若发生呛咳，注意及时吸引保持呼吸道通畅，加强功能训练，可考虑空肠喂养及胃造瘘。

呼吸科留永健：同意消化科及营养科意见。目前患儿易呛咳、误吸，与中枢神经系统发育异常相关，目前不能立即解决原发病情况，需尽量避免喂养时呛咳、误吸，若短期内可考虑鼻孔肠管置管，若时间较长，可考虑经皮内镜下胃造口。

儿科马明圣：患儿诊断 AGS Ⅰ型明确，围产期即起病，生后头颅影像学提示颅内病灶进展快，预后差，目前对因治疗可加用 JAK 抑制剂，对症治疗需防止误吸，注意营养支持、控制癫痫发作及康复训练。

儿科宋红梅：结合患儿症状、体征、影像学及基因检查，目前诊断 AGS Ⅰ型明确。AGS 根据不同突变位点可分为 7 型，以Ⅰ型临床表现最重，且发病越早，临床表现越重。患儿为胎儿期起病，生后头颅影像学提示颅内病变进展快，均提示其预后差。目前 AGS 与干扰素通路异常相关，完善干扰素通路水平检查，可加用 JAK 抑制剂治疗。另患儿基因结果提示 X 染色体异常，建议父母完善染色体筛查，指导下一胎优生优育。

多学科会诊专家总结

心内科张抒扬：目前患儿 AGS Ⅰ型诊断明确，为极罕见疾病。患儿发病早，头颅影像学提示颅内病变进展中，脑萎缩逐渐加重，导致智力发育明显落后。根据已有研究，目前该疾病尚可药物治疗，如 JAK 抑制剂及逆转录酶抑制剂。另患儿表现与 TORCH 感染相似，可完善脑脊液检查，一方面了解有无特殊病毒感染，另一方面可完善干扰素水平检查。患儿目前已有吞咽问题，影响预后，病程中关键是减少呛咳，避免误吸，喂养过程中需警惕感染发生，注意手卫生、饮食卫生。

五、结局及转归

完善血浆干扰素下游基因表达检测，因家长拒绝腰穿，未能完善脑脊液相关检查。诊断明确，建议加用 JAK 抑制剂或逆转录酶抑制剂治疗，家长对治疗相关副作用存在顾虑，未加用。目前随访中，配方奶、糊状食物喂养，规律排便，口服维生素 AD、托吡酯、左甲状腺素，体重 15.5kg，头围无明显增长，运动、认知落后，夜间睡眠不规律，无反复感染，天冷时有冻疮样皮疹。

六、专家点评

本病例患儿慢性病程，围产期起病，起病早。主要临床表现为神经系统病变相关症状、体征，包括癫痫、肌张力障碍、感知觉障碍和智力运动发育落后等。影像学表现为进行性加重的小脑、脑干萎缩，脑室扩张，基底节区、小脑等部位多发钙化灶。全外显子测序明确 *TREX1* 基因移码突变。综合患者临床表型及基因检测结果，考虑 AGS 诊断明确。此类疾病诊断后尽早开始 JAK 抑制剂治疗。减少疾病对神经系统损伤，提高预后。因此了解该疾病的临床特点，及早诊断，并及时治疗尤为重要。

七、疾病相关文献回顾

1. Aicardi-Goutieres 综合征（AGS）的发现与临床特征　AGS 由法国医学家 Jean Aicardi 和 Françoise Goutieres 于 1984 年首先报道。他们将该综合征的临床特征总结为：早期发病，以双侧痉挛和肌张力障碍为表现的中枢神经系统病变；获得性小头畸形；影像学特征为基底节钙化，脑白质异常和脑萎缩；CSF 淋巴细胞增多；快速进展，预后较差。这些特征连同新生儿血小板减少症、肝大和冻疮样皮损表现共同组成了经典型 AGS，尽管后续报道的许多具有 AGS 相关基因突变的病例并不完全具备经典型 AGS 的临床特征[1]。

2. 致病机制　既往研究发现 AGS 患者的脑脊液中白细胞数目、干扰素（IFN）滴度及活性明显增高，外周血干扰素刺激基因（IFN-stimulated genes，ISGs）表达量增高[2-3]。目前已经鉴定的 AGS 致病基因包括 *TREX1*、RNase H2 complex（*RNASEH2A*，*RNASEH2C*）、*SAMHD1*、*ADAR* 以及 *IFIH1*，这些基因的功能均与Ⅰ型干扰素的合成与激活相关。其中，TREX 是一种 NA 3' 修复核酸外切酶 1，可降解 ssDNA 和 dsDNA 分子。*TREX1* 缺乏导致环状 GMP-AMP 合酶（cGAS）可以作用于更多游离核酸，从而产生更多 cGAMP，而 cGAMP 是干扰素基因蛋白（STING）刺激物的配体，可通过激活 TBK1-IRF3 产生Ⅰ型干扰素（IFN）。因此，TREX 基因缺陷可导致Ⅰ型 IFN 水平显著增加[1]。多种证据指向 AGS 是一种Ⅰ型干扰素相关性疾病。那么Ⅰ型干扰素过度合成是否构成 AGS 的致病机制呢？首先，母体干扰素不能通过胎盘，提示经胎盘获得病毒可激活胎儿自身 IFN。其次，研究发现 AGS 患者脑脊液中的 IFN 活性强于血浆中的 IFN 活性，提示鞘内合成 IFN，而动物实验也表明小鼠脑内高表达 IFN 可引起 AGS 相关的神经病理表型。另外，先天 HIV-1 感染者有特征性的颅内钙化、白质病变及高 IFN-α 水平，而这些特征在后天 HIV-1 感染者中是不典型的，这可能提示发育中的大脑对宫内病毒感染特别敏感。此外值得注意的是,对一些疾病的干扰素治疗可引起趾端血管炎和青光眼等副作用,而这些表现在 AGS 患者中同样可以出现。尽管我们尚不能证实有效阻断 IFN 可以影响 AGS 患者结局,但上述发现还是指出了 I 型 IFN 在 AGS 致病机制中可能发挥重要作用。

3. 预后及治疗现状　AGS 预后较差,死亡率和致残率较高。治疗方面目前主要聚焦 JAK1 抑制剂,有个案报道 JAK1 抑制剂(鲁索替尼)可改善 AGS 患者症状。此外,逆转录病毒抑制剂(阿巴卡韦、拉米夫定和齐多夫定)被发现可以降低 AGS 患者干扰素水平[4]。

(苟丽娟　宋红梅)

参 考 文 献

[1] CROW YJ, MANEL N. Aicardi-Goutières syndrome and the type I interferonopathies [J]. Nat Rev Immunol, 2015, 15 (7): 429-440.

[2] CROW YJ, CHASE DS, SCHMIDT JL, et al. Characterization of human disease phenotypes associated with mutations in TREX1, RNASEH2A, RNASEH2B, RNASEH2C, SAMHD1, ADAR, and IFIH1 [J]. Am J Med Gene, 2015, 167 (2): 296-312.

[3] RICE GI, FORTE GMA, SZYNKIEWICZ M, et al. Assessment of interferon-related biomarkers in Aicardi-Goutières syndrome associated with mutations in TREX1, RNASEH2A, RNASEH2B, RNASEH2C, SAMHD1, and ADAR: a case-control study [J]. Lancet Neurol, 2013, 12 (12): 1159-1169.

[4] RICE GI, MEYZER C, BOUAZZA N, et al. Reverse-Transcriptase Inhibitors in the Aicardi-Goutières Syndrome [J]. N Engl J Med, 2018, 379 (23): 2275-2277.

41 贫血背后隐藏的遗传陷阱

一、专家导读

14 岁女孩,隐匿起病,临床表现多系统受累。7 岁时发现轻度贫血,生长发育落后,补铁治疗效果不佳。6 个月前开始反复发热,辗转多家医院难以确诊和有效治疗。基因检测显示存在 *TRNT1* 基因突变。那么患儿的临床表现是否能用此基因解释全貌? 如何治疗能帮助患儿缓解症状、提高生活质量?

二、病例介绍

[**患儿**] 女性,14 岁。

[**主诉**] 贫血 7 年,反复发热 6 个月。

[**现病史**] 2012 年(7 岁)患儿因"食欲不佳"就诊当地医院,诊断"缺铁性贫血",予补铁治疗,效果不佳。2018 年 5 月初,患儿出现反复发热,以高热为主,T_{max} 40$^+$℃,2 次 /d,伴有寒战,无咳嗽、咳痰、流涕、皮疹、关节肿痛等不适,发热期持续 2~6 天,给予退热处理后体温可降至正常,发热间期 1 周 ~1 个月。

[**既往史**] "新生儿肺炎"住院 5 天,无输血史,无食物及药物过敏史。

[**个人史**] G1P1,足月顺产,生产时母亲 30 岁,父亲 27 岁,出生体重 3 000g,身长 50cm,4 个月添加辅食,7 个月前生长发育同同龄人,7 岁后身高明显落后于同龄儿。自幼运动发育尚可,智力发育落后,自 4 年级开始家属发现体格发育明显落后。疫苗接种随当地进行,麻疹疫苗接种后出现高热,持续 1 周左右好转。

[**月经婚育史**] 无月经来潮。未婚未育。

[**家族史**] 父母均为医务工作者。否认家族遗传病史及类似病史。

[**查体**] 生命体征平稳,体重 27kg(P<3),身高 132cm(P<3),贫血貌,无皮疹,卡疤阳

性,浅表淋巴结未触及明显肿大,心肺查体无特殊,腹软,肝脾肋下未及。

[辅助检查]

1. 血常规

(1) 2018 年 6 月外院:WBC 4.65×10⁹/L,HGB 91g/L↓,PLT 254×10⁹/L,MCV 67.5fl↓,MCH 19.6pg↓。

(2) 2019 年 7 月北京协和医院:WBC 5.86×10⁹/L,HGB 114g/L,PLT 391×10⁹/L,MCV 66 fl↓,MCH 19.6pg↓,RET 189.8×10⁶/L↑,RET% 3.27%↑。

2. 外周血涂片 红细胞大小不等,部分形态不规则,中心淡染区扩大;白细胞形态大致正常;血小板数量增加,形态大致正常。

3. 铁染色 细胞外铁 ++,细胞内铁阳性率 29%,环形铁为 0。

4. 2018 年 6 月起多次尿常规提示尿潜血(+)。

5. Coombs、ANA、抗 ENA 阴性,免疫球蛋白三项、IgE、补体正常。TB 细胞亚群:T%81.5%,T4%41.7%,T8%31.6%,NK%2.8%↓,B%13.5%。

6. 骨穿 增生活跃,粒系各阶段比例及形态大致正常,红系中晚幼红细胞比例增高,形态大致正常,红细胞大小不等,部分形态不规则,中心淡染区扩大,淋巴细胞及单核细胞比例形态正常。巨核细胞及血小板不少。

7. 内分泌 ACTH、皮质醇、甲功、25-(OH)D 无异常。2018 年 6 月查 IGF-163.4μg/L↓。2019 年 7 月复查 IGF-1 119μg/L↓,GH 0.2μg/L。生长激素激发试验阳性。

8. 超声 肝内强回声,钙化灶可能;心脏二尖瓣前叶冗长;腹膜后淋巴结稍大。

9. 基因检测

(1) 地中海贫血基因分型:未检测到缺失和突变。

(2) TRNT1:c.472 A>G p.Mel 158 Val(杂合,母源,可疑致病),c.324 C>G p.His 108 Gln(杂合,父源,致病性不明)。

三、主治医师总结病例特点和主要诊断,提出会诊目的

儿科苟丽娟:学龄期女孩,起病隐匿,慢性病程。临床多系统受累,主要表现为小细胞低色素性贫血、生长智力发育落后、自身炎症。患儿存在 *TRNT1*(cytosine-cytosine-adenine adding tRNA nucleotidyl transferase enzyme)基因突变。对此基因的认识经历了 3 个阶段。在 2015 年之前认为 *TRNT1* 的突变主要与疾病 SIFD(铁粒幼细胞性贫血、B 细胞免疫缺陷、周期性发热和发育延迟综合征)相关。而 2016 年之后文献总结提示,*TRNT1* 相关疾病的表现不仅为 "SIFD",其临床表现谱有多样、多系统的特征,随后在 2017 年发现这类患者的周期性发热表现出现概率高,且多数人无明显免疫缺陷及感染,提示该基因与自身炎症存在关系,但机制不明。曾有报道 NF-κB 通路可能在其中起作用,TNF-α 抑制剂有较好疗效;近期也有人报道干扰素通路可能在其中起作用,提示 JAK 通路抑制剂也可能有疗效。*TRNT1* 的基因突变可解释患儿主要临床表现。会诊目的:①各系统受累情况评价及其他可能原因;②后续治疗方案。

四、多学科会诊意见

超声科吕珂:患者腹腔脏器未见明显异常,但左肝外叶存在条状钙化灶,周边不伴其他占位性病变改变,也即是一个孤立病灶,属临床常见征象。考虑患儿既往炎症改变可能,临床意义有限。建议定期随访。此外,肝脏被膜下存在中高回声病灶,边界清楚,内部回声均匀,周围均匀血流信号,无明显动静脉瘘表现。最常见为肝血管瘤(尸检提示发病率 20%)倾向认为是良性病变,建议随访。

影像科刘炜:患儿影像未见明显异常。胸部正位片未见感染,双手正位片未见骨质或关节异常,骨龄 11~12 岁。脊柱无侧弯,但腰椎前方存在少量骨骺缺损。大脑及垂体未见显著异常。双侧膝关节可见少量积液,但无滑膜增厚及其他炎症表现。

儿科王薇:患儿检测到 *TRNT1* 基因突变,同时通过多个软件分别模拟,提示患儿的基因突变是极可能致病的。患儿存在 *TRNT1* 相关基因突变,而 *TRNT1* 相关疾病表现可有:

1. 视网膜色素变性伴小红细胞症 视盘苍白,近视,夜盲症,贫血,椭圆形红细胞增多症,视网膜色素上皮丢失,红细胞大小不均,平均红细胞体积降低,环形暗点,OCT 测量法黄斑区光感受器细胞层损失,血清铁降低。

2. SIFD 周期性发热;肾钙质沉着症;感音神经性耳聋;视网膜色素变性;癫痫发作;共济失调;全身发育迟缓;全身性肌张力减低;生长延迟;心肌病;铁粒幼细胞性贫血;脑萎缩;毛发干枯;乳酸酸中毒;蛋白尿;B 细胞缺陷;低丙种球蛋白血症;低色素性小细胞贫血;中性粒细胞减少。注意 SIFD 表现异质性大:①极端情况下可导致严重贫血,免疫缺陷,发热,发育迟缓和代谢异常导致死亡。②比较温和的表现为视网膜色素变性和中度血液学、免疫学异常。③在一项 7/9 低丙种球蛋白血症的队列研究中发现:4 例存在 B 细胞缺陷,2 例炎性指标增高。有 4 例患者在使用 TNF-α 抑制剂后有明显改善。患儿目前临床表现能否用 *TRNT1* 解释尚需讨论。

肾内科秦岩:患儿虽有少量血尿,但多在发热时出现,且数量较少,肾脏功能未见异常,考虑意义不大。因患儿存在 *TRNT1* 突变,针对 SIFD 的肾脏表现可找到少量文献报道,报道最多的为肾钙质沉积 5/18(22%)、肾小管病 5/18(22%)。但肾小管病多有糖尿、氨基酸尿及酸中毒,与患儿表现不符。针对本例患儿,考虑其仅为表现单纯少量镜下血尿,与 *TRNT1* 突变是否相关不明确,且目前无肾小管损伤证据,建议密切随诊(尿常规,尿沉渣,肾功能)并解读其他基因突变意义。

血液科庄俊玲:铁粒幼细胞性贫血病因复杂,可分为遗传性及获得性两大类。而遗传性又可细分为常染色体隐性遗传型和线粒体遗传型。其中常染色体隐性遗传型包括综合征型与非综合征型。综合征型可由 *TRNT1* 突变,*PUS1* 或 *YARS2* 突变,*SLC19A2* 突变引起,而非综合征型可由 *SLC25A38*、*HSPA9*、*HSCB*、*GLRX5*、*FECH* 突变引起。患儿表现为长年小细胞低色素贫血,且有 *TRNT1* 突变,但铁染色结果不支持铁粒幼细胞性贫血。因而目前针对患儿客观存在的小细胞低色素贫血,因铁蛋白正常且骨髓染色未见铁粒幼细胞,无法诊断铁粒幼细胞性贫血。虽存在 *TRNT1* 突变,但该突变并不特异地导致铁粒幼细胞性贫血,并无法充足解释患者贫血。建议排查其他先天性贫血基因,比如

ALAS2。

内分泌科潘慧：目前患儿 14 岁，身高已低于同年龄的 2 个标准差，提示存在生长障碍，同时患儿超过 13 岁仍无第二性征发育，提示发育障碍。针对患儿生长发育方面的问题，检查提示患儿生长激素峰值超过 10μg/L，提示内分泌功能无显著异常。尽管 MRI 提示垂体偏小，但单靠垂体大小评价垂体功能也并不充足。智力方面，患儿待人接物可正常应答，不建议单纯依赖学习成绩评估智力，因为存在生长发育障碍的患儿，往往有心理异常反应，所以智商测定可能存在不配合而导致假性的智力障碍表现。建议针对智力的评价更加审慎。针对患儿生长障碍，建议观察，后根据症状走向决定是否需要生长激素治疗，但患儿目前存在贫血，务必排除 Fanconi 贫血，因为其伴发肿瘤风险大，是后续使用生长激素治疗矮小的禁忌证。针对发育障碍，不建议使用性激素，因为如果患儿的发育障碍为全身性病变导致的，性激素的使用可能会加速骨骺愈合，消耗生长潜力而导致终身高不足。

妇科内分泌田秦杰：原发闭经定义为 14 岁无乳房发育或乳房发育 2 年后无月经。患儿目前虽尚无月经，但考虑其刚满 14 周岁，应优先关注乳房发育，此时怀疑其原发闭经为时尚早。此外，性激素方面，患儿 2018 年湘雅二院检验性激素水平低减，而 2019 年 7 月检测性激素水平虽仍较低，但已呈现上升趋势。提示其虽有性发育的延迟，但青春期的性激素的脉冲分泌可能已启动。建议继续观察，不要过早采取干预。

感染科王焕玲：患儿虽有发热，但无明确感染灶，不采用抗生素也可退热，用感染无法解释，建议密切随访，避免后续感染风险。

免疫科张文：针对患儿目前反复发热的症状，目前考虑鉴别诊断免疫缺陷与自身炎症反应。在免疫方面，患儿仅表现为 NK 细胞减少，而 B 细胞等其他免疫指标无异，免疫缺陷可能性小。考虑患儿发热同时有高炎症指标的表现，自身炎症反应可能大，而在 *TRNT1* 基因突变导致的 SIFD 机制中，可看到 TNF-α 和 IFN-γ 通路的存在，药物治疗方面可以考虑尝试 JAK 抑制剂。

心理科洪霞：与患儿详细沟通可知，患儿小学时成绩可，但升入四年级后开始下降，升入初中后成绩开始不及格；此外患儿存在行为幼稚的表现，喜好与年少自己 6~7 岁的孩子玩，回答问题简化，经反复核实提示其领悟能力缺失、存在缺陷，IQ 测试为 69，认为智力方面的确客观存在问题，应予以关注。

眼科吴婵：患儿双眼裸眼视力均 0.25，纠正后可达 1.0。眼底视神经杯盘比增大至 0.8（正常人 <0.3），若达到 0.9 乃至 1.0 为视神经萎缩，需谨慎对待。双眼眼压分别为 19.6 与 21.6（正常为 10~21）。父母否认青光眼家族史。建议患儿直系亲属赴眼科行专科检查，明确异常杯盘比为异常眼压引起，还是遗传因素导致。

儿科宋红梅：如上大家所述，*TRNT1* 基因突变的患儿临床表现复杂多样，由于其罕见，可能有更多的临床表型我们还不清楚，目前该患儿的大部分临床表现符合，按照"一元论"理论的临床思维，本人认为该患儿可用 *TRNT1* 基因突变解释。目前有炎症表现，在后续建议完善干扰素通路下游基因表达后，可试用 JAK 抑制剂或其他抗炎药物治疗观察效果，并应继续以探讨此患者自身炎症可能的发生机制（有人认为 *TRNT1* 导致的 SIFD 可能为自身炎症性疾病），以指导后续治疗药物的选择。

多学科会诊意见总结

心内科张抒扬：汇总多科教授意见,患儿可确诊为 *TRNT1* 突变导致的 SIFD,应向患儿家属解释。治疗方面,仍继续儿科为主导多科室辅助的策略,首先患儿炎症性反应明确存在,对其发热症状应有针对性地进行治疗,可考虑 JAK 抑制剂、TNF-α 拮抗剂等实验性治疗;其次,患儿生长发育障碍的纠正方面,仍有很大机会,可继续观察,必要时可及时干预;此外,贫血方面,补铁为基础的治疗疗效有限,仍应以治疗原发病发热和炎症反应为主要目标,有助于纠正贫血。

五、结局及转归

留取患儿外周血检测干扰素通路下游基因表达,拟根据检测结果试用药物靶向治疗,目前门诊密切随访中。

六、专家点评

本病例患儿慢性病程,长期贫血,生长发育落后,持续炎症状态。基因检测有提示 *TRNT1* 基因突变,但此基因临床表现谱差异大。本次多科会诊明确了患儿诊断,*TRNT1* 相关 SIFD,临床表现可用此基因解释。同时会诊为患儿今后的治疗提供了可参考的选择方案,希望能改善患儿症状和预后。

七、疾病相关文献回顾

SIFD 是一类由 *TRNT1* 的纯合突变或复合杂合突变导致的遗传性疾病。SIFD 为该疾病的 4 个常见症状的缩写,包括铁粒幼细胞性贫血、B 细胞免疫缺陷、周期性发热及发育延迟综合征[1]。患者的中位年龄为 2 个月,而在具体症状方面:①严重的铁粒幼细胞性贫血为其突出表现,同时可在多数儿童中观察到;②周期性高热;③CD19$^+$B 细胞数量的减少;④发育延迟症状的异质性很大,患者可能存在严重发育异常并伴有神经退行性病变,而产生癫痫发作、小脑症状、感觉神经性听力丧失等表现。而除了 SIFD 的代表性症状外,患者也可表现为多系统受累,可能出现的疾病包括:血液免疫:自身炎症,B 细胞缺陷,贫血,白细胞下降;眼视网膜色素变性,视神经萎缩;神经系统:感音性耳聋,生长发育落后,脑萎缩;扩张型心肌病,肝脾大,肾钙化,肾小管功能下降,低磷血症;胃肠道:呕吐,腹泻(胰腺外分泌功能下降);代谢异常和电解质紊乱[2]。

目前针对 SIFD 的临床研究数量有限,根据一项纳入了来自 10 个家庭的 12 名患者的临床研究,指出多数 SIFD 患者的治疗需要常规输血、补铁治疗及 IVIG 治疗。中位生存年龄为 48 个月,其中 7 名死于心脏疾病或多器官衰竭。其中 1 名儿童在 9 月龄时行骨髓移植后表现出极好的血液系统及免疫系统症状的改善[3]。

(苟丽娟　宋红梅)

参 考 文 献

［1］ CHAKRABORTY PK, SCHMITZABE K, KENNEDY EK, et al. Mutations in TRNT1 cause congenital sideroblastic anemia with immunodeficiency, fevers, and developmental delay (SIFD)[J]. Blood, 2014, 124 (18): 2867-2871.

［2］ WEDATILAKE Y, NIAZI R, FASSONE E, et al. TRNT1 deficiency: clinical, biochemical and molecular genetic features [J]. Orphanet J Rare Dis, 2016, 11 (1): 90-103.

［3］ WISEMAN DH, MAY A, JOLLES S, et al. A novel syndrome of congenital sideroblastic anemia, B-cell immunodeficiency, periodic fevers, and developmental delay (SIFD)[J]. Blood, 2013, 122 (1): 112-123.

42 肝损伤与皮肤硬化，一元论的困境？

一、专家导读

患者女性，17岁，病程4年余。以乏力、黄疸、肝功能异常起病，后逐渐出现体重减轻，皮下脂肪严重萎缩，躯干、四肢冻疮样斑疹和劳力性呼吸困难。激素治疗有效，但激素减量后肝脏及皮肤症状体征反复，全身皮肤硬化渐加重。多系统受累的背后，谁是罪魁祸首？一元论能否解释女孩复杂的临床表现？罕见病团队将从临床、影像、病理、基因组学等多方面挑战这道难题，为患者后续的治疗指明方向。

二、病例介绍

[**患者**] 女性，17岁。

[**主诉**] 肝功能异常4年，皮疹、皮下脂肪萎缩3年余。

[**现病史**] 2016年9月患者无明显诱因出现黄疸、乏力，并出现一过性头晕、意识模糊。当地医院查肝功能：ALT 2 331U/L↑，AST 1 447U/L↑，TBIL 240μmol/L↑，DBIL 191μmol/L↑，TBA 248.8μmol/L↑。胸片：双肺纹理增强，部分模糊。保肝治疗1个月后予3次人工肝血浆吸附、甲泼尼龙（60mg×3天），后过渡到口服药物。监测转氨酶波动于100~200U/L。此后至2017年9月随诊期间体重下降30kg，皮下脂肪严重萎缩，躯干、四肢出现冻疮样斑疹，指端蜕皮，逐渐加重，皮疹蔓延至全身伴瘙痒。先后于吉林大学第一医院及北京协和医院诊治。2017年9月肝脏穿刺病理显示：药物性肝损伤，EBER+，诸免疫组化（−）；北京协和医院及中日友好医院会诊：请结合临床除外多次药物性肝损伤。2017年10月始先后予足量激

素、吗替麦考酚酯、护肝药、IVIG 支持，期间患者肝酶及胆红素水平随激素用量波动，具体如图 42-1 所示。

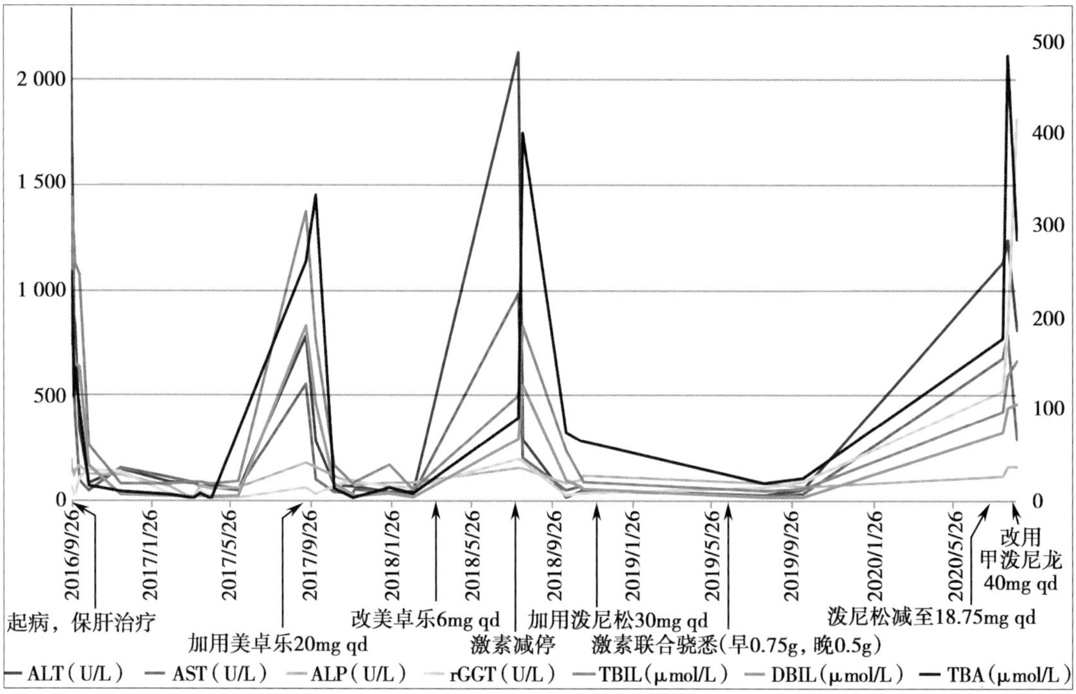

图 42-1　患儿用药及肝功能变化过程示意

激素减量过程中自觉皮疹加重，躯干可见红色片状新发皮疹，皮肤色素沉着明显加重，双肘部、双膝关节局部皮肤硬化较前加重，全身瘙痒加剧，夜间睡眠时间减少，激素加量后可好转。2019 年后表现为全身皮肤弥漫性羊皮纸样改变，皮肤光滑，皮肤附属器减少，仅双下肢可见少量毳毛，关节受累，肢体挛缩。激素及免疫抑制剂治疗后患者皮疹陈旧成分逐渐增加，新生部分皮肤附属器，皮肤硬化渐加重。此外，患者逐渐出现劳力性呼吸困难，安静、平卧氧饱和度约 97%，吃饭、如厕等活动后呼吸增快，伴氧饱和度减低，约 90%~93%。曾反复发生肺部感染，低氧加重、Ⅰ 型呼吸衰竭、影像学大片实变及胸腔积液，抗感染后上述症状可好转。

患病以来，间断精神差，食欲一般，睡眠尚可，近 1 年一般状态好，大、小便无异常，体重最低时 35kg，近 2 年逐渐回升至 55kg 左右。

［既往史］　无特殊。

［个人史］　第 3 胎第 2 产，足月剖宫产，出生体重 4.1kg，混合喂养。生长发育同同龄儿。原籍吉林长春，起病前 10 年居住于深圳。

［月经史］　初潮 10 岁，行经天数 3~4 天，月经周期 28 天，起病后逐渐延长，至 2018 年中停经。2020 年 7 月底阴道出血 1 天，2020 年 8 月 1 日再次出现阴道出血 3 天，量同正常月经。

［家族史］　无特殊。

［入院查体］　T 36.5℃，P 99 次/min，R 22 次/min，BP 135/89mmHg；SpO$_2$ 95%@ 鼻导管 2L/min；身高 158.6cm（部分关节不能伸直）；体重 56.7kg（P75~90）；开放性鼻音，满月脸，水

牛背，皮肤及口唇无青紫，全身皮肤僵硬，广泛皮疹、部分充血、色素沉着、脱屑。躯干皮下脂肪丰富，四肢皮下脂肪较少。各关节均因皮肤僵硬而活动受限，肩关节板状，脊柱不能前屈及后仰，肘关节、膝关节屈曲 150° 左右，踝关节 120° 左右，不能握拳。巩膜无明显黄染。双肺呼吸音粗，未及明显啰音，肺下界平第 7 肋，心律齐，未及杂音，腹壁未见静脉曲张，腹部因皮肤僵硬触诊受限，可及深度 3~5cm 以皮下脂肪感为主，肠鸣音大致正常。四肢肌容积低，肌力大致正常。

[化验检查]

肝脏：稳定期肝酶、胆红素、血氨均正常 - 轻度升高，凝血正常，肝纤维化 4 项：透明质酸升高 410ng/ml，余正常；铜蓝蛋白、24 小时尿铜大致正常，2017 年 9 月肝穿病理：药物性肝损伤，EBER+，诸免疫组化均（−）；北京协和医院会诊：请结合临床，除外药物性肝损害。原单位免疫组化结果：CK7（胆管 +），EBER（−）；特殊染色：网织（+）。中日友好医院会诊（王泰龄）：淤胆性肝炎 S3，曾有重度小叶性肝炎，坏死塌陷带内见胶原沉积；请结合临床除外多次药物性肝损伤；2020 年 8 月腹部超声：右肝斜径 12.3cm，肝实质回声增粗、不均；腹部 CT（图 42-2）：肝脏表面欠光泽，局部凹凸不平，肝左外叶萎缩。

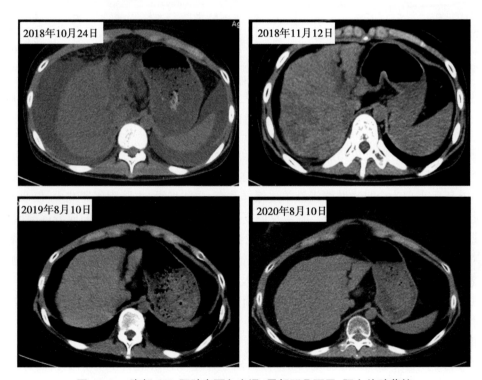

图 42-2　腹部 CT：肝脏表面欠光泽，局部凹凸不平，肝左外叶萎缩

皮肤：2017 年 6 月皮肤活检病理：多形红斑？结缔组织病？ 2018 年 11 月皮疹为色素沉着、脱屑（图 42-3），双大腿 MRI：双侧大腿后方皮肤水肿，脂肪、肌肉组织未见异常信号。2019 年 3 月北京协和医院皮肤活检病理：镜下检查：表皮棘层萎缩，基底层色素增加，真皮浅层见不典型纯一化变性，并见色素颗粒。真皮胶原纤维轻度增宽，致密。附属器减少，必要时再次活检排除硬化萎缩性苔藓或硬皮病改变。2020 年 8 月皮肤超声，皮肤组织变薄。

色素沉着、脱屑、色素沉着性斑疹。激素及免疫抑制剂治疗后患儿皮疹陈旧成分逐渐增加，新生部分皮肤附属器，皮肤硬化渐加重（图 42-4）。

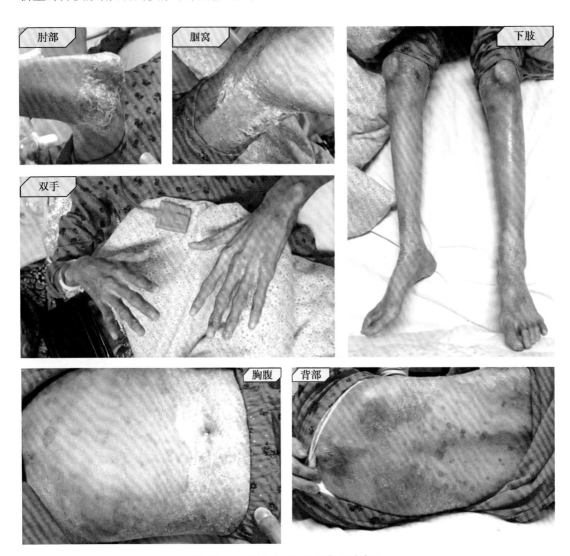

肘部

腘窝

下肢

双手

胸腹

背部

图 42-3　2018 年 11 月患者皮肤表现

呼吸系统：ACE 正常；AT-Ⅱ 52.97pg/ml；肺功能：混合性通气功能障碍，弥散功能减低（末次 2020 年 8 月前 / 预 FEV_1 32%，FVC 42%，FEV_1/FVC 77%，MEF25 7%，MEF50 18%，MEF75 30%，DLCO 31%）；2018 年 11 月肺灌注：未见右到左分流征象；肺灌注显像双肺多发灌注减低区，V/Q 匹配，考虑为肺栓塞低度可能。CT（图 42-5）示多发斑片实变影。双肺支气管血管束走行扭曲，周围多发斑片实变影；双侧胸膜局部增厚；双侧腋窝、颈根部、两肺门及纵隔多发淋巴；2018—2020 年双肺间质病变范围逐渐缩小，腋下肿大淋巴结变小，胸腔积液吸收。2018 年 11 月呼吸科全科讨论，结合病史，考虑肺部病变为继发可能性大，肝肺综合征不除外，其机制为肝功能不全引起肺血管扩张、异常的动静脉交通支形成、肺气体交换障碍导致动脉血液氧合作用异常——肺泡气 - 动脉血氧分压差（$A-aPO_2$）上升，进一步出现低氧血症。

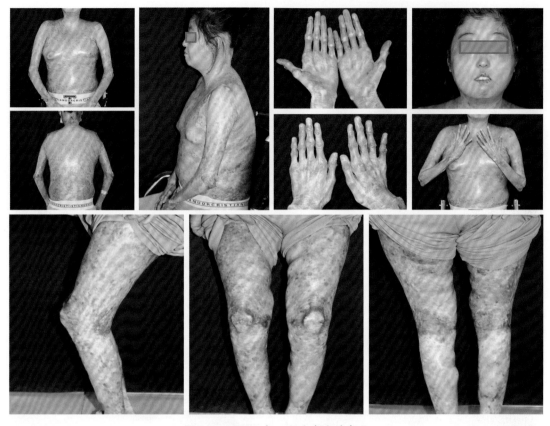

图 42-4　2020 年 8 月患者皮肤表现

患者存在皮肤、肝脏、肺脏多系统受累，且激素治疗有效，诊断方面建议排查间质性肺病相关遗传病，治疗方面如除外感染、肿瘤等可再次应用激素治疗，注意复查动脉血气、肺部影像学评估肺部病灶有无吸收。因不能耐受，未行介入或支气管镜肺活检。

肾脏：尿常规：RBC 157.8/μl，100% 正常形态，24 小时尿蛋白定量 0.57g/24h（11mg/kg），尿钙、镁不高，腹部 CT 双肾数个小结石或钙化可能。

耳鼻喉：构音障碍，开放性鼻音，听力大致正常，前庭功能障碍，喉镜示声门闭合有隙，鼻炎、咽喉黏膜萎缩。

心脏：心肌酶及心脏超声未见异常，无肺动脉高压。

内分泌：病初 ACTH、甲功、PTH、血总皮质醇、24 小时尿皮质醇、空腹胰岛素均正常。体重增长后逐渐出现高甘油三酯血症。静脉应用足量激素后出现高血糖。

神经系统：无症状，头颅 MRI 正常，影像学无钙化表现，PET 提示皮质弥漫代谢减低，双侧基底节代谢相对增高。

眼科：近期出现双眼轻度白内障、双眼激素性高眼压、开角型青光眼。

其他：因皮肤硬化，张口受限，但无吞咽困难、胃食管反流表现。逐渐出现胆囊多发息肉；子宫双附件超声子宫体积偏小，子宫内膜呈线样，双侧附件区未见明确囊实性包块。骨密度大致正常。体成分：体重 53.2kg，骨骼肌 12.7kg，体脂肪 27.6kg，体脂率 51.9%，内脏脂肪面积 VFA 194.4cm^2。节段脂肪分析，右上肢 2.3kg 236.5%，左上肢 2.3kg 237.4%，躯干

13.2kg 239.9%，右下肢 4.3kg 171.8%，左下肢 4.3kg 173.6%。

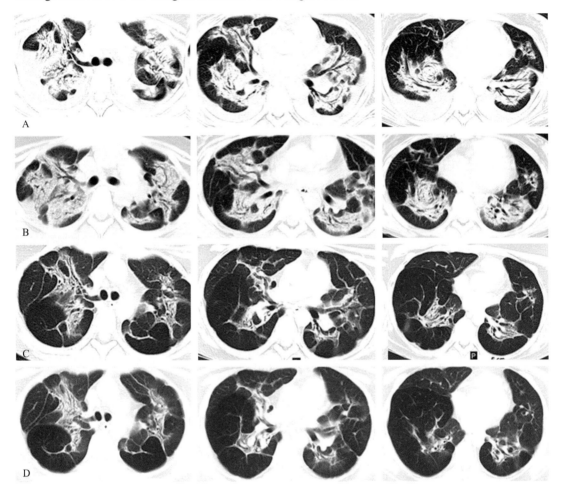

图 42-5　胸部高分辨 CT
A. 2018 年 10 月；B. 2018 年 11 月；C. 2019 年 8 月；D. 2020 年 8 月。

免疫指标：病初免疫球蛋白 IgG、IgA、IgM、淋巴细胞亚群正常，C3 减低，激素治疗后恢复，C4、血沉持续正常，KL-6 613U/ml 轻度升高，肌炎抗体谱 L-7（+）弱阳性 1 次，Ro52 阳性 1 次，后复查均阴性，Ig 亚类均无升高 ×2 次，抗核抗体谱 18 项、ENA 谱、系统性血管炎抗体、HLA-B27、自身免疫性肝炎抗体、原发性胆汁性肝硬化抗体谱均（−）。

炎症指标及感染：CRP、ESR 正常，PCT 不高，IL-10 92.1pg/ml↑，TNF-α 11.7pg/ml↑，IL-6 2.0pg/ml，曾 1 次支原体 MP-Ab ≥ 1∶160、EBV-IgM（+），复查（−）。真菌、结核、病毒筛查均（−），病原高通量测序（华大基因）未见异常。

肿瘤指标：多次血涂片未见明显异常，家属拒绝骨穿。肿瘤标志物：CA19-9 242.0U/ml，余大致正常。头 + 躯干 PET-CT：大脑皮质弥漫性代谢减低，双侧基底节代谢相对增高，考虑继发改变可能，余均考虑炎性改变可能，无肿瘤性改变。淀粉样变：2018 年 11 月血轻链：KAP 1 770mg/dl，LAM 913mg/dl，后 2 次复查正常；血免疫固定电泳、尿免疫固定电泳、尿轻链 LAM+KAP（−）。

毒物：2016 年 9 月毒物检测：咖啡因。2018 年 11 月毒物筛查：血清中重金属汞、铅、铊、镉、砷、铬含量均未超标；血液、尿液中检测到磺胺甲噁唑、甲氧苄啶、咖啡因。

代谢：2016 年 10 月遗传代谢氨基酸及酰基肉碱谱：血酪氨酸增高后复查降至正常；尿有机酸分析（−）。

干扰素：IFI27 4.913，ISG15 28.196，余正常。

基因检测：2018 年 8 月智因东方基因分析报告 LDHA：无高度相关发现。2018 年 11 月迈基诺全外显子组：无高度相关发现。

三、主治医师总结病例特点和主要诊断，提出会诊目的

儿科马明圣：青春期女孩，慢性病程，病情反复，多脏器受累，累及肝脏、皮肤、肺、肾脏。病程早期肝脏受累表现为转氨酶升高，后出现胆汁淤积。病程初期病理提示药物性肝损。皮肤病灶表现为皮疹、色素沉着、脱屑、变硬，后出现肢端皮下脂肪减少。呼吸系统方面表现为活动后呼吸困难，肺功能提示混合性通气功能障碍，弥散功能减低。肾脏受累表现为肾小管功能受累。糖皮质激素治疗有效，目前患儿库欣貌，皮肤色素沉着、变硬，四肢末端皮下脂肪减少。因皮肤变硬，关节活动受限。

病因方面：①免疫性疾病：首先考虑系统性硬化，患者指端硬化、肺纤维化（间质性肺病）为支持点，但患儿皮疹非系统性硬化症典型皮疹表现，且皮肤活检组织病理不典型。此外，患儿肝脏受累明显，与系统性硬化不符。自身炎症性疾病方面，患儿病程中无发热，炎性指标正常，无基底节钙化，未发现相关致病基因，此为不支持点。结节病患者可有全身多脏器受累，包括肝、肺、皮肤，但患儿肺部影像、肝脏及皮肤病理并不支持结节病诊断。②药物 / 中毒：患儿既往体健，以不明原因肝功异常起病，此为支持点；无明确的接触史、毒物筛查未发现阳性结果，且患儿疾病反复，此为不支持点。③肿瘤：病理、影像学均无证据支持。④感染：无病原学证据。今日会诊目的，协助明确诊断，指导下一步诊治。

四、多学科会诊意见

放射科刘炜：患者病初（2018 年 10 月）胸部 CT 可见双肺弥漫的支气管血管树周围的斑片和实变影，支气管充气征，胸膜下病变相对轻，同时存在双侧胸腔积液。经过治疗后患者肺内病变范围逐渐减小，胸腔积液吸收，主要的病变集中在肺内中带，机化性肺炎表现。胸膜下过度通气，透光度增高，无明显间质改变。病初双侧腋下可见多发肿大淋巴结，近期（2020 年 8 月）未见明显肿大淋巴结。患者病初时出现肺动脉增宽，提示可能存在肺动脉高压，到目前为止肺动脉宽度无明显进展。

腹部 CT 提示，病初大量腹腔积液，肝脏萎缩，肝裂增宽，包膜下多发波浪状改变，肝实质密度不均。脾脏饱满无肿大，无明显食管下段静脉曲张。复查 CT 提示患儿肝脏病变无明显进展，为肝硬化表现。2020 年内脏及躯干皮下脂肪较多，新发双肾微小结石（<3mm），肠管分布正常，未见明显扩张、积气。

双大腿 MRI（图 42-6）提示盆腔及双侧大腿皮肤增厚，信号异常（表现为压脂序列皮肤表面出现弥漫线样高信号），皮下脂肪变薄，皮下脂肪及肌肉未见明显异常信号，无肌炎改变。

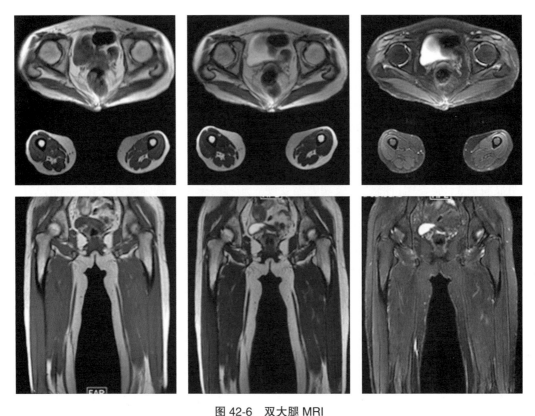

图 42-6　双大腿 MRI
提示盆腔及双侧大腿皮肤增厚，信号异常（表现为压脂序列皮肤表面出现弥漫线样高信号），
皮下脂肪变薄，皮下脂肪及肌肉未见明显异常信号，无肌炎改变

病理科吴焕文：肝脏病理：中日友好医院会诊（王泰龄）考虑淤胆性肝炎，因存在不同时相病变，考虑多次药物性肝损伤。肝脏纤维化分级 S3，存在汇管区之间纤维化及胶原沉积。但患者病史不完全符合药物性肝损伤。

患儿皮肤活检位置不明确，病理提示真皮胶原纤维增生增宽，可解释患儿皮肤硬化表现，与硬皮病皮肤真皮层胶原增生硬化的病理表现相符。由于患者皮肤及肝脏病理均存在纤维化及胶原改变，结合患者肺受累，不能除外系统性硬化。

遗传吴南：从自身免疫角度进行遗传分析，患者基因检测提示遗传自父亲的 LBR 错义突变。LBR 基因与多种疾病相关，其中最重要的 Greenberg 骨骼发育异常，与本患者不符。其他相关疾病包括雷诺综合征及 Pelger-Huet 异常，可能与自身免疫相关。其中 Pelger-Huet 异常指中性粒细胞细胞核分叶异常，既往有文献报道 LBR 剪切突变与 Pelger-Huet 异常及系统性红斑狼疮患病相关，建议本次入院复查血涂片，关注患儿是否存在 Pelger-Huet 异常。

另外，针对本例患者的外显子测序重分析发现了遗传自母亲的 *TNFSF13B* 剪切突变，比对 5 000 例中国人数据库中无该基因功能缺失或剪切突变。*TNFSF13B* 位于 13 号染色体长臂，编码 B 细胞激活因子，在既往报道中与多种自身免疫性疾病存在关联，包括系统性硬化、多发性硬化、系统性红斑狼疮等。在文献报道中，*TNFSF13B*（*BAFF*）基因 3'-UTR 常见变异可导致基因过度表达，造成 B 细胞增加及 IgG、IgA、IgM 的过度分泌。本例患者所带剪切突变可能造成该基因表达降低，结合患者近期淋巴细胞亚群提示 B 细胞降低，建议进一步检测 *TNFSF13B* 基因表达量，探究是否存在其突变与自身免疫病的相关性。

与此同时，目前没有明确证据证明患者存在可导致自身免疫性疾病的单基因突变。

皮肤科王涛：患者周身逐渐变硬 3 年，2017 年以前皮肤无异常表现，2017—2018 年出现多发暗红斑，无皮肤萎缩，2019 年后表现为全身皮肤弥漫性羊皮纸样改变，皮肤光滑，皮肤附属器减少，仅双下肢可见少量毳毛，关节受累，肢体挛缩。治疗应用糖皮质激素、吗替麦考酚酯，每 2 个月间断使用 IVIG。病程后期患者颜面部皮肤受累表现为双睑暗红斑、过度通气导致口周干裂，全身皮肤干燥、脐周皮肤萎缩，干燥脱屑，无排汗、皮脂分泌。关节部位皮肤明显脱屑，干燥萎缩，伴皲裂，肢端萎缩变硬。病程终末期皮肤弥漫性硬化、挛缩，蜡样光泽，四肢为著，乳腺挛缩，向心性肥胖。

2017 年 6 月（外院）皮肤活检病理：多形红斑？结缔组织病？ 2019 年 3 月（北京协和医院）皮肤活检病理（取材不理想）：表皮棘层萎缩，基底层色素增加，真皮浅层见不典型纯一化变性，并见色素颗粒。真皮胶原纤维轻度增宽、致密。附属器减少，必要时再次活检排除硬化萎缩性苔藓或硬皮病改变。结合患者临床表现及皮肤病理，首先考虑诊断硬皮（斑）病。

硬皮（斑）病分为系统性及局限性，系统性硬皮（斑）病分为局限性系统性及弥漫性系统性，局限性（硬斑病）分类可包括斑块状、大疱性、滴状、线状（包括颜面偏侧萎缩）、泛发性、皮下（深在性）及儿童全硬化性致残性硬斑病。儿童全硬化性致残性硬斑病病例报道很少，是特殊的侵袭性、致残性亚型，可累及真皮深部和皮下脂肪、筋膜、肌肉和骨骼。好发于四肢，特别是伸侧，手足肘膝呈屈曲挛缩，可伴关节痛、骨质疏松，无雷诺现象，可有硬化性苔藓样皮损，与本患者皮肤病理表现相符。此病可合并呼吸异常，食管蠕动下降，EOS 升高，可并发鳞癌和低 γ 蛋白血症。硬皮（斑）病病理特点包括：硬化：胶原增多伴成纤维细胞减少；纤维化：胶原和成纤维细胞均增多；瘢痕（粘连）：致密的胶原基质伴有新生物。鉴别诊断需考虑慢性 GVHD、慢性放射性皮炎、瘢痕、特殊工种相关震动暴力（如钻工）等。文献报道硬皮（斑）病患者可存在肺部（14%）受累，而本患者病程中突出的肝脏受累仍需考虑药物性肝损。

核医学科霍力：患者 2018 年 11 月因出现肺动脉高压及肺部感染，行肺血流灌注显像，提示未见右到左分流征象；肺灌注显像双肺多发灌注减低区，CT 示多发斑片实变影，提示患者肺动脉高压与肺血管床损伤相关，CT 表现符合肺间质性炎症改变，提示肺血管床损伤由肺泡病变引起；患者 V/Q 匹配，考虑为肺栓塞低度可能。2018 年 11 月为除外肿瘤行头 + 躯干 PET/CT 显像，提示肺部炎症及皮肤病灶区域存在放射性摄取增高；大脑皮质弥漫性代谢减低，双侧基底节代谢相对较高，考虑激素应用继发改变可能；此外全身未见肿瘤性提示。

消化科李景南：遗传代谢性疾病方面，支持点：很小的打击后即出现肝功能反复异常；不支持点：起病年龄较大，激素、免疫抑制剂治疗有效，无单基因突变致病证据。

药物性肝损伤方面，支持点：既往生长发育正常，突然剧烈起病，病理提示药物性肝损；不支持点：补充询问病史，患者起病前无药物及毒物服用及接触史，病程中曾染发，但不足以解释患者的肝损伤。且药物/毒物相关性肝损伤应在去除致病药物或毒物接触后好转，但患者反复发作，见于激素减量期。故虽病理提示药物性肝损伤，但目前无法作出临床诊断。

自身免疫性疾病方面，支持点：多系统受累，包括皮肤、消化、呼吸、免疫等，激素、免疫抑制剂治疗有效；不支持点：自免肝抗体谱阴性，肝损伤程度与硬皮病典型表现不符，皮肤表现以脂肪萎缩突出，未形成瘢痕、凹陷，不符合典型硬皮病表现。能否诊断硬皮病，仍需进一步讨论。

治疗方面，患者病程中曾使用大量保肝药物。常见保肝药物包括细胞膜稳定剂多烯磷脂酰胆碱；抗炎类药物甘草酸类药物、异甘草酸镁；利胆类药物腺苷蛋氨酸、熊去氧胆酸；解毒类药物谷胱甘肽、葡醛内酯等。除多烯磷脂酰胆碱及异甘草酸镁曾有报道引起轻度肝损伤，其余药物暂无相关证据。本患者后续治疗中需调整激素使用方案，并考虑行肝移植的可能性。

儿科魏珉：患儿存在父源 LBR 错义突变。LBR 突变相关疾病中，雷诺综合征与患儿临床表现有相似处。雷诺综合征主要存在两方面表现：①硬皮病样改变；②原发性胆汁性肝硬化样改变。患儿病程中以皮肤及肝脏受累为突出表现，与雷诺综合征相似。不能解释之处在于：①雷诺综合征为常染色体显性遗传，本患儿 LBR 突变为父源，但患儿父亲无皮肤及肝脏受累；②患儿及父亲未曾出现雷诺现象；③患儿及父亲无毛细血管扩张表现；④患儿突变致病性预测为良性。

免疫科张文：鉴别诊断方面：①硬皮病：患者皮肤表现倾向考虑硬皮病样表现，但硬皮病不能解释患者肝脏及肺临床表现。②重叠综合征：患者 PL-7（+）弱阳性一次，PL-7 为皮肌炎相关标志物。结合 PL-7 阳性与肺间质病变的高度相关性，及皮肌炎患者常见的皮下脂肪萎缩、钙化表现，考虑不除外患者重叠综合征可能。③脂膜炎：患者肝脏损害表现突出，皮下脂肪萎缩，类似脂膜炎表现。脂膜炎即皮下脂肪层的炎症，是一种相对少见的疾病，通常表现为炎性结节或斑块，又可称"Weber-Christian 病"，典型临床表现为发热、皮损，可有肝损、肺脏受累。

此外，BAFF 表达水平升高可帮助自身反应性 B 细胞存活，继而导致多种自身免疫性疾病。本患者测序发现 BAFF 剪切突变，不可忽视参与致病的可能性。

呼吸科留永健：患者肺 CT（图 42-7）可见广泛的支气管扭曲，提示弥漫的肺纤维化。2020 年 CT 可见类似蝙蝠侠 logo 的表现，提示慢性过敏性肺炎。

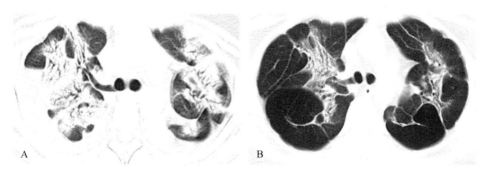

图 42-7　胸部 CT
A. 2018 年 10 月；B. 2020 年 8 月。

过敏性肺炎可由多种因素引起，绝大多数可归因于外界吸入的过敏原，肺实质内发生的对吸入物质（特别是有机抗原）的免疫反应，例如潮湿环境中的微生物、鸟类或宠物的毛屑、染发剂。回溯患者病史，居住环境通风良好，无宠物饲养史，病程中染发与疾病严重程度不相关，暂未发现可疑过敏原。但部分过敏性肺炎患者虽有病理证实诊断，仍无法确定过敏原。本例患者因不能耐受，未行介入或支气管镜肺活检。

药物性肺损伤：患者肝损突出，病理提示药物性肝损。本例患者长期大量使用保肝药物，存在导致药物性损伤的可能性，且患者肝损好转与激素治疗明确相关，与保肝药物无显著相关性，可考虑减停保肝药物。药物性肺炎为排除性诊断，可有多种肺部表现，包括过敏性肺炎。目前不能排除药物性肺损伤可能。

硬皮病：硬皮病相关肺间质病变通常起自外周及肺底部，初时表现为胸膜下细网状影伴进行性肺动脉高压。患者食管受累可造成反复误吸，导致吸入性肺炎。本例患者无上述表现，目前考虑肺部病变无法用硬皮病解释。

感染科周宝桐：患者病程中无发热，检验方面无炎症相关证据。结合前述讨论，本患者或许存在遗传背景使之肝损伤易感性增加。由于未有循证医学证据支持保肝药物改善患者预后，建议停用患者目前保肝药物，继续激素治疗。

内分泌科朱惠娟：患者四肢脂肪萎缩严重，向心性肥胖，儿童青少年出现此类体型需考虑获得性局限性脂肪萎缩症。该病与多种基因相关，如 LNMA、PPARG、胰岛素受体等基因突变等。典型的临床表现为四肢极度脂肪萎缩与躯干脂肪堆积，伴关节挛缩、自身免疫指标异常、轻度脂肪肝、肝酶升高，但既往文献及北京协和医院诊断的患者较本例患者临床表现均较轻。目前怀疑本例患者有可能在获得性脂肪萎缩症基础上合并了自身免疫性疾病。

神经科刘明生：患者神经查体大致正常，仅有可疑情绪波动剧烈、计算力下降，可针对皮层受累情况进一步筛查。鉴别诊断包括：①肝性脑病；②线粒体病同时累及肝脏、皮肤及中枢神经系统，可关注患者线粒体基因测序结果有无可疑突变。

肝外科桑新亭：患者肝损害出现早于皮肤表现，并且更为严重，在病程中肝损害曾出现3次高峰，影像学提示肝萎缩，未出现脾大，肝穿刺活检提示药物性肝损伤。在病程初期，针对严重的肝损害是否应当考虑肝移植，从而提供机会逆转疾病发展进程？

全科医学曾学军：结合患者临床表现及辅助检查，考虑与典型硬皮病存在一定区别，患者虽出现关节挛缩，但腕、指、踝等关节功能保留尚可。患者的后续治疗中应关注康复训练，尽可能保留、恢复四肢功能。

遗传咨询王薇：本例患者两家基因公司分析结果均为（−），协和儿科分析无特异性明确发现，按照无家族史模式进行分析，发现 2 个可疑候选基因 *RNASEH2B*（AR，杂合）：c.734C>T，p.Pro245Leu（父源）；SERPINA1（AR 或不明）：c.1065+6A>G（c.IVS5+6 A>G）（新生）。

RNASEH2B—Aicardi-Goutieres 综合征 2 型。为 I 型干扰素病的一种，早发型脑病，通常会导致严重的智力和身体残疾。约 20% 的患儿出生时会出现肝脾大、肝酶浓度增高、血小板减少、呼吸系统受累以及神经反应异常。40% 患者还出现冻疮。本患者所携带突变为 AR 遗传基因，且不存在母源的大片段缺失或在内含子区、非编码区的变异。通过干扰素下游基因表达检测推测干扰素水平未升高，倾向于除外此病。

SERPINA1—α_1- 抗胰蛋白酶缺乏症：增加成年人患慢性阻塞性肺疾病（例如，肺气肿、持续的气流阻塞和 / 或慢性支气管炎）的风险；儿童和成年时期肝脏疾病、脂膜炎和 c-ANCA 血管炎。目前针对本患者测序结果，倾向于认为此突变为二代测序错误，但不能完全除外体细胞突变或嵌合体因素。

遗传咨询黄尚志：遗传性疾病方面目前未找到证据。建议追加线粒体疾病筛查、代谢病筛查。

五、结局及转归

患儿出院后未遵嘱激素减量，目前随诊 3 个月，肝酶逐渐改善，皮肤硬化无改善。

六、专家点评

本次会诊病例为青春期女孩，慢性病程，病情反复，多脏器受累，累及肝脏、皮肤、肺、肾脏。结合患者临床表现、实验室检查、病理及影像学结果，考虑硬皮病不能解释全貌。罕见病平台给予我们挑战罕见病诊疗的机会，在此我们集合多科室的经验与智慧，希望能更加深入地探讨疑难病例的发生发展，解决患者与家属的疑问，给予他们希望。同时，针对存留的疑问，我们要建立相应的临床队列，对过去、未来相似的病例进行总结与随访，以求未来能更快地识别此类患者，给予有效的早期干预。

本例患者后续治疗方面：①停用保肝药物，继续科学化激素治疗；②加强营养治疗；③通过康复训练恢复患者功能。

七、疾病相关文献回顾

本例患者诊断尚未明确，多系统受累表现无法用硬皮（斑）病解释全貌。本文就儿童全硬化性致残性硬斑病做一文献回顾。

儿童全硬化性致残性硬皮病（disabling pansclerotic morphea of childhood，DPMC）是最罕见但致残性最强的一类幼儿局限性硬皮病（juvenile localized scleroderma，JLS），以迅速进展的深部皮肤纤维化或累及深部真皮、皮下组织、筋膜，有时还累及肌肉和下方骨的全硬化症为特征，主要累及 14 岁以下的儿童。由于其罕见性，目前尚无 DPMC 的发病率数据供参考。DPMC 所属的 JLS 发病率为每年每百万儿童 3.4 例，以线性亚型为主，男女比例为2.4∶1，虽然可能在出生时已患病，但平均发病年龄约为 7.3 岁[1]。目前我们尚不清楚DPMC 的病因，已有文献报道，血管损伤、胶原合成及沉积增加和 B 细胞、T 细胞形成及功能异常均参与该疾病的发生发展过程。

临床表现方面，患者常以四肢受累起病，逐渐进展至躯干、颜面部及头皮。常见并发症包括关节挛缩、肢体长度不齐、关节僵硬以及皮肤溃疡等，严重影响患者功能及心理健康。皮肤外表现包括鳞状细胞癌、心肌病及限制性肺病等[2]。实验室检查结果不甚特异。部分患者可有高丙种球蛋白血症、外周血嗜酸性粒细胞增多，但患者也可出现低丙种球蛋白血症。部分患者可有抗核抗体（ANA）阳性，而冷球蛋白、RF 及补体无明显异常。病理表现方面，疾病早期阶段，可能存在淋巴细胞、浆细胞、巨噬细胞、嗜酸性粒细胞和肥大细胞的显著炎症性浸润。随后，成纤维细胞激活增加伴大量胶原沉积。在疾病进展期，整个真皮可能被紧密的胶原纤维取代。

与 JLS 相同，DPMC 的诊断依据是临床表现，通常根据病损的特征性外观。如果诊断存疑,皮肤和/或皮下组织活检可能有助于确诊。由于 DPMC 具有全层受累特点,建议行深度切除活检或穿刺活检以全面评估受累层次。鉴别诊断方面需要与下列疾病的皮肤受累表现加以区分,包括局部脂肪营养不良、苯丙酮尿症的硬斑病样病变、移植物抗宿主病(GVHD)、EF、获得性葡萄酒色斑、结缔组织痣等。

疾病活动性评估至关重要,是决定治疗措施的基础。LoSCAT(Localized Scleroderma Cutaneous Assessment Tool)是儿童局限性硬皮病的活动性评分,包括皮肤严重性指标(LoSSI)[3]和皮肤损伤指标(LoSDI)[4]两个部分。其中 LoSSI 针对体表受累、红疹、皮肤厚度及新病灶出现或陈旧病灶进展四个方面进行评估,每一项评分 0~3 分,共用于 18 个解剖学部位。LoSDI 包含皮肤萎缩、皮下组织丢失及色素沉着或色素减退三个方面进行评估。此外,还应对患者进行皮肤外受累评估,涉及关节、中枢神经系统、眼、心脏、肺、自身免疫疾病等。

治疗方面,近期数据显示,针对线性硬皮病和全硬化性硬皮病患儿,全身性糖皮质激素与甲氨蝶呤(MTX)疗效显著。针对 JLS 患儿治疗的推荐如下(图 42-8):

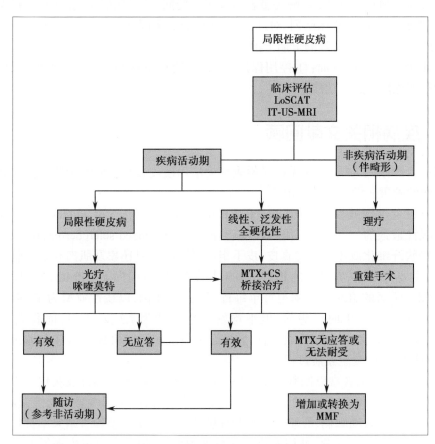

图 42-8　2019 年 SHARE 学组 JLS 指南中根据临床亚型治疗初诊或
难治性幼年局限性硬皮病患者的流程图[1]
CS,糖皮质激素;IT,红外热成像;LoSCAT,局限性硬皮病皮肤评分系统;
MMF,霉酚酸酯;MTX,甲氨蝶呤;US,超声。

（华天瑞　李蕴微　马明圣　宋红梅）

参 考 文 献

［1］ ZULIAN F, CULPO R, SPEROTTO F, et al. Consensus-based recommendations for the management of juvenile localised scleroderma [J]. Annal Theumati Dis, 2019, 78: 1019-1024.

［2］ SOH HJ, SAMUEL C, HEATON V, et al. Challenges in the diagnosis and treatment of disabling pansclerotic morphea of childhood: case-based review [J]. Rheumatol Int, 2019, 39: 933-941.

［3］ ARKACHAISRI T, VILAIYUK S, LI S, et al. The localized scleroderma skin severity index and physician global assessment of disease activity: a work in progress toward development of localized scleroderma outcome measures [J]. J Theumatol, 2009, 36: 2819-2829.

［4］ ARKACHAISRI T, VILAIYUK S, TOROK KS, et al. Development and initial validation of the localized scleroderma skin damage index and physician global assessment of disease damage: a proof-of-concept study [J]. Rheumatology (Oxford, England), 2010, 49: 373-381.

43 反复膝关节疼痛的背后"真凶"

一、专家导读

12岁女童,2018年12月跳绳时出现右膝关节肿痛,活动相关,考虑为"创伤性关节炎",补维生素D、药物外敷后逐渐好转。2019年6月再次出现左膝活动相关肿痛,炎症指标均正常,MRI提示关节腔内大量积液,滑膜增厚、皱襞形成,考虑为"滑膜炎"。2020年6月行左膝关节镜检、外侧半月板切除、关节清理术,术后病情无好转,后应用"针灸"治疗等有所好转。申请会诊进一步明确诊断,指导下一步诊疗。

二、病例介绍

[患儿] 女性,12岁。

[主诉] 间断膝关节疼痛1年余。

[现病史] 2018年12月患儿上体育课跳绳时突然出现右膝关节剧痛,活动时疼痛加重,减少活动后疼痛可自行缓解,后逐渐出现右膝关节肿胀,外敷药物(具体不详)治疗,右膝关节疼痛逐渐好转、肿胀未再加重,只在剧烈活动或蹲起时右膝关节疼痛。2019年3月行走时右膝关节再次疼痛,休息及夜间可缓解。就诊多家医院,完善影像学检查:双膝关节正位(2019年3月30日):右胫骨近端见宽带状低密度区,周边见骨膜反应,左股骨外侧髁骨质密度增高,内见斑片状低密度区,印象:骨破坏?骨髓炎。骨肌肉软组织超声(2019年4月2日):双膝关节周围积液(0.6~1cm)、滑膜增厚(0.4cm),右侧胫骨近端骨皮质表面凹凸不平。右膝关节CT平扫(2019年4月3日):右膝关节胫骨近端骨骺见多个小囊状气体密度影,骨小梁不连续,见游离小骨片影,边缘可见骨膜反应;右胫骨近端骨病变。右膝关节MRI平扫(2019年4月19日):右侧胫骨近端骺板形态不规整,干骺端及骨骺见游离多发点灶状异常信号影,呈稍长T_1信号,T_2压脂呈高信号,周围软组织亦呈高信号,关节腔见液性

信号影,腘窝淋巴结影。全身骨扫描:右胫骨近端骨骺处病变。遂于北京大学人民医院行2次活检,(2019年4月25日右胫骨近端)穿刺活检组织:可见小块骨骼肌及纤维滑膜脂肪组织,局灶可见小块分化好的软骨组织,细胞无明显异型,未见肿瘤性病变;(2019年5月8日右胫骨近端)穿刺活检组织:骨及少许软骨组织,骨梁分化成熟,骨梁间可见脂肪组织及少许纤维组织,小血管增生,未见明确恶性表现。2019年6月出现左膝关节疼痛,活动时明显、休息后好转,膝关节正侧位片(2019年6月18日):右侧胫骨近段及左侧股骨近段骨质密度不均匀,其内可见低密度灶,关节间隙形态如常,周围软组织未见肿胀。2019年7月在北京协和医院内分泌科住院评估:常规检查:血常规、尿常规、粪便常规、肝肾功、凝血均正常。炎症指标:ESR 9mm/H。风湿免疫:RF、ASO、类风湿关节炎相关抗体均正常。骨代谢指标:Ca、P正常,T-25(OH)D 14.8ng/ml↓,β-CTX 3.05ng/ml↑,PTH 20.0pg/ml。24hUCa 2.75mmol/24h,24hUP 16.32mmol/24h。影像学检查:肝胆胰脾超声、超声心动图、泌尿系超声未见明显异常。全身骨显像:相当于第1骶椎偏左异常所见,性质待定。右膝关节常规MRI:右侧胫骨近段骺线周围信号异常,骨髓水肿可能;右侧膝关节腔内、髌上囊少许积液;右胫骨近端活检术后改变可能。左膝关节常规MRI:左侧股骨外侧髁骨髓水肿、囊变,伴局部关节软骨欠光整;左侧髌上囊及膝关节腔内大量积液,伴滑膜增厚、皱襞形成,滑膜炎?左胫骨髁间隆起下方骨髓水肿;左侧胫骨平台后方多发滑囊积液;左侧膝关节周围软组织肿胀;左侧髌下脂肪垫水肿。骶髂关节常规MRI未见明确异常。诊断右膝内创伤性关节炎,左膝滑膜炎可能性大,维生素D缺乏。予补充维生素D、钙剂,扶他林口服及外用治疗。2019年9月底右侧胫骨近端疼痛缓解,左侧膝关节持续肿胀疼痛,有弹响,规律在北京协和医院门诊随诊,定期复查下肢影像学。2019年11月,北京协和医院行左侧关节腔穿刺,关节液细菌涂片、厌氧菌培养、分枝杆菌培养均为阴性。2019年11月7日,北京协和医院双下肢CT平扫+三维重建提示左侧股骨外侧髁后部骨质破坏,左膝关节腔及髌上囊积液,右侧胫骨近端骨质密度不均,胫骨结节骺板显示欠清,右腓骨远端小囊状影。2019年11月及2020年4月复查双侧膝关节磁共振显示右侧胫骨近端骺线周围信号异常较前逐渐好转,左侧股骨外侧髁骨髓水肿、囊变持续存在,左侧髌上囊及膝关节腔内大量积液,伴滑膜增厚、皱襞形成,逐渐加重。左胫骨髁间隆起下方骨髓水肿及胫骨平台后方多发滑囊积液,有好转倾向。2020年5月29日胸部低剂量CT:甲状腺左叶低密度结节影,余未见明显异常。2020年5月31日查甲功正常。2020年6月16日北京协和医院骨科行"左膝关节镜检、外侧半月板切除、关节清理术",关节腔内充满明显增生呈绒毛状的滑膜组织,充血明显,取部分送病理检查后彻底切除所见之病变滑膜组织。前、后交叉韧带无撕裂,张力正常。外侧半月板体部游离缘垂直横裂,与腘肌腱裂孔相通,后角及前体部仅残留滑膜缘,退变明显,故行外侧半月板切除。内侧半月板无撕裂,张力正常。股骨外侧髁远端关节软骨大面积剥脱漂浮,部分软骨下骨薄层剥脱,无法修复,故予局部切除+气化修整;胫骨外侧平台软骨Ⅱ度退变,予修整;其余关节软骨无明显退变。反复探查关节内各腔隙,未发现游离体。病理诊断:(左膝关节滑膜)增生的滑膜组织显慢性炎,表面呈绒毛状,间质小血管增生,可见少量吞噬含铁血黄素的组织细胞;(左膝关节内肿物)滑膜组织显慢性炎,间质纤维血管组织增生、玻璃样变性。北京大学人民医院会诊北京协和医院切片:(左膝关节滑膜)可见滑膜组织,表面呈现绒毛乳头状增生,被覆滑膜细胞簇状增生,间质水肿,小血管扩张,可见散在及小灶淋巴细胞及浆细胞浸润,符合慢性滑膜炎表现。左膝关节内肿物:可见增生纤维组织,其间可见小血管增生,局灶可见粉染基质样成分,考虑为化生骨成分,送检组织中未见恶性肿瘤成分。建议肌力及活动度锻炼。病情无好转,2020 年 8 月在儿研所住院治疗:血常规 +CRP、ESR、自身免疫抗体均为阴性,TB 细胞亚群:CD3 76%,CD4 45%,CD8 28%,CD4/CD8 1.62,CD19 27%,CD16/56 5%;TB-SPOT 阴性;右膝关节 MRI:右膝关节腔少量积液;左膝关节 MRI:左膝关节滑膜增厚,髌上囊及关节间隙大量积液、左外侧半月板变扁、形态欠规则、PD 序列信号不均匀增高。左膝关节增强磁共振:左侧膝关节积液,髌上囊积液,增强检查可见滑膜明显强化,考虑符合关节炎表现。骨穿可见吞噬血细胞现象,骨髓培养提示头状葡萄球菌,报警时间 0.79 天(病例未详细说明,且未应用抗生素治疗)。诊断怀疑"慢性复发性多灶性骨髓炎",加用塞来昔布 100mg b.i.d. 治疗(出院 3 天后自行停药)。2020 年 9 月全外显子测序结果回报:NTRK1 exon6 c.717+2T>C 父源;exon6 c.2 285C>T,p.P762L 母源(遗传性感觉和自主神经病 4 型 AR;家族性甲状腺髓样癌 AD)。2020 年 10 月开始应用"艾灸"治疗,关节肿胀有好转。

自患病来,患儿精神反应好,否认少尿、尿中排石及肉眼血尿。否认反复发热、皮疹、口腔溃疡、口眼干、脱发、光过敏。精神、夜眠可,大、小便正常。

[既往史] 2014 年外伤后曾出现右侧腓骨远端骨骺处骨折,X 线:右侧腓骨远端骨骺骨折,右侧胫骨中下段少许骨膜反应?右侧股骨远端骨骺密度不均;CT 右侧胫骨中下 1/3 处后缘骨皮质线状影 - 血管沟?伴局部骨膜反应,右侧腓骨下端骨骺形态不规则并可见其下方多发骨影。无反复角膜炎,无痛觉不敏感,无低血压,无出汗异常。8 岁前反复上呼吸道感染、每年 5~6 次,10 岁之后每年 1 次。

[个人史] 患儿为第 1 胎第 1 产,母亲孕期身体健康,患儿早产 1 个月、顺产,无产伤及窒息,否认新生儿抢救、病理性黄疸。出生身长 45cm,出生体重 2.5kg,出生后母乳喂养 5 个月,后奶粉喂养至 1 岁余。生长发育正常,4 岁开始练舞蹈,强度逐渐增加,目前上初一,成绩中等,数学成绩 75 分左右。自幼起于剧烈活动后易发生上肢麻木、抽搐,休息后可自行缓解,运动量可,运动强度及持久时间较同龄儿童明显减少。

[家族史] 无特殊。

入院查体(2020 年 9 月):体重 40kg,身高 160cm,左侧膝关节明显肿胀,局部肤温稍升高,右侧腓骨外上髁较左侧偏大,心肺腹无特殊。左侧周径 38cm,左侧浮髌征阳性,右膝 33.2cm,右膝浮髌可疑阳性。

[初步诊断] 关节肿痛原因待查(右膝内创伤性关节炎,左膝滑膜炎可能性大)。

三、主治医师总结病例特点和主要诊断,提出会诊目的

儿科马明圣:青春期女童,急性起病,慢性病程,表现为活动相关的右膝疼痛,后出现左膝关节肿痛及大量积液。查体左膝周径 38cm,左侧浮髌征阳性,右膝 33.2cm,右膝浮髌可疑阳性。辅助检查提示左膝关节滑膜炎,NTRK1 致病突变。目前诊断:关节肿痛原因待查(右膝内创伤性关节炎,左膝滑膜炎可能性大)。

鉴别诊断:

1. 结缔组织病相关滑膜炎 发病年龄多在 20~50 岁;可出现关节肿胀、功能障碍甚至强直畸形,全身症状较轻,持续时间长。实验室检查血沉增快,并可有相关免疫指标异常等;必要时可取活检明确。该患者考虑该诊断可能性大,入院后可查相关免疫指标、血沉等,并

行关节镜检及镜下取活检以明确诊断。

2. **色素沉着绒毛结节性滑膜炎（PVNS）** 是滑膜的增生性病变,可表现为局限的结节。肿块可能起源于关节滑膜、腱鞘、筋膜层,常单发。临床表现可有关节疼痛、肿胀、交锁等;结合本患者情况,不除外该诊断,明确诊断尚需关节镜及活检。

3. **创伤性滑膜炎** 创伤性滑膜炎是指膝关节囊纤维的内衬滑膜在外伤后引起的滑膜肺感染性炎症反应。临床多有明确的创伤病史,主要表现为两腿沉重不适,膝部伸屈困难,但被动运动均无明显障碍,疼痛不剧烈,局部不红不热,膝关节功能检查一般无明显阳性体征。该患者无明确外伤史,可行关节镜检查排除该诊断。

4. **半月板损伤** 半月板损伤多由旋转外力引起,急性期可有明显疼痛、肿胀和积液,关节屈伸活动障碍,急性期后肿胀和积液可自行消退,但活动时关节仍有疼痛,严重者可跛行或屈伸功能障碍,部分患者有交锁现象,后在关节屈伸时有弹响。该患者左膝关节磁共振未提示半月板损伤,考虑该诊断不大,可行关节镜检以明确。

5. **滑膜皱襞综合征** 膝关节滑膜皱襞反复受到损伤或刺激,使滑膜皱襞变性、增生而引起的一系列膝关节不稳、弹响、疼痛等膝关节内病变,称为膝关节滑膜皱襞综合征。由于暴力撞击膝关节,反复大量地活动膝关节,以及半月板损伤、滑膜炎等关节内病变,刺激滑膜皱襞使之发炎、水肿,增生、肥厚,粘连而失去弹性,不能随着关节的屈伸运动而拉长变形,滑过股骨踝面时挤压、摩擦关节面软骨,引起关节上内侧滑膜急慢性炎症,甚至导致股骨髌骨软骨面的剥蚀,内侧壁肥大膨胀挤于骨性组织之间引起症状。皱襞不断损伤后明显增粗,缺血苍白,逐渐纤维化,镜下可见滑膜壁增厚,滑膜下组织为纤维组织所代替,少有单核细胞浸润。因其体征与半月板损伤类似而不易鉴别;本患者考虑此诊断尚不能除外,可结合关节镜检结果以明确诊断。

MDT 讨论目的为进一步明确诊断,指导下一步治疗。

四、多学科会诊意见

儿科马明圣:患儿右膝为自限性病变,后发生左膝疼痛、肿胀,既往右腿骨折。儿童的关节炎病因主要包括:反应性关节炎、感染性关节炎、肿瘤、风湿免疫、代谢、遗传、创伤。因无明确证据,故目前主要考虑幼年特发性关节炎和创伤,幼年特发性关节炎为除外性诊断,且患者自幼练习舞蹈,怀疑创伤可能性大。左膝最可能的诊断为剥脱性骨软骨炎:85% 发生于膝关节内侧踝,15% 发生于膝关节内侧踝,本例患者为青少年,外侧踝受累,MRI 提示左膝关节部分软骨缺损、脱落,为支持点。右膝可能为胫骨结节骨突炎:发生于生长突增的青少年,表现为膝前疼痛、逐渐加重,运动、创伤等可加重病情,为自限性,1 年左右可自行缓解;典型影像学表现为胫骨前软组织轻度增生甚至剥离。本例患者右膝影像可见类似征象,为支持点,但生长板增厚且有气泡样改变,原因未明。目前仍需明确患者双膝受累是由一或多个病因引起。另外,患儿双侧先后受累可能存在潜在易感因素。

骨科杨波:滑膜位于膝关节内表面软骨覆盖以外的区域,分泌、吸收滑液。滑膜炎为良性疾病,但不易治愈,大体上表现为关节表面存在水草样绒毛。滑膜炎病因最常见的是外伤、劳累、自身免疫病(如脊柱关节病、狼疮、类风湿性关节炎、白塞病)、银屑病、痛风、反应性关节炎(由其他部位感染,如病毒感染等导致)、原发性肥大性骨关节病、滑膜自身病变。本患者右膝外伤史,其关节面表现符合滑膜炎,但是髌板病变与外伤程度不符,不能用滑膜炎解释。

滑膜炎的手术治疗指征包括:保守治疗无效、病史较长、各种检查完成后诊断不明确。其中保守治疗包括:休息、局部及全身应用抗炎药、功能锻炼等。手术的目的是明确诊断,同时进行治疗。本患者滑膜增生严重,有皱襞形成,病史1年余,存在手术指征,遂行左膝关节镜检、外侧半月板切除、关节清理术。术中可见滑膜绒毛样增生,血管形成,类似自身免疫病特点;但滑膜颜色正常,不符合典型色素沉着绒毛结节性滑膜炎表现。术后随访,短时间内关节肿痛可缓解,但3个月后复查肿胀复发,不除外同过程中劳累、运动量过大相关。另外,本患者关节肿胀但活动度正常,可能与慢性病程、软组织已经适应有关。

风湿免疫科沈敏:患者双膝病变可能病因不同。右膝符合骨髌炎,儿童青少年常见,炎症集中在干髌端、髌板,多由运动导致髌板骨折。左膝为幼年慢性关节炎(未分化关节炎),表现为滑膜炎特征突出,可能有反复外伤等诱因,如剧烈运动,但本质是自身免疫相关疾病。原因如下:①患者症状多在休息时出现,且手术清理后复发,不符合创伤性炎症;②左膝表现为滑膜炎、关节积液,而非骨髌、干髌端或骨髓炎症;③查体发现左膝关节肿胀,凉髌征消失,病理表现为滑膜血管增生,灶性淋巴细胞浸润;④剥脱性骨软骨炎无法解释滑膜皱襞的出现。鉴别诊断方面,主要与单关节受累的疾病,如痛风、银屑病等鉴别,患者发病年龄、家族史等均不符合此类疾病,故不予考虑。治疗方面,本患者因长期制动,已有肌肉萎缩,应该积极给予治疗。

风湿免疫科张文:患者存在类似类风湿关节炎的滑膜炎,其存在滑膜炎、关节下骨髓水肿表现,关节镜下还可看到绒毛样改变及血管翳,软骨损伤明显,且病理提示血管周围可见灶性淋巴细胞浸润,及成纤维样细胞,此类细胞也可引起炎症反应。

病理科卢朝辉:本患者2019年4~5月在北京大学人民医院行右膝滑膜活检表现为:可见乳头状增生,内有脂肪组织,可见较细的血管,壁厚,无炎性细胞浸润;右胫骨近端骨穿刺表现为:可见板层骨,结构不清,可见退行性变、坏死组织,脂肪组织及血管组织正常,软骨细胞硬化,可见骨坏死,考虑为退行病变相关。2020年6月于北京协和医院所做左膝滑膜活检显示:乳头较长,滑膜细胞增生,其内血管周围有少量淋巴细胞浸润。考虑到患者自幼练习舞蹈且强度逐渐增加,病因首先考虑创伤劳损导致的滑膜炎症、骨退行性变。自身免疫性疾病比如类风湿性关节炎可能性不大,因其主要表现为浆细胞浸润,而本例只有左膝滑膜少量淋巴细胞浸润。代谢相关关节炎也无证据支持。同时患者左膝关节内肿物为脱落的滑膜组织,表现为血管减少,玻璃样变增多,局部可见钙化。而色素沉着绒毛结节性滑膜炎表现为组织细胞、多核巨细胞、纤维细胞浸润,及大量的含铁血黄素,滑膜多为实性,无明显乳头,本患者不符合此种改变。剥脱性骨软骨炎在病理上无特异性改变,但可出现本患者的病理变化。综上,本例患者首先考虑为创伤性无菌性滑膜炎。

感染科周宝桐:患者无发热、全身炎症等病史,可排除化脓菌导致的关节炎、结核性关节炎等。可以考虑的感染性病因还有莱姆病关节炎,此病可在感染数年后发生,既往感染表现可不典型,虽患者既往无皮疹等莱姆病表现,但仍可利用血清学较便捷地进行排查。

核医学科霍力:对于骨显像而言,关节炎可有关节摄取增高,骨髓炎可有骨摄取增高,周围软组织也摄取增高。骨显像检测疲劳性骨折、隐匿性骨折、微小骨折等比X线更敏感。本患者2019年7月的全身骨显像可见双膝骨髌板对称性摄取增高,与血流、成骨细胞活跃程度、无机盐代谢更新速度有关,但可能掩盖骨肿瘤。我们利用骨三相可更清楚地观察肿瘤,加以排查。我们认为此患者骨显像为正常分布,骨显像不能为诊断提供有效证据。

遗传咨询王薇: 患儿进行了全外显子测序、父母一代验证。患者为 *NTRK1* 复合杂合突变,进行一系列筛选后 ACMG 评级为:c.627+2T>C:pathogenic,依据:PVS1(剪切)+PM2(低频)+PM3(复合杂合);c.2885C>T p.P762L:pathogenic,依据:PS1(已报道)+PM1(热点区)+PM2(低频)+PP3(预测有害)+PM3(复合杂合)。*NTRK1* 导致的疾病有两个,第一个为"遗传性感觉和自主神经病 4 型",常染色体隐性遗传,主要表现为:无汗症,疼痛不敏感,自残,阵发性发热,智力缺陷,反复骨折;其他症状包括骨髓炎等。第二个疾病为"融合基因导致遗传性甲状腺癌"。患者临床均不符合这两种疾病。后续我们进行数据重分析,发现一个候选基因:*ZFP36L1*,ACMG 评级为:c.111G>A p.W37X,likely pathogenic,依据:PVS1(无义突变)+PM2(极低频)。目前对此基因的致病机制研究并不透彻。总体而言,未发现特别有证据的致病基因。

遗传咨询邱正庆: *NTRK1* 突变在该患儿病程发展中具有一定意义。该基因突变可导致患者对疼痛不敏感,本患者既往骨折并非因疼痛发现,而是一段时间后拍骨片才发现骨折愈合的痕迹,本患者骨折后仍正常上学,未诉明显不适。此基因突变的患者通常智商不高,而本患者数学成绩 70~80 分,在其所就读中学为中等水平。可以认为 *NTRK1* 是本患者的致病基因,虽然没有遗传性感觉和自主神经病 4 型的典型表现,但本患者存在一定遗传易感性。治疗方面,应注意康复运动量的把控,一方面恢复肌肉功能,同时不应造成进一步伤害。

神经科刘明生: 本患者后续出现的肌肉萎缩为失用性萎缩。另外,患者无遗传性周围神经病表现,如针刺觉、深感觉的丧失等,但不排除存在疾病易感性。

干细胞生物平台冷冷: 本患者有慢性复发性多灶性骨髓炎(chronic recurrent multifocal osteomyelitis,CRMO)可能。CRMO 主要的作用机制是由前列腺素促进滑膜中破骨细胞对骨质的破坏,RANKL-RANK 也可促进破骨细胞作用,而 IL-10 对破骨细胞有抑制作用。我们可以通过控制前列腺素的释放、RANKL-RANK 的相互作用等抑制骨炎症。*NTRK1* 基因主要调节交感神经细胞的增殖、分化、存活,参与中枢和外周神经系统的发育和成熟,此基因在嗜碱性粒细胞、血液淋巴细胞中均有表达,或许参与 CRMO 的发生。对于本患者的诊疗,我们认为,可以使用多种方法检测相关细胞因子以辅助诊断;除消炎外,可应用控制破骨细胞激活以及酶分泌的手段辅助治疗;关注嗜碱性粒细胞对患者滑膜液巨噬细胞/破骨细胞的影响;骨髓造血干细胞可能是未来的新治疗方向。

多学科会诊意见总结

儿科马明圣: 患儿为关节肿痛原因待查,经过会诊讨论,一致认为患儿关节炎同创伤相关,同时可能具有基因背景,同 *NTRK1* 复合杂合突变有关系,尚需进一步验证基因功能。患儿目前可进行康复训练,应用局部激素缓解关节症状。

五、结局及转归

行左膝关节关节腔穿刺抽液,抽出黄色清亮积液约 32ml,抽液后予腔内注射复方倍他米松治疗,过程顺利,患儿可自行行走,继续康复训练,定期随诊。

六、专家点评

本患者为少年女性,急性起病,慢性病程,先后表现为活动相关的右膝及左膝关节肿痛。这种只有关节受累而无全身症状的关节炎并不多见。根据临床表现及各项检查资料,目前尚不能明确诊断。但治疗方面,因患儿已出现失用性肌肉萎缩,应积极给予对症治疗,治疗同时还需防止进一步的运动性损伤。继续随诊观察病情变化及治疗反应。

七、疾病相关文献回顾

遗传性感觉和自主神经病(hereditary sensory and autonomic neuropathy,HSAN),是一组遗传性的以感觉神经和自主神经功能受损为主的疾病。其主要特征为有髓鞘大纤维和无髓鞘纤维的丢失。临床表现为疼痛,感觉减退或消失,远端营养性溃疡和各种自主神经功能障碍等。根据其临床特征、遗传方式、电生理学特点、代谢缺陷及具体的遗传标志物,可分为HSAN Ⅰ ~ Ⅶ型及未分类的几种疾病[1]。

最常见的是HSAN Ⅰ型,特点为后根神经节与运动神经元的进行性变性,导致远端感觉丧失、远端肌肉萎缩无力、程度不一的神经性耳聋。HSAN Ⅰ型具有遗传异质性,涉及*SPTLC1*、*SPTLC2*、*DNMT1*、*ATL3*等突变,多为常染色体显性遗传。HSAN Ⅱ型为常染色体隐性遗传,*HSN2*、*FAM134B*、*KIF1A*、*SCN9A*等基因突变所致,表现为由大小感觉纤维受累引起的痛觉、温度觉、触觉丧失,儿童期可出现指趾骨折、反复指趾感染。HSAN Ⅲ型又称为家族性自主神经功能障碍、Riley-Day综合征,临床表现以直立性低血压、唾液分泌过多、胃肠动力障碍等交感自主神经功能障碍为主,可出现自主神经功能障碍危象。HSAN Ⅴ型为常染色体隐性遗传,*NGFB*突变所致,表现为痛觉、温度觉丧失。HSAN Ⅵ型为肌张力异常蛋白基因突变的常染色体隐性遗传病,表现为新生儿肌张力低下、呼吸、喂养困难、缺乏神经系统发育、心血管功能不稳定、角膜反射消失。HSAN Ⅶ型由*SCN11A*突变引起先天性痛觉缺失,导致自残、伤口愈合缓慢、多处无痛性骨折。另外还有一些患儿不属于HSAN Ⅰ ~ Ⅶ型,包括伴手足溃疡的痉挛性截瘫、伴骨发育不良的先天性感觉神经病、伴生长激素缺乏的先天性感觉性多神经病、伴鱼鳞病与前房综合征的感觉性神经病等。

HSAN Ⅳ型又称为先天性无痛无汗症(congenital insensitivity to pain with anhidrosis,CIPA),为*NTRK1*突变导致的常染色体隐性遗传病。HSAN Ⅳ型患者以婴儿、儿童为主,成人少见,发病率较低,约为1/1.25亿。主要特征为疼痛不敏感、无汗、智力障碍。由于痛觉以及内脏痛觉的缺失,患儿可有舌、唇、手指等的咬伤,瘢痕和皮肤感染,多发骨折,反复的关节错位、畸形。但患儿的触觉、振动觉、位置觉正常。无汗会导致患儿反复发热,这也通常是HSAN Ⅳ的首发表现。多数患儿可有不同程度的智力异常,也可能会有多动症、情绪不稳定等表现。当患儿有痛觉缺失、温度觉缺失、无汗和反复发热、自主神经系统异常、智力障碍等临床表现,且有符合常染色体隐性遗传特征的家族史时应怀疑患有HSAN Ⅳ型。

HSAN Ⅳ型的确诊需借助单基因测序、多基因测序、外显子测序等分子生物学检测,当患者两个*NTRK1*等位基因均具有致病性突变时可确诊,而有1或2个*NTRK1*等位基因的不确定性突变并不能诊断或排除 HSAN Ⅳ 型。常见的 *NTRK1* 突变见表 43-1。

　　NTRK1 基因编码 TrkA 蛋白,TrkA 蛋白是神经生长因子(nerve growth factor,NGF)的酪氨酸激酶受体[2]。外周神经系统中,NGF 依赖性的神经元包括交感神经节后神经元和一级传入神经元(感觉神经元)。感觉神经元包括直径较细、有较少髓鞘的 Aδ 纤维、无髓鞘的 C 纤维。外周神经系统中的 NGF 依赖性神经元还参与炎症反应。NGF 依赖性神经元也存在于中枢神经系统。这些神经元被认为参与感受身体所有的组织状态、应激反应、情感和感觉。在 HSAN Ⅳ 型中,*NTRK1* 的无义突变造成 TrkA 功能缺失,导致 NGF 依赖性神经元的缺失。在外周神经中表现为:脊髓背根一级传入神经元缺失导致的痛觉缺失,和交感神经节后神经元缺失导致的无汗。在中枢神经系统中则表现为智力障碍和性格异常。

表 43-1　HSAN Ⅳ 型中 *NTRK1* 突变类型[1]

参考序列	DNA 核苷酸改变	预测的蛋白改变	备注
NM_002529.3 NP_002520.2	c.287+2dupT	异常剪接(跳过外显子 2)	数个中国、韩国家庭
	c.851-33T>A(IVS7-33T>A)	p.Phe284TrpfsTer36	中日韩常见的致病突变
	c.1660delC(c.1642delC,1726delC)	p.Arg554fsTer104 (p.Arg548GlyfsTer104)	日本人群常见的致病突变
	c.2020G>T(c.2002G>T,c.2086G>T)	p.Asp674Tyr(p.Asp668Tyr)	
	c.1860_1861insT(c.1842_1843insT,1926_1927insT)	p.Pro621SerfsTer12 (p.Pro615SerfsTer12)	以色列贝多因人
	c.1633-1G>T(c.1615-1G>T)	异常剪接(跳过外显子 14)	土耳其人

　　HSAN Ⅳ 型的鉴别诊断应考虑其他可导致先天性疼痛不敏感的基因及其他与 HSAN Ⅳ 型临床表现相似的遗传性或获得性的疾病。遗传性的疾病包括:COLIA1/2 相关的成骨不全、少汗型外胚层发育不良、HSAN Ⅲ 型、自毁容貌综合征、MPV17 相关的肝脑线粒体 DNA 缺失综合征、HSAN Ⅴ 型等,可通过外显子测序及不同的临床表现进行鉴别。后天获得的疾病包括:麻风、虐待伤等,可通过临床表现、病史、实验室检查等鉴别。

　　HSAN Ⅳ 型的治疗以支持治疗为主,此类患者最好通过多科会诊沟通、确定治疗方案。对行为、发育、运动异常的患者应进行帮助与鼓励,对学龄期、青春期儿童,应提供教育及适应社会的帮助。对于原发并发症的预防,应该在家中做好监护,将硬质的家具用软布包裹,在学校中通知其教师病情,积极寻求帮助,对患者做好宣教以防止自残,每年行角膜镜检查、使用人工眼泪,注意卫生,防止感染。对于二级并发症的预防,应考虑给患者使用可提示受伤害程度及处理方法的便签、及时治疗龋齿等口腔疾病,进行增强身体力量、平衡、本体感觉的运动,在做完临床操作后充分休息、密切监测体温等。对 HSAN Ⅳ 型的患者,还应该对患者定期体检、监测口腔状况、早期伤害、角膜损伤、体温过高过低、夏科氏关节病等。在日常生活中,应注意避免过冷过热的环境、食物,避免温水浴,避免跳跃等易造成伤害的体育运动和活动。

　　如果家族中发现有 *NTRK1* 突变,应该对家族中有风险的婴儿进行分子生物学检测,这可以帮助我们对有 *NTRK1* 突变的婴儿进行及早干预,可以避免高热及高热惊厥,还有舌、唇、牙齿的损伤。关于患有 HSAN Ⅳ型的妇女怀孕生育的病例目前极少见到报道,故 HSAN Ⅳ型患者能否生育、对母婴的影响等不甚明朗。但在怀孕前进行遗传咨询评估能否生育及后代患病率是有必要的。

（王　伟　马明圣　宋红梅）

参 考 文 献

[1] INDO Y. NTRK1 Congenital Insensitivity to Pain with Anhidrosis [J].(2008-08-05)[2020-04-30]// Adam MP, Ardinger HH, Pagon RA, et al. GeneReviews® [Internet]. Seattle (WA): University of Washington, Seattle: 1993-2021.

[2] COCCO E, SCALTRITI M, DRILON A. NTRK fusion-positive cancers and TRK inhibitor therapy [J]. Nat Rev Clin Oncol, 2018, 15 (12): 731-747.

44 艰难的药物鞘注路径

一、专家导读

脊髓性肌萎缩症是常见的遗传性神经肌肉病之一。随着对发病机制的研究深入,特异性疾病修正治疗(disease modifying treatment,DMT)药物应运而生。对于基因缺陷性疾病,人类终于有了针对性治疗方法。然而 SMA 成人患者经过多年疾病发展,已成严重残疾状态,脊柱侧弯严重,如何确保药物通过腰椎穿刺进入患者体内成为难题。通过罕见病多学科会诊与协作,解决给药路径的难题。

二、病例介绍

[患者1] 女性,34 岁。

[主诉] 渐进性四肢无力萎缩 32 年余。

[现病史] 患者于 1.5 岁时逐渐出现对称性双下肢无力,蹲起、爬楼梯困难,尚可平地自行行走,但走路不稳、呈"鸭步",平地行走数十米后无力症状明显,双上肢可抬举过肩,可持物。无肢体麻木,无饮水呛咳、吞咽困难,无眼睑下垂及复视,无咀嚼费力,无胸闷憋气。就诊北京大学第一医院,查体:走路呈鸭步,Gowers 征(+),四肢腱反射未引出,病理征(−)。血 CK、LDH 正常,髋关节正位及双下肢正位 X 线未见异常。未予治疗。此后患者无力症状缓慢加重,平地行走距离缩短,双上肢逐渐出现对称性力弱,抬举费力,尚可持杯、持筷夹菜。7~8 岁患者症状发展至完全不能行走,依赖轮椅,下肢无法抬起,但可在床上平移。双上肢抬举不过肩,持杯持筷及持笔写字费力。此后患者逐渐出现脊柱侧弯、四肢关节挛缩。就诊北京宣武医院,查体:身高 120cm,体重 17kg,消瘦,四肢肌力Ⅲ~Ⅳ级,肌张力减低,腱反射(±),双上肢上臂径 16cm、前臂径 14cm,双下肢大腿径 29cm、小腿径 21cm,未见肌肥大。EMG 示右胫前肌、右股四头肌、右肱二头肌广泛神经源性损害(伴较多巨大电位,符合脊髓

前角病变改变);右腓总神经及正中神经 MCV 正常,右正中神经 SCV 正常;双上下肢 SEP 正常。腓肠肌活检符合神经源性肌萎缩改变。颈胸段 MRI 未见异常。考虑"进行性脊肌萎缩症",予复合维生素及 ATP 治疗,症状无改善。12 岁时从轮椅上摔下,左侧肱骨骨折,手术治疗,术后左上肢无力较对侧明显,左手无法持物。13~14 岁时逐渐出现平躺不能翻身。23 岁时就诊北京协和医院门诊,查体:神清语利,颅神经(−),脊柱明显右侧弯,四肢肌肉萎缩,右手握力Ⅲ+,左手握力Ⅱ+,双膝及踝关节挛缩畸形,四肢腱反射低,病理征(−)。完善 *SMN1* 基因:*SMN1* 基因外显子 7 纯合性缺失。30 岁起患者自觉双下肢及颈后部"肉跳感"。33 岁时进一步完善 SMN1,2-MLPA:*SMN1* 基因外显子 7 和外显子 8 拷贝数为 0;*SMN2* 基因外显子 7 和外显子 8 拷贝数为 3。

自起病以来,患者精神、饮食、睡眠、大小便可,近期体重无明显下降。近 4~5 年眼干,否认口干、口腔或外阴溃疡、关节痛、光过敏等免疫色彩。

[**既往史**] 平素身体健康状况一般,否认先天性心脏病史,否认肝炎、结核、伤寒、疟疾等传染病史,左侧肱骨骨折手术史,否认输血史,否认药物、食物过敏史。预防接种史不详。

[**个人史**] 足月顺产,出生后 1.5 年内发育正常,竖颈、翻身基本正常,生于山西,无外地久居史。否认疫区、疫水接触史,否认特殊化学品及放射性物质接触史。无吸烟饮酒等不良嗜好。

[**婚育史**] 未婚未育。

[**月经史**] 初潮 12 岁,月经不规律,行经天数 5~9 天,月经周期 1~2 个月,末次月经 2019 年 8 月 23 日。

[**家族史**] 父母非近亲结婚,有 1 个姐姐 1 个弟弟,否认家族中有类似疾病史。

[**查体**] 神清、语利。舌肌可见纤颤,轻度萎缩。肌张力偏低。双膝双踝关节挛缩、左肘关节挛缩。脊柱严重侧弯(图 44-1)。双上肢近端肌力 0~Ⅰ级,右上肢远端肌力Ⅲ+级,左上肢远端肌力Ⅲ级。双下肢肌力Ⅲ−级。

[**诊断**] 脊髓性肌萎缩症(SMA)3 型。

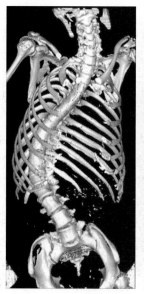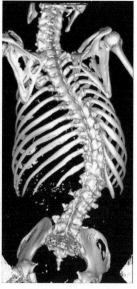

图 44-1　全脊柱 CT 三维重建相(患者 1)

［**患者 2**］ 男性,28 岁。

［**主诉**］ 渐进性肢体无力、萎缩 20 余年。

［**现病史**］ 满月后发现肢体活动少,竖颈略迟。3 月龄不能翻身,肢体活动进一步减少,6 月龄至 1 岁,多家医院就诊,查肌电图:"广泛神经源性损害",诊断脊髓性肌萎缩症。此后运动发育持续落后,可轻微抬头,可独坐数分钟,从未获得站立行走能力。13 岁前可自己喝水、吃饭,13 岁时患"严重肺部感染",具体不详,此后不能自行进食,并出现卧床时胸闷,左侧卧位明显。约 26 岁出现咀嚼费力。病程中曾行针灸中药等治疗,无显效。疾病缓慢进展,逐渐出现关节挛缩、脊柱侧弯,并持续进展。2018 年 8 月查 SMN1,2-MLPA:*SMN1* 基因外显子 7 和外显子 8 纯合缺失,*SMN2* 外显子 7 和外显子 8 拷贝数为 3。家系验证父亲、母亲 *SMN1* 基因外显子 7 和外显子 8 杂合缺失。2019 年 10 月就诊于北京协和医院,拟行诺西那生钠治疗收入院。

患者精神、食欲可,睡眠差,服"褪黑素"助眠,大、小便可(需辅助),近 6 个月体重无明显变化。

［**既往史**］ 7 岁佩戴"足矫形器"时左足踝骨折;因痰堵、反复肺部感染住院,约 3~4 次 / 年,近 2 年规律应用辅助吸痰器后好转;10 岁诊断"胃食管反流",目前晚饭后需坐位 6 小时。2019 年 3 月行双侧近视矫正手术。否认高血压、冠心病、糖尿病等慢性病史,否认肝炎、结核、伤寒、疟疾等传染病史,否认重大手术、外伤及输血史,否认药物、食物过敏史。

［**个人史**］ 足月顺产,无窒息史;智力发育可,因身体状况未上学,自学;无工作,管理在线论坛(数码相关)。生于原籍,无外地久居史。否认疫区、疫水接触史,否认特殊化学品及放射性物质接触史。无吸烟饮酒等不良嗜好。

［**婚育史**］ 未婚未育。

［**家族史**］ 父母非近亲结婚,独子,否认家族中有类似疾病史,否认其他家族遗传病史。

［**查体**］ 轮椅入室,生命体征平稳。神清语利,右侧可疑面肌力弱,舌肌萎缩、纤颤;双上肢远端肌力 Ⅱ 级,余肢体肌力 0 级。腱反射消失。全身广泛关节挛缩固定,脊柱严重复杂侧弯(图 44-2)。

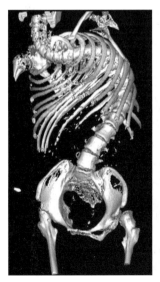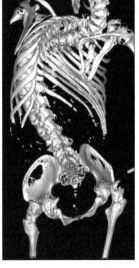

图 44-2　全脊柱 CT 三维重建相(患者 2)

[诊断] 脊髓性肌萎缩症(SMA)2型。

三、主治医师总结病例特点和主要诊断，提出会诊目的

神经科戴毅: 2名患者脊髓性肌萎缩症(SMA)诊断均已明确,其患病时间长达20~30年,疾病缓慢进展,目前均已严重致残。2019年10月,世界第一种获批临床应用的SMA疾病修正治疗药物诺西那生钠正式进入中国,这两名患者选择北京协和医院,希望成为首批开始用药的患者。相比于婴幼儿或儿童患者,成年患者病程长,骨骼系统畸形严重,特别是脊柱侧弯将直接影响腰椎穿刺鞘内注射的可行性。本次罕见病多科MDT,希望各位专家献计献策,如何能够确保鞘注给药安全实施,让患者久久期盼的针对性治疗药物直达蛛网膜下腔,作用于脊髓前角运动神经元。这也是探索适合中国国情的鞘注给药方法的积极尝试,将造福众多成人SMA患者。

四、多学科会诊意见

放射科冯逢: 患者全脊柱X线及CT重建、腰椎MRI可为SMA患者鞘内注射诺西那生药物入路提供直观参考。从图像可见,患者腰椎严重弯曲畸形严重,寻找合适的鞘内注射部位非常困难。此外,患者腰椎MRI可见脊旁肌广泛萎缩伴脂肪浸润,骨密度检查亦提示骨质疏松,以上影像学表现符合SMA改变。

药剂科张波: 诺西那生钠是一种反义核苷酸,通过改变SMN2基因剪接,增加全长SMN蛋白,属于基因治疗药物,其适应证是儿童和成人SMA。应用时应注意,使用前药物应储存在2~8℃环境,使用时需将药品放置至室温(25℃)复温至>20℃,不能用外部热源加热。使用后,需注意血小板减少、凝血功能异常、肾毒性、感染等不良反应。诺西那生钠自2016年12月被美国FDA批准以来,其对成人SMA的有效性及安全性数据还需进一步积累。

消化科李景南: SMA患者的胃肠道症状有内部、外部因素。文献报道在SMA小鼠模型上,该疾病可影响内在神经系统(肠神经系统、脑肠轴)导致消化系统症状,包括便秘和胃排空延迟、胃食管反流。外部因素包括脊柱、胸廓畸形等。对于SMA患者,胃肠道方面的支持治疗包括加强肠内营养、避免增加胃肠道负担、对症药物及治疗改善胃肠功能以及原发病治疗。

基本外科于健春: SMA患者往往营养不良、肌肉萎缩,长期有效的家庭营养维持和管理非常重要,可维持患者的长期营养需求、提高患者生活质量。结合患者出现的胃食管反流,建议少食多餐,基于本科既往对ALS患者肠内营养的经验,可考虑经皮内镜胃造瘘术(percutaneous endoscopic gastrostomy,PEG)。

麻醉科崔旭蕾: 鞘内注射的最优入路是腰段,本例SMA患者并发重度脊柱侧弯,且皮下脂肪厚,存在穿刺点不合适、穿刺针不够长等问题。超声引导下腰椎穿刺可利用超声切面协助判断穿刺入路的可行性,对于脊柱侧弯患者,可寻找腰椎横突的平行线,垂直于该线进针可提高穿刺成功率。胸段穿刺相对表浅,但是容易损伤脊髓,非必要情况不经此入路。

首都儿科研究所宋昉: 回顾首都儿研所SMA生存状态,提示我们临床医师将越来越多地面对SMA 2、3型患者进入成年后的治疗决策。应结合患者表型、预期、合并症等,采取个

体化治疗。

物理医学康复科张光宇：采用 HAMMERSMITH 等量表全面评估了患者的运动功能。对于 SMA 患者,临床康复管理的主要思路是尽可能维持和扩大各关节活动范围,保持功能位,进行适宜的主动运动训练,减缓肌力下降速度,定期观察肌力、运动功能、心肺功能等相关指标,将运动康复"去医疗化",成为日常生活的一部分。

内分泌科朱惠娟：从骨 X 线片及骨密度来看,这两名 SMA 患者骨质疏松较重,为改善长期生活质量,建议加用针对骨质疏松的药物治疗,用药后可关注骨转化指标。

多学科会诊意见总结

心内科张抒扬：从病历汇报和今天的面诊接触,可以看出这 2 例成人 SMA 患者生活态度积极向上,带给我们很大的触动。罕见病患者诊断、治疗困难,我们应当逐步建立专病诊治和管理专业人才队伍,为罕见病患者服务。接下来针对这两例严重脊柱侧弯 SMA 患者的鞘内给药,神经科、麻醉科牵头,在综合各科意见的基础上,积极稳妥地推进鞘内注射给药,确保患者在北京协和医院完成药物治疗,为国内成人 SMA 患者的鞘内给药治疗作出积极贡献。

五、结局及转归

2019 年 10 月 31 日下午,在北京协和医院门诊手术室,麻醉科崔旭蕾大夫在神经科戴毅大夫的配合下,共同为两位 SMA 成人患者完成了超声引导下腰椎穿刺 + 诺西那生钠鞘内注射,成功完成两名患者鞘内给药,填补了国内成人患者治疗的空白。术后两位患者无明显不适,回到神经科病房继续观察。经过后续多次鞘注治疗,两名患者病情平稳,均在量表评估上取得进步。患者 1 重获丧失近 20 年的翻身能力,患者 2 重获丧失 10 余年的独坐能力。此后北京协和医院又完成了其他几名 SMA 患者的腰穿鞘注治疗,全部 100% 成功完成。

六、专家点评

SMA 是 2 岁以下儿童的首要遗传病死因,此前一直缺乏针对性治疗药物。随着基因定位、动物模型建立、病理生理机制阐明,新的基因治疗药物被研发出来,并快速临床转化,从而极大改变了 SMA 的治疗现状,也为其他单基因遗传病的治疗指引了方向。在新药研发成功后,合并严重脊柱侧弯的疾病中晚期患者如何确保鞘内给药,成为新的难题。在药物首先上市的欧美国家,普遍采用 CT 引导下腰穿鞘内注射,但存在医患双方放射线暴露、占用 CT 机等问题。诺西那生钠在超声引导下的腰穿鞘内给药是协和 MDT 团队的成功尝试,通过与国内外同行的积极交流,也将在复杂脊柱鞘注给药方式上提供新的选择。

七、疾病相关文献回顾

脊髓性肌萎缩症(spinal muscular atrophy,SMA)是儿童最常见的遗传性神经肌肉病之一,发病率约为 1/10 000,人群携带率约为 1/50[1]。SMA 以脊髓前角及延髓运动神经核运动神经元退行性变导致进行性肌肉无力萎缩为主要临床特征。SMA 的致病基因是位于 5q13 的运动神经元存活基因 1(survival motor neuron, *SMN1*),其致病性变异导致发病。90% 以上的 SMA 患者是由 *SMN1* 基因外显子 7 纯合缺失或外显子 7 和 8 纯合缺失致病。SMA 临床表型由重到轻分为 5 型,分别是 0~4 型,详见表 44-1[2-4]。

表 44-1　脊髓性肌萎缩症的分型和临床表现

类型	OMIM#	起病年龄	运动里程碑	临床表现	自然病程	比例	SMN2 拷贝数
0 型		出生前 / 出生时	无	除眼球外,几乎无肢体、躯干和面部的任何活动,无吸吮动作。先天性关节挛缩、肌肉萎缩、反射消失。出生后即需要呼吸机辅助呼吸。可合并先天性心脏病	数天至数月	很少	1
1 型	253300	<6 个月	不能独坐	松软儿,严重肌张力低下,四肢无力,舌肌、面肌、咀嚼肌无力。胸廓钟型。容易反复呼吸道感染及呼吸衰竭	*1a 与 1b 生存期 <2 岁,95% 的 1c 患者生存超过 2 岁,部分可至成年	40%~50%	1a 主要为 1 1b 主要为 2 1c 主要为 3
2 型	253550	6~18 个月	能独坐,不能独立行走	婴幼儿期出现缓慢加重的全身性肌无力和肌张力低下。运动发育落后,舌肌纤颤或手部肌束颤。可伴关节挛缩及脊柱侧弯,影响呼吸功能	大部分可生存至成年	30%~40%	主要为 3
3 型	253400	>18 个月	独立行走	生后 1 年内运动发育正常。儿童期逐渐出现近端为主的肌无力,下肢重于上肢。疾病进展丧失行走能力。可见肌束颤。后期出现部分脊柱侧弯、关节畸形、呼吸功能不全等表现	寿命不缩短或轻度下降	10%~20%	3 或 4
4 型	271150	成人期	跑跳等所有运动能力	青少年期或成人期起病,下肢起始的四肢近端无力,病情缓慢进展	寿命一般不受影响	较少	主要为 4

注:在 1 型亚分型中,1a 型在出生后前 2 周发病;1b 型为 3 个月前发病;控头困难;不能翻身;1c 为 3~6 个月发病,可控头和翻身

随着新型直接针对基因缺陷的疾病修正治疗药物的不断上市,目前已有反义寡核苷酸

药物 (诺西那生钠)[5]、AAV-*SMN1* 基因导入治疗 (Zolgensma)[6] 和口服小分子剪切调节药物 (Risdiplam)[7] 可用于 SMA 患者的治疗, 极大改变了患者的预后和生活质量。这些基因治疗新药也标志着基因缺陷性罕见病全新治疗时代的开启。

（戴 毅）

参 考 文 献

［1］ VERHAART IEC, ROBERTSON A, WILSON IJ, et al. Prevalence, incidence and carrier frequency of 5q-linked spinal muscular atrophy-a literature review [J]. Orphanet J Rare Dis, 2017, 12: 124.

［2］ 北京医学会医学遗传学分会, 北京罕见病诊疗与保障学会. 脊髓性肌萎缩症遗传学诊断专家共识 [J]. 中华医学杂志, 2020, 100 (40): 3130-3140.

［3］ 彭晓音, 宋昉. 脊髓性肌萎缩症 [M]// 张抒扬. 罕见病诊疗指南 (2019 版). 北京 : 人民卫生出版社, 2019: 570-574.

［4］ CAMIEL A, WIJNGAARDE MD, MARLOES STAM, et al. Population-based analysis of survival in spinal muscular atrophy [J]. Neurology, 2020, 94: e1634-1644.

［5］ MERCURI E, DARRAS BT, CHIRIBOGA CA, et al. Nusinersen versus Sham Control in Later-Onset Spinal Muscular Atrophy [J]. N Engl J Med, 2018, 378 (7): 625-635.

［6］ AL-ZAIDY SA, MENDELL JR. From Clinical Trials to Clinical Practice: Practical Considerations for Gene Replacement Therapy in SMA Type 1 [J]. Pediatr Neurol, 2019, 100: 3-11.

［7］ DHILLON S. Risdiplam: First Approval [J]. Drugs, 2020, 80 (17): 1853-1858.

45 渐渐无力的身体

一、专家导读

老年患者,近 3 年出现上肢无力,颈椎 MRI 显示有颈椎管狭窄,随着病情的进展,无力范围扩大,肌电图见广泛神经源性损害,均不支持颈椎病的诊断。患者家族中多人均有类似表现,是什么遗传性疾病导致了这种运动动能逐渐丧失的疾病? 如何治疗?

二、病例介绍

[患者] 男性,70 岁。

[主诉] 双手无力 3 年,双下肢无力 2 年,双手肌肉萎缩 1 年。

[现病史] 患者 3 年前无诱因出现双手无力,逐渐缓慢加重,长时间持物时无力感及手抖明显,当时萎缩并不明显,2 年前双下肢僵硬无力感,多于劳累后出现,伴腰部无力,并出现颈部不适,主要表现为颈部后转时费力,后转角度无明显异常,未予重视。随后上述症状逐渐加重。多次于外院就诊,诊断为颈椎管狭窄,神经根型颈椎病,给予营养神经治疗,症状无明显缓解。1 年前,患者偶然发现双手"虎口"部位肌肉萎缩,后逐渐出现背部肌肉萎缩,自述肉眼可见双上肢肌肉跳动,外院行肌电图提示广泛神经源性损害,疑诊肯尼迪病可能。近 1 年,患者双上肢及颈部不适感较前明显加重,抬头困难,双上肢无法高举,脱衣不能,上楼梯费力,日间安静时即有轻度憋气感,夜间需应用呼吸机辅助呼吸。

[既往史] 既往体健,否认高血压、冠心病、糖尿病病史。

[个人史] 无毒物、粉尘、放射性物质接触史。无烟酒史。

[家族史] 父母已故,母亲生前有类似症状,66 岁时去世。一妹体健,一弟、一表姐有类似症状。患者育有 2 子 1 女体健(图 45-1)。

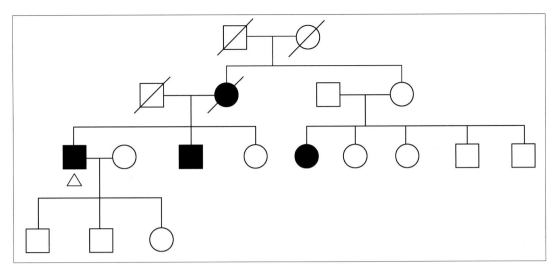

图 45-1　家系图

患者母亲出现平卧后无人帮忙无法起床,肢体无力(具体不详),未明确诊断,后因心力衰竭去世。患者弟弟 2016 年无诱因出现消瘦,体重减轻 10kg 左右,2017 年 7 月出现双上肢提重物时费力,右上肢为著。2017 年 10 月自觉上楼时腰部下坠感。走路姿势尚无明显变化,生活能自理。2018 年 5 月行肌电图提示广泛神经源性损害。患者表姐 2017 年无诱因出现双上肢抬举无力,行走费力,未诊治。

[查体]　神志清楚,言语流利,行走鸭步,垂头,蹲起尚可,双侧胸大肌、三角肌、冈上肌、冈下肌、第一骨间肌、大鱼际肌肌肉萎缩,颈伸Ⅲ级,颈屈Ⅱ级,双上肢近端肌力Ⅲ级,右上肢远端肌力Ⅳ级,左上肢远端肌力Ⅲ级,左小指并指无力,双下肢肌力Ⅴ级,双侧上肢腱反射偏低,下肢腱反射引出,右侧双划征(+),左侧双划征可疑,腹壁反射减弱。深浅感觉和共济检查基本正常。

[化验检查]　血清、脑脊液抗神经元抗体阴性,周围神经病相关抗体阴性。

[肌电图检测]　2018 年 5 月 22 日肌电图表现为广泛神经源性损害。所检测肌肉均可见异常自发电位和宽大运动单位电位,感觉传导正常,运动传导测定可见正中神经和尺神经复合肌肉动作电位波幅下降,传导速度正常。

[影像学资料]　颈椎 MRI 可见 C_4~C_6 椎间盘突出,椎管狭窄(图 45-2)。

[基因检测]　未检测到和临床表型相关的基因异常。

三、主治医师总结病例特点和主要诊断,提出会诊目的

骨科高鹏: 该患者老年,因双侧上肢无力来骨科就诊,外院曾多次诊断为神经根型颈椎病,从颈椎 MRI 来看,C_4~C_6 存在明确的椎管狭窄和椎间盘突出,但患者的无力范围分布于 C_5~T_1,更加广泛,发病至今一直无根痛等感觉异常,如果单独从影像学看,该患者椎管狭窄程度可以考虑手术,但患者临床表现与影像学不符,即使进行了手术减压,应该也无法解决患者的无力问题,患者除颈椎病之外,应该存在的神经肌肉疾病,如运动神经元病等。外院也有神经科怀疑肯尼迪病,这方面需要神经内科协助鉴别。

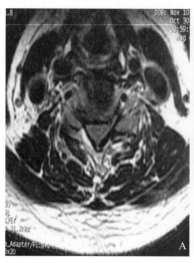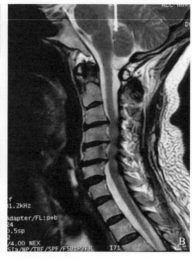

图 45-2　患者颈椎 MRI 检查结果

A. 轴位；B. 矢状位。

四、多学科会诊意见

神经科刘明生：患者老年，病程 3 年，隐袭起病，缓慢进展，目前主要表现为颈部、上肢和呼吸肌无力，目前抬头、穿衣困难，夜间需应用呼吸机辅助睡眠呼吸。该患者查体所见提示纯运动系统病变，上下运动神经元均有受累，肌电图可见广泛神经源性损害，累及延髓肌、颈段、胸段和腰骶段。病因方面首先考虑肌萎缩侧索硬化，患者有明确家族史，母亲、弟弟、表姐均存在类似症状，因此诊断家族性肌萎缩侧索硬化。患者家族史明确，但目前基因检测未见致病突变，需要今后复查随诊。外院曾疑诊肯尼迪病，可能由于当时外院未获得家族史特点。肯尼迪病为 X 染色体隐性遗传疾病，与该患者家族史明显不符，另外肯尼迪病多较早出现延髓受累，无力以近端肢带肌受累为主，均与该病例特征不符。另外，该患者早期曾诊断神经根型颈椎病，颈椎 MRI 可见有椎管狭窄，颈椎病一般均伴有根性分布的疼痛和感觉减退，但极少数颈椎病患者也可缺乏感觉受累症状，早期容易误诊。该患者后期的发展颈肌无力以及广泛的神经源受累损害，无法用颈椎病解释，可考虑为伴有影像学上的颈椎病改变。临床早期常有误诊，而行不必要手术，而术后疾病进展加重。在遇到这种临床不典型表现的时候，不宜急于手术，可随诊观察 3 个月或 6 个月，对于明确诊断具有重要价值。

治疗方面可选择使用利鲁唑治疗，可以在一定程度上延长患者生存期。加强营养，适当康复锻炼，也有一定价值。ALS 病因尚不完全明确，由于进行性加重的肌肉萎缩、无力及延髓麻痹，最终因呼吸衰竭死亡。针对发病机制的深入研究，或许有助我们未来开发新的药物靶点服务，北京协和医院团队前期进行了该疾病的药物临床研究（希望今后能有更多的独立研发的药物，包括基因治疗）。

骨科高鹏：患者以上肢近端肢带肌受累为主，穿衣受限明显，起坐姿势异常，后续可给予护具支持治疗，如拐杖、外骨骼装置。可以摄影记录患者步态及行走姿态，以更好保存这一罕见疾病的重要影像资料。

物理医学康复科刘淑芬：该疾病为神经肌肉相关疾病,有氧锻炼可以改善患者症状及生活质量。研究报道,采用 5 分钟低中高强度混合锻炼对改善疾病软结局,提高患者生存状态有裨益,但是对长期生存率的研究尚缺少大规模的研究证据支持。

基因咨询朱永华：患者进行的是染色体 CNVs 检测（NGS）,提供信息有限,未提示存在与本疾病明确相关的遗传突变。

五、结局及转归

该患者经随访,病情仍缓慢持续进展,下肢也出现无力萎缩。

六、专家点评

该患者目前可明确诊断为家族性肌萎缩侧索硬化,早期曾误诊为神经根型颈椎病,肌电图检测、随诊观察以及家族史的发现,对于患者最后的诊断具有重要帮助。尽管基因检测未见明确致病基因,但对于这种有明确家系的基因不明的病例,进一步筛查新的致病基因,具有重要意义,建议完善患者家系全外显子基因检测,帮助明确遗传诊断。治疗方面,尽管有药物可在一定程度上延缓疾病的进展,但远远达不到患者和医生的期望,希望未来基因治疗对这类患者能提供更多的帮助。适当康复训练也具有一定价值。

七、病例相关文献回顾

肌萎缩侧索硬化（amyotrophic lateral sclerosis,ALS）是一种病因未明、主要累及大脑皮质、脑干和脊髓运动神经元的神经系统变性疾病。

1. 病因和发病率　散发 ALS 的发病机制尚不清楚。ALS 的发病可能是基因与环境共同作用的结果。目前有关 ALS 致病基因有 20 余种,其中较为常见的 ALS 发病相关基因包括 *SOD1*、*TDP-43*、*FUS*、*C90RF72* 四种,在欧美,这四种基因可解释 60%~80% 的家族性 ALS。在我国,家族性 ALS 中 *SOD1* 突变占 27.9%,*FUS* 7.1%,*TARDBP*3.0%,*C9ORF72* 2.2%,散发性 ALS 中 *SOD1* 突变占 1.3%,*FUS* 1.9%,*TARDBP* 0.5%、*C9ORF72* 0.4%。欧洲及美国发病率约为 3/10 万 ~5/10 万人。发病率 / 患病率随着年龄增加而增高。约 10%ALS 患者为家族性,余 90% 为散发性。欧美的平均发病年龄为 58~63 岁,我国 ALS 的平均发病年龄为 52.4 岁[1-3]。

2. 临床表现　ALS 通常隐袭起病,逐渐发展,临床主要表现为面肌和延髓支配肌、四肢和躯干肌肉进行性无力和萎缩,常伴有肌束颤动,查体可见腱反射活跃或亢进,病理征阳性。眼肌和括约肌功能一般不受累。无感觉障碍。部分患者可以表现有不同程度的认知功能障碍,严重者可伴有额颞叶痴呆。发病后平均 2~4 年因呼吸衰竭死亡,但 5%~10% 的患者可以存活 10 年以上。

3. 诊断　ALS 诊断基本条件包括：①隐袭起病,进行性发展；②临床查体和 / 或肌电图检查证实存在上下运动神经元同时受累的证据；③排除其他疾病。肌电图检查对于 ALS 的诊断至关重要。神经传导测定有助于与多种周围神经病鉴别,针电极肌电图检查有助于发现临床受累的区域,其价值等同于查体所见的肌肉萎缩无力,可协助早期诊断。影像学检查有助于排除其他疾病。

根据患者所出现症状、体征的解剖部位,可分为脑干、颈、胸和腰骶4个区域;根据临床和肌电图检查所证实的上下运动神经元受累区域多少,可分为不同的ALS诊断级别(EI Escorial标准修订版)。①临床确诊ALS:通过临床或电生理检查,证实在4个区域中至少有3个区域存在上、下运动神经元同时受累的证据。②临床拟诊ALS:通过临床或电生理检查,证实在4个区域中至少有2个区域存在上、下运动神经元同时受累的证据。③临床可能ALS:通过临床或电生理检查,证实仅有1个区域存在上、下运动神经元同时受累的证据,或者在2个或以上区域仅有上运动神经元受累的证据。已经行影像学和实验室检查排除了其他疾病[4,5]。

在ALS的诊断过程中,根据症状和体征的不同,需要与多种疾病进行鉴别,常见的有颈椎病、腰椎病、多灶性运动神经病、平山病、成人脊髓性肌萎缩、肯尼迪病、遗传性痉挛性截瘫、家族性运动神经元病等。

4. 遗传咨询与产前诊断　对于疑诊家族性ALS者,应充分详细询问先证者及其兄弟姐妹的病史,以及患者父母、祖父母的详细病史和其兄弟姐妹的病史,有无类似的肌无力萎缩的情况,并了解有无精神和智能异常的患者。对于发病年龄早、病程较长进展缓慢的患者以及有明确家族史的患者,可以根据情况进行基因检测。对于临床典型的散发性ALS,不推荐常规进行DNA基因突变的检测。

5. 治疗　尽管ALS仍是一种无法治愈的疾病,但有许多方法可以改善患者的生活质量,早期诊断,早期治疗,尽可能地延长生存期。治疗上除了延缓病情发展和对症治疗的药物外,还包括营养管理、呼吸支持和综合治疗等。

(1)药物治疗

1)利鲁唑:化学名为2-氨基-6(三氟甲氧基)-苯并噻唑,该药可以在一定程度上延缓病情发展的药物,用法为50mg,每日2次,口服。常见不良反应为疲乏和恶心,个别患者可出现肝转氨酶升高,需注意监测。当患者已经使用有创呼吸机辅助呼吸时,不建议继续服用。

2)其他药物:目前尚无其他证实能够延缓病情发展的药物。临床上常使用多种B族维生素等。另外,根据患者情况,可以选用不同的对症治疗药物以改善抑郁焦虑、失眠、流涎、肢体痉挛、疼痛等。

(2)营养管理

1)能够正常进食时应采用均衡饮食;吞咽困难时宜采用高蛋白、高热量饮食以保证营养摄入。进食软食、半流食,少食多餐。

2)当患者吞咽明显困难、体重下降、脱水或存在呛咳误吸风险时,应尽快行经皮内镜胃造瘘术(percutaneous endoscopic gastrostomy, PEG),对于拒绝或无法行PEG者,可采用鼻胃管进食。

当ALS患者出现呼吸肌无力时,需要尽早考虑治疗的方法,与患者和家属就无创通气、有创通气以及后期的处理达成共识。在使用有创呼吸机辅助呼吸前,建议定期检查肺功能。ALS患者治疗过程中,应注重多科协作,涉及神经科、内科、心理科、康复科、营养科等,护理人员在其中也发挥着重要作用[1]。

(肖　滢　刘明生)

参 考 文 献

［1］ BROWN RH, AL-CHALABI A. Amyotrophic Lateral Sclerosis [J]. N Engl J Med, 2017, 377 (2): 162-172.

［2］ LIU MS, CUI LY, FAN DS. Chinese ALS association. Age at onset of amyotrophic lateral sclerosis in China [J]. Acta Neurologica Scandinavica, 2014, 129 (3): 163-167.

［3］ BROOKS BR, MILLER RG, SWASH M, et al. For the World Federation of Neurology Research Committee on Motor Neuron Disease. EI Escorial revisited: revised criteria for the diagnosis of amyotrophic lateral sclerosis [J]. Amyotrophic Lateral Sclerosis, 2000, 1 (5): 293-300.

［4］ ZOU ZY, LIU MS, LI XG, et al. The distinctive genetic architecture of ALS in mainland China [J]. Neurol Neurosurg Psychiatry, 2016, 87 (8): 906-907.

［5］ LUDOLPH A, DRORY V, HARDIMAN O, et al. A revision of the Escorial criteria-2015 [J]. Amyotroph Lateral Scler Frontotemporal Degener, 2015, 16 (5): 291-292.

46 光过敏和肝损害背后的"马耳他十字"

一、专家导读

患者男性,18 岁,自幼日晒后皮肤曝光部位出现显著肿胀,伴有灼烧痛。10 余年来每逢暴晒会出现光敏症状,以手背和面部有肿胀疼痛为主。1 年前大学入学体检时发现肝功能异常。家族中多人有皮肤光敏症状和肝功能异常。患者的肝脏异常与自幼光敏是否存在关联? 家中其他人的症状能否用同一疾病解释? 肝脏穿刺病理发现的"马耳他十字",将病因锁定在了血红素合成通路上的一种酶,为患者及家人诊疗指明了方向。

二、病例介绍

[患者] 男性,18 岁。

[主诉] 日晒后面部肿痛数年,发现肝功异常 1 年。

[现病史] 患者 3 岁起日晒后曝光部位肿胀伴烧灼感,2011 年 9 月军训时面部和手背显著肿胀。一年前体检发现肝功异常,服用双环醇和甘草酸二铵,ALT、AST 不能完全降至正常,ALT100U/L(9~50),AST41U/L(15~40)。查体发现面部皮肤有轻度色素沉着,手背有轻度苔藓化。曾就诊于北京多家医院。于外院肝脏穿刺病理诊断卟啉病,为求进一步诊治来协和医院就诊。

[实验室检查] 血常规:网织红细胞 1.62% 轻微升高(正常范围 0.5%~1.5%)。肝功能异常:Child-Pugh A 级。ALT:100U/L(9~50);AST:41U/L(15~40)。尿卟啉(−),尿卟胆原(−),细胞内锌卟啉 8.8μg/gHb(0~4.7)。

[**影像学资料**] 腹部超声：肝回声稍增粗，肝纤维化可能，脾大。胰胆管 MR 水成像检查：肝纤维化可能，门脉高压，食管胃底静脉曲张。

[**病理学检查**] 皮肤病理检查：手背皮肤皮损处病理，血管周围物质沉积；PAS 染色显示血管壁嗜伊红物质沉积，符合卟啉症的皮肤病理表现。肝穿刺病理：肝炎分级 2 级，肝脏纤维化 3 期，G2S3F0；小叶中心性淤胆，胆栓位于扩张的毛细胆管和 Kuppfer 细胞胞质内，这些胆栓在偏振光显微镜下呈"马耳他十字"（Maltese cross），证实为原卟啉结晶。

[**家系图与基因检测**] FECH（c.1156-1G>A；c.315-48T>C）。拟诊红细胞生成性原卟啉病，为求进一步明确皮损和肝损的病因，参加 MDT 讨论。

[**既往史**] 无输血手术史，无药物过敏史，无传染病史。

[**个人史**] 无特殊。

[**家族史**] 患者母亲，40 岁后日晒后肿痛伴水疱，甲肝病史，实验室检查无殊；B 超检查肝回声实质稍增粗。

患者堂舅，自幼日晒后曝光部位红肿，细胞内锌卟啉 6μg/gHB，TBiL 和 DBiL 均升高，网织红细胞升高，脂肪肝。

患者外祖父弟弟，70 岁，否认光敏，细胞内锌卟啉 3μg/gHB，TBiL 和 DBiL 均升高，网织红细胞升高。

患者姨妈，否认光敏，实验室检查无殊，B 超肝实质回声稍增强，胆囊壁多发息肉。

[**查体**] 发育正常，面部皮肤弥漫性色沉，并见轻度的苔藓化。肝区无明显压痛。

[**诊断**] 红细胞生成性原卟啉病，皮肤和肝脏受累可能性大。

三、主治医师总结病例特点和主要诊断，提出会诊目的

皮肤科王涛：青少年男性，自幼发病，表现为曝光部位出现显著肿胀，伴有灼烧痛。查体发现肝功异常。此外，患者有明确的家族史，家族中多人出现光敏和肝损，病理和基因检测符合红细胞生成性原卟啉病。既往北京协和医院病例和文献显示，EPP 出现肝损罕见，其临床预后和意义尚不明确，因此，提出该罕见病例，参加 MDT 讨论，希望多个科室的专家，为患者及其家族中的多名亲属，寻找合理的诊治意见。

鉴别诊断：

1. 皮肤光敏性疾病是指皮肤在紫外线辐射（ultraviolet radiation，UVR）或可见光下暴露后发生的异常皮肤反应。光敏性疾病的主要类型，包括特发性光感性皮肤病、外源性或内源性物质所致的光感性皮肤病、光加重性皮肤病及光敏性遗传性皮肤病。多形日光疹（polymorphous light eruption，PMLE）是一种特发性光感性皮肤病，是最常见的特发性光感性皮肤病，有时俗称为"日光中毒"或"日光过敏"。本病的特征提示它们属于免疫介导性疾病。

2. 其他类型的特发性光感性皮肤病包括光化性痒疹、种痘样水疱疹、慢性光化性皮炎（chronic actinic dermatitis，CAD）和日光性荨麻疹等。光敏性疾病虽然能解释该患者的光敏症状，但本例患者曝光后，主要表现为曝光部位皮肤的灼痛，与多形性日光疹等瘙痒为主要表现的过敏反应具有差异。另外，本例患者还具有家族发病的特点，根据临床表现、家族史和皮肤肝脏病理检查及基因检测的结果，目前红细胞生成性原卟啉病基本明确，会诊目的要解决患者为何较家族中其他患者更为严重，家系的遗传模式如何解释，肝损如何改善，如何

提供避光和生活建议,是否需要骨髓移植以及疾病的预后如何。

四、多学科会诊意见

病理科吴焕文:皮肤病理检测结果可见每个小血管壁均有原卟啉物质沉积,虽然临床表现轻微,但是实际上皮肤病理改变十分严重,可确诊卟啉病。肝脏病理汇管区可见纤维化,可见大量胆栓毛细血管和 Kuppfer 细胞,偏振光显微镜下可见原卟啉积累所致"马耳他十字",是确诊卟啉病,尤其是红细胞生成性原卟啉病(EPP)的特异性肝脏表现。

超声科吕珂:肝脏表面不光滑,门脉未见异常。胆囊饱满,脾脏明显增大。声脉冲辐射剪切波弹性成像,肝硬化程度 3 级。

血液科陈苗:原卟啉Ⅸ在体内的蓄积,与两个卟啉症亚型相关:EPP 和 X 连锁显性遗传性原卟啉病(XLPP)。该患者尿卟啉、尿卟胆原阴性,红细胞锌卟啉轻度增高,符合 EPP 表现。

治疗:光过敏的治疗是避光,物理防晒,补充铁和 β 胡萝卜素。根治 EPP 需要造血干细胞移植加肝移植(因为肝脏也产生原卟啉,只进行造血干细胞移植不一定能治愈 EPP)。

消化内科李景南:患者肝脏病理符合原卟啉性肝病。因为卟啉类物质通过肝脏代谢,六种卟啉病可以造成肝脏损伤。肝脏损伤通常是终末期表现,需要在皮肤有异常时警惕,及时发现明确诊断,防止发生到终末期。治疗:卟啉病传统治疗包括放血降低血液的铁负荷,但临床不经常应用。国际上最新的研究进展显示:急性肝卟啉症可使用 Givosiran;严重肝脏损伤可以考虑肝脏移植。

急诊科杨惊:该患者尿卟胆原阴性,排除急性卟啉病。急性卟啉病包括 4 种,最常见的是急性间歇性卟啉病(AIP)。北京协和医院 AIP 临床症状最常见肠梗阻和低钠血症,部分严重症状包括类吉兰 - 巴雷综合征表现,甚至呼吸衰竭。女性围月经期间断腹痛伴有低钠血症也可能为 AIP 发作。检测尿卟胆原如果是阳性,即可确诊急性卟啉病;常规治疗包括限水、高糖、补钠治疗。氯化血红素在各类型卟啉病急性发作期有所帮助,但尚未进入中国市场。

遗传咨询刘雅萍:红细胞生成性原卟啉病(EPP;OMIM:#177000)常染色体隐性遗传,不完全外显性。定位于染色体 18q21 的 *FECH* 基因的纯合或杂合突变可以导致 EPP 发病。96%EPP 发病同时存在无效的 *FECH* 基因(本家系中为 c.1156-1G>A)和在人群中比较普遍的另一位点基因突变降低 FECH 表达量(本家系中为 c.315-48T>C,人群中约 20% 携带该突变,可使 FECH 酶活性降低至 20%),从而使家系图表面上与单基因常染色体显性遗传相似。

遗传咨询建议:家系相关成员(包括配偶!)进行 *FECH* 基因上述两个变异筛查。根据变异携带情况,依据 AR 模式进行遗传咨询和产前诊断。

心内科张抒扬:患者 EPP 诊断明确,下一步多科联合治疗。

多学科会诊意见总结

皮肤科晋红中:卟啉病有多系统表现:皮肤光敏,肝功能异常,神经系统表现等。临床上一些常见症状比如腹痛、高胆红素、光敏、低钠血症等,鉴别诊断要多考虑一种疾病——卟啉病。罕见病队列的建立可以辅助基因诊断和疾病分型、观察疾病史以及研究最有效的治疗方式,要建立专家疾病指南和明确诊断标准。

五、结局及转归

患者经避光和保肝治疗数月后,肝功能基本恢复正常。随访 6 个月,患者出现血常规 WBC 和 PLT 下降,经骨髓穿刺确诊再生障碍性贫血,目前接受药物治疗,并规律随诊中。

六、专家点评

本例患者自幼发病,表现为曝光后外露皮肤灼痛,体检时发现肝功异常,家族中多人有类似病史,但症状较为轻微。经病理和基因检测,红细胞生成性原卟啉病诊断明确,遗传学分析揭示了家族发病的原因和该患者症状较重的原因。卟啉症是一组红细胞代谢过程中基因突变导致的疾病,临床表现具有异质性。经家系分析、临床特点总结和病理检查以及基因筛查,能明确诊断。开展酶学分析,对此类疾病的遗传学和表型分析,更具有指导意义。

七、疾病相关文献回顾

卟啉病(Porphyria)是由于血红素生物合成途径中的酶活性缺乏,引起卟啉或其前体[如 δ- 氨基 -γ- 酮戊酸(δ-ALA)和卟胆原(PBG)]浓度异常升高,并在组织中蓄积,造成细胞损伤而引起的一类疾病[1]。卟啉病有 3 种分类方式,按卟啉生成的部位可分为红细胞生成性卟啉病和肝性卟啉病;按临床表现可分为皮肤光敏型、神经症状型及混合型卟啉病;按遗传方式可分为遗传性和获得性卟啉病[2]。

病因和发病率:自 1874 年首次报道卟啉病起,至今已发现 8 种类型卟啉病,其临床表现、卟啉或卟啉前体类型、主要生成组织、排泄途径和遗传类型不同,不同酶的缺陷可引起不同的卟啉病[3]。不同的卟啉病发病率不一,但总体来讲都是罕见病,有些更是极为罕见。急性间歇性卟啉病(AIP)是其中最常见的类型,在欧洲发病率约为 1/75 000[4]。

临床表现:卟啉病常见临床表现主要为皮肤症状和神经精神症状。

1. 皮肤症状群　为光照后在皮肤暴露部位出现红斑、水疱甚至溃烂。皮疹可为湿疹样、荨麻疹样、夏季痒疹样或多形性红斑样等表现类型。口腔黏膜可有红色斑点,部分亚型患者牙呈棕红色。同时可并发眼损害如结膜炎、角膜炎及虹膜炎等。严重者可有鼻、耳、手指皮肤瘢痕变形。可有特殊紫色面容。EPP 和迟发性皮肤卟啉病可有多毛症。

2. 神经精神症状群　最常见的表现为急性腹痛,感觉和运动神经病可能先于腹痛出现,累及脑神经可能导致延髓麻痹,严重运动神经病可导致四肢瘫痪。其他急性神经精神表现包括失眠、焦虑、躁动和意识改变等,从嗜睡到昏迷程度不一。

诊断:根据不同类型特征性的临床表现,结合家族史、实验室检查(可有贫血、黄疸或铁蛋白升高等)、血液 / 尿液 / 粪便中相应的卟啉物质增加及基因分析结果,可以明确诊断[5]。每种类型各自有相应的诊断标准(表 46-1)。

表 46-1　8 种类型卟啉病的生化诊断策略

卟啉病类型	尿	粪	红细胞内	血浆荧光发射峰 /nm
急性肝卟啉肝病				
ALA 脱水卟啉病（ADP）	ALA，Copro Ⅲ	/	Protol Ⅸ	/
急性间歇性卟啉病（AIP）	ALA，PBG，URO Ⅲ	/	/	615~620
遗传性粪卟啉病（HCP）	ALA，PBC，Copro Ⅲ	Copro Ⅲ	/	615~620
混合性卟啉病（VP）	ALA，PBC，Copro Ⅲ	Proto>Copro	/	624~627
非急性肝卟啉病				
迟发性皮肤卟啉病（PCT）	Uro Ⅲ，Hepta	Isocopro，Hepta	/	615~620
红细胞生成性卟啉病				
先天性红细胞生成性卟啉病（CEP）	Uro Ⅰ，Copro Ⅰ	Copro Ⅰ	Uro Ⅰ，Copro Ⅰ	615~620
红细胞生成性原卟啉病（EPP）	/	Protol Ⅸ	Free Protol Ⅸ	626~634
X 连锁原卟啉病（XLPP）	/	Protol Ⅸ	Zn-Protol Ⅸ	626~634

鉴别诊断：皮肤型卟啉症需要和多种光敏性疾病鉴别，如日光性皮炎、多形性日光疹、植物或药物诱发的日光性皮炎，以及药物和毒物导致的假性卟啉症鉴别。

1. 急腹症　表现为急性腹痛的急性肝卟啉病首先需与各种急腹症相鉴别，排除腹腔器质性疾病。

2. 铅中毒　可有腹痛、皮肤病变和神经精神症状，患者一般有明确的铅接触史，血铅和尿铅均明显增高。

3. 脑炎、脊髓灰质炎、吉兰 - 巴雷综合征　可有类似的神经精神症状，但无卟啉及其代谢物质检测的异常。

（王　涛　晋红中）

参 考 文 献

[1] BALWANI M, DESNICK RJ. The porphyrias: advances in diagnosis and treatment [J]. Blood, 2012, 120 (23): 4496-4504.

[2] KARIM Z, LYOUMI S, NICOLAS G, et al. Porphyrias: A 2015 update [J]. Clin Res Hepatol Gastroenterol, 2015, 39 (4): 412-425.

[3] BISSELL DM, ANDERSON KE, BONKOVSKY HL. Porphyria [J]. N Engl J Med, 2017, 377 (9): 862-872.

[4] RAMANUJAM VS, ANDERSON KE. Porphyria diagnostics-Part 1: a brief overview of the Porphyrias [J]. Curr Protoc Hum Genet, 2015, 86: 17. 20. 1-17. 20. 26.

[5] STEIN P, BADMINTON M, BARTH J, et al. British and Irish Porphyria Network. Best practice guidelines on clinical management of acute attacks of porphyria and their complications [J]. Ann Clin Biochem, 2013, 50 (Pt 3): 217-223.

47 "湿疹"背后有险情：皮肤 T 细胞淋巴瘤的前世今生

一、专家导读

患者 1 为 57 岁男性，病程 8 年余，单药治疗后病情控制稳定、状态好转；患者 2 为 42 岁男性，病程 2 年，多种治疗效果不佳，迅速恶化后死亡。两例患者都曾被诊断为"湿疹"，但最终于北京协和医院确诊为蕈样肉芽肿（一种皮肤 T 细胞淋巴瘤）。为何两位患者的预后结局如此不同？对于该病能否早期诊断以改善预后？皮肤淋巴瘤患者又该如何作出个体化的治疗选择？请看协和罕见病多学科会诊，从临床、组织病理、影像、基因组学、蛋白质组学等多方面探究疾病的本质。

二、病例介绍

病例 1

[**患者**] 男性，57 岁。

[**主诉**] 全身多发红色斑块、肿物 8 年。

[**现病史**] 2011 年于右腹股沟处出现多处红色斑块，伴瘙痒，曾于外院诊断"湿疹"，予对症治疗无缓解。皮损逐渐累及躯干、四肢，于外院行组织病理学检查考虑"银屑病"，予 NB-UVB、口服中药治疗效果不佳，后皮损出现肿物、溃疡。2016 年患者就诊于笔者专科门诊，行组织病理学检查提示符合皮肤 T 细胞淋巴瘤。2016 年 7 月北京协和医院右腹股沟淋巴结活检：病理符合淋巴结 Castleman 病。结合临床及组织病理学检查，诊断蕈样肉芽肿（分期待明确）。2016 年 8 月 ~2019 年 3 月笔者专科先后予小剂量激素、环孢素、MTX 口服，

干扰素肌注治疗，皮损可部分缓解。2019 年 3 月患者皮损表现为全身多处新发斑块、肿物伴溃疡，无系统症状。2019 年 4 月转诊至北京协和医院血液科，予口服西达本胺 15mg 每周 2 次及甲泼尼龙 16mg q.d. 治疗。监测血象正常，乏力明显，西达本胺减量至 10mg 每周 2 次治疗，患者全身大部分肿物逐渐消退，溃疡愈合，留有瘢痕。现为进一步指导诊治提交会诊。自患病以来，患者偶有饮食、睡眠欠佳，2011~2019 年 3 月体重下降 8kg，2019 年 4 月至今体重恢复 10kg，2015 年出现听力下降，西达本胺抗肿瘤治疗后部分恢复，大、小便如常，无其他不适。

［既往史、家族史］ 无特殊。

［查体］ 系统查体示一般情况可，双侧腹股沟可触及数枚约黄豆大小的淋巴结，质地中，活动度可；皮肤科检查示躯干、双上肢、面颈部、双下肢多发约鸡蛋至手掌大小的红色至暗红色浸润性斑块，散发红色肿物、溃疡，上覆黄褐色结痂，边界清（图 47-1）。

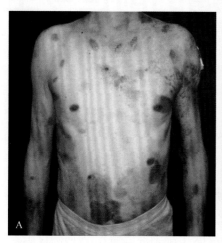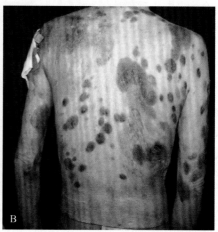

图 47-1　病例 1 患者躯干及双上肢皮肤外观

A、B. 躯干、双上肢可见多发红色类圆形斑块、肿物，肿物中心明显坏死及溃疡，皮损消退部位可见瘢痕形成。

［化验检查］

实验室检查：β_2- 微球蛋白：β_2-MG 3.8mg/L（0.8~2.4）；尿 β_2- 微球蛋白：U-β_2-MG 2.160mg/L（0~0.65）；乳酸脱氢酶（LDH）、总免疫球蛋白（IgE）、血常规、外周血细胞形态学：正常或阴性。

皮肤镜检查（肿瘤部位）：可见红色背景，散在鳞屑，溃疡、出血和血痂，并可见粗大的线状血管。

皮肤高频超声检查（肿瘤部位）：表皮强回声带，表面欠光滑，可见后方声影，肿物深达脂肪层，可见与周围正常皮肤分界。

［PET/CT］ 2016 年基线显像：①以皮下软组织为主，>3 个体区，SUVmax7.7；②仅双侧腋下淋巴结肿大，代谢异常增高，SUVmax2.9。2017 年治疗后显像：以皮下软组织为主（>3 个体区），数量减少，部分消失，残余病灶范围缩小，代谢活性减低；头颈部及左上臂皮下出现新增病灶；双侧腋下淋巴结消失；2018 年治疗后显像：以皮下软组织为主（>3 个体区），

数量减少,部分消失,残余病灶范围缩小,代谢活性减低。

[皮肤组织病理结果] 表皮浅层结痂,棘层肥厚,异型性淋巴细胞侵入表皮,可见不典型 Pautrier 微脓疡,真皮上皮样肉芽肿形成,周围异型性淋巴细胞浸润,脂肪坏死,密集异型性淋巴细胞浸润,可见上皮样肉芽肿。符合蕈样肉芽肿肿瘤期。免疫组化:CD3+、CD4+、CD20−、CD79a−。

[基因检测结果] 未发现有临床意义的 SNV 变异(可能为治疗后送检所致),仅发现一处临床意义未明的 CNV 变异(染色体区带 1p36.33-p36.12 重复变异)。

[诊断] 原发性皮肤 T 细胞淋巴瘤,蕈样肉芽肿(肿瘤期,$T_3N_1M_0B_0$,ⅡB 期)。

病例 2

[患者] 男性,42 岁。

[主诉] 躯干多发红色斑块、肿物 2 年,近 2 月肿物迅速增大,伴淋巴结肿大。

[现病史] 2 年前无明显诱因于背部出现大片红色斑块,反复破溃、渗出,伴疼痛。曾于当地医院诊为"皮炎、湿疹"并予外用卤米松、中药外用,皮损未缓解,且面积逐渐增大。近 2 个月患者背部肿块迅速增大,半球状隆起,伴全身多发淋巴结肿大,就诊于北京协和医院皮科门诊。自起病以来,患者精神焦虑,食欲差,不易入睡,乏力明显,大、小便正常,体重下降 6kg。

[既往史] 5 年前"肋骨骨折"病史,保守治疗。否认其他慢性病史或传染病史。

[家族史] 无特殊。

[查体] 系统查体示双侧腹股沟可触及数枚约黄豆至鸽蛋大小的淋巴结,质地韧,形状不规则,活动度差;皮肤科检查示背部大片状红色浸润性斑块,其上及周围多发蕈样、半球状肿物,表面可见糜烂及结痂(图 47-2)。

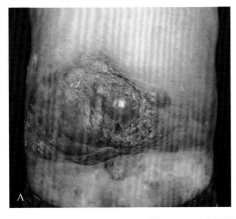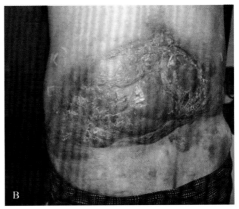

图 47-2 病例 2 患者背部皮肤外观
A、B.背部可见大片状红色浸润性斑块,其上及周围多发蕈样、半球状肿物,表面糜烂及结痂。

[化验检查]

实验室检查:乳酸脱氢酶(LDH):287U/L(0~250);尿酸(UA):497μmol/L(150~357);β_2- 微球蛋白、尿 β_2- 微球蛋白、血常规、外周血细胞形态学、免疫相关检查:正常。

皮肤镜检查(斑块部位):可见红色背景,白色鳞屑,粉红色无结构区,较多精子样、发夹样血管。

皮肤高频超声检查(肿瘤部位)：可见表面强回声，后方声影，深度达皮下脂肪层。

[PET/CT] ①双侧腋下、右侧髂总、双侧髂外及腹股沟多发代谢异常增高的淋巴结，双侧腋窝皮肤及皮下、右下胸膜、双侧膈肌脚及其后方、右侧腰大肌、左侧腰部肌肉及右侧臀部肌肉肌间隙、腰部皮肤及皮下(后部为著)大片状及结节状代谢异常增高的软组织影，考虑淋巴瘤可能性大；②右肺中叶陈旧性微结节；颌面部、胸腹盆其余部位PET/CT显像未见异常。

[皮肤组织病理结果] 表皮坏死结痂，棘层不规则增生与萎缩，可见Pautrier微脓疡。真皮全层血管附属器周围及胶原之间可见致密的肿瘤浸润，呈条索状及团块状，肿瘤细胞核大，染色较深，不典型核分裂象易见。免疫组化：CD3+、CD4+、CD7散在+、CD8散在+、CD20–、CD79a+/–、CD30+、CD56–、ki67>50%、CD123–。

[基因重排检查] TCRβ+、TCRδ+、TCRγ+、IgH–、IgK–、IgL–。

[基因检测结果] SNV变异方面，检测到 NRAS 基因变异，组织变异丰度为39.26%；CNV变异方面，检测到9p21.3的纯和缺失，主要包含 CDKN2A、CDKN2B 等基因。

[诊断] 原发性皮肤T细胞淋巴瘤；蕈样肉芽肿(肿瘤期，$T_3N_xM_0B_0$，ⅣA2期？)。

三、主治医师总结病例特点和主要诊断，提出会诊目的

皮肤科舒畅：本次会诊两例患者，第一例患者为中老年男性，慢性病程，以红斑、斑块起病，逐渐进展形成蕈样肿物、溃疡，病程中曾按湿疹、银屑病治疗无效，经组织病理学检查诊断T细胞淋巴瘤后予激素、环孢素、MTX治疗起初效果可，后皮损复发加重，近期予西达本胺治疗后皮损得以控制，结合患者的病程、临床表现、组织病理及免疫组化结果，诊断蕈样肉芽肿肿瘤期明确，根据系统评估确定临床分期为ⅡB期；第二例患者为中年男性，病程2年，病情进展迅速，从红斑起病迅速进展为巨大肿物、溃疡，伴全身多发淋巴结肿大，既往曾外用中药及激素药膏治疗效果不佳，根据组织病理学检查可确诊蕈样肉芽肿肿瘤期，系统评估分期考虑ⅣA2期可能性大。蕈样肉芽肿(MF)是一种皮肤T细胞淋巴瘤(CTCL)，在临床表现上需注意与银屑病、湿疹等炎症性皮肤病以及其他肿瘤期疾病相鉴别。肿瘤期蕈样肉芽肿的治疗一直是个难点，不同患者的治疗反应及预后差异较大。因此今日会诊的目的是分析该两例患者在治疗上存在异质性的原因，讨论晚期皮肤淋巴瘤患者的个体化治疗方案，并探究基因测序及蛋白组学实验对指导临床诊断及预后预测的作用。

四、多学科会诊意见

核医学科霍力：皮肤淋巴瘤可分为T细胞淋巴瘤及B细胞淋巴瘤，其分期与淋巴结受累、内脏、骨髓等多个评估指标相关，虽然两例患者中未见骨髓受累，但FDG-PET/CT对于淋巴瘤骨髓受累评估的灵敏度较高，对于血液系统淋巴瘤如霍奇金淋巴瘤和弥漫大B细胞淋巴瘤等PET/CT诊断灵敏度高，但准确率不如骨穿，对于肿瘤系统受累的诊断金标准还是病理，PET/CT有时存在假阳性可能，必要时需多次活检以明确诊断。对于皮肤淋巴瘤病灶，PET/CT常可见皮下组织及淋巴结代谢增高灶，其意义需结合临床表现及SUV值具体评估有无肿瘤受累可能。

皮肤科刘跃华：蕈样肉芽肿及皮肤T细胞淋巴瘤的关键是早期诊断，早期蕈样肉芽肿病理可呈现银屑病或皮炎样改变，表现非特异性，典型蕈样肉芽肿可见异性淋巴细胞亲表皮现象，形成 Pautrier 微脓疡。晚期肿瘤细胞向下侵袭，可达真皮深层或脂肪层。病理上看到皮肤淋巴瘤组织中嗜酸性粒细胞升高的情况提示预后不佳。第二例肿瘤期患者较第一例患者肿瘤细胞浸润更深，可达脂肪层。肿瘤细胞呈条索状、团块状浸润，可见 Pautrier 微脓疡，胶原纤维间也可见较多肿瘤细胞，组化标记提示肿瘤细胞为T细胞来源，细胞增生指数较高。

病理科卢朝辉：皮肤原本不存在淋巴组织，但在炎症刺激或自身免疫疾病时产生淋巴组织，继而产生淋巴瘤。除皮下脂膜炎样T细胞淋巴瘤和鼻型NK/T细胞淋巴瘤外，其他类型预后较发生于淋巴结者较好。皮肤淋巴瘤分布大致有3种模式：T淋巴细胞模式：主要在真皮浅层、侵入表皮、表皮内微脓肿形成；B淋巴细胞模式：真皮深层或皮下组织，表皮下无肿瘤细胞带，不侵犯表皮；非T非B模式：浸润整个真皮、皮下组织。皮肤淋巴瘤良恶性的判断基于HE切片观察，指标包括大量的淋巴样细胞，浸润的证据，淋巴瘤细胞的异型性等。少数情况下，参考 Ig/TCR 基因重排。

耳鼻喉科王轶：T细胞淋巴瘤在耳鼻喉的表现可出现传导性的听力下降，乳突内可有液体渗出，多表现为双侧听力下降，穿刺液体内可找到异型性淋巴细胞。该例中患者曾有双耳听力下降，佩戴助听器治疗，后经原发病治疗后听力好转，与既往文献中报道类似，为皮肤淋巴瘤较少见的表现之一。

血液科张薇：皮肤淋巴瘤临床异质性强，第一例患者病程长，仅皮肤进展，第二例患者病程短，进展迅猛，全身淋巴结受累，缺乏预后预测指标。在皮肤淋巴瘤的治疗方面，类CHOP方案不是金标准，皮肤淋巴瘤增殖指数相对低，需要持续维持激素或靶向药物。目前皮肤淋巴瘤的治疗药物选择有限，两例患者都使用过西达本胺，但其生物学特征、治疗效果截然不同，需要进一步从大数据、基础研究方面探究原发性皮肤淋巴瘤的基因异常、肿瘤微环境改变等，识别皮肤淋巴瘤的不同亚型，为个体化治疗提供循证医学证据。

放疗科张福泉：皮肤淋巴瘤适合电离辐射的治疗，淋巴细胞对辐射高度敏感，选择适当的射线可以将辐射剂量精确地限制在表皮和真皮区域。照射技术包括局部浅表照射和全皮肤电子线照射（TSEBT），目前国际淋巴瘤放疗组织已经发布了照射野和剂量的建议。本例中患者经全身治疗后仍有局部病灶残留，可尝试放射治疗用于腹部及双下肢肿物、溃疡处。

免疫科张文：第1例患者存在双侧对称性近端指间关节、掌指关节、腕关节的疼痛、压痛，经原发病治疗后好转，考虑肿瘤相关性风湿病，其在T细胞淋巴瘤中较为常见，可表现为多关节炎、硬皮病样改变、血管炎和肌炎等。目前患者经西达本胺治疗后关节症状较前减轻，可继续当前治疗。

遗传咨询吴南：CTCL的遗传学病因包括单核苷酸变异（SNV），由 UVB 诱发，产生大多数突变为 C>T；体细胞拷贝数变异（SCNV），每个样本平均检测出 21~27 个，超过 90% 突变源于 SCNV（例如 P53），常见的致病通路包括 TCR 通路、NFAT 通路、NF-κB 通路、JAK-STAT 通路、RAS 通路等，异质性较强。第1例患者二代测序未见明显异常，考虑可能与治疗后检测有一定相关性；第2例患者二代测序可见 *NRAS* 基因突变，可过度激活 RAS 通路，该部分患者可能受益于 MEK 抑制剂。

遗传咨询方萍：目前原发性皮肤 T 细胞淋巴瘤缺乏明确的致病基因，需要行全外显子测序以避免遗漏，同时需要结合患者血液样本数据区分出两类变异。分子遗传学分析的方法包括点变异 / 小片段插入缺失变异、拷贝数变异、肿瘤变异负荷（TMB）和微卫星不稳定性（MSI）。第 2 例患者有层级二等级的 SNV 变异，即 *NRAS* 基因突变，目前尚无针对性药物，提示预后较差，该例患者还可见 9 号染色体上片段的纯合缺失，包含 *CDKN2A*、*CDKN2B* 基因，与调控细胞周期相关，可以考虑针对该基因改变进行靶向药物的临床实验。

干细胞生物学平台冷冷：蛋白组学研究为解析蕈样肉芽肿病理特征和肿瘤发生发展机制提供理论基础，可以围绕以下四个问题展开研究：蕈样肉芽肿的发生机制、发展机制、潜在治疗靶点和早期分子标志物。对本次会诊第 2 例患者治疗前后的组织进行蛋白组学质谱分析，发现其治疗后蛋白特征未向正常组织表现靠近，提示治疗效果欠佳，与临床表现相符合。

药剂科刘鑫：皮肤 T 细胞淋巴瘤的局部药物治疗如前所述，补充介绍一下其最新靶向治疗，包括阿仑单抗、组蛋白去乙酰化酶抑制剂（HDAC 抑制剂）等。目前有两种 HDAC 抑制剂已被美国 FDA 批准用于 CTCL 的治疗，包括伏立诺他和罗米地辛。会诊两例患者都使用过的是我国原创新药西达本胺，为一种亚型选择性的 HDAC 抑制剂。西达本胺与国际上市药物相比可能具有更好的疗效及安全耐受性，可以单独应用于难治或顽固性 CTCL 患者，将为患者带来新的希望。

皮肤科刘洁：蕈样肉芽肿是 CTCL 中最常见的亚型，约占原发性皮肤淋巴瘤的 50%，在亚洲人群中该比例更高，可达 61%。蕈样肉芽肿经典型临床经过分三期：斑片期、斑块期和肿瘤期，一般病程进展缓慢，但晚期也可累及淋巴结、血液和内脏器官。根据国际淋巴瘤协会制定的蕈样肉芽肿分级及 TNMB 分期标准，会诊第 1 例患者存在肿瘤性皮损（T_3）；双腋下可触及肿大淋巴结但触之分界清、活动度可，PET/CT 示代谢增高灶以皮下软组织为主，双侧腋下肿大淋巴结 SUVmax 仅为 2.9，考虑反应性增生可能性大（倾向分期 N_1）；根据相关影像学检查暂无系统侵犯证据（M_0），外周血未受累（B0），因此综合考虑为 ⅡB 期；而第 2 例患者同样存在肿瘤性皮损（T_3）；双侧腹股沟可触及多发肿大淋巴结，形状不规则、活动度差，PET/CT 示全身多发代谢异常增高淋巴结，与皮下软组织代谢增高病灶 SUV 值相近，考虑淋巴瘤侵犯可能性大，但因患者一般情况差未行淋巴结活检确认（分期 N_x，倾向考虑 N_3）；该例患者影像检查未见系统受累证据（M_0），外周血无异型淋巴细胞（B_0），因此综上分析考虑 ⅣA2 期可能性大。两例患者均属于肿瘤期，但因考虑淋巴结受累程度不同分期存在差异。在治疗方面，早期 MF 多采用皮肤靶向治疗，包括光疗、局部外用激素、局部化疗、外用维 A 酸类、光动力、局部放疗等，放疗科提到的 TSEBT 也是其中的治疗选择，通常预后较好。而晚期 MF 治疗存在困难，系统化疗效果欠佳，近年来生物制剂和靶向治疗药物的发展为晚期 MF 患者提供了更多治疗选择，但疗效因人而异，需要进一步探究其中的原因。

心内科张抒扬：皮肤淋巴瘤早期皮损表现不特异，患者可能就诊于非皮肤科的其他科室，当我们看到今天会诊患者类似表现的皮疹时，不能简单地诊断为"湿疹"，"湿疹"背后有险情，应考虑到皮肤淋巴瘤的可能性。同时通过多学科会诊，将信息交互融通，结合最新基础实验研究，寻找皮肤淋巴瘤治疗上的突破。

> **多学科会诊意见总结**
>
> **皮肤科晋红中教授:**会诊的两例病例为临床表现较典型的皮肤淋巴瘤,均进展至肿瘤期,临床表现及预后存在差异。对于蕈样肉芽肿来说,早期诊断至关重要,当皮损临床表现为红斑块伴或不伴瘙痒时,除了首先想到炎症性皮肤病外,还需要考虑到淋巴瘤的可能性。在诊断方面,成人和儿童蕈样肉芽肿表现存在很大差异,常常需要进行多次活检及病理检查、多学科讨论以明确诊断。在治疗方面,早期原发性皮肤淋巴瘤往往预后较好,需慎重选择治疗方案,但晚期患者预后较差,本例中两例患者虽然都是皮肤淋巴瘤肿瘤期,但其中一例皮损局限于皮肤,另一例迅速全身扩散,预后不同,通过遗传学分析将两例患者作比较可以发现其中的差异。在患者的进一步治疗方面,可以加强营养治疗,同时继续当前西达本胺治疗,局部加用放疗。

五、结局及转归

患者 1 经西达本胺治疗后皮损明显好转,体重增加 10kg,目前查体示双侧腹股沟肿大淋巴结较前缩小,皮肤科专科查体示全身红斑、溃疡皮损均较前消退或体积缩小,目前皮肤科门诊规律随访中。患者 2 经过多线化疗、西达本胺、PD-1 单抗等种生物制剂治疗后仍效果不佳,肿瘤进展后死亡。

六、专家点评

本次会诊两例皮肤淋巴瘤患者,尽管均为蕈样肉芽肿肿瘤期,但在疾病确诊过程中曾经历了"湿疹、银屑病"等诊断,具有一定迷惑性。作为疾病的"万能模仿者",蕈样肉芽肿临床表现多样、早期诊断难度大;而对于晚期蕈样肉芽肿而言,尽管临床表现典型、更易诊断,但治疗及预后存在较大异质性,这也是该病的治疗难点和研究热点之一。病例 1 中的患者根据临床表现、组织病理、免疫组化、系统评估诊断为 ⅡB 期蕈样肉芽肿,在经历干扰素、激素等治疗复发后,使用 HDAC 抑制剂西达本胺单药治疗取得良好疗效,为难治性复发性 MF 的治疗提供了更多治疗选择,加用局部放疗以促进肿瘤溃疡愈合也为联合治疗提供了新思路;病例 2 中的患者诊断考虑 ⅣA2 期 MF,疾病进展迅速、存在系统受累,对多线化疗、西达本胺及 PD-1 单抗等治疗均抵抗或疗效差,对其基因组学进行分析可见 NRAS 基因突变,该变异可过度激活 RAS 通路,据文献报道部分患者可能受益于 MEK 抑制剂,但患者 2 病情迅速进展至死亡,未能进行试验性治疗。在 MDT 会诊之后,耳鼻喉科、放疗科、营养科专科治疗指导下,改善了患者 1 的皮肤外系统并发症和营养状态,提高了患者的生活质量。

七、疾病相关文献回顾

原发性皮肤淋巴瘤(primary cutaneous lymphoma,PCL)是以皮肤损害为初发或首要表现的淋巴瘤,占结外非霍奇金淋巴瘤的第二位,估计年发病率为 1:100 000[1],属于罕见病

（发病率万分之一）。可分为皮肤 T 细胞淋巴瘤（cutaneous T cell lymphoma, CTCL）及皮肤 B 细胞淋巴瘤（cutaneous B cell lymphoma, CBCL）。蕈样肉芽肿（mycosis fungoides, MF）是 CTCL 中最常见的亚型，约占全部 CTCL 的 60%，且其在中国人群中的发病率更高[2]。MF 是原发于皮肤成熟 T 细胞的非霍奇金淋巴瘤，典型皮损表现为局限性或泛发性的斑片、斑块，晚期可以形成肿瘤或红皮病，也可能累及淋巴结、血液和内脏。MF 的病因尚不完全清楚。目前有关本病发病机制的假说包括遗传学异常和表观遗传学异常[3]。

MF 的诊断主要依据临床、组织病理、免疫病理和分子生物学检查结果，国际皮肤淋巴瘤学会（ISCL）以及欧洲癌症研究治疗组织（EORTC）的皮肤淋巴瘤小组提出了基于上述指标的早期 MF 诊断方法，当总分 ≥ 4 分时，即可作出 MF 的诊断：①临床标准：患者存在持续性和 / 或进行性的斑片和斑块，并且出现下述情况中的两种则积 2 分，出现其中一种情况则积 1 分：非暴露部位的病变；病变的大小、形状各异；皮肤异色症。②组织病理标准：存在浅表淋巴细胞浸润，并且出现下述两种情况则积 2 分，只出现其中一种情况则积 1 分：不伴海绵形成的亲表皮现象；淋巴细胞异形性。③分子生物学标准：如果存在 TCR 基因克隆性重排，则积 1 分。④免疫病理学标准：出现下述任意情况则积 1 分：少于 50% 的 T 细胞表达 CD2、CD3 或 CD5；少于 10% 的 T 细胞表达 CD7；表皮细胞和真皮细胞在 CD2、CD3、CD5 或 CD7 的表达上存在不一致。皮肤影像技术的发展为诊断 MF 提供了辅助检查手段，研究发现皮肤镜下线状血管、精子样血管和橙黄色区域对于早期 MF 的诊断有较高的敏感性和特异性[4]。而皮肤高频超声可用于检测 MF 病变的浸润深度和形态特征，为鉴别诊断及肿瘤分期提供重要信息[5,6]。

MF 的分期标准是 TNMB 系统，该系统基于对皮肤（T）、淋巴结（N）、内脏（M）和血液受累（B）的评估。而 MF 治疗原则需根据疾病分期决定治疗方案：① I A 期包括斑片、斑块累及 <10% 的体表面积，且无淋巴结或内脏受累的患者。首选皮肤定向治疗（skin-directed therapy, SDT），包括：外用皮质激素、局部化疗（氮芥或卡莫司汀）、外用维 A 酸、局部放疗及光疗（中波紫外线或 PUVA）等。全身皮肤电子束治疗（total skin electron beam therapy, TSEBT）应仅用于有进行性和广泛性皮损的患者。② I B/ II A 期治疗：I B 期包括斑片、斑块或丘疹累及 ≥ 10% 体表面积，且不伴淋巴结或内脏受累的患者；II A 期指有任何大小的斑片、斑块或丘疹病变，并且组织学上有反应性的可触及的淋巴结（N$_1$）或淋巴结中存在孤立的和散在的肿瘤细胞（N$_2$，淋巴结结构尚完整），且不伴内脏受累。I B/ II A 期患者主要治疗为 SDT，可单独采取这种治疗方法或联合其他皮肤定向疗法。广泛性 SDT 的选择包括：局部化疗（氮芥或卡莫司汀）、外用皮质类固醇激素、TSEBT 或光疗，治疗反应不佳的皮损可以使用局部放疗。如果 SDT 无效，或皮肤症状广泛，或患者存在不良预后危险因素（例如亲毛囊性 MF、大细胞转化或早期血液受累），则需考虑全身治疗，例如维 A 酸、干扰素、组蛋白去乙酰化酶抑制剂或低剂量甲氨蝶呤。③ II B 期及更晚期治疗：治疗目的是长期控制病情，迅速缓解症状和延长生存期。针对局限性肿瘤给予局部放疗加 SDT；泛发肿瘤给予 TSEBT 及系统治疗。红皮病不伴有血液受累给予 SDT 和维 A 酸（贝沙罗汀），伴有血液受累的给予系统治疗。伴有淋巴结和内脏受累时使用罗米地辛，系统化疗加局部放疗。对于侵袭性病例使用单剂化疗（甲氨蝶呤、聚乙二醇化阿霉素脂质体、吉西他滨），联合化疗（CHOP、CVP、CAVE 和 COMP 等方案），组蛋白脱乙酰酶抑制剂（罗米地辛、伏立诺他），阿伦单抗（抗 CD52 单克隆抗体），同种异体造血细胞移植。随着皮肤淋巴瘤分子生物学研究的发展，靶向治疗

作为其治疗的新手段逐渐成为热点。目前多个针对CTCL的分子靶点及其靶向药物正在研究中并已经运用于临床，主要包括单克隆抗体、免疫偶联物、组蛋白脱乙酰酶抑制剂及免疫检查点抑制剂，如Mogamulizumab、Brentuximabvedotin等，可能为难治性、复发性MF患者带来新的治疗选择。

MF的预后与分期密切相关，仅有局限性斑片/斑块疾病的患者预后极佳，总体长期期望寿命与年龄、性别和种族匹配的对照人群相近；有广泛性皮肤斑片/斑块疾病的患者预后也相对较好，中位生存期>10年；有皮肤肿瘤或广泛性红皮病的患者，中位生存期降至大约4年左右；就诊时即累及淋巴结或内脏的皮肤外病变的MF患者中位生存期仅为13个月[7]。国内回顾性分析研究示早期MF的4年疾病特异性生存率为98.6%，而晚期MF的4年疾病特异性生存率为88.9%，两者存在显著差异[8]。因此早期诊断、及时治疗对于改善MF预后具有重要意义。

（刘兆睿　刘洁）

参 考 文 献

［1］WILLEMZE R, CERRONI L, KEMPF W, et al. The 2018 update of the WHO-EORTC classification for primary cutaneous lymphomas [J]. Blood, 2019, 133 (16): 1703-1714.

［2］LIU J, YU X, LIU Y, et al. Relative frequency and survival of primary cutaneous lymphomas: a retrospective analysis of 98 patients [J]. Chin Med J (Engl), 2014, 127 (4): 645-650.

［3］KIM EJ, HESS S, RICHARDSON SK, et al. Immunopathogenesis and therapy of cutaneous T cell lymphoma [J]. J Clin Invest, 2005, 115 (4): 798-812.

［4］XU C, LIU J, WANG T, et al. Dermoscopic patterns of early-stage mycosis fungoides in a Chinese population [J]. Clin Exp Dermatol, 2019, 44 (2): 169-175.

［5］WANG Y, NIU Z, LIU J, et al. Value of High-Frequency Ultrasound in Accurate Staging of Mycosis Fungoides/Sézary Syndrome [J]. J Ultrasound Med, 2020, 39 (10): 1927-1937.

［6］NIU Z, WANG Y, ZHU Q, et al. The value of high-frequency ultrasonography in the differential diagnosis of early mycosis fungoides and inflammatory skin diseases: A case-control study [J]. Skin Res Technol, 2020 Oct 28. Epub ahead of print.

［7］AGAR NS, WEDGEWORTH E, CRICHTON S, et al. Survival outcomes and prognostic factors in mycosis fungoides/Sézary syndrome: validation of the revised International Society for Cutaneous Lymphomas/European Organization for Research and Treatment of Cancer staging proposal [J]. J Clin Oncol, 2010, 28 (31): 4730-4739.

［8］LUO Y, LIU Z, LIU J, et al. Mycosis Fungoides and Variants of Mycosis Fungoides: A Retrospective Study of 93 Patients in a Chinese Population at a Single Center [J]. Ann Dermatol, 2020, 32 (1): 14-20.

48 不寻常的耳聋与畸形

一、专家导读

13 月龄男孩,极重度感音神经性耳聋。一褐一蓝的虹膜奇异美丽。基因检测显示两个极为罕见的新发变异。如此特异的表型我们是否能够精准识别?怎样帮助孩子得到更好的诊治?

二、病例介绍

[患者] 男性,13 个月。

[主诉] 自出生发现听力差,左侧眼睛为蓝色。

[现病史] 出生后听力筛查双耳均未通过,3 月龄时确诊双侧极重度神经性耳聋。眼科查体发现左侧虹膜蓝染,眼底检查阴性。

[既往史] 系剖宫产,出生体重 3 700g,羊水清亮,脐带正常,胎盘胎膜均未见显著异常,Apgar 评分 9 分,无窒息抢救史。母亲称曾注射"促卵泡素"4 个月。出生后母乳喂养,5 个月开始逐渐添加辅食。

出生半日发现皮肤黄染,测 TCBi:11.1~10.8mg/dl,高于该日龄范围,以"新生儿高胆红素血症"转入 NICU 治疗。患儿血型为 B 型 Rh 阳性,母亲为 O 型 Rh 阳性。接受光疗退黄、补充核黄素、抗感染等治疗,11 天时出院。出生后 28 天出现贫血,Hb 为 83g/L。口服右旋糖酐补铁治疗。巨细胞病毒 PCR 定量:8.21×10^3U/ml($<10\ 000$)。

2019 年 11 月 11 日就诊于北京协和医院,同年 11 月 13 日全麻下行双侧人工耳蜗植入术,术中电极植入顺利,ART 波形好。术后予以抗感染等支持治疗,恢复好,2019 年 11 月 19 日遵医嘱离院。目前规律调机康复,幼儿言语发育进步满意。

[家族史] 父母体健,否认相关家族史。

[**查体**] 耳鼻喉:双侧耳廓正常,耳道通畅,形态正常,鼓膜完整,标志清晰。眼:左侧虹膜蓝色,右侧为褐色,眼底正常,视力粗测可。发育:患儿现 13 月龄,身长 73cm,体重 8.2kg。

[**辅助检查**]

1. 客观听力检查提示双耳极重度感音神经性耳聋。

2. 影像学检查 颞骨 HRCT 提示水平半规管略增宽,后半规管起始部增粗,远端未见。

3. 基因学检测 先证者模式全外显子检测 *SOX10* c.378C>A 杂合突变及 *SPTB* c.3877A>T 杂合变异,按照现有 ACMG 评级均为疑似致病变异。患儿父母均未见此突变。

[**诊断**] Waardenburg 综合征可能性大(可解释耳聋和虹膜蓝染);贫血原因待查。

三、主治医师总结病例特点和主要诊断,提出会诊目的

耳鼻喉科高儒真:患儿具备 Waardenburg 综合征两个较为典型的临床表现即感音神经性耳聋和虹膜蓝染,目前尚无白色额发、内眦异位等其他体征。且患儿有较为顽固的贫血,生长也较同龄儿童稍晚。患儿目前临床表现及基因检查结果是否支持 Waardenburg 综合征?患儿发育较同龄儿童较晚是否需要进一步诊治?患儿较长时间贫血的原因是什么?目前患儿已完成耳蜗植入术,听力问题已经得到很大程度的解决。但患儿体征较多,Waardenburg 综合征作为罕见病也是遗传病,希望就分子诊断、下一步针对幼儿生长、贫血是否干预及如何干预讨论,以期为患儿制订更好的治疗方案。

四、多学科会诊意见

遗传咨询方萍:基因检测结果中 *SOX10* 突变提示可能为 Waardenburg 综合征,可以解释听力损伤和虹膜异色。*SPTB* 杂合突变提示可能存在球形红细胞增多症,可能导致黄疸、溶血和高胆红素血症,与患儿临床表现有符合之处。不能排除有两种罕见的遗传病的可能,但是两个突变都是新发突变,且两个基因分别位于不同的染色体上,理论上发生概率极小。

血液内科李剑:在中国北方地区,球形红细胞增多症是先天性溶血性贫血最常见的原因。以往基因筛查开展比较少,从现在的数据来看 *SPTB* 突变的频率还是很高的。但一般来说,球形红细胞增多症导致的贫血很少在此小的年龄发病。不过在感染的状态下,可能会诱发急性的溶血发作,比如在患儿 28 天时,血红蛋白一下子降到 80g/L 左右。但患儿目前应该是处于平稳期。我们可以做的检查包括:红细胞脆性试验,网织红细胞的数量,以及后续可以检测脾脏有没有增大。不过,即使有问题,通常也不会在 15 岁之前处理。如果真的出现了很严重的贫血、巨脾或胆结石,可以考虑在 15 岁之后切脾。此外,红细胞的功能鉴定还是要等到 2~3 岁之后检测更准确。所以,目前针对患儿血液系统的异常应给予密切的随访。

儿科马明圣:患儿 *SOX10* 导致的 Waardenburg 综合征诊断比较明确。而贫血和黄疸还需要进一步分析。首先,患儿的黄疸出现时间很早,在出生后当天就出现了肉眼可见的黄疸,肯定是病理性原因,最可能的原因是 ABO 血型不符导致的溶血。患儿本身是 B 型血,母亲是 O 型血,这样的患儿往往在出生后 24 小时出现肉眼可见的黄疸。抗体随着消耗慢慢

下降,血红蛋白会逐渐恢复。另外,当初诊断感染导致的黄疸,也是可能的。新生儿的感染表现往往是非特异性的,表现为黄疸也有可能,当地的抗感染治疗既然是有效的,我们没有办法推翻当地的诊断。但 ABO 血型不合导致的溶血仍然是最可能的原因。另外,患者查到了 *SPTB* 基因突变,是遗传性球形红细胞增多症的致病基因之一,血常规和血涂片等检查都可以帮助诊断。以目前的临床表现来看,临床诊断球形红细胞增多症是不成立的,还需要进一步完善检查。

儿科邱正庆:遗传性球形红细胞增多症的临床诊断不成立。此外,新生儿感染导致的胆红素升高多以直接胆红素为主,而患儿的检查显示以间接胆红素为主,而且出生后 20 余天是生理性贫血的时期,血红蛋白在 9g 以上可以不用治疗,如果有 ABO 血型溶血可能血红蛋白会稍低。而且患儿母亲反映这时患儿已经不黄了,这些都不符合遗传性球形红细胞增多症,而符合比较轻的 ABO 血型溶血。但是遗传性球形红细胞增多症需要时间去表现,也不能除外终生不表现。需要定期随诊,积极做后期的检测。

针对患儿生长发育迟缓的问题。患儿体型瘦小但匀称。首先要考虑遗传性问题,根据父母的身高,患儿作为男孩,最矮的允许身高应该是 168cm。其次应该更加细致地询问喂养情况,辅食添加的情况。

内分泌科朱惠娟:患儿存在生长发育迟缓,患儿是正常体重新生儿,但出生后一年生长发育缓慢。不过,从内分泌角度,我不认为患儿有相关激素或生长因子分泌的异常,因为患儿的外形和骨骼发育都比较正常。生长发育迟缓可能与生命早期的黄疸等一系列情况有一定关系。另外还要明确胃肠道情况,以排除营养方面的问题。

皮肤科王涛:*SOX10* 基因突变很有可能导致白斑和黑色素瘤患病率升高,幼儿皮肤是否出现异常需在发育过程中给予关注。

眼科睢瑞芳:粗测视力正常,但出生时眼底检查可见异常的黄色区域,应密切观察随诊。

心内科张抒扬:今天会诊病例累及多系统,患儿表现为听力障碍和虹膜蓝染,目前考虑为 Waardenburg 综合征,这是一种罕见的综合征型耳聋。众所周知,罕见病多为遗传病,分子检测在罕见病诊断中有着非常重要和独特的地位。患儿尚处于幼儿期,某些迟发型症状需要格外注意,及时随访。

多学科会诊意见总结

耳鼻喉科陈晓巍: Waardenburg 综合征属于耳科罕见病,具有高度的遗传异质性,其遗传方式主要是常染色体显性遗传,部分也可表现为常染色体隐性遗传。已证实有 6 种基因与该病有关。除了基因突变外,遗传背景、基因修饰、环境、个体差异、起病时间等多种因素都能够影响其临床表型。因此,不同的基因突变在不同家族间、同一基因突变在不同家族或同一家族内不同个体都会产生较大的临床表型差异。基因检测对罕见病诊断的支持辅助作用非常大,罕见病的诊治需要基因检测与临床甄别体征紧密结合,反复考证。

耳蜗植入的进展迅速,现在我们最小的耳蜗植入患者只有 7 月龄。现在手术一般希望微创、小切口、圆窗入路。手术微创,切口小,损伤小,便于婴幼儿术后恢复。规律的调机和康复有利于婴幼儿获得必要的听觉感知、言语发育、进入普通学校、承担正常的社会角色,对婴幼儿心理、发育都是非常良好的促进。

五、结局及转归

Waardenburg 综合征诊断明确。目前已经完成人工耳蜗植入手术，规律调机康复训练，患儿的听觉感知和言语发育得到极大的提高。*SPTB* 突变导致的遗传性球形红细胞增多症临床诊断证据不足。需进一步检查，密切随诊。

六、专家点评

本例患儿出生时及时发现听力障碍和虹膜蓝染，结合基因检测结果，Waardenburg 综合征诊断明确。目前已经完成人工耳蜗植入手术，规律调机康复训练，患儿的听觉感知和言语发育得到极大的提高。由于 *SOX10* 基因变异的 Waardenburg 综合征患者可能还伴有先天性巨结肠或胃肠道闭锁、早发白发，还可能出现周围神经病变、智力迟钝、小脑共济失调等神经症状，这些提示对幼儿今后的医学随访和干预将起到一定指导作用，警示随诊医师要时刻关注这些可能出现的症状，避免漏诊、误诊。但罕见病的诊治还是要从临床出发、基因检测辅助最终回到指导临床。患儿的血液系统异常不能仅依据基因检测结果，还要考虑临床上别的可能性，积极随访，并进一步通过专项检查明确诊断。

七、疾病相关文献回顾

Waardenburg 综合征（WS）是一种罕见的常染色体显性遗传病，由荷兰医学家 Petrus Johannes Waardenburg 首次报道[1]，主要表现为听力下降和色素紊乱。色素紊乱多表现为头发和皮肤褪色，单侧蓝色虹膜或异色虹膜征。内眦外移、四肢肌肉骨骼异常、先天性巨结肠或神经系统缺陷等其他症状可在特定患者亚群中发现，可用于 Waardenburg 综合征的临床分类。其临床发病率约为 1/42 000。据估计，Waardenburg 综合征患者占所有先天性耳聋患者的 2%~5%。

1. 疾病认识现状　在发育过程中，神经脊多能干细胞通过多种途径从神经管迁移到整个胚胎，分化为多种细胞和组织，包括皮肤和内耳的黑素细胞、外周和肠神经系统的胶质细胞和神经元，以及部分颅面部骨骼等。神经嵴来源的黑素细胞的异常增殖、存活、迁移或分化导致了听力损失和色素异常。Waardenburg 综合征的四个亚型是根据症状来定义的，临床亚型与变异基因关系较为密切。如 Ⅰ 型 WS 特征性临床表现为内眦外移，相关基因主要为 *PAX3*；Ⅱ 型 WS 特征性临床表现为无内眦外移，相关基因主要为 *WS2B*、*MITF*、*WS2C*、*SNAI2*；Ⅲ 型 WS 特征性临床表现为内眦外移与四肢肌肉骨骼异常，相关基因主要为 *PAX3*；Ⅳ 型 WS 特征性临床表现为先天性巨结肠或胃肠道闭锁，相关基因主要为 *EDNRB*、*EDN3*、*SOX10*。本例患者的基因检测发现 *SOX10* 突变，提示 Ⅳ 型 Waardenburg 综合征。有回顾性病例研究显示 *SOX10* 突变与内耳畸形密切相关，包括半规管发育不全、前庭扩大和耳蜗畸形[2]。

2. 预后与治疗现状　Waardenburg 综合征的治疗最终取决于患者症状的严重程度。大多数患者面临听力损伤以及发音、语言能力的问题，尚无特异的对因治疗方法。临床上主要针对患者相关症状进行对症治疗：对于伴有先天性感音神经性耳聋的患者，可尽早行佩戴助听器干预；耳聋程度较重的，可考虑行人工耳蜗植入手术。另外，色素减退的个体需要注意防晒，以降低晒伤和罹患皮肤癌的风险。肌肉骨骼畸形或挛缩的Ⅲ型 Waardenburg 综合征患者可以通过接受理疗改善运动能力，以维持日常活动。Ⅳ型 Waardenburg 综合征的患儿需要消化内科的进一步评估。根据疾病的严重程度可能需要切除胃肠道无神经节细胞区。对于听力受损的患者，需要由耳鼻喉科评估听力损伤的类型和严重程度，并根据需要安装放大装置（助听器）、调频系统（FM）或人工耳蜗植入（CI），以优化语言前聋儿童的认知发育，从而提高语言和语言习得能力[3]。

目前，讨论 Waardenburg 综合征的预后的文献较少。Ⅳ型 Waardenburg 综合征患者常见结肠无神经节细胞增多症或无小肠受累。如果治疗不当，这些病症可能会导致新生儿和早期婴儿的并发症和死亡。因此，早期发现症状并进行适当的后续治疗和常规随访将提高患者的健康质量。

（高儒真　牛晓敏　陈晓巍）

参 考 文 献

[1] WAARDENBURG PJ. A new syndrome combining developmental anomalies of the eyelids, eyebrows and nose root with pigmentary defects of the iris and head hair and with congenital deafness [J]. Am J Hum Genet, 1951, 3 (3): 195-253.
[2] NAYAK CS, ISAACSON G. Worldwide distribution of Waardenburg syndrome [J]. Ann Otol Rhinol Laryngol, 2003, 112 (9 Pt 1): 817-820.
[3] SONG J, FENG Y, ACKE FR, et al. Hearing loss in Waardenburg syndrome: a systematic review [J]. Clin Genet, 2016, 89 (4): 416-425.